Jüde / Kühl / Roßbach

Einführung in die Zahnärztliche Prothetik

H. D. Jüde / W. Kühl / A. Roßbach

Einführung in die Zahnärztliche Prothetik

Korrigierter Nachdruck der 5. Auflage

LOB.de Lehmanns Media

Prof. Dr. H. D. Jüde
Direktor der Abteilung für Zahnärztliche Prothetik
Universitätskrankenhaus Eppendorf
Klinik und Poliklinik für Zahn-, Mund- und Kieferkrankheiten
Martinistr. 52
20251 Hamburg

Prof. em. Dr. W. Kühl
ehem. Direktor der Poliklinik für Zahnärztliche Prothetik der Universität Würzburg

Prof. Dr. A. Roßbach
Direktor der Abteilung für Zahnärztliche Prothetik
Medizinische Hochschule Hannover
Zentrum Zahn-, Mund- und Kieferheilkunde
Karl-Neuberg-Str. 1
30625 Hannover

1. Auflage 1977
2. Auflage 1979
3. Auflage 1985
4. Auflage 1989
5. Auflage 1997

Mit 350 Abbildungen in 521 Einzeldarstellungen

ISBN: 3-931253-99-6

Die Deutsche Bibliothek – CIP Einheitsaufnahme

Jüde, Hans Dieter: Einführung in die Zahnärztliche Prothetik / H.D. Jüde / W. Kühl / A. Rossbach. Korrigierter Nachdruck der 5. Auflage – Berlin: Lehmanns Media – LOB.de, 2002
ISBN 3-931253-99-6
NE: Kühl, Wilhelm:; Rossbach, Albrecht

Druck und Bindung:
docupoint, Magdeburg

Inhaltsverzeichnis

Vorwort zur 1. Auflage

Beim Studium von Standardwerken fühlt sich der Anfänger durch Fülle und Vollständigkeit des angebotenen Stoffes allzuleicht überfordert. Bei mangelndem Basiswissen ist es meistens auch sehr schwer, das Dargebotene vollständig in sich aufzunehmen und sinnvoll zu verarbeiten. Macht man sich jedoch zur Erfassung eines umfangreichen Lehrstoffes zunächst mit den Grundlagen vertraut, so erwirbt man zum soliden Basiswissen auch ein kritisches Urteilsvermögen. Beides ist dem Verständnis detaillierter Darstellungen sehr dienlich.

Mit der vorliegenden Einführung sollen die für den Anfang erforderlichen Grundlagen im Fachgebiet Zahnärztliche Prothetik vermittelt werden, wobei die Kenntnis des vorklinischen Lehrstoffes vorausgesetzt wird. Diesem Ziel sind Gliederung und Umfang der Ausführungen untergeordnet. Nach Darlegung der durch Zahnverlust bedingten Folgeschäden werden die Grundzüge der prothetischen Therapie abgehandelt. Befunderhebungen und Planung folgen erst am Schluß, weil Verständnis hierfür erst von demjenigen erwartet werden kann, der über die Ziele, Möglichkeiten und Grenzen der prothetischen Therapie informiert ist. Aus der Zielsetzung dieser Einführung ergibt sich weiterhin, daß Literaturhinweise generell auf weiterführende Werke und solche Arbeiten beschränkt bleiben mußten, die der Grundlagenvermittlung förderlich erschienen. Es ist auch beabsichtigt, daß die Einstellung der Autoren zu grundsätzlichen Fragen erkennbar wird. Dieses wird eingangs erwähnt, um Mißverständnissen vorzubeugen.

Möge sich die Einführung auch für den praktizierenden Zahnarzt insofern als nützlich erweisen, als sie ihm bei der Fülle des neu an ihn Herangetragenen eine Besinnung auf die Grundfesten erleichtern und von dort aus die kritische Urteilsfähigkeit stärken helfe.

Würzburg,
März 1977

Die Verfasser

Vorwort zur 5. Auflage

Seit dem ersten Erscheinen dieses Buches im Jahre 1977 hat die Zahnärztliche Prothetik auf den meisten Gebieten enorme Fortschritte gemacht. Diese basieren zum großen Teil auf der Weiterentwicklung von Materialien und Technologien. Selbstverständlich wird in der Neuauflage - den Intentionen des Buches gemäß - diesen Innovationen grundlegend Rechnung getragen. Dennoch wurden nicht alle veralteten oder heute weniger gebräuchlichen Therapiemittel und Verfahrensweisen eliminiert, weil das Verständnis für die Zahnärztliche Prothetik bei den Studierenden durch die Kenntnis der historischen Entwicklung des Faches häufig verbessert wird.

Erweitert wurde diese Auflage besonders um anatomische und physiologische Grundlagen des Kauorgans, ohne deren Kenntnisse ein modernes Verständnis für die Funktion der Mundhöhle und des dort eingegliederten Zahnersatzes nicht möglich ist. Folgerichtig wurden daher in diesem Buch erstmalig auch Grundzüge der Funktionsdiagnostik und -therapie aufgenommen. Außerdem ist auf die Möglichkeiten prothetischer Versorgungen mit Hilfe von osseointegrierten Implantaten eingegangen worden und ein Abschnitt über die Geriatrische Prothetik hinzugekommen.

Es ist zu hoffen, daß diese erweiterte Auflage wiederum vielen Kandidaten zur Vorbereitung auf die Examina und den niedergelassenen Kollegen zur Rückbesinnung auf die Grundlagen des Faches dienen wird.

Hamburg,
Schleswig,
Hannover,
Mai 1996

Die Verfasser

1
Funktion des Kauorgans

Unter dem Begriff Kauorgan versteht man das mastikatorische System mit allen Strukturen und Geweben, die an den Funktionen der Mundhöhle beteiligt sind. Dazu gehören die Zähne mit ihren Parodontien, die Kieferknochen mit Alveolarfortsätzen und Kiefergelenken, die Kaumuskeln, die Mundschleimhäute, die Speicheldrüsen sowie die Gefäße und die Nerven mit ihren Schaltstellen im ZNS. Hauptsächliche Aufgabe ist, wie der Name schon sagt, die Steuerung des Kauvorgangs. Aus prothetischer Sicht kommt auch der Sprachlautbildung besondere Bedeutung zu. Wegen der eminenten Wichtigkeit für Diagnostik, Planung und Therapie in der Zahnärztlichen Prothetik und für das Verständnis des Funktionierens von Zahnersatz folgt ein kurzer Abriß über die bis heute bekannten und angenommenen Zusammenhänge bei der neuromuskulären Steuerung des stomatognathen Systems.

Zwar kann man den Unterkiefer bewegen, wann immer man will, dennoch erfolgen „willkürliche" Bewegungen nur selten. Die meisten Bewegungen - sei es bei der Nahrungsaufnahme mit der Kieferöffnung zum Abbeißen oder zur Aufnahme der Speise über das Kauen bis zur Auslösung des Schluckaktes mit okklusalem Zahnkontakt, sei es beim Sprechen, Lachen oder Gähnen, bei kompensatorischen Kontrollbewegungen oder bei Parafunktionen - unterliegen einer unbewußten Steuerung. Man nimmt an, daß solche Bewegungsabläufe aus einer Kombination von reflexgesteuerten und programmgesteuerten Muskelkontraktionen bestehen.

Zu einem „Reflexbogen" gehören bekanntlich Rezeptoren, die den Reiz aufnehmen, ein afferenter Schenkel, in dem die Impulse in das Zentralnervensystem geleitet werden, synaptische Umschaltungen von einer Nervenzelle zur nächsten, ein efferenter Schenkel, in dem die Impulse zur Peripherie gelangen und das Erfolgsorgan, in unserem Fall die Kaumuskulatur.

Rezeptoren sind sensible Nervenendigungen, die je nach Aufgabe unterschiedliche Strukturen aufweisen. Man unterscheidet Propriozeptoren, welche für die Steuerung eines Bewegungsablaufs entscheidende Informationen liefern, von Exterozeptoren, die Informationen wie Druck, Temperatur oder Schmerz aufnehmen. Zwar sind gerade für die Mundhöhle z.B. Thermorezeptoren und Nozizeptoren von großer Bedeutung, zumal auch ihre Impulse in eine Bewegung einfließen können, für die neuro-muskuläre Steuerung des Kauorgans jedoch interessieren uns hier vor allem diejenigen Rezeptoren der Mundschleimhaut, Sehnen, Kiefergelenke und Parodontien, welche auf die Bewegungsabläufe des Unterkiefers Einfluß nehmen.

Zu den Propriozeptoren gehören die Muskelspindeln. Sie sind in Muskelfaserrichtung angeordnet und reagieren somit auf Längen- und Spannungsänderungen. Bei jeder Bewegung des Unterkiefers werden sie aktiviert, senden Impulse und beeinflussen darüber die Bewegungen ständig mit. Nach KAWAMURA läuft dieser Reflexbogen monosynaptisch ab, wobei die Impulse über afferente Fasern aus dem Nucleus tractus mesencephalicus als ein

Ganglion des N. trigeminus direkt in den Nucleus motorius des N. trigeminus gesandt und dort umgeschaltet werden, um efferent zu den motorischen Endplatten der Kaumuskulatur zu gelangen (Abb. 1.1). Die Impulse aus den Muskelspindeln können ihren Weg auch polysynaptisch über afferente Fasern aus dem Ganglion semilunare zum Nucleus sensorius principalis Nervi trigemini nehmen, wo sie umgeschaltet werden und zum Nucleus motorius gelangen.

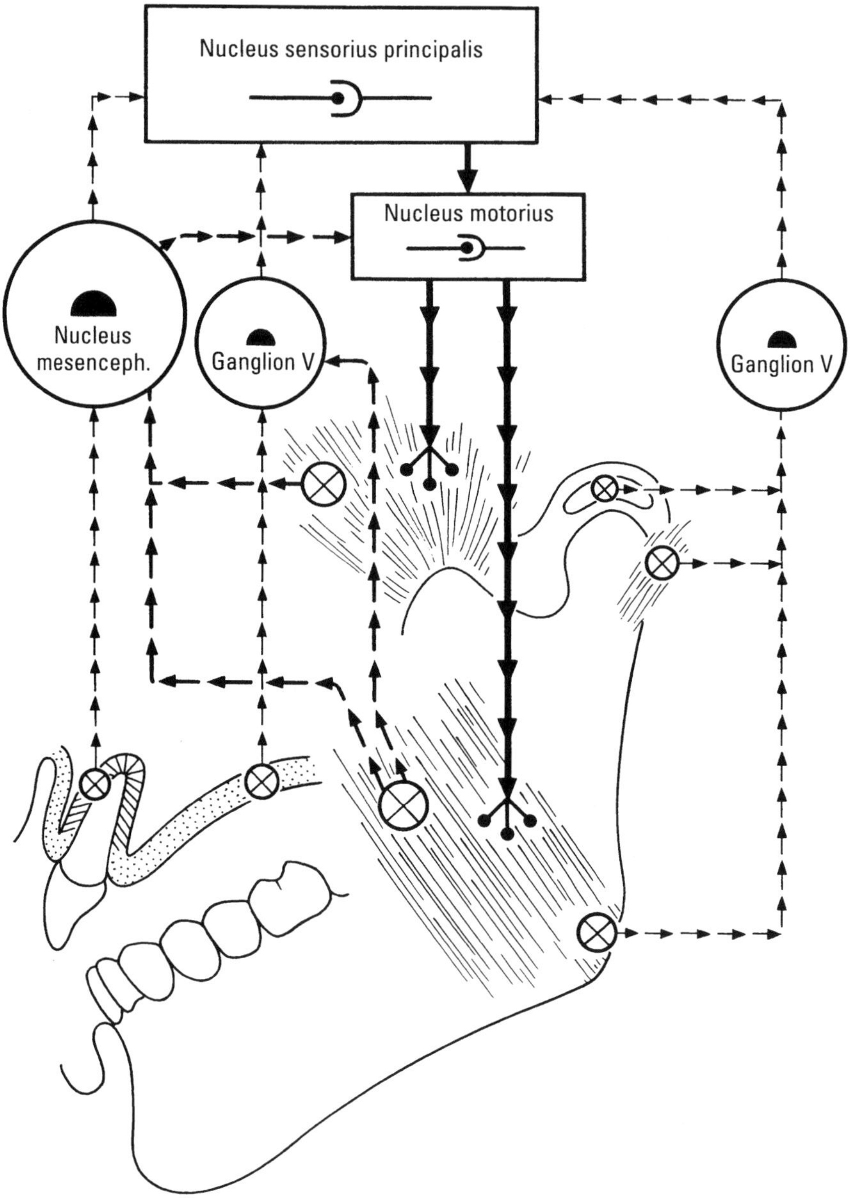

Abb. 1.1: Neuro-muskuläre Steuerung über Rezeptoren

Ebenfalls polysynaptisch erfolgt die Steuerung über die Rezeptoren im Sehnenbereich, die für das unbewußte Messen und Mitsteuern der Muskelkraft verantwortlich sind. Bekannt sind die Golgi-Sehnenorgane, die, auch in Faserrichtung angeordnet, am Übergang von Sehnen- zu Muskelfasern vorzufinden sind. Im Bereich der Gelenkkapsel werden Ruffinische Körperchen und Lamellenkörperchen gefunden, welche zusammen mit weiteren Propriozeptoren im Diskus articularis die jeweilige Stellung des Gelenks sofort dem Zentralnervensystem für die Regelung der Motorik mitteilen.

Muskel-, Sehnen- und Gelenkrezeptoren gemeinsam sorgen für eine geordnete Bewegung. Kontrahiert sich ein Muskel, so verändert sich seine Faserlänge, was wiederum seine Rezeptoren reizt. Bei isotonischen Kontraktionen sind das eher die Muskelspindeln, bei isometrischen die Golgi-Sehnenorgane. Die Rezeptorerregungen führen aber keineswegs immer zu einer Erregung der Motoneurone und damit zu einer Kontraktion des Muskels, sondern ebenso - über inhibitorische Zwischenneurone - zu einer Hemmung der Kontraktion. Diese hemmende Rückmeldung aus dem ZNS bewirkt, daß die Bewegung gemäßigt und angepaßt wird. Dieses Zusammenspiel aus Erregung und Hemmung wird wiederum über den Thalamus zum Kortex gemeldet und ergibt das Gefühl für Bewegung und Spannung der Muskulatur. Man spricht von „Tiefensensibilität“ oder „Muskelsinn“. Auf diese Weise ist man z.B. immer über die jeweilige Stellung des Unterkiefers informiert, ohne dessen Position kortikal ermitteln zu müssen.

Eine besondere Bedeutung im Kauorgan hat das System der Rezeptoren im Desmodont (Ruffinische Körperchen, Lamellenkörperchen). Die Schaltung ist polysynaptisch (Abb. 1.1), weil die Rezeptorerregung aus einem anderen Bereich kommt als dem Muskel. Die afferenten Reize gelangen über den mesenzephalen Kern des N. trigeminus in den sensorischen Hauptnucleus des N. trigeminus. Sie werden dort auf ein zweites Neuron umgeschaltet. Dieses schickt Ausläufer einerseits in den motorischen Kern des N. trigeminus zur Auslösung der Kontraktion und andererseits auch über den Thalamus in höhere Abschnitte des Gehirns für die bewußte Kontrolle des Kauvorgangs. Die Propriozeptoren reagieren infolge des desmodontalen Aufbaus auf Druck, steuern z.B. die Kaukraft beim Abbeißen, dienen der Tastkontrolle beim Kauen und spüren feinste Okklusionshindernisse auf. Die besondere Rolle des Eckzahns bei der okklusalen Führung des Unterkiefers und auch die vergleichsweise feinere Taktilität der Schneidezähne läßt sich vielleicht auf die größere Zahl von desmodontalen Rezeptoren zurückführen.

Als Exterozeptoren in der Mundschleimhaut, die ebenfalls an der Steuerung der Kieferbewegungen beteiligt sind, werden Merkelsche Nervenendigungen und Meissnersche Lamellenkörperchen gefunden. Deren Impulse gelangen in den sensorischen Hauptnucleus des N. trigeminus, werden dort umgeschaltet und erreichen primär über den Thalamus die Hirnrinde und sekundär den motorischen Kern. Spitze Gegenstände im Speisebrei, z.B. Fischgräten, werden uns beim unbewußten Kauen sofort bewußt und bewirken Abwehrmaßnahmen.

Die beiden genannten Rezeptoren sind für das Tragen von schleimhautgelagerten Plattenprothesen von Interesse, weil sie auf Druck reagieren. Sie sind unterschiedlich empfindlich und adaptieren langsam bis mittelschnell. Dieses kann der Grund für die Ergebnisse einer Untersuchung von Kraft sein, nach denen Testkörper von 20 µm Dicke mit natürlichen Zähnen wahrgenommen werden, diese Fähigkeit aber bei Totalprothesen um das Fünffache nachläßt. Es muß aber auch daran gedacht werden, daß die Meissnerschen Körperchen alters- und krankheitsbedingt zahlenmäßig stark abnehmen (HALATA). Das wiederum stimmt mit Untersuchungsergebnissen von MCMILLAN et al. überein, nach denen die Genauigkeit des Tastsinns mit dem Alter abnimmt. Solche Ergebnisse müssen in die prothetische Planung einbezogen werden, zeigen sie doch die funktionelle Überlegenheit von parodontal gelagertem Zahnersatz und sprechen besonders bei der prothetischen Versorgung alter Patienten für den Erhalt eines stark reduzierten Restgebisses.

Offensichtlich sind noch weitere Rezeptoren am neuro-muskulären System des Kauorgans beteiligt. Nach K. KÖRBER übertragen die Zahnhartgewebe Kraftimpulse auf Rezeptoren in der Pulpa, deren Steuerungsmöglichkeiten jedoch nach Überkronung oder Exstirpation der Pulpa entfallen. Weitere Rezeptoren sind im Kieferknochen zu vermuten, weil nach Untersuchungen von OTT Kraftimpulse auf Implantate zu entsprechenden Muskelaktivitäten führen.

Die Wirkungsweisen aller oben aufgeführten Rezeptoren steuern und schützen einzeln und über interneuronale Verbindungen gemeinsam im Sinne eines „Mehrfachregelsystems“ (K. KÖRBER) das Kauorgan auf kompliziertem Wege. Hinzu kommt, daß Bahnen zum Kleinhirn bestehen und Impulse aus der Großhirnrinde zum motorischen Trigeminuskern bewußt in die Steuerung der Muskulatur eingreifen können. Es ist leicht verständlich, daß Störungen im System - z.B. iatrogen verursachte okklusale Interferenzen - sich in einer Veränderung des Muskeltonus auswirken und vorzugsweise zu Myopathien infolge Dyskoordination der Kaumuskulatur führen können.

Die Schutzfunktionen der Rezeptoren sind vielfältig. Desmodontalrezeptoren sorgen schützend für ein blitzschnelles Öffnen des Kiefers, wenn man im Speisebrei unvorhergesehen auf einen harten Gegenstand beißt. Den Rezeptoren im Gelenkbereich scheint eine besondere Schutzfunktion beim Abbeißen und Zerbrechen der Nahrung zuzukommen. Im Augenblick des Bruchs von Nahrungspartikeln kommt es zur Hemmung der Kaumuskeln und antagonistischen Erregung der Mundöffner, um ein zu starkes Aufeinandertreffen der Zahnreihen zu vermeiden. Dieses funktioniert nach YOSHIDA dann nicht mehr, wenn im Gelenkbereich eine Anästhesie gesetzt wurde.

Die zweite Komponente der unwillkürlich ablaufenden Bewegungen betrifft die Programmsteuerung. Hierbei handelt es sich um erlernte oder angeborene Aktionen von Muskelgruppen, deren reizunabhängige Bewegungsprogramme in motorischen Zentren des ZNS gespeichert sind. Auch das Kauen ist ein programmgesteuerter Automatismus mit einem Zentrum im Hirnstamm, dessen individuelles Muster sich mit dem Milchzahndurchbruch entwickelt (SCHUMACHER). Als weiteres Beispiel von Automatismen sei das Autofahren erwähnt, wobei die entsprechenden Muskeltätigkeiten beim Lenken, Kuppeln, Schalten und selbst das Bremsen bei Gefahr (Handlung im Affekt) unbewußt ablaufen. Jederzeit kann jedoch zur exakteren Steuerung der Aktionen aus der Hirnrinde über die Pyramidenbahn bewußt in die Bewegungen eingegriffen werden.

Die Speicherung und Steuerung der Automatismen ist eine Leistung des extrapyramidal-motorischen Systems, welches aus den Stammganglien und den efferenten extrapyramidal-motorischen Bahnen besteht. Aus den Stammganglien gelangen Erregungen über den N. ruber zu den Ursprungskernen aller Muskeln, die beim Kauen und Schlucken beteiligt sind. Außerdem bestehen Assoziationsverbindungen zwischen den Stammganglien und dem Thalamus als Sammel- und Umschlagstelle für psychische Erregungen aus den Sinnesorganen. Weiterhin ist über die extrapyramidalen Bahnen mit dem Nucleus ruber als Verknüpfungsstelle das Kleinhirn zur zusätzlichen Sicherung und feinmotorischen Koordination der Motorik ganzer Muskelgruppen zugeschaltet.

Solange eine Bewegung neu ist, kommen die steuernden Impulse mit kortikaler Beteilung über die Pyramidenbahn entweder direkt oder über wenige Interneurone in den motorischen Kern des N. trigeminus und werden dort auf die Motoneurone umgeschaltet. Bei einer Wiederholung der willkürlichen Bewegung erfolgt über die Rückmeldung an das ZNS eine Speicherung des Bewegungsschemas. Mit zunehmender Übung geht die Steuerung der gelernten Bewegungen auf die Stammganglien und die extrapyramidalen Bahnen über, so daß das Bewußtsein nur dann noch benötigt wird, wenn eine exaktere Führung der Muskulatur erforderlich wird.

Solange ein auftretendes Reizmuster mit dem gespeicherten Bewegungsschema übereinstimmt, läßt die Aufmerksamkeit nach, und die Reaktion wird automatisch. Jede Abweichung vom erlernten Muster jedoch führt zu einer bewußten Orientierungsreaktion. Tritt ein neuer Reiz identisch wiederholt auf, so verringert sich die Intensität der Orientierungsreaktion. Das nennt man Habituation. Die Habituation ist somit die Voraussetzung für den Beginn eines Lernprozesses neuer Automatismen. Sie ist verzögert, wenn eine hohe Erwartungshaltung oder Angst vorliegt oder wenn die ankommenden Reize Konsequenzen verlangen. Ohne Habituation ist z.B. eine Inkorporation von Zahnersatz nicht möglich.

Von der Habituation zu unterscheiden ist die Adaptation. Dieser vielfach verwendete Begriff beschreibt in der Sinnesphysiologie die Abnahme der Empfindungsintensität der Rezeptoren bei längerdauernden Reizen, weil die Reizschwelle herabgesetzt ist. Dabei wird die Wahrnehmung von Änderungen der Reizstärke begünstigt. In der Zahnheilkunde wird dieser Terminus allerdings meistens für aktive oder passive Anpassung verwendet, also ähnlich dem oben angeführten Begriff der Habituation.

2
Folgeschäden nach Zahnverlust

Wie im vorhergehenden Kapitel dargestellt, spielen die Zähne mit ihren Parodontien nicht nur für die Nahrungszerkleinerung sondern auch für das neuromuskuläre Funktionieren des Kauorgans eine wichtige Rolle. Von daher stellt sich heute die Frage nicht mehr, ob Zahnverlust als Krankheit anzusehen ist und die prothetische Therapie dementsprechend eine ärztliche ist. In Abhängigkeit von Ausmaß und Lokalisation der unversorgten Zahnlücken müssen psychische und weit über das Gebiß hinausgehende somatische Schäden erwartet werden, die das Allgemeinbefinden der Patienten schwerstens beeinträchtigen können. Nachfolgend sollen die Schäden angesprochen werden, die infolge von Funktionseinbußen aufgrund von Zahnverlusten an den Strukturen des Kauorgans entstehen können, wenn keine Adaptation erfolgt und zahnärztlich-prothetisch nicht eingegriffen wird.

Abgesehen von der entstellenden Veränderung eines Gesichtes durch Zahnlücken im Frontalbereich kann es auch zu Störungen der Lautbildung kommen, die jedoch meist vorübergehender Natur sind. Am bekanntesten ist hierfür das an Kindern beim Wechsel der Frontzähne häufiger zu beobachtende Lispeln. Falsch konstruierter Zahnersatz kann allerdings die Lautbildung anhaltend behindern.

Der ungünstige Einfluß von Zahnverlust auf den verbleibenden Zahnbestand kommt durch die damit verbundene Unterbrechung oder Verkürzung der Zahnreihen und die daraus resultierenden Fehl- bzw. Überbelastungen zustande.

In einer vollständigen Zahnreihe berühren sich die Zähne normalerweise an den Approximalflächen. Sie sind dadurch untereinander gegen Kräfte abgestützt, die längs des Zahnbogens wirken.

Wenn die Kontinuität des Zahnbogens durch Verlust auch nur eines Zahnes, z.B. eines Sechsjahrmolaren, verloren geht, so kommt es wegen der fehlenden Abstützung zu folgenschweren Stellungsänderungen der übrigen Zähne (Abb. 2.1). Die

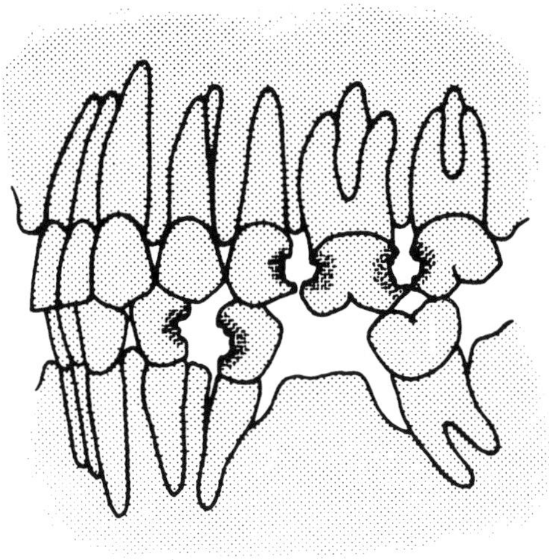

Abb. 2.1: Folgeschäden nach Verlust eines Sechsjahr-Molaren

distal der Lücke stehenden Zähne besitzen die Tendenz zur Mesialwanderung, die fast immer mit einer Kippung verbunden ist. Im Verlauf der Kippung geht häufig die mesiale Alveolenwand in ihrem limbalen Anteil verloren, so daß dort eine parodontale Tasche entsteht. Die mesial der Zahnlücke stehenden Zähne verlieren wegen mangelnder approximaler Abstützung und damit veränderter funktioneller Inanspruchnahme durch, allerdings nur geringfügige, Wanderung nach distal ebenfalls den Kontakt untereinander. Beim Kauen werden dann Nahrungsteile in die Interdentalräume gepreßt, die dort wegen ihrer schwierigen Entfernbarkeit eine lange Verweildauer haben und deshalb Schäden an den marginalen Parodontien sowie Approximalkaries verursachen.

Auch im Gegenkiefer kann es zur Auflockerung der approximalen Kontakte mit den beschriebenen Folgen kommen, wenn der antagonistenlos gewordene Zahn elongiert, bis er okklusalen Kontakt am Nebenantagonisten gefunden hat. Durch die Elongation eines solchen Zahnes oder die Mesialkippung eines Molaren können sich die okklusalen Beziehungen verändern. Es kommt zu Frühkontakten und Gleithindernissen, welche die neuromuskulären Abläufe stören. Es kann dadurch ein Adaptationsmechanismus ausgelöst werden, der sich in einer Hyperaktivität der Muskulatur auswirkt, um durch Knirschen den störenden Kontakt zu beseitigen. Man kennt dieses Phänomen z.B. bei zu hohen Füllungen oder bei festsitzenden zähen Speiseresten. Es wird so lange geknirscht, bis die okklusale Störung beseitigt oder, was schlimmer ist, nicht mehr wahrgenommen wird, weil der störende Zahn ausgelenkt wurde oder der Unterkiefer sogar eine andere Muskelhaltung einnimmt. Bei letzterem ist dann die Koordination der Kaumuskulatur gestört, was zu schweren Myopathien führen kann. Werden solche Knirschbewegungen auch noch als Bewegungsschema im extrapyramidal-motorischen System gespeichert, so wird der Patient zum Dauerknirscher und ruiniert mit der Zeit möglicherweise sein ganzes Gebiß.

Mit zunehmendem Ausmaß des Zahnverlustes werden die Belastungen für die verbleibenden Zähne größer und dementsprechend die durch Fehl- und Überbelastungen hervorgerufenen Schäden deutlicher. Sind Zähne völlig antagonistenlos geworden, so hört ihre Elongation häufig erst auf, wenn sie mit der Gingiva des Gegenkiefers in Kontakt geraten (Abb. 2.2). Dieses erfolgt häufig als alveoläre Extrusion. Bei Eingliederung von Zahnersatz müssen dann zuvor möglicherweise parodontal gesund erscheinende Zähne im Gegenkiefer extrahiert werden.

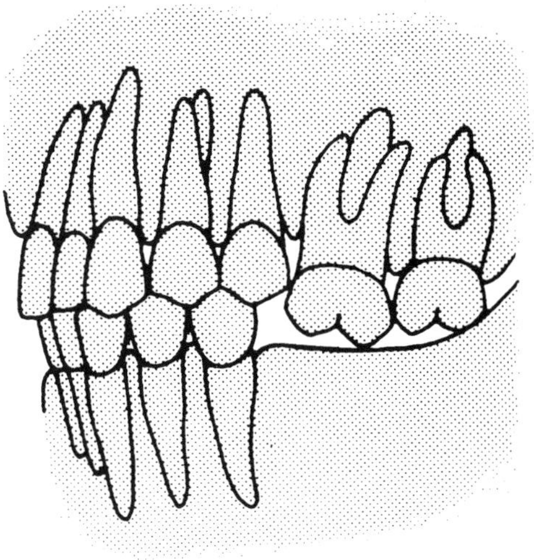

Abb. 2.2: Elongierte antagonistenlose Zähne

Die Verkürzung der Zahnreihen durch Verlust der Seitenzähne ruft zusätzlich eine Fehlbeanspruchung der Kiefergelenke und der Kaumuskulatur hervor. Beim Kieferschluß wird der Unterkiefer von der Muskulatur an den Oberkiefer herangezogen. Das Kiefergelenk ist dabei normalerweise vor Überlastung geschützt, weil die Zähne beim Kieferschluß die Stellung des Unterkiefers und damit die des Gelenkköpfchens zur Gelenkpfanne bestimmen (Abb. 2.3 a).

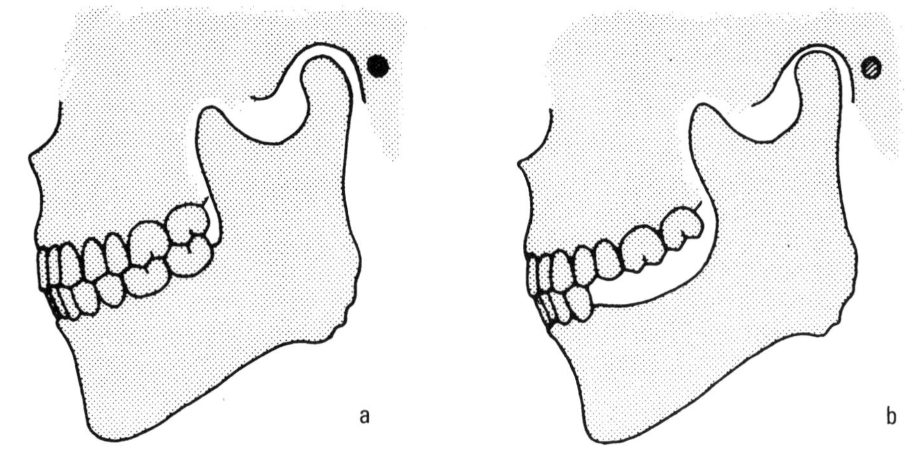

Abb. 2.3: Stützzonen und Kiefergelenk
a) die Stützzonen bestimmen die Stellung des Gelenkköpfchens
b) nach Verlust der Stützzonen gerät das Gelenkköpfchen bei Kieferschluß in eine falsche Lage zur Gelenkpfanne

Nach Verlust der Seitenzähne gehen neuro-muskuläre Schutzfunktionen und die okklusale Abstützung des Unterkiefers verloren, so daß das Gelenkköpfchen beim Kieferschluß von der Muskulatur zwangsläufig in die Gelenkpfanne gepreßt wird (Abb. 2.4 b). Die daraus resultierenden Fehlbelastungen werden - abhängig von der individuellen Funktion des Kausystems und der Anpassungsfähigkeit der Gewebe - entweder kompensiert oder führen zu krankhaften Veränderungen im Bereich der Kiefergelenke und der Kaumuskulatur. Zunächst kann die Fehlbeanspruchung Schmerzen im Gelenk und seiner Umgebung hervorrufen und letztlich zu einer deformierenden Arthropathie führen. Da die Kaumuskulatur bei fehlen-

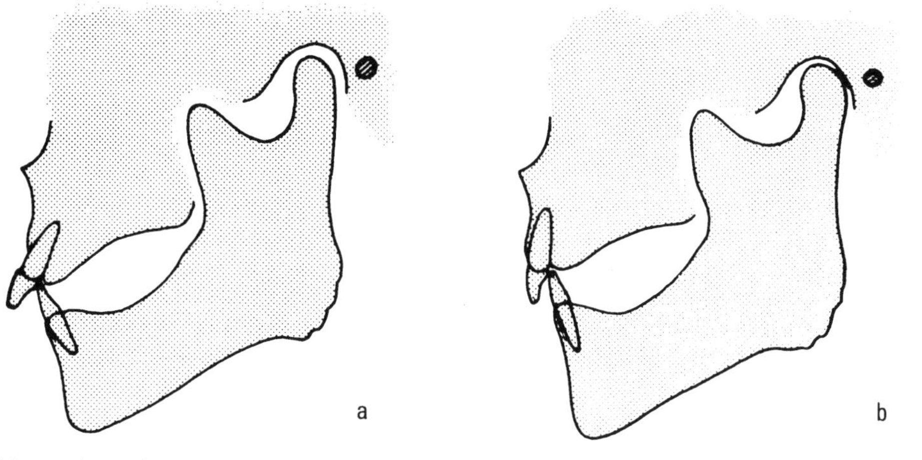

Abb. 2.4.: Senkbiß nach Verlust der Prämolaren und Molaren
a) Verdrängung der oberen Frontzähne nach labial
b) Veränderung der Unterkieferposition nach dorsal

den Stützzonen ebenfalls unzweckmäßig beansprucht wird, können dabei auch Muskelbeschwerden auftreten, die vom sogen. Muskelkater bis zu Myogelosen reichen. Es werden dabei auch in das Hinterhaupt, die Schulter, den Nacken und die Schläfe ausstrahlende Schmerzen beobachtet. Der ganze Komplex wird heute als Myoarthropathie oder myofasciales Schmerzsyndrom zusammengefaßt. Die von Costen auf den Verlust der Seitenzähne zurückgeführten weiteren Symptome wie Schwerhörigkeit, Ohrensausen, Geschmacksirritationen, Schwindel, Druckgefühl im Ohr u.a. sind bis heute insgesamt in ihrem ursächlichen Zusammenhang nicht nachgewiesen worden, so daß man von einem Costen-Syndrom nicht mehr spricht. Einzelne Symptome jedoch treten immer wieder gemeinsam mit den Myoarthropathien auf.

Nach dem Verlust aller Prämolaren und Molaren werden die Voraussetzungen für die Funktion noch ungünstiger. Da die Frontzähne nur auf Schrägflächen okkludieren, können sie dem Unterkiefer beim Kieferschluß keinen stabilen Halt mehr verleihen und werden dabei fehlbelastet. In der Folge entwickelt sich ein Senkbiß, bei dem die unteren Frontzähne beim Kieferschluß hinter den oberen auf das Zahnfleisch treffen. Diese Situation kommt entweder durch die Verdrängung der oberen Zähne nach labial (Abb. 2.4 a) oder seltener durch eine Verlagerung des Unterkiefers nach distal zustande (Abb. 2.4 b). Häufig tritt in unterschiedlichem Ausmaß beides ein. Im Laufe der Verdrängung nach labial kann der Zahnhalteapparat der oberen Frontzähne solchen Schaden erleiden, daß sie infolge zu starker Lockerung für die Verankerung von Zahnersatz unbrauchbar werden. In seltenen Fällen beobachtet man den Adaptationsmechanismus, daß Frontzähne nach dem Verlust der Seitenzähne infolge Abrasion in eine für die Funktion günstigere Kopfbißstellung geraten (Abb. 2.5).

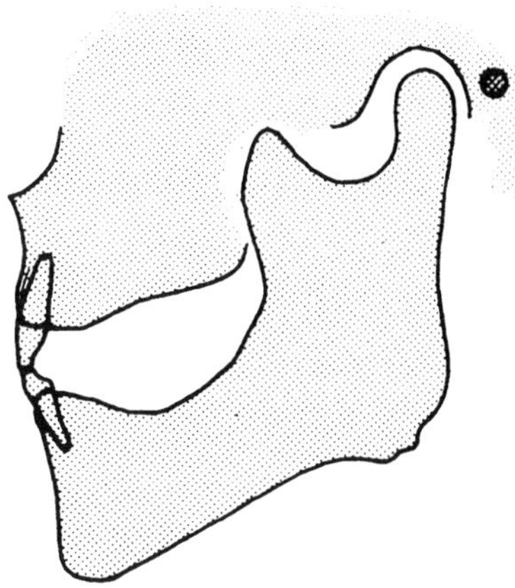

Abb. 2.5: Infolge Abrasion entstandene Kopfbißposition der Frontzähne nach Verlust aller Seitenzähne

Der ungünstige Einfluß, den Zahnverlust auf alle Teile des Kauorgans ausübt, kann allerdings im Einzelfall wegen Abhängigkeit von verschiedenen Faktoren in sehr unterschiedlichen Zeiträumen zur Erkrankung einzelner Teile bzw. Zerstörung des ganzen Gebisses führen. So treten Zahnwanderungen und Taschenbildungen nach Zahnverlust bei widerstandsfähigen Parodontien und normaler funktioneller Beanspruchung nur sehr langsam und geringfügig auf. Deshalb kann ein Gebiß unter günstigen Voraussetzungen trotz Verlust eines oder mehrerer Molaren auch ohne Behandlung über Jahrzehnte hinweg funktionstüchtig bleiben. Andererseits treten die durch Zahnverlust bedingten Schäden am unversorgten Restgebiß mit insuffiziertem Zahnhalteapparat und bei dysfunktioneller Beanspruchung innerhalb weniger Jahre ausgeprägt in Erscheinung und können schnell zum Verlust vieler oder aller Zähne führen.

Normalerweise werden die Zähne nur durch kurzfristige Impulse beim Kauen, Schlucken und bei unbewußtem gegenseitigen Abtasten der Zahnreihen zur Kontrolle der Okklusion (kompensatorische

Kontrollbewegungen, DRUM) belastet. Die dabei auftretenden Kräfte sind neuro-muskulär gesteuert; die Strukturen des Kausystems sind ihnen daher von Natur aus gewachsen und nehmen keinen Schaden. Überlastungen treten dagegen auf, wenn die Zähne häufiger für längere Zeit zusammengepreßt oder kräftig gegeneinander gerieben und dadurch dysfunktionell belastet werden. Knirschen und Pressen können, wie bereits erwähnt, durch vorzeitige okklusale Kontakte (okklusale Interferenzen), aber auch durch Streß ausgelöst werden. Besonders streßmotiviertes Pressen oder Knirschen spielt in der heutigen Zeit eine große Rolle. Dabei gehört es offenbar zu den normalen Reaktionen, bei besonders großen körperlichen, vor allem aber psychischen Belastungen, die Zahnreihen fest zu schließen. Anders ist die landläufige Empfehlung nicht zu verstehen, in schwierigen Situationen die Zähne zusammenzubeißen. Allzu häufigem und festem Zubeißen, Reiben und Knirschen sind die Gewebe des Kauorgans wegen der dabei auftretenden dysfunktionellen Belastungen nicht gewachsen. Abhängig von individuellen Faktoren kommt es im Einzelfall entweder zu Zerstörungen an den Zahnhartsubstanzen oder den Parodontien oder auch zu Erkrankungen der Kiefergelenke und der Kaumuskulatur.

Mit zunehmendem Zahnverlust werden die Voraussetzungen für die Nahrungszerkleinerung ungünstiger. Untersuchungen über das Kauvermögen vollbezahnter, teilbezahnter und zahnloser Kiefer mit und ohne Zahnersatz haben ergeben, daß die Zerkleinerungsfähigkeit schon bei vollbezahnten Gebissen einer großen Streubreite unterliegt. Das ist auf Unterschiede in der Verzahnung, den Kaugewohnheiten und der vielfältigen Tätigkeit der Kau-, Wangen- und Zungenmuskeln zurückzuführen. Wenige Zahnlücken wirken sich nicht sonderlich auf die Kauleistung aus; bei langsamem und sorgfältigem Kauen ist also auch mit einem Lückengebiß noch eine gute Nahrungszerkleinerung möglich. Hierbei kommt es auch auf die Anordnung der Lücken an. Mit zunehmendem Gebißverfall allerdings erfolgt eine immer stärkere Verminderung des Kauvermögens.

Im Lückengebiß läßt sich das Kauvermögen durch Eingliederung von Zahnersatz vollständig oder doch weitgehend wiederherstellen. Bei völliger Zahnlosigkeit kann durch Zahnersatz in den meisten Fällen ein ausreichendes Kauvermögen erzielt werden, das jedoch in der Regel erheblich unter dem eines vollbezahnten Gebisses liegt.

Im Zusammenhang mit dem nachlassenden Kauvermögen drängt sich die Frage nach der Auswirkung auf die Verdauung auf, denn die Verdauung beginnt mit dem Kauen, und ein altes Sprichwort sagt: „Gut gekaut ist halb verdaut." Unter Außerachtlassung der beim Kauen und Einspeicheln der Nahrung beginnenden chemischen Prozesse lassen die bisher vorliegenden Untersuchungen bei gesunden Personen keinen Zusammenhang zwischen Kauvermögen und Ausnutzung der Ingesta erkennen. Dagegen bewirkt eine mangelhafte Zerkleinerung eine starke Verlängerung der Verweildauer der Speisen im Magen. Diese wird allgemein zwar als zusätzliche Belastung des Magens angesehen, ein gesunder Verdauungstrakt vermag diese Belastung jedoch über längere Zeit zu kompensieren. So weisen vielfach Personen mit schlechtem Gebißzustand und solche, die ihre Nahrung gewohnheitsgemäß nur hinunterschlingen, keinerlei Magenbeschwerden auf.

Aus umfangreichen Untersuchungen der Gebißverhältnisse von Personen mit chronischer Gastritis wurde der Rückschluß gezogen, daß Zahnverlust und damit eingeschränktes Kauvermögen nicht ohne ursächliche Bedeutung für die Entstehung dieser Magenerkrankung sind. Dagegen aber ergaben Vergleiche der Gebißverhältnisse von Magenkranken und -gesunden keine signifikanten Unterschiede. Pathologische Untersuchungen allerdings zeigen einen, wenn auch zahlenmäßig geringen, ursächlichen Zusammenhang zwischen Gebißschäden und einer chronischen hyperplastischen Gastritis, einer teilweisen oder diffusen oder tonischen Erschlaffung der Magenwand. Zusammenhänge zwischen Nahrungszerkleinerung und Darmerkrankungen in Form von abnormen Fäulnis- und Gärungsprozessen sind aufgrund klinischer Erfahrungen möglich.

3 Funktionsdiagnostik und -therapie

Im vorangegangenen Kapitel wurden insbesondere diejenigen Funktionsstörungen als Myoarthropathien beschrieben, die infolge von Zahnverlust oder iatrogen entstehen können. Häufigste Ursache der schmerzhaften Erkrankungen sind okklusale Interferenzen. Daneben kommen als Ursache aber auch oft parafunktionell bedingte Fehlbelastungen an Zähnen und Kiefergelenken, entzündliche Prozesse in der Muskulatur sowie besonders im Kiefergelenk und dort auch Diskusverlagerungen in Frage. Bei allen Patienten mit dieser stark schmerzhaften Symptomatik lassen sich zusätzlich psychische Irritationen feststellen, wobei gelegentlich schwer herauszufinden ist, ob diese ursächlich am myofascialen Schmerzsyndrom z.B. über Parafunktionen beteiligt oder erst später durch die Beschwerden entstanden sind. Aufgrund der Multikausalität spricht SCHULTE bei dem Beschwerdebild von einer Myo-arthro-okkluso-neuro-psycho-pathie.

3.1 Untersuchung

Es liegt auf der Hand, daß Zahnersatz in ein funktionell erkranktes Kauorgan nicht erfolgreich eingegliedert werden kann. Daher steht vor der prothetischen Behandlung die Überprüfung der Funktion des Kauorgans und, wenn nötig, die Therapie der Funktionsstörung. Aufgrund der besonderen Schwierigkeiten bei der Diagnostik und Therapie vorliegender Funktionsstörungen empfiehlt sich ein systematisches Vorgehen, am besten mit Hilfe des von der Arbeitsgemeinschaft für Funktionsdiagnostik in der DGZMK herausgegebenen Untersuchungsbogens.

Auch wenn der Patient bei der Anamnese keine einschlägigen Angaben darüber machen kann, ob er vielleicht beim Schlafen oder bei anstrengender Arbeit Parafunktionen ausübt, so kann man bei der Inspektion der Zahnreihen manchen Anhalt auffinden, z.B. Zahnabrasionen oder -lockerungen, der auf gewohnheitsmäßiges Pressen oder Knirschen schließen läßt. Der Zustand des Kauorgans in Hinblick auf die Okklusion ist zu erkennen, wenn man die folgenden von KROGH-POULSEN zusammengestellten Fragen beantwortet:

1. Kann der Patient den Mund weit genug öffen (40mm)?
2. Ist die Öffnungsbewegung gerade und gleichmäßig?
3. Ist der Interokklusalabstand ausreichend?
4. Kann die Palpation der Muskeln ohne Schmerzen durchgeführt werden?
5. Sind keine Gelenkgeräusche vorhanden?
6. Sind keine okklusalen Geräusche vorhanden?
7. Wird die rückwärtigste Unterkieferposition ohne Schmerzen ertragen?
8. Ist die Gleitbewegung von der rückwärtigsten Unterkieferposition in den gewohnheitsmäßig eingenommenen Zahnreihenschluß gerade?
9. Ist der Weg bei diesem Gleiten weniger als 1 mm?

Lassen sich diese Fragen positiv beantworten, so erscheint die Okklusion intakt. Es braucht keine Korrektur zu erfolgen.

Die Beurteilung des Zustands der Muskulatur erfolgt durch eine eingehende Palpation. Dabei werden nicht nur die Kaumuskeln, sondern auch Hals- und Nackenmuskulatur auf Druckschmerz und Verspannung hin untersucht, weil Störungen im Bereich der Wirbelsäule Funktionsstörungen im Kauorgan induzieren können und umgekehrt. Daher ist in solchen Fällen ein Orthopäde hinzuzuziehen.

Arthrogene Ursachen erkennt man durch Palpieren des dorsalen und lateralen Kondylenpols auf Druckschmerz hin. Zur Bestimmung der Beweglichkeit des Kondylus in der Pfanne sind manuelle Untersuchungstechniken angegeben. Bei Verdacht einer einseitigen Distraktion oder Kompression des Gelenkes läßt sich der Resilienztest nach GERBER durchführen. Dabei legt man Folien unterschiedlicher Dicke einseitig zwischen die Zahnreihen und überprüft, ob bei Kieferschluß die Zähne auf der kontralateralen Seite dennoch in Okklusion geraten.

Gelenkgeräusche lassen sich gut mit einem Kinderstethoskop abhören. Man unterscheidet dabei Knack- und Reibegeräusche. Reiben deutet auf Verschleißerscheinungen im Gelenk hin. Die häufigste Ursache für Gelenkknacken ist das Auf- und Abspringen des Kondylus auf den oder von dem Diskus. Nach dem Zeitpunkt des Knackens während der Öffnung des Kiefers unterscheidet man initiales, intermediäres und terminales Knacken.

Vorliegende funktionell bedingte Schmerzen betreffen aufgrund der im ersten Kapitel dieses Buches aufgeführten Zusammenhänge nahezu immer die Muskulatur, meistens als Folge anderenorts liegender Störungen, aber dann anschließend auch als Ursache selbst aufgrund schmerzhafter intramuskulärer Veränderungen. Diese Verquickung von passiver und aktiver Beteiligung an der Dysfunktion erschwert die exakte Diagnose. Daher ist das Ausschalten der meistens muskulär bedingten Schmerzen der erste Schritt zur Ermittlung der wirklichen Ursachen der Myoarthropathie. Hierzu dient die initiale symptomatische Therapie.

3.2 Symptomatische Therapie

Das erste Ziel der Initialtherapie ist die Schmerzlinderung oder -beseitigung. Die dafür zur Verfügung stehenden Möglichkeiten wie Physiotherapie, verhaltenstherapeutische Maßnahmen und Aufbißbehelfe werden nach Möglichkeit gleichzeitig eingesetzt. Medikamente wie Analgetika oder, bei starken Muskelverspannungen und -verkrampfungen, Muskelrelaxantien werden sehr zurückhaltend und nur kurzfristig angewendet.

Physiotherapeutische Maßnahmen helfen im akuten und chronischen Stadium besonders bei primären Erkrankungen der Muskulatur und der Kiefergelenke. Die Anwendung von Kälte soll die Eigenreflexe der Muskulatur unterbrechen. Wärme dient bei Überlastungsschmerz, z.B. nach Parafunktionen wie Pressen und Knirschen, der Erweiterung der Blutgefäße und damit dem leichteren Abfluß der Abbauprodukte aus erhöhter Muskelarbeit. Eine bessere Durchblutung zur Anregung der Regeneration in Muskulatur und Gelenk läßt sich auch durch eine Elektrotherapie mit Kurzwellen erreichen. Ebenfalls der Steigerung der Durchblutung und auch der reflektorischen Stimulation der Muskeln dient die Massage. Hierbei werden außerdem fibrosierte Muskelbündel voneinander getrennt. Letztendlich können Bewegungsübungen sowie isometrische und isotonische Spannungsübungen hypotone Muskelgruppen stärken und hypertone schwächen, so daß eine bessere Harmonie im funktionellen Zusammenspiel möglich wird.

Eine wichtige Rolle spielen auch verhaltenstherapeutische Maßnahmen wie Selbstbeobachtung, Biofeedback und autogenes Training. Hierdurch erkennt der Patient ihm vorher nicht bewußte parafunktionelle Bewegungsmuster, die er dann möglicherweise auszuschalten oder umzuformen lernt.

Ein häufig überraschender Erfolg für die initiale Besserung der Beschwerden wird mit einem Aufbißbehelf erreicht. Der Einsatz einer sogen. Aufbißschiene führt über die Veränderung der Okklusion zu einer veränderten Reizung der parodontalen Propriozeptoren und unterbricht damit den dysfunktionellen neuromuskulären Reflexkreis, der die Beschwerden verursacht hat. Durch die zwangsläufige Erhöhung der vertikalen Kieferrelation werden die Muskelspindeln beeinflußt. Insgesamt kommt es zur Aktivitätserniedrigung und damit zur Entspannung der Muskulatur, was eine schnelle Schmerzlinderung zur Folge haben kann. Diese Behelfe werden nach ihrer Wirkungsweise als Relaxierungsbehelfe oder Reflexschienen bezeichnet und in der Regel nur sehr kurzfristig getragen.

Einer der ältesten Relaxierungsbehelfe ist die Aufbißplatte nach HAWLEY (1919).

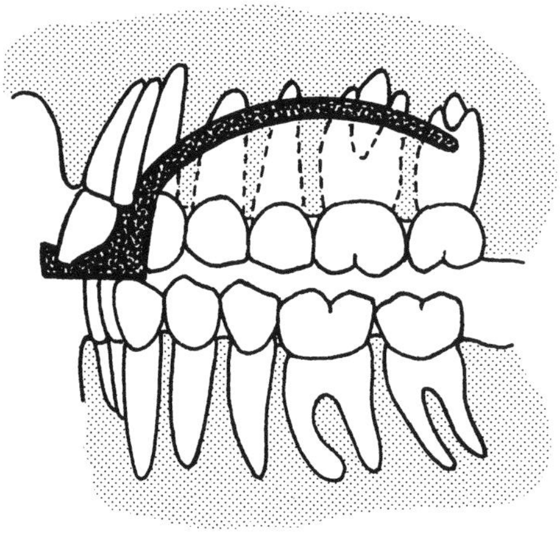

Abb. 3.1: Aufbißplatte nach HAWLEY

Sie ist eine einfache, über Klammern verankerte Gaumenplatte mit einem Frontzahnplateau in der Neigung der Kauebene, auf welches die unteren Schneidezähne auftreffen (Abb. 3.1). Die Seitenzähne geraten dabei in Nonokklusion.

Ebenfalls nur einen frontalen Aufbiß hat der Anterior-Jig nach LUCIA, dessen Neigung jedoch einer steilen Frontzahnführung entspricht (Abb. 3.2). Durch die Wirkungsweise der Schiefen Ebene sollen sich die Kondylen in den Gelenkgruben zentrieren. Wegen der retrudierenden Wirkung auf den Unterkiefer darf dieser Behelf nur wenige Stunden getragen werden.

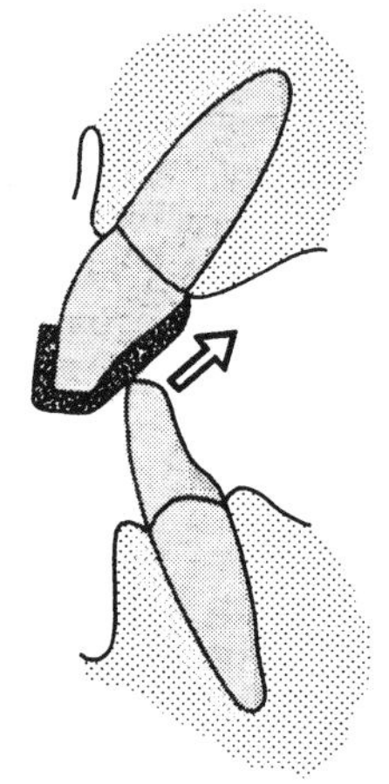

Abb. 3.2: Anterior-Jig nach LUCIA

Je einen Aufbiß auf jeder Seite für die distalen Grate der bukkalen Höcker der unteren ersten Prämolaren bietet der Interzeptor nach SCHULTE (Abb. 3.3). Dieses Gerät wird in Form von zwei Bonwill-Klammern an den oberen Eckzähnen und ersten Prämolaren, verbunden mit einem Transversalbügel, in einem Stück gegossen und soll in Streßzeiten bei parafunktionell bedingten Myopathien getragen werden.

Der einfachste Relaxierungsbehelf ist die im Tiefziehverfahren hergestellte Miniplastschiene (DRUM), die in dieser Eigen-

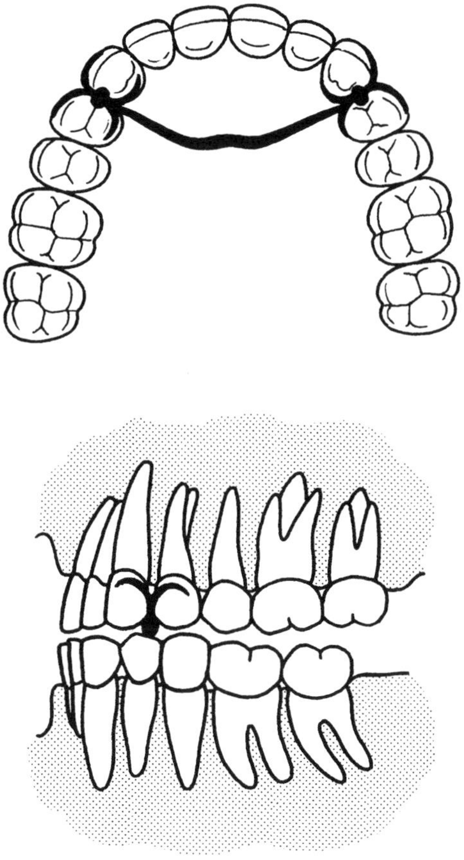

Abb. 3.3: Interzeptor nach SCHULTE

schaft zur zeitweiligen Unterbrechung eines dysfunktionellen Reflexkreises und damit lediglich zur Schmerzlinderung nicht eingeschliffen wird. Dadurch kommen die Okklusionskontakte rein zufällig zustande, weshalb dieses Verfahren für Knirscher nicht geeignet ist. Um neue Parafunktionsmuster zu vermeiden, muß diese Schiene nach wenigen Tagen auf eine stabile Okklusion hin eingeschliffen oder aufgebaut werden. Dadurch entsteht eine Äquilibrierungsschiene (FREESMEYER). Solche Schienen führen den Unterkiefer in eine muskelverträgliche Position. Die symptomatische Therapie geht mit diesem Schritt in eine kausale über, wenn okklusale Fehler die Myoarthropathie verursacht hatten.

3.3 Kausale Therapie

Neben der adjustierten Miniplastschiene nach DRUM gibt es eine Reihe weiterer Äquilibrierungsschienen, die sich hauptsächlich in dem bevorzugten Okklusionskonzept unterscheiden. Bekannt geworden sind die Michigan-Schiene nach RAMFJORD und ASH mit einer Eckzahnführung, die Stabilisierungsschiene nach HANSSON mit einer Front-Eckzahn-Führung oder die Kaupfadplatte nach SHORE mit einer bilateral balancierten Okklusion. Das Einschleifen der äquilibrierten Okklusion erfolgt im halbindividuell eingestellten Artikulator und im Mund. Ein sicheres Ergebnis ist aber erst dann zu erreichen, wenn zuvor weitestgehend Beschwerdefreiheit erzielt wurde. Erst danach ist bei möglichst entspannter Muskulatur eine instrumentelle Funktionsanalyse zur Aufdeckung okklusaler Fehler und zur Einstellung der Artikulatoren nach den Methoden sinnvoll, die in einem der folgenden Kapitel beschrieben sind. Es ist leicht einsehbar, daß bei komplizierten Fällen ein einmaliges Einschleifen der Schienen für einen dauerhaften Erfolg in der Regel nicht ausreicht. Äquilibrierungsschienen werden daher im Gegensatz zu den reinen Relaxierungsbehelfen längerfristig getragen.

Relaxierungsbehelfe und Äquilibrierungsschienen werden bei arthrogen bedingten Beschwerden nicht eingesetzt, wenn intrakapsuläre Verlagerungen oder Strukturveränderungen wie z.B. eine röntgenologisch darstellbare Arthropathia deformans vorliegen. Bei Verlagerung der Kondylen nach retral, nach kranial (Kompression) oder kaudal (Distraktion) sowie bei Diskusverlagerungen werden Positionierungsschienen eingesetzt. Mit ihnen sollen Kondylus und Diskus in der Pfanne in eine gezielte therapeutische Position gebracht werden, in welcher sich die artikulierenden Gelenkflächen in entlastender Relation zueinander befinden und somit eine Regeneration der geschädigten Gewebe eintreten kann. Man unterscheidet dabei Repositions- und Distraktionsschienen. Mit ihnen wird der Unterkiefer in der Regel in eine Protrusionsposition gebracht. Sie werden im halbindividuell eingestellten Artikulator angefertigt. Die notwendigen Registrate für die Positionierung der Kiefermodelle zueinander im Artikulator erhält man aus Röntgenaufnahmen, Stützstiftregistrierungen, Konstruktionsbissen oder Auswertungen von mechanischen oder elektronischen Gelenkbahnaufzeichnungen. Der Protrusionsweg beträgt in der Regel 1 bis 3 mm, eine Distraktion zwischen 0,3 und 0,6 mm. Außerdem werden gezielte Führungsflächen aufgebaut, die bei Kieferschluß den Unterkiefer in die Repositionsstellung führen.

Die Behandlung der Gelenke mit Positionierungsschienen nimmt in der Regel mehrere Monate in Anspruch. Haben sich im Laufe der Behandlung Schmerzen, Bewegungseinschränkungen und Gelenkgeräusche verringert, versucht man, durch Einschleifen der Schiene den Unterkiefer allmählich wieder in eine posteriore Position zurückzubringen. Das gelingt nicht immer, ohne den Erfolg zu gefährden. Die durch die Behandlung entstandene neue Unterkieferposition führt zwangsläufig zu Okklusionstörungen. Diese müssen in leichteren Fällen durch Einschleifen der Okklusion, bei Jugendlichen durch kieferorthopädische Behandlung und bei älteren Patienten durch prothetische Rekonstruktion der Kauflächen beseitigt werden. Letzteres ist nicht einfach, da horizontale und vertikale Kieferrelation der therapeutischen Einstellung entsprechen müssen. Da die prothetische Neugestaltung der Kauflächen außerdem mit erheblichem finanziellen Aufwand verbunden ist, empfiehlt es sich, zur Sicherung des Erfolges zunächst eine Langzeitschienung durchzuführen. Diese kann festsitzend in Form von abrasionsfesten provisorischen Kronen oder herausnehmbar als gegossene Aufbißschiene gestaltet sein.

4 Prinzipien der prothetischen Therapie des Lückengebisses

Das Ziel jeglicher zahnärztlichen Therapie ist die Erhaltung oder Wiederherstellung der Funktion des Kauorgans (orale Rehabilitation). In der zahnärztlichen Prothetik erfolgt die orale Rehabilitation durch Eingliederung von Kronen, Brücken oder abnehmbarem Zahnersatz. Im einzelnen ist dafür eine Reihe von Maßnahmen erforderlich, für welche die nachfolgenden Prinzipien gelten.

Selbstverständliche Regel eines jeglichen ärztlichen Handelns muß es sein, Schäden vom Patienten fern oder möglichst gering zu halten. In der Zahnärztlichen Prothetik jedoch ist es bis auf wenige Ausnahmen nicht möglich, ohne Schädigung von Strukturen im Kauorgan therapeutisch tätig zu werden. Man denke nur an das Schleifen an vielleicht völlig gesunden Zähnen zur Aufnahme von Brückenankern oder Gußklammern. Weiterhin kommt es durch Zahnersatz mit gingivaler Auflage in der Gebrauchsphase zur Atrophie der Alveolarfortsätze, was besonders in Hinblick auf die Totalprothese eine Verschlechterung der anatomischen Voraussetzungen bedeutet. Da sich aber solche Schädigungen und Schäden auch bei sorgfältigster Therapie nicht vermeiden lassen, muß sichergestellt sein, daß der Nutzen durch den Zahnersatz den entstehenden Schaden völlig aufwiegt.

Eine solche Strategie erfordert zuerst die Überlegung, ob Zahnersatz bei jedem Zahnverlust überhaupt notwendig ist. Dazu bedarf es eines genauen Befundes über den Zustand des gesamten Kauorgans mit der Analyse von Schäden durch den Zahnverlust. In diesem Zusammenhang spielen die Reaktionen der Gewebe auf Fehlbelastungen, ihre eventuelle dysfunktionelle Inanspruchnahme und die Mundhygiene eine wichtige Rolle. Aufgrund dieser Analyse lassen sich dann Prognosen über die Lebenserwartung des Gebisses ohne Eingliederung von Zahnersatz ableiten und dadurch Rückschlüsse ziehen, ob die Eingliederung von Zahnersatz zweckmäßig ist.

So wird zum Beispiel der Ersatz eines schon vor langer Zeit zu Verlust geratenen Sechsjahresmolaren wenig Nutzen stiften, wenn keine wesentlichen Folgeerscheinungen eingetreten sind, denn dann ist auch für die Zukunft keine wesentliche Verschlechterung zu befürchten. Außerdem hat jeder Zahnersatz nur eine begrenzte Lebenserwartung. Zeigt sich jedoch, daß in kurzer Zeit die eingangs erwähnten Folgeschäden sichtbar geworden oder aufgrund insuffizienter Gewebe bzw. dysfunktioneller Inanspruchnahme zu erwarten sind, so ist auch der Ersatz eines einzigen Zahnes innerhalb einer Zahnreihe unbedingt notwendig, um dadurch den weiteren Gebißverfall wesentlich zu verzögern.

Niemand kommt auf die Idee, einen verloren gegangenen Weisheitszahn zu ersetzen. Wenn der zweite und dritte Molar einer Kieferhälfte entfernt werden muß, so bringt die Eingliederung von Zahnersatz hier ebenfalls keinen Vorteil. Ein abnehmbarer, der Gingiva aufliegender Zahnersatz würde von den Patienten meist nicht getragen, weil er mehr behindert als der Verlust der beiden Molaren. Ohne Eingliederung von Zahnersatz ist in solch einem Fall

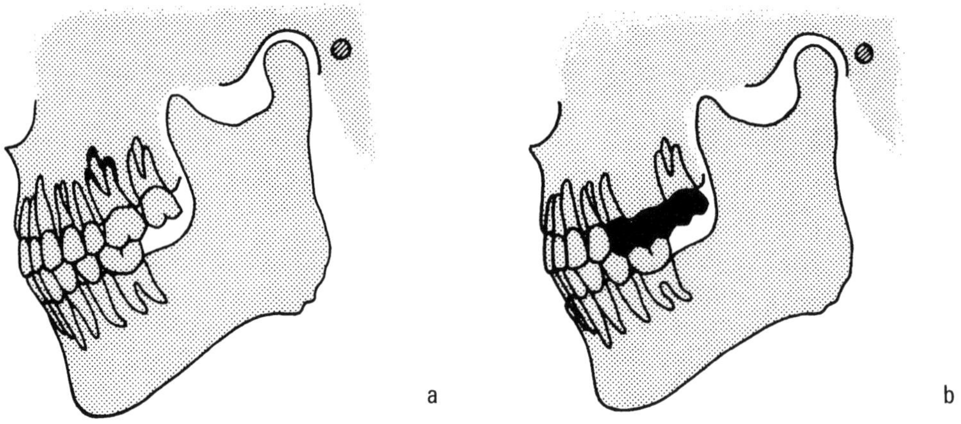

Abb. 4.1: Beispiel für eine prothetische Planung (Erläuterungen im Text)

zu befürchten, daß im Gegenkiefer der zweite Molar im Laufe der Zeit infolge Elongation unbrauchbar wird und entfernt werden muß. Das ist nur dann von wesentlicher Bedeutung, wenn dort der Verlust der ersten Molaren in absehbarer Zeit - zum Beispiel wegen einer perapikalen Ostitis - erwartet werden muß (Abb. 4.1 a). In dieser Situation wäre es ratsam, im Gegenkiefer nach Entfernung des ersten Molaren eine Brücke einzugliedern (Abb. 4.1 b).

Selbst bei Verlust aller Molaren einer Kieferseite erscheint es heute nicht mehr zwingend notwendig, Zahnersatz einzugliedern. Bei normaler Stellung des endständigen zweiten Prämolaren kommt es noch nicht zu einer nennenswerten Verringerung der intermaxillären Distanz (JÜDE, KÜHL, ROSSBACH). Eine derart verkürzte Zahnreihe kann also durchaus für die okklusale Abstützung des Kiefergelenks ausreichen. In einem gesunden Kauorgan kann man daher in solchen Fällen auf die Eingliederung von Zahnersatz verzichten, wenn im Gegenkiefer eine Elongation der Antagonisten verhindert, der Patient mit einer reduzierten Kauleistung zufrieden und im Aussehen nicht beeinträchtigt ist. Es sind jedoch häufige Kontrollen notwendig, um funktionelle Störungen rechtzeitig zu erkennen.

Gilt es jedoch, eine Elongation zu verhindern, oder ist der Patient mit dem Aussehen nicht zufrieden, so wird man heute eine Freiendbrücke mit Brückenankern auf beiden Prämolaren und einem distal anhängenden Brückenglied in etwa Prämolarengröße in Betracht ziehen (Abb. 4.2). Früher hat man solche Extensionsbrücken im Seitenzahnbereich abgelehnt, weil man aufgrund mechanischer Denkweise davon ausging, daß beim Kauen auf dem Freiendglied in Gelenknähe zu große Kippkräfte auftreten, denen die Brückenpfeiler nicht gewachsen sind. Die klinische

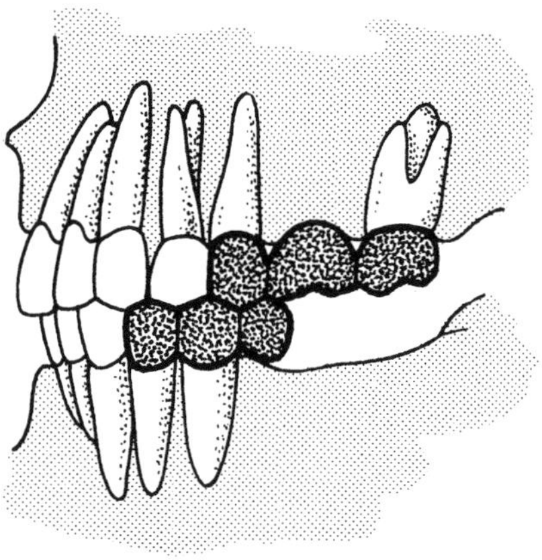

Abb. 4.2: Freiendbrücke nach Verlust aller Molaren einer Kieferseite

Erfahrung hat jedoch die funktionelle Denkweise bestätigt. Man kann daher annehmen, daß eine intakte neuro-muskuläre Steuerung über die Rezeptoren Überbelastungen verhindert.

Die aufgezeigte Lösung mit einer Extensionsbrücke entspricht dem Prinzip, nach Möglichkeit immer festsitzenden Zahnersatz einzugliedern. Das läßt gute Voraussetzungen für die Funktion erwarten und bietet Gewähr, den Verlust weiterer Zähne möglichst lange zu verhindern. Die Patienten ziehen festsitzenden gegenüber herausnehmbarem Zahnersatz vor, weil Brücken mit mehr Lebensqualität und Prothesen mit Altwerden verknüpft werden.

Für Zahnersatz, der teilweise auf zahnlosen Alveolarfortsätzen gelagert werden muß, ist die Prognose deshalb ungünstiger, weil der zahnlose Alveolarfortsatz weniger belastungsfähig ist als die Zähne und im Laufe der Zeit atrophiert. Dabei kommt es zu Lageänderungen des Zahnersatzes im Restgebiß, woraus Fehlbelastungen resultieren, die zerstörend auf das Prothesenlager und das Restgebiß wirken können. In solchen Fällen läßt sich die Situation dadurch verbessern, daß mehrere Zähne oder das gesamte Restgebiß durch miteinander verlötete Kronen oder Brücken zu einem Widerstandsblock zusammengefaßt werden und eine besser als Klammern geeignete Verbindung zu den der Gingiva aufliegenden Zahnersatzteilen gewählt wird (Abb. 4.3). Damit werden auch die Rezeptoren im Desmodont des Restgebisses stärker in die Funktion einbezogen, woraus sich wiederum eine bessere neuromuskuläre Steuerung ergibt.

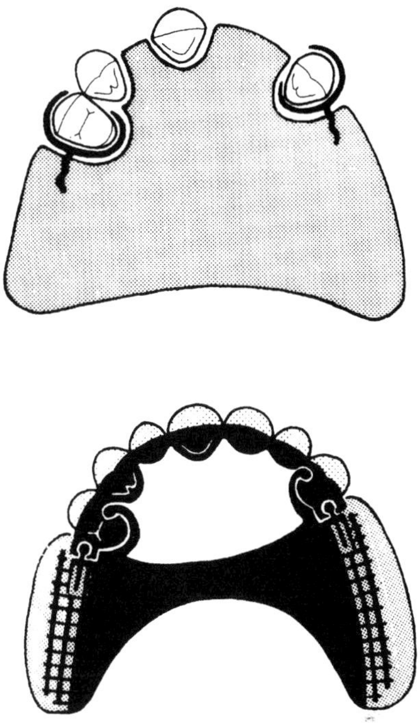

a

b

Abb. 4.3: Stark reduziertes Restgebiß
a) ungeeignete prothetische Versorgung
b) Stabilisierung des Restgebisses durch eine Brücke

Bei weiter fortgeschrittenem Gebißverfall ist die Erhaltung selbst weniger Zähne meist vorteilhaft, da Zahnersatz, der an Zähnen befestigt ist, aus den bereits öfter erwähnten Gründen weitaus günstigere Voraussetzungen für die Funktion besitzt als totaler Zahnersatz. Lediglich wenn diese Zähne nur sehr kurzfristig für die Verankerung von Zahnersatz geeignet erscheinen und die Prognose für totalen Zahnersatz aufgrund günstiger Kieferformen gut ist, lohnt deren Erhaltung nicht.

Mit der Inkorporation von festsitzendem Zahnersatz gibt es kaum Probleme. Die Adaptationsphase entfällt, wenn die Okklusion stimmt, die Form der Kronen und Brücken den natürlichen Zähnen entspricht und die Zahnlücken noch nicht zu lange bestanden. Es werden dann über die

Rezeptoren keine ungewohnten Formen und Bewegungen gemeldet. Damit entstehen auch keine Orientierungsreaktionen, wodurch eine unkomplizierte Habituation erfolgt. Somit können auch die extrapyramidalen Automatismen ohne Störung ablaufen.

Wesentlich schwerer haben es die Patienten mit der Inkorporation von parodontal-gingival oder sogar rein gingival gelagertem Zahnersatz, besonders, wenn es sich um die erstmalige Eingliederung von Totalprothesen handelt. Die Adaptationsphase dauert länger, weil die Rezeptoren in der Schleimhaut auf den Kieferkämmen und am Gaumen die Berührung mit Basisplatten nicht kennen. Das gilt auch für Rezeptoren in Wangen, Lippen und Zunge, weil z.B. Form, Größe und Position des Zahnbogens wie auch die Lage der Kauebene nicht oder nur annähernd dem gewohnten Zustand entsprechen. Die Rezeptoren der Muskeln und Sehnen müssen sich auf eine veränderte Bißhöhe einstellen; die Tiefensensibilität ist gestört. Da die Prothesen nicht fest am Kiefer sitzen, kommt es bei jeder Bewegung der Platten zu einer Orientierungsreaktion: den Patienten ist der Zahnersatz zunächst permanent bewußt. Erst die dauernde Wiederkehr der geschilderten Reize führt zur Habituation, was je nach Qualität der Prothesen und auch Alter der Patienten unterschiedlich lange dauert. Lernt der Patient dann bei nachlassendem Halt der Prothesen deren Sitz beim Kauen und Sprechen mit Hilfe der Zungen-, Lippen- und Wangenmuskeln zu stabilisieren und diese Muskeltätigkeiten als Bewegungsschemata in den Stammganglien zu speichern, so daß sie zu Automatismen werden, dann ist die Inkorporation des Zahnersatzes vollendet. Dieser Prozeß kann auf vielerlei Weise unterbrochen werden, z.B. durch eine schmerzhafte Druckstelle, weil bei Schmerzreizen keine Adaptation erfolgt.

Für eine erfolgreiche prothetische Therapie ist natürlich auch die sorgfältige Durchführung der Behandlung erforderlich. Sie reicht, abgesehen von der Vorbehandlung des Gebisses durch konservierende, chirurgische und parodontologische Maßnahmen, von der Pfeilerpräparation und Stumpfversorgung über die Abformung und Ermittlung der Kieferrelation bis zur Einprobe und Eingliederung des auf einwandfreie Funktion überprüften und erforderlichenfalls korrigierten Zahnersatzes.

Die Gestaltung der Okklusion nimmt in der prothetischen Therapie eine zentrale Stellung ein, weil okklusale Fehler zu Erkrankungen des Kauorgans und völliger Zerstörung des Gebisses führen können. Die Aufgabe des Zahnarztes besteht darin, eine fehlerfreie Okklusion nicht zu verändern, eine fehlerhafte Okklusion dagegen zu korrigieren. Bei störungsfreier Okklusion müssen die Okklusalflächen des Zahnersatzes denjenigen der natürlichen Zähne in Form und Funktion angeglichen werden. Dieses Ziel läßt sich bei Einzelkronen und der prothetischen Versorgung kleiner Zahnlücken erreichen, wenn der Zahnersatz in einem Artikulator nach der Gegenbezahnung modelliert und durch Einschleifen im Munde der Funktion angepaßt wird. Haben okklusale Fehler zu Erkrankungen des Kauorgans geführt (ausgedehnte Abrasionen, Parodontopathien, Myopathien, Arthropathien), so ist eine Umgestaltung der Okklusion erforderlich. In günstigen Fällen genügt es, okklusale Fehlkontakte durch Einschleifen zu beseitigen. In ungünstigen Fällen ist die Neugestaltung aller Okklusalflächen durch Onlays, Kronen oder Brücken erforderlich.

Man ist sich zur Zeit allerdings noch nicht in allen Details einig, wie die „ideale Okklusion“ gestaltet sein soll. Einigkeit herrscht nur darüber, daß beim Zahnreihenabschluß eine gleichmäßige Belastung der Seitenzähne in Richtung der Zahnachsen zustande kommen soll und die Frontzähne dabei nur leicht in Kontakt geraten dürfen (okklusale Stabilität). Geteilter Meinung ist man darüber, in welcher Unterkieferposition der Zahnreihenschluß zu erfolgen hat. Einerseits wird die Meinung vertreten, daß hierfür die rückwärtigste Unterkieferposition gewählt werden soll, die zwanglos eingenommen werden kann (Stuart). Andererseits empfiehlt man dafür eine Position, aus welcher der Unterkiefer auch nach dorsal noch bis 1 mm Bewegungsfreiheit besitzt (Ramfjord). Diese Frage ist deshalb von Bedeutung, weil okklusale Interferenzen, die die Bewegung des Unterkiefers nach dorsal (Retralbewegung) behindern, eine häufige Ursache für dysfunktionelle Beanspruchungen des Kauorgans durch Pressen und Knirschen sind. Solche Interferenzen können bei Zahnersatz von vornherein leicht vermieden werden, auch wenn man für den Zahnreihenschluß diejenige Unterkieferposition wählt, aus der eine Retralbewegung möglich ist.

Über die okklusalen Beziehungen bei Lateralbewegungen werden ebenfalls unterschiedliche Ansichten vertreten. Auf klinischen Erfahrungen und theoretischen Erwägungen über die Belastungsfähigkeit der Zähne basiert die Ansicht (Ramfjord, Ash), daß bei Lateralbewegungen nur die bukkalen Höcker der Seitenzähne und gleichzeitig Frontzähne in Kontakt geraten sollen (Abb. 4.4).

Andererseits wird empfohlen (D'Amico), bei Lateralbewegungen nur die Eckzähne auf der Arbeitsseite okkludieren zu lassen (Eckzahnführung). Da auf diese Art bei Lateralbewegungen die Seitenzähne außer Kontakt geraten, kann auf ihnen nicht geknirscht werden (Abb. 4.5). Es liegt dann aber die ganze Belastung auf den Eckzähnen. Man geht bei diesem Konzept von der allerdings umstrittenen Annahme aus, daß der Eckzahn für diese Aufgabe mit besonders vielen oder empfindlichen Desmodontalrezeptoren ausgestattet ist, was ihm eine besondere Feinfühligkeit (taktile Sensibilität) verleiht und er deshalb nicht überlastet werden kann. Ein früheres Konzept (organische Okklusion, Stuart, Stallard) besteht darin, nicht nur die Oralflächen der Eckzähne, sondern auch die der Schneidezähne so zu gestalten, daß die Seitenzähne bei Lateral- und Propulsionsbewegungen außer Kontakt geraten (Abb. 4.6).

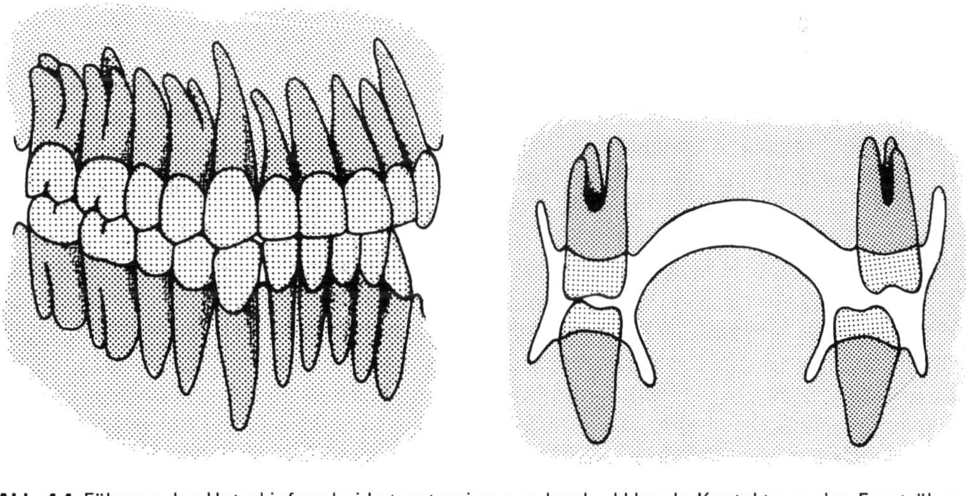

Abb. 4.4: Führung des Unterkiefers bei Laterotrusion nur durch okklusale Kontakte an den Frontzähnen und an den bukkalen Höckern der Arbeitsseite

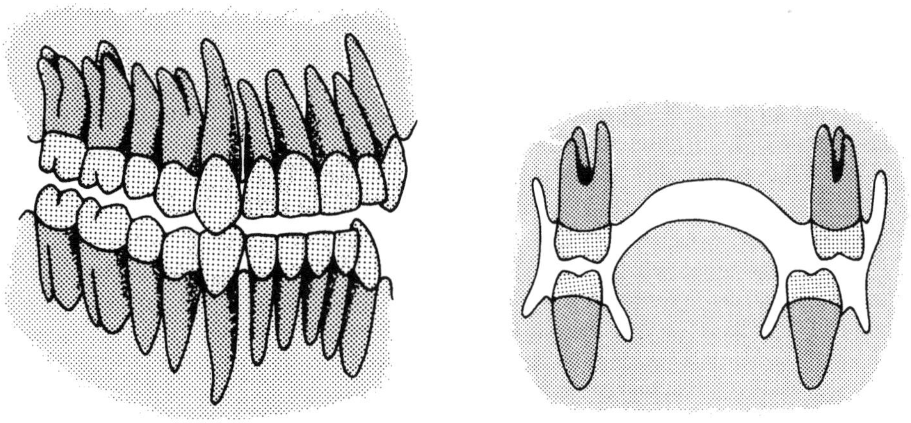

Abb. 4.5: Führung des Unterkiefers bei Laterotrusion nur durch den Eckzahn

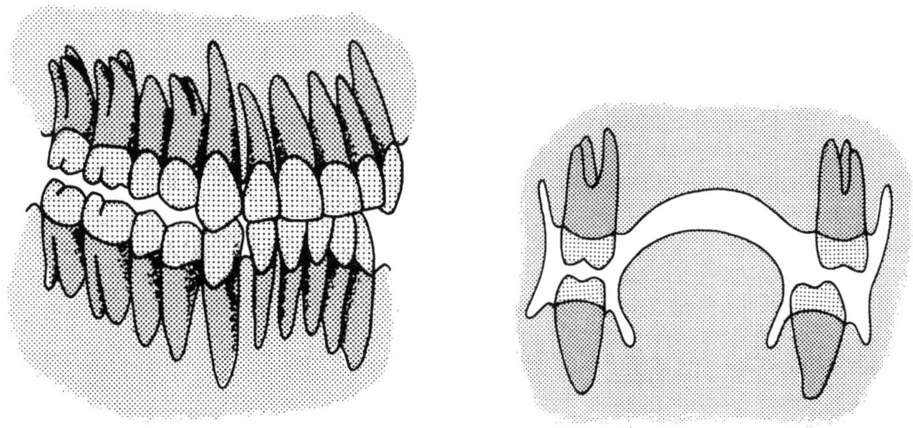

Abb. 4.6: Führung des Unterkiefers bei Laterotrusion nur durch die Frontzähne

Wir sind aufgrund klinischer Erfahrungen der Meinung, daß es in den meisten Fällen zweckmäßig ist, den vorhandenen Okklusionstyp zu übernehmen. War also eine Front- und/oder Eckzahnführung, z.B. bei tiefem Biß, vorhanden, so sollte man diese Okklusion auf den Zahnersatz übertragen. Lag dagegen ein Gruppenkontakt vor, so streben wir bei Lateralbewegung auf der Arbeitsseite einen zusätzlichen Kontakt aller bukkalen Höcker der Seitenzähne an.

Für die technische Herstellung des Zahnersatzes ist ein detaillierter Auftrag an das Laboratorium erforderlich (Abb. 7.68). Dabei müssen auch genaue Anweisungen über die für den jeweiligen Fall erforderliche Form und Anordnung von Halte- und Stützelementen sowie die okklusale Gestaltung des Zahnersatzes gegeben werden. Diese sind deshalb von besonderer Bedeutung, weil unzweckmäßig gestaltete Okklusionsflächen sowie Halte- und Stützelemente Anlaß zu gebißzerstören den Fehlbelastungen und Dysfunktionen sein können.

Zahnersatz bedarf der ständigen Kontrolle und muß in entsprechenden Zeitabständen korrigiert bzw. erneuert werden. Kronen- und Brückenarbeiten werden zum Beispiel erneuerungsbedürftig, wenn die Kronenränder freiliegen und sich dort Karies bildet oder wenn zahnfarbene Verblendschichten unansehnlich bzw. defekt geworden sind. Bei Zahnersatz, der auch dem Alveolarfortsatz aufliegt, werden Änderungen oder Erneuerungen nach Schwund der Alveolarfortsätze erforderlich. Bei klammerverankertem Zahnersatz kann Karies an den Klammerzähnen deren Überkronung notwendig machen. Selbst totaler Zahnersatz bedarf - häufig entgegen den Erwartungen der Patienten - regelmäßiger Kontrolle und nach unterschiedlichen Zeiträumen der Korrektur oder Erneuerung.

Die Prinzipien der prothetischen Therapie sind also einfach zu überschauen. Für ihre Realisierung bedarf es allerdings seitens des Zahnarztes eines umfangreichen Wissens und klinischer Erfahrung, manuellen Geschicks und verantwortungsbewußten Handelns. Die theoretischen Grundlagen dafür sollen in den nachfolgenden Kapiteln vermittelt werden.

5
Reproduktion der Kieferpositionen und -bewegungen zur Gestaltung der Okklusion

Die Reproduktion von Kieferpositionen und -bewegungen dient der Feststellung okklusaler Fehler und Neugestaltung der Okklusion bei umfangreichem Zahnersatz. Zu diesem Zweck muß eine gelenkbezügliche Kieferrelationsbestimmung und eine Gesichtsbogenregistrierung durchgeführt werden. Dadurch wird das gelenkorientierte Einsetzen der Kiefermodelle in einen Artikulator ermöglicht.

Mit Hilfe der Gesichtsbogenregistrierung ermittelt man die Lagebeziehungen der Kiefer zur Drehachse der Kiefergelenke, um die Kiefermodelle in die gleiche Position zur Drehachse der Artikulatorgelenke zu bringen. Die Drehachse der Kiefergelenke kann individuell oder nach Mittelwerten bestimmt werden. Wir bevorzugen meistens die Mittelwertbestimmung nach FISCHER, da sie aufgrund von Untersuchungen, Berechnungen und praktischen Erfahrungen ausreichende Genauigkeit garantiert. Man markiert zu diesem Zweck auf der Verbindungslinie zwischen Tragus und äußerem Augenwinkel beiderseits einen Punkt, der 1,2 cm vor dem Tragus liegt (Abb. 5.1).

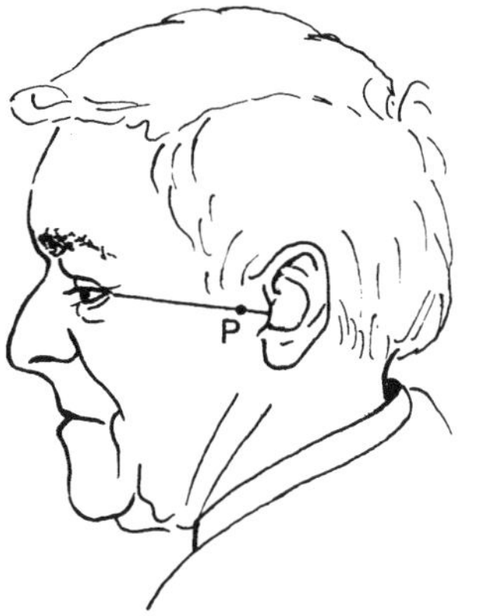

Abb. 5.1: Lokalisierung der Scharnierachse nach FISCHER

Der Gesichtsbogen wird am Oberkiefer über einen Wachseinbiß oder eine Registrierschablone fixiert. Danach stellt man die Kondylenzeiger auf die markierten Punkte ein. Außerdem kann ein Orbitalstift senkrecht unter der Pupille auf den Orbitalrand eingestellt werden, um die Kauebene auch schädelbezüglich (zur Achs-Orbitalebene) einzuorientieren (Abb. 5.2).

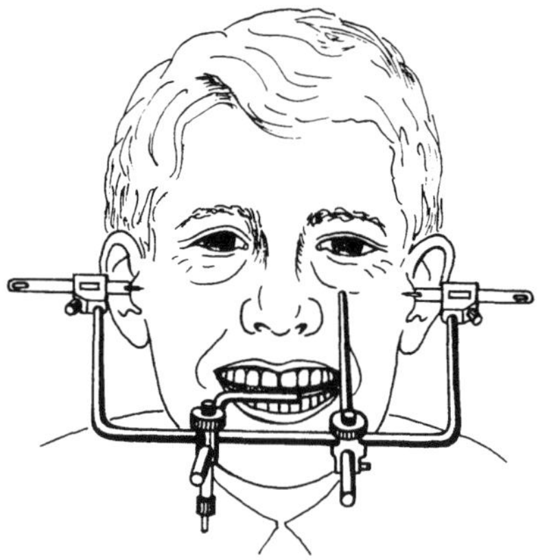

Abb. 5.2: Am Oberkiefer angelegter Gesichtsbogen

Danach läßt sich das Oberkiefermodell im Artikulator in der entsprechenden Position eingipsen (Abb. 5.3). Die Stellung des Unterkiefermodells ergibt sich dann aus der Kieferrelationsbestimmung.

Abb. 5.3: Gelenkbezüglich einorientiertes Oberkiefermodell im Artikulator (Dentatus)

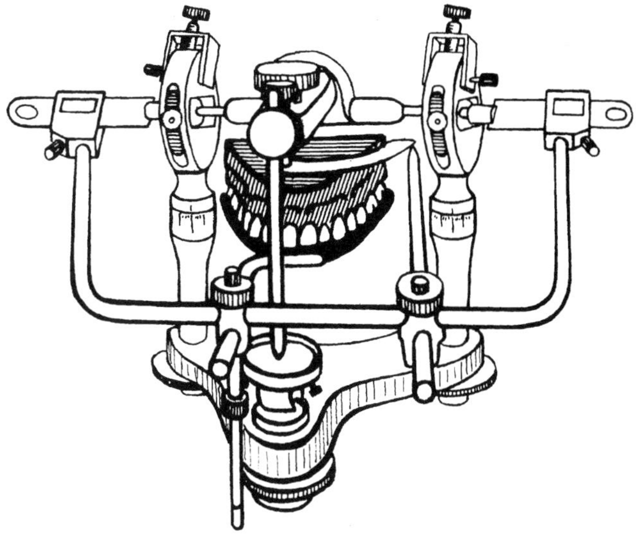

Zur individuellen (dynamischen) Bestimmung der Drehachse fixiert man den Gesichtsbogen am Unterkiefer. Die Kondylenzeiger des Gesichtsbogens werden zunächst auf die vermutete Drehachse eingestellt und so lange in ihrer Lage korrigiert, bis sie beim scharnierartigen Öffnen und Schließen des Unterkiefers eine reine Rotationsbewegung dadurch anzeigen, daß sie sich auf der Stelle drehen.

Mit der gelenkbezüglichen Kieferrelationsbestimmung ermittelt man die durch die Kiefergelenke, nicht jedoch durch die Okklusionsflächen bestimmte Position des Unterkiefers zum Oberkiefer. Die Zahnreihen dürfen daher nicht in Kontakt geraten, weil sie fehlerhaft okkludieren und den Unterkiefer dadurch reflektorisch in eine Fehlhaltung führen können. Zur Kieferrelationsbestimmung verwendet man entweder erweichtes Wachs oder ein an Registrierschablonen befestigtes Stützstiftsystem, Registrierplatten oder anteriore Aufbisse (Jigs).

Bei der Verwendung von Wachs, das auf die obere oder untere Zahnreihe aufgelegt wird, darf der Patient nicht zum Zubeißen aufgefordert werden, weil sonst die Zähne in Kontakt geraten. Man muß daher den Unterkiefer bei völlig entspannter Muskulatur in die rückwärtige Position führen und dann leicht gegen den Oberkiefer schlagen. Dabei prägen sich die Höckerspitzen in das Wachs ein. Dieses Wachsregistrat dient dann zur Einorientierung des Unterkiefermodells zum bereits im Artikulator mit Hilfe des Gesichtsbogens befestigten Oberkiefermodell (Abb. 5.4).

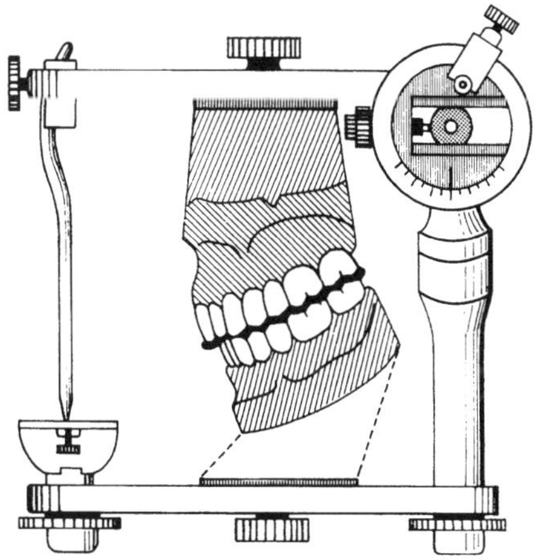

Abb. 5.4: Einorientierung des Unterkiefermodells mit Hilfe eines Wachsregistrats

Diese Methode kann allerdings nur erfolgreich durchgeführt werden, wenn der Patient in der Lage ist, die Kiefermuskulatur völlig zu entspannen. Deshalb bevorzugen wir meistens die intraorale Stützstiftregistrierung, wie sie GERBER angegeben hat.

Zur Stützstiftregistrierung befestigt man am Oberkiefer einen Stift und am Unterkiefer eine Schreibplatte, die an Bißschablonen oder eigens dafür vorgesehenen Registrierschablonen montiert sind (Abb. 5.5).

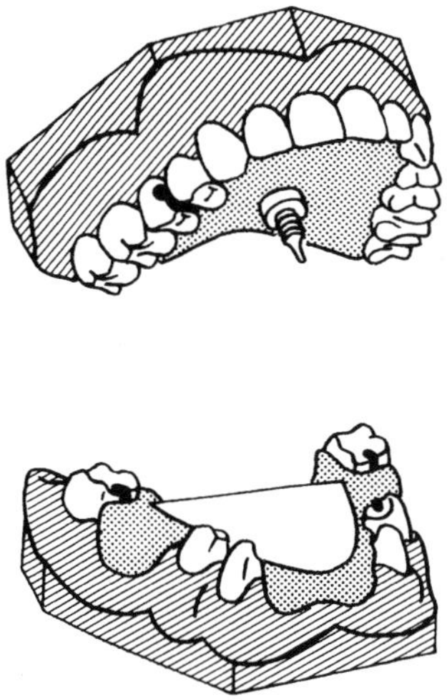

Abb. 5.5: Registrierschablone mit Stützstift und Stützplatte nach GERBER

Der Stützstift muß im Schnittpunkt der Medianen mit einer Transversalen durch den Bereich der mesialen Approximalflächen der ersten Molaren auf der Platte stehen (Abb. 5.6) und so lang sein, daß er die Zahnreihen bzw. Registrierschablonen bei den Unterkieferbewegungen außer Kontakt stellt.

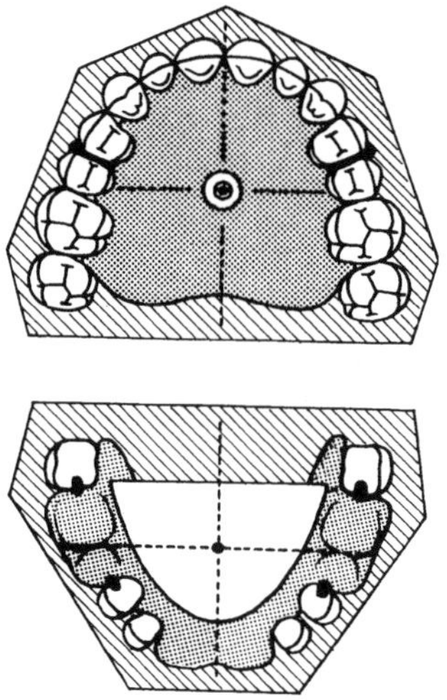

Abb. 5.6: Festlegen der Stützstiftposition

Bei Vorschub- und Lateralbewegungen aus der rückwärtigsten Position heraus zeichnet der Stift den sogenannten Pfeilwinkel auf die mit Wachskreide oder mit einem Fettstift angefärbte Platte (Abb. 5.7).

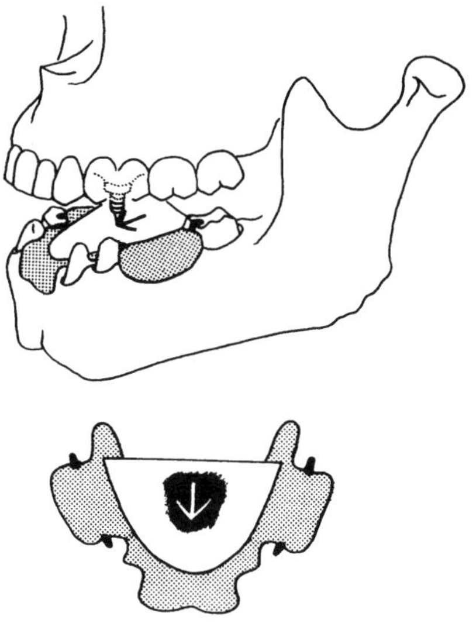

Abb. 5.7: Intraorale Aufzeichnung des Pfeilwinkels

Die Spitze dieses Pfeiles markiert die rückwärtigste Position des Unterkiefers, aus welcher noch Lateralbewegungen vollzogen werden können. Nun geht es darum, die je nach Okklusionskonzept erforderliche Unterkieferposition einzustellen. Hierzu befestigt man ein gelochtes Plättchen aus durchsichtigem Kunststoff mit Klebewachs so auf der Schreibplatte, daß sich das Zentrum des Loches entweder direkt über der Spitze des Pfeilwinkels oder 1 mm dahinter befindet (Abb. 5.8).

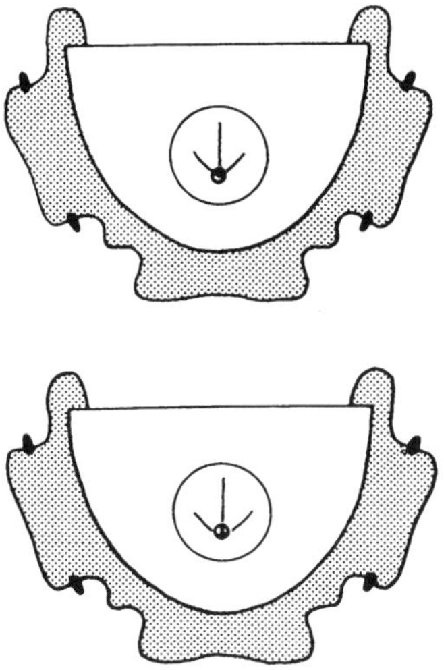

Abb. 5.8: Befestigung des Lochplättchens
a) direkt über der Spitze des Pfeilwinkels
b) 1 mm hinter der Spitze des Pfeilwinkels

Bei Befestigung direkt über der Spitze wird der Unterkiefer beim Kieferschluß durch Einrasten des Stiftes im Loch in der rückwärtigsten Position fixiert. Die Einstellung des Lochzentrums 1 mm hinter der Spitze fixiert den Unterkiefer in einer Position, aus der heraus eine Retralbewegung möglich ist. In der durch den Stift fixierten Unterkieferposition werden die Zahnreihen bzw. Schablonen mit Abdruckgips verschlüsselt (Abb. 5.9).

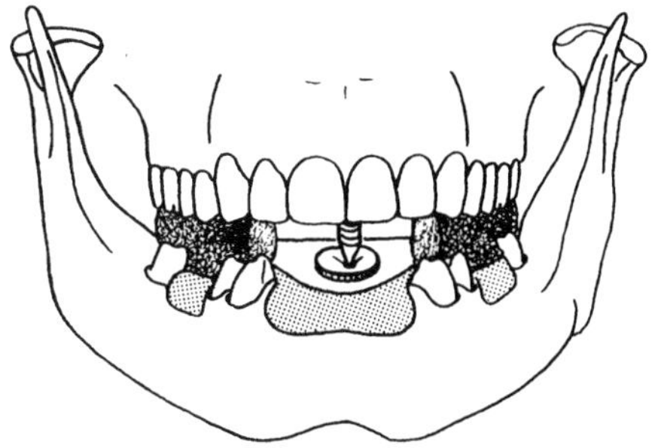

Abb. 5.9: Verschlüsselung der Zahnreihen z.B. durch Gips

Die Gipsschlüssel, erforderlichenfalls in Verbindung mit den Schablonen, dienen dann zur Festlegung der Lagebeziehungen der Kiefermodelle zueinander (Abb. 5.10).

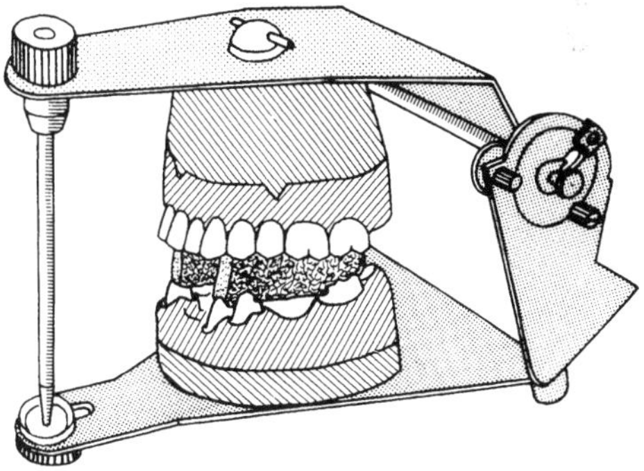

Abb. 5.10: Mit Hilfe der Gipsschlüssel im Artikulator (Kondylator) eingesetztes Oberkiefermodell

Sind nach Gesichtsbogenregistrierung und Kieferrelationsbestimmung die Modelle im Artikulator eingegipst, so entfernt man das Wachsregistrat bzw. die Gipsschlüssel oder Registrierschablonen (Abb. 5.11).

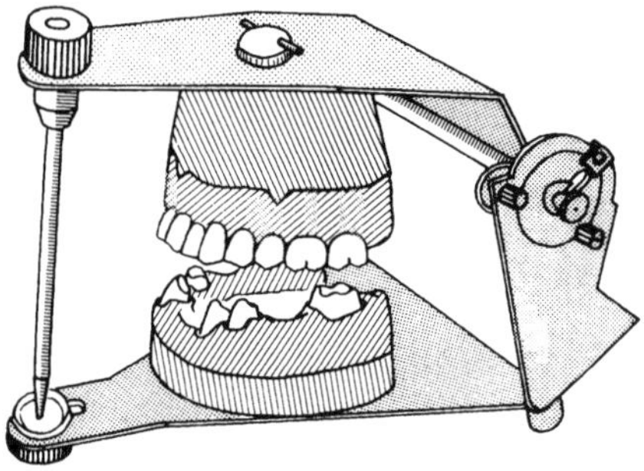

Abb. 5.11: Die Modelle im Kondylator nach Entfernen des Gipsschlüssels

Aufgrund der gelenkbezüglichen Einorientierung der Modelle läuft die Schließbewegung im Artikulator wie beim Patienten ab. Deshalb kann das Artikulatoroberteil nun zur Feststellung okklusaler Fehler bis zum Okkludieren der Zahnreihen oder für die Eingliederung von Zahnersatz bis zur gewünschten Bißhöhe gesenkt werden (Abb. 5.12).

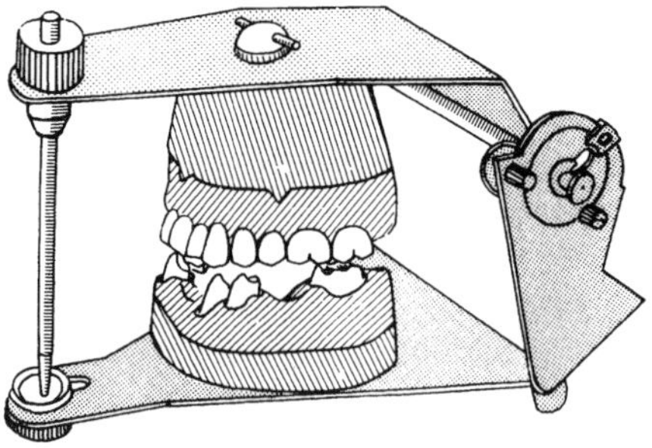

Abb. 5.12: Absenken des Artikulatoroberteils bis auf den gewünschten interokklusalen Abstand

Beim Vorgehen nach GERBER wird der Gesichtsbogen am Unterkiefer befestigt. Hierzu dient eine Platte, die im vorderen Anteil Ansätze für den Gesichtsbogen aufweist. Man unterfüttert diese Platte zwecks Anpassung an die untere Zahnreihe mit Wachs, setzt sie ein und läßt auf ihr erneut den Pfeilwinkel aufzeichnen. Dann befestigt man den Gesichtsbogen an den dafür vorgesehenen Zapfen und richtet die Kondylenzeiger nach den Gelenkpunkten aus, wobei der Schreibstift auf der Spitze des Pfeilwinkels stehen muß (Abb. 5.13).

Abb. 5.13: Gesichtsbogenregistrierung nach GERBER

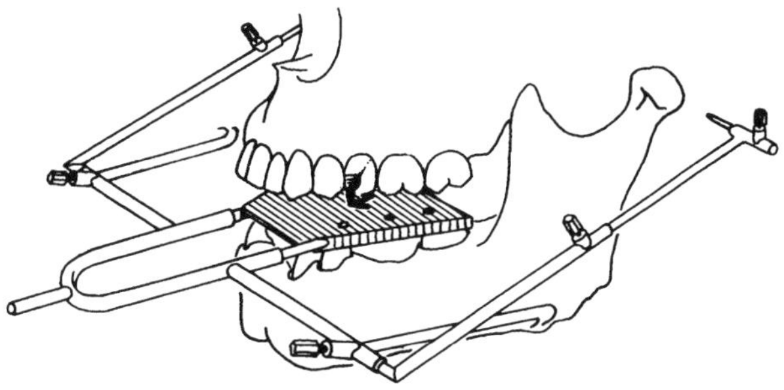

Abb. 5.14: Im Kondylator mit Hilfe des Gesichtsbogens befestigtes Unterkiefermodell

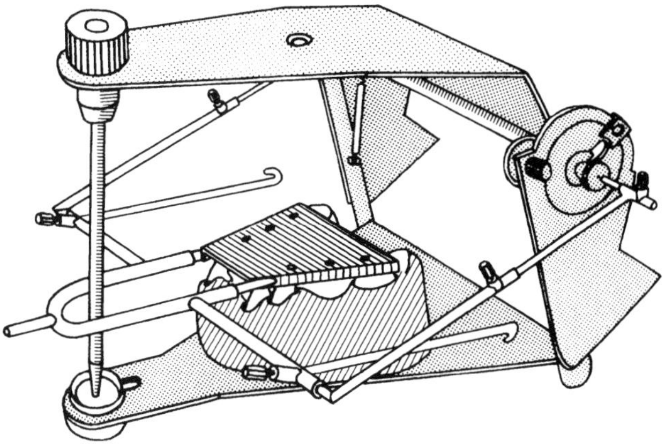

Anschließend wird das Unterkiefermodell mit Hilfe des Gesichtsbogens im Artikulator eingegipst (Abb. 5.14).

Die Reproduktion von Vorschub- und Lateralbewegungen erfolgt je nach Artikulator mit unterschiedlicher Genauigkeit. Mittelwertartikulatoren sind am wenigsten genau. Halbindividuelle Artikulatoren sind exakter, weil Gelenkbahn, Schneidezahnführung und teilweise auch Bennettwinkel, Interkondylarabstand und Immediate side shift individuell eingestellt werden können. Mit individuell einstellbaren Artikulatoren lassen sich die Kieferbewegungen am genauesten reproduzieren. Der Aufwand zum Ermitteln aller individuellen Werte ist jedoch sehr hoch, und Fehlerquellen sind dabei zahlreich. Deshalb werden z.Z. überwiegend halbindividuelle Artikulatoren bevorzugt.

Die Messung des Gelenkbahnneigungwinkels kann mit dem Gesichtsbogen oder durch Wachsregistrate erfolgen. Der Gesichtsbogen wird auf den unteren Zähnen befestigt. Bei Vorschubbewegungen des Unterkiefers zeichnen Schreibstifte an den Kondylenzeigern die Gelenkbahnen auf Schreibplatten auf, die über den Gelenken angebracht sind. Die Gelenkbahnwinkel ergeben sich aus der Neigung der Gelenkbahnen zur Camperschen Ebene (Abb. 5.15). Bei anderen Systemen wird die Gelenkbahnneigung als Winkel zur Achs-Orbitalebene für jeden Millimeter Vorschub neu ermittelt, woraus sich dann ebenfalls der bei vielen Patienten typische geschwungene Verlauf des Kondylus auf der Öffnungsbahn ergibt.

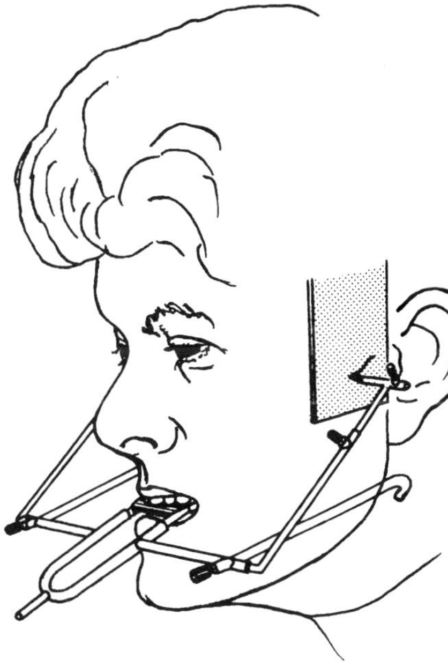

Abb. 5.15: Extraorale Aufzeichnung der sagittalen Kondylenbahn

Außerdem läßt sich die Gelenkbahnneigung durch Wachsregistrate ermitteln, die die Lagebeziehungen der Kiefer in Propulsionsstellung wiedergeben. Mit Hilfe dieser Registrate bringt man die Kiefermodelle im Artikulator in die gleiche Position. Hierzu müssen die Kondylarbahnen an den Artikulatorgelenken in eine Neigung gebracht werden, bei der die Modelle einwandfrei auf das Wachsregistrat passen. Die Kondylenbahnwinkel entsprechen dann der gesuchten Einstellung (Abb. 5.16).

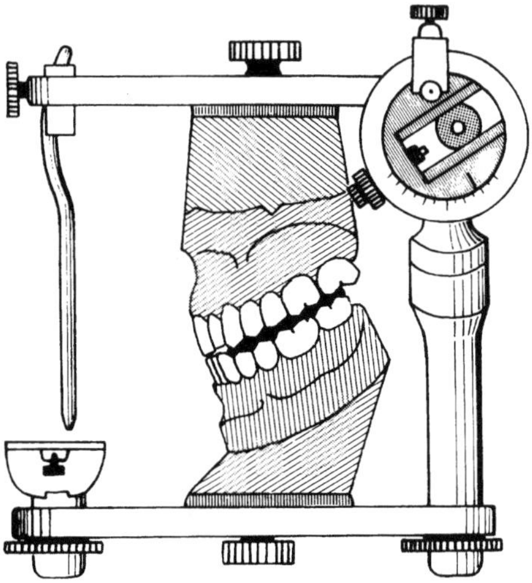

Abb. 5.16: Einstellung der Kondylenbahneignung im Dentatus-Artikulator mit Hilfe eines bei Protrusion gewonnenen Wachsregistrats

Der Bennet-Winkel kann auf einfache Weise ebenfalls mit Wachsregistraten ermittelt werden, die die Position des Unterkiefers in Laterotrusionsstellung wiedergeben. Entsprechend dem Vorgehen zur Einstellung der Kondylenbahnwinkel werden auch hierbei die Artikulatorgelenke verstellt, bis die Modelle in Laterotrusionsstellung genau auf die Wachsregistrate passen. Das erfolgt durch Drehen der Artikulatorgelenke um ihre Vertikalachse und durch Freigabe des Retralweges (Abb. 5.17).

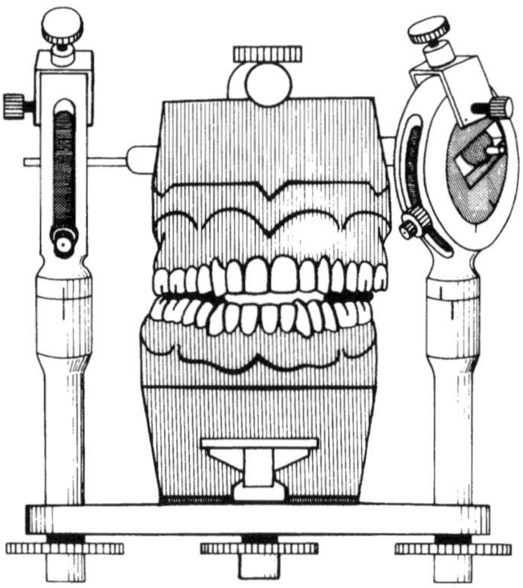

Abb. 5.17: Einstellung des Bennett-Winkels mit Hilfe eines bei Laterotrusion gewonnenen Wachsregistrats

Diese Registrate übertragen jedoch lediglich Grenzpositionen der Kiefer auf den Artikulator. Deshalb entsprechen die nach einer solchen Artikulatoreinstellung modellierten Okklusalflächen nicht ganz den funktionellen Bewegungsbahnen des Unterkiefers. Es läßt sich jedoch ein Kauflächenrelief erzielen, das durch geringfügige Schleifkorrekturen den funktionellen Gegebenheiten angepaßt werden kann.

Die Bewegungen des Kiefergelenks lassen sich auch elektronisch aufzeichnen und auswerten. Während die ersten Systeme alle Bewegungen einzeln wie bei der Axiographie aufzeichneten und speicherten, wobei sie Widerstandsfolien anstatt Schreibpapier verwendeten, sind die meisten neueren Systeme in der Lage, die Bewegungen des Unterkiefers in allen drei Bezugsebenen zeitbezogen pantographisch aufzuzeichnen und auszuwerten. Die Sensoren solcher Geräte arbeiten meistens berührungslos und damit ohne Reibung auf Basis von optischen, Ultraschall- oder magnetischen Signalen. Auch das Gewicht der am Unterkiefer befestigten Meßapparatur konnte auf wenige 100 g gesenkt werden.

Der Vorteil der elektronischen Aufzeichnung der Kieferbewegungen ist darin zu sehen, daß gleichzeitig zur Bewegungsaufzeichnung eine zeitliche Zuordnung in verschiedenen räumlichen Ebenen möglich ist und beide Gelenke in ihrer Bewegung direkt auf dem Bildschirm verglichen werden können. Aufgrund des großen Aufwandes bei solchen Registrierungen und der teilweise hohen Preise der Systeme wird die Anwendung wohl nur bei wenigen Patienten erfolgen.

6 Kronen und Brücken

In der Kronen- und Brückenprothetik gibt es einige übergeordnete Gesichtspunkte, die diesem Kapitel zweckmäßigerweise vorangestellt werden. Sie betreffen die Topographie der Pulpa, das Abtragen der Zahnhartsubstanzen, den Kronenrand, die Versorgung der Dentinwunde, die Abformung und die definitive Befestigung der Kronen auf den Zahnstümpfen.

6.1 Topographie der Pulpa

Um Zähne ohne Gefährdung der Pulpa für die Überkronung präparieren zu können, muß man die Topographie der Pulpa beherrschen und wissen, wie weit man sich der Pulpa nähern darf. Bisher ist nicht eindeutig geklärt, welcher Abstand zur Pulpa einzuhalten ist. Aufgrund von histologischen Untersuchungen und klinischen Erfahrungen kann jedoch davon ausgegangen werden, daß die über der Pulpa verbleibende Dentinschicht mindestens 0,7 mm stark sein muß. Bei Jugendlichen sollte wegen der noch weiten Dentinkanälchen eine möglichst doppelt so starke Schicht erhalten bleiben.

Die Lage der Pulpa im Zahn läßt sich durch ihren Abstand von der Zahnoberfläche beschreiben. An extrahierten Zähnen können diese Abstände leicht ausgemessen werden. Für die Präparation verwertbare Daten erhält man jedoch erst, wenn man eine größere Zahl von Zähnen daraufhin untersucht, so daß sich Mittelwerte bilden lassen und die Schwankungsbreite der Einzelwerte um den Mittelwert ersichtlich wird. In diesem Zusammenhang sind allerdings außer den Wandstärkenmittelwerten nur die Wandstärkenminima von Interesse. In den nachfolgenden Abbildungen sind deshalb nur diese Werte dargestellt. Sie entstammen Untersuchungen, bei denen je 50-60 Zähne vermessen wurden (Kühl, Hugel, Schaaf).

Es ist naheliegend, zu vermuten, daß bei großen approximalen Wandstärken auch entsprechend große vestibuläre und orale vorhanden sind. Das ist insofern von Bedeutung, als man die approximalen Wandstärken im Röntgenbild erkennen kann, die vestibulären und oralen jedoch nicht. Entsprechende Untersuchungen haben gezeigt, daß solche Korrelationen nicht bestehen. Dagegen konnte festgestellt werden, daß mit zunehmender Ausdehnung der Zähne in vestibulo-oraler Richtung (Zahndicke) zunehmende vestibuläre Wandstärken korreliert sind.

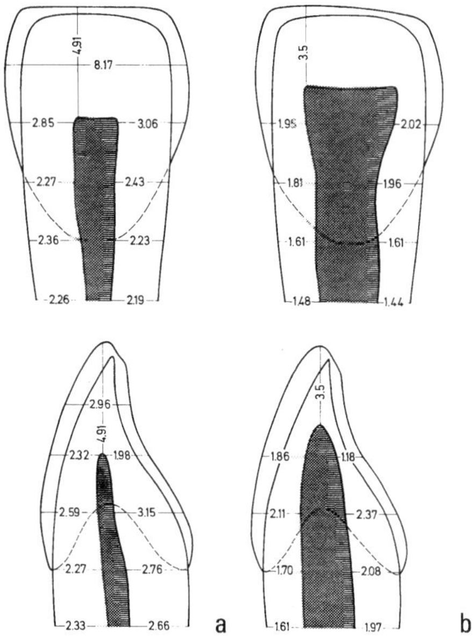

Abb. 6.1: Der obere mittlere Schneidezahn
a) Wandstärkenmittelwerte
b) Wandstärkenminima

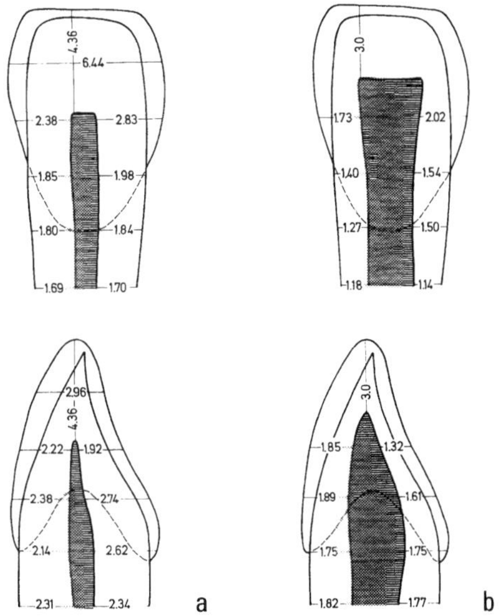

Abb. 6.2: Der obere seitliche Schneidezahn
a) Wandstärkenmittelwerte
b) Wandstärkenminima

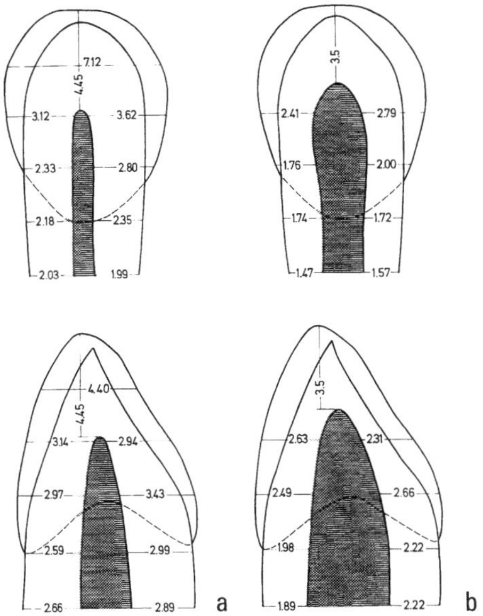

Abb. 6.3: Der obere Eckzahn
a) Wandstärkenmittelwerte
b) Wandstärkenminima

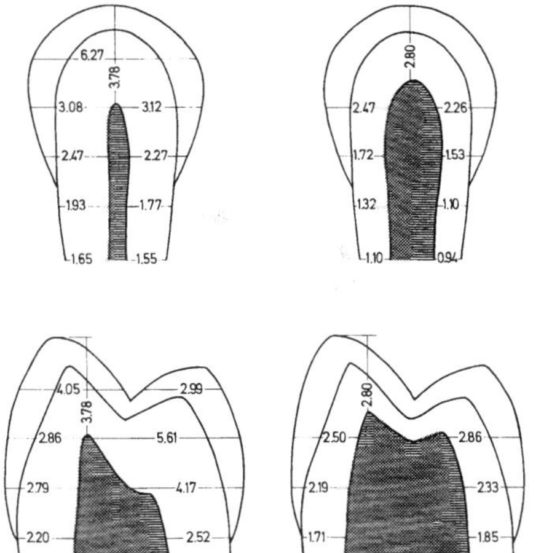

Abb. 6.4: Der obere erste Prämolar
a) Wandstärkenmittelwerte
b) Wandstärkenminima

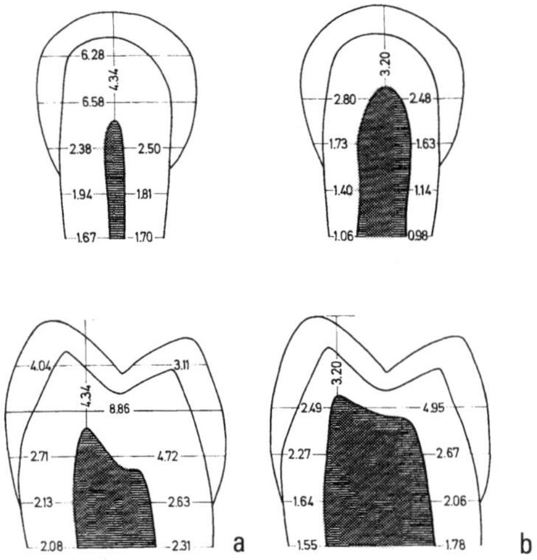

Abb. 6.5: Der obere zweite Prämolar
a) Wandstärkenmittelwerte
b) Wandstärkenminima

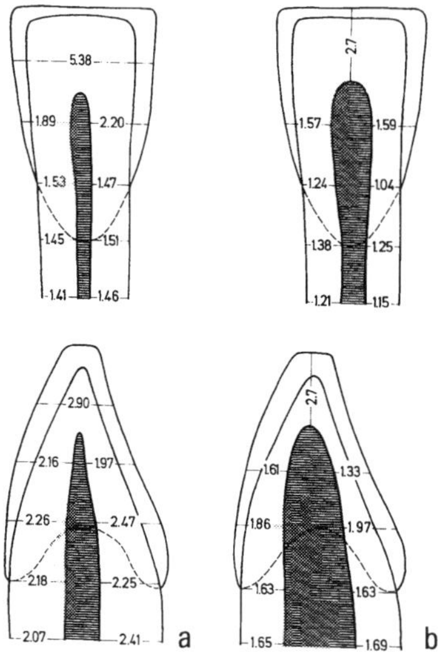

Abb. 6.6: Der untere mittlere Schneidezahn
a) Wandstärkenmittelwerte
b) Wandstärkenminima

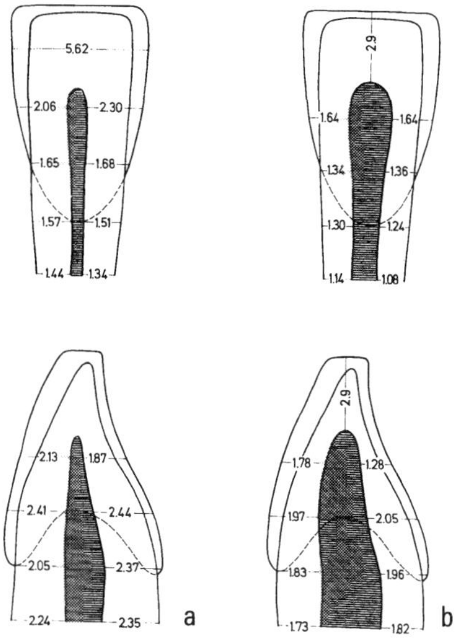

Abb. 6.7: Der untere seitliche Schneidezahn
a) Wandstärkenmittelwerte
b) Wandstärkenminima

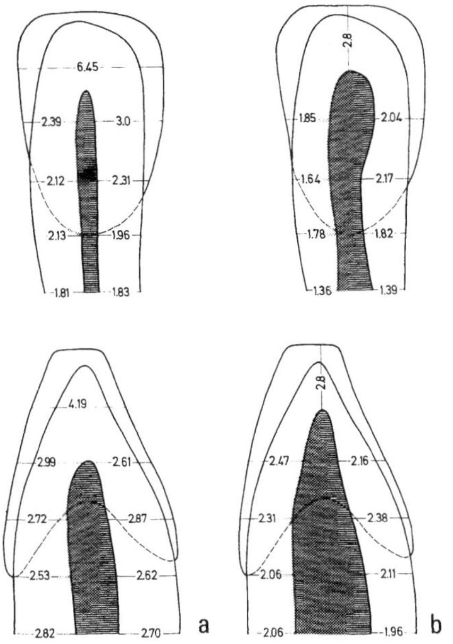

Abb. 6.8: Der untere Eckzahn
a) Wandstärkenmittelwerte
b) Wandstärkenminima

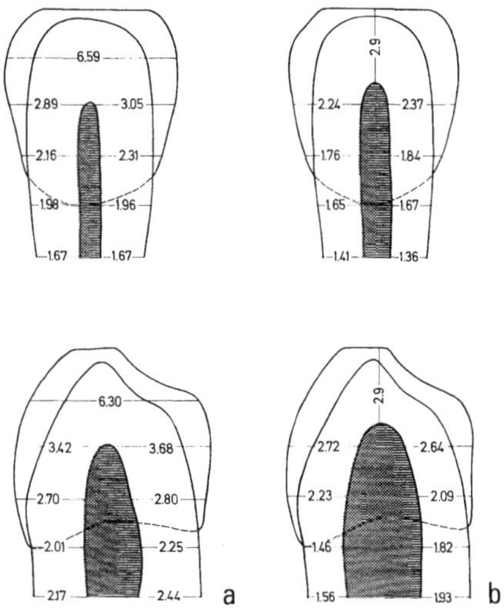

Abb. 6.9: Der untere erste Prämolar
a) Wandstärkenmittelwerte
b) Wandstärkenminima

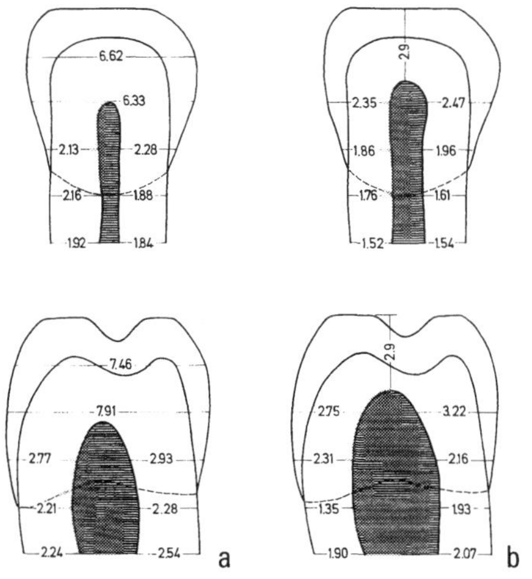

Abb. 6.10: Der untere zweite Prämolar
a) Wandstärkenmittelwerte
b) Wandstärkenminima

6.2 Abtragen der Zahnhartsubstanzen

Beim Präparieren von Zähnen für das Überkronen kommt es darauf an, die Zahnhartsubstanzen an richtiger Stelle und in richtigem Ausmaß bei möglichst geringem Zeitaufwand abzutragen. Über das systematische Vorgehen beim Abtragen der Zahnhartsubstanzen wird in den nachfolgenden Kapiteln jede Kronenart einzeln besprochen. Hier sollen nur die allgemeinen Richtlinien beschrieben werden.

Der Zeitaufwand beim Präparieren wird von der Geschwindigkeit beeinflußt, mit der die Zahnhartsubstanzen abgetragen werden. Er hängt bei gleicher Länge und Körnung eines Schleifkörpers von dessen Durchmesser und von der Drehzahl ab.

Bei gleicher Drehzahl leistet ein Schleifkörper mit großem Durchmesser mehr als einer mit kleinem. Beispielsweise beträgt die Leistung eines Schleifkörpers von 4 mm Durchmesser bei 120000 Umdrehungen in der Minute mehr als das Dreifache derjenigen eines Schleifkörpers von 1,2 mm Durchmesser. Größere Schleifkörper können nur in mechanisch angetriebenen Bohrgeräten oder speziellen Luftmotoren verwendet werden, weil sie in Dentalturbinen ein zu geringes Drehmoment haben. Bei mechanischem Antrieb und mit Luftmotoren lassen sich Drehzahlen bis 120000 Umdrehungen in der Minute erzielen, während Dentalturbinen eine Drehzahl von ca. 250000 U/Min. liefern.

Bei der Präparation von Kronenstümpfen kann man überwiegend Schleifkörper mit größerem Durchmesser bei mittlerer Drehzahl verwenden. Trotzdem benutzen viele Zahnärzte für den größten Teil der Präparation die Turbine, weil weniger Schleifkörperwechsel notwendig sind und sich auch viele Patienten von der Turbinenpräparation am wenigsten belästigt fühlen. Einwandfreie Präparationsflächen kann man jedoch mit der Turbine allein kaum erzielen, weil nur eine tupfende Arbeitsweise möglich ist. Der Grund dafür liegt in der geringen Durchzugskraft der Dentalturbine, so daß bei ständigem Kontakt des Schleifkörpers mit dem Zahn die Drehzahl zu stark reduziert wird. Auf ein Nachpräparieren mit der Bohrmaschine bei geringer Drehzahl sollte man daher meistens nicht verzichten.

Die am häufigsten benutzten Schleifkörperformen werden in verschiedenen Diamantkörnungen angeboten. Grobe Diamantoberflächen eignen sich für die Vorpräparation; mit den Diamantschleifkörpern mittlerer Rauhigkeit wird der Zahnstumpf dann in seine definitive Form gebracht. Die abschließende Bearbeitung mit den feinstkörnigen Schleifern ergibt eine glatte und kantenfreie Stumpfform, die für exakte Abformungen und Paßgenauigkeit der Kronen notwendig ist.

Bei jedem Schleifvorgang entsteht Reibungswärme, deren Menge besonders von der Drehzahl, dem Durchmesser des Schleifkörpers und dem aufgewendeten Druck abhängig ist. Die beim Abtragen der Zahnhartsubstanzen ohne Kühlung auftretenden Temperaturen können zu irreparablen Hitzeschäden an der Pulpa und bei sehr hohen Drehzahlen auch zu einem Durchglühen der Zahnhartsubstanzen bis zu 100 µm Tiefe führen. Deshalb muß beim Präparieren für ausreichende Kühlung gesorgt und zu starkes Andrücken des Schleifkörpers an den Zahn vermieden werden. Für die Kühlung ist Wasser oder ein Wasser-Luft-Gemisch (Spray) geeignet. Die an den heutigen Dentaleinheiten dafür vorgesehenen Einrichtungen haben sich gut bewährt. Man muß nur fortlaufend sicherstellen, daß ausreichend Kühlmittel an die richtige Stelle gelangt. Dafür ist eine genügende Öffnung des Dosierventils sowie das Freihalten bzw. Justieren der Düsen erforderlich. Bei langen Schleifkörpern sollte von der Helferin zusätzlich ein Spraystrahl auf den Zahn gerichtet werden. Das ist besonders beim Separieren notwendig, welches heute kaum noch mit einer Trennscheibe, sondern mit langen, dünnen Diamantschleifkörpern erfolgt. Dabei erreicht der Spraystrahl der Turbine das Schleifgebiet meistens nicht.

Eine zu starke Austrocknung präparierter Zähne ruft ebenfalls Schäden an der Pulpa hervor und ist deshalb zu vermeiden. Die Austrocknung kann bei der Präparation mehrerer Zähne in einer Sitzung vorkommen. Daher schützt man bereits präparierte Zähne entweder durch Einreiben mit Vaseline oder durch Aufsetzen einer provisorischen Krone.

6.3 Kronenrand

Bis vor wenigen Jahren wurde allein schon aus kariesprophylaktischen Gründen ein subgingival liegender Kronenrand gefordert. Die Annahme jedoch, ein überkronter Zahn sei gegen Karies so lange vollständig geschützt, wie der Kronenrand vom Zahnfleischsaum bedeckt ist, gilt heute nicht mehr. Daher wird die Präparationsgrenze im sichtbaren Bereich subgingival, sonst jedoch auch in Höhe des Zahnfleischsaums oder supragingival angelegt.

Da der Zahnfleischsaum im Laufe des Lebens nach apical zurückweicht, kommt es eines Tages zum Freiliegen von ursprünglich subgingival verlaufenden Kronenrändern. Dieser Zustand tritt im Einzelfall nach unterschiedlichen Zeiten auf, im jugendlichen Gebiß nach wenigen Jahren, im Erwachsenenalter normalerweise erst nach 10 bis 15 Jahren. Fehlbelastungen der Zähne und mangelhafte Mundhygiene mit Entzündungen des marginalen Parodontiums können zu einem schnelleren Zurückweichen der Gingiva führen.

Der freiliegende Kronenrand wirkt im sichtbaren Bereich häßlich. Erfahrungsgemäß bildet sich dann unterhalb des Kronenrandes bei Randspalt und schlechter Mundhygiene Karies. Durch rechtzeitige Erneuerung der Kronen lassen sich solche Schäden verhindern. Im parodontal insuffizienten Gebiß kann der unterhalb des Gingivalsaums endende Kronenrand das marginale Parodontium derart reizen, daß eine chronische marginale Parodontitis entsteht. Die Reizwirkung ist jedoch bei gutem Randschluß geringer als bei abstehenden Kronenrändern.

Die Paßgenauigkeit unterhalb des Gingivalsaums endender Kronenränder ist nur schwer zu kontrollieren. Es ist keineswegs immer mit einem idealen Randschluß zu rechnen. Davon kann man sich leicht überzeugen, wenn man freiliegende Kronenränder oder extrahierte überkronte Zähne daraufhin untersucht. Eine probate Kontrolle der Paßgenauigkeit ermöglicht die Siliconprobe. Dabei werden die Kronen bei der Anprobe mit der dünnfließenden Phase einer Siliconabformmasse eingesetzt. Nach Abbindung des Materials nimmt man die Kronen ab und sieht anhand der durchgedrückten Stellen, wo die Krone dem Zahnstumpf aufliegt. Nur wenige durchgedrückte Stellen im Inneren der Krone lassen sich mit einem Bleistift markieren und dann nach Entfernen des Silicons vorsichtig ausschleifen, bis die Krone im Randbereich der Präparationsgrenze eng anliegt.

Läßt man den Kronenrand in Höhe oder koronarwärts des Gingivalsaums enden, kann der Randschluß direkt gut kontrolliert und erforderlichenfalls korrigiert werden. Die Genauigkeit des Randschlusses hängt auch von der Gestaltung der Präparationsgrenze ab. Die durch eine Stufe oder Auskehlung deutlich erkennbare Präparationsgrenze bietet bessere Voraussetzungen für einen guten Randschluß als eine Grenze nach Tangentialpräparation (Abb. 6.11). Bis zur Schmelzzementgrenze

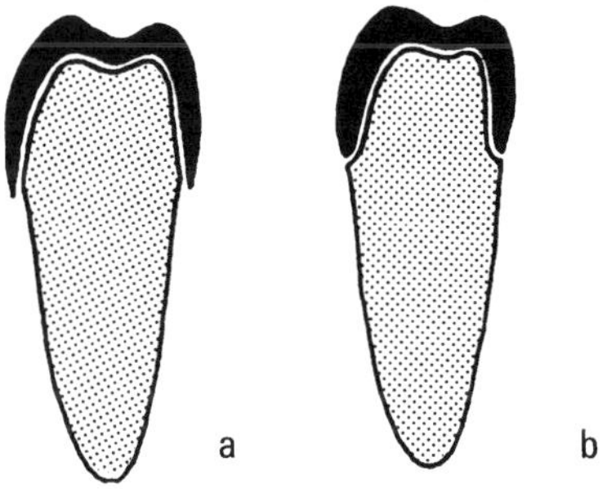

Abb. 6.11: Unterschiedliche Voraussetzungen für die Paßgenauigkeit des Kronenrandes
a) bei Kronenrand nach Tangentialpräparation
b) bei Kronenrand nach Präparation mit Auskehlung

lassen sich Stufen oder Auskehlungen leicht anbringen. Im Wurzelbereich muß dafür sehr viel vom Zahn abgeschliffen werden; dabei besteht die Gefahr einer Pulpenschädigung.

6.4 Versorgung der Dentinwunde

Für eine Überkronung muß vom Zahn nicht nur Schmelz, sondern auch mehr oder weniger Dentin abgeschliffen werden. Dabei werden bei vitalen Zähnen die Odontoblastenfortsätze (Thomessche Fasern) freigelegt. Dadurch entsteht die sog. Dentinwunde. Ihre Versorgung ist erforderlich, um Schmerzsensationen durch thermische und chemische Einflüsse, besonders aber um Erkrankungen der Pulpa zu verhüten. Diese können durch schädigende Einwirkungen auf die Odontoblastenfortsätze zustande kommen, speziell beim Aufzementieren der Kronen durch den Kontakt mit der Säure des Zementes. Bei der Versorgung der Dentinwunde strebt man daher zum Schutz der Pulpa eine periphere Obliteration der Dentinkanälchen an. Dafür können Ätzmittel, Schutzlacke und provisorische Verschlußzemente verwendet werden.

Bei Ätzmitteln soll der Verschluß der Dentinkanälchen sowohl durch Eiweißfällung als auch durch Bildung von Niederschlägen zustande kommen. Am bekanntesten ist hierfür wohl das Silbernitrat. Es wird als wässerige Lösung (5-30% oder konzentriert) oder als ammoniakalische Lösung auf die entfetteten und trockenen Stümpfe aufgetragen. In den Dentinkanälchen führt es durch Fällung von gelöstem Eiweiß und Reaktion mit Halogenionen zur Bildung von Silberalbuminat und Halogensilber. Um die Ätzwirkung nicht zu stark werden zu lassen, kann man nach 30 Sekunden Einwirkungszeit ein Reduktionsmittel (z.B. Hydrochinon, Eugenol) auftragen. Die Reduktion des Silbernitrats wird dann durch einen grauschwarzen Niederschlag sichtbar.

Statt Silbernitrat läßt sich auch Gottliebsche Lösung anwenden. Dabei erfolgt zuerst eine Touchierung des Stumpfes mit 40%iger Zinkchloridlösung für die Dauer einer Minute und danach eine zweite Touchierung mit 20%iger Kaliumferrocyanidlösung. Durch das Zinkchlorid kommt es peripher zur Verätzung der Odontoblastenfortsätze und bei der Reaktion des Zinkchlorids mit Kaliumferrocyanid zu einem weißen Niederschlag aus wasserunlöslichem Zinkferrocyanid bzw. Zinkkaliumferrocyanid. Außerdem gehören zu den Ätzmitteln noch Kieselsäure- oder Fluoridpräparate, deren Anwendung bisher überwiegend zur Imprägnierung kariösen Dentins empfohlen wurde.

Über die Zweckmäßigkeit der Anwendung von Ätzmitteln ist man zur Zeit noch geteilter Meinung. Einerseits wurde von guten Erfahrungen berichtet, besonders mit Silbernitrat, das zusätzlich noch eine Desensibilisierung der präparierten Dentinflächen, leider aber auch eine störende Verfärbung bewirkt. Die Verfärbung stört dann, wenn der Kronenrand im Laufe der Zeit von der Gingiva entblößt wird. Andererseits konnte auch nachgewiesen werden, daß die Ätzwirkung des Silbernitrats und Zinkchlorids trotz Auftragen eines Reduktionsmittels bzw. der Kaliumferrocyanidlösung nicht ausreichend gestoppt wird, so daß es bis zur Pulpa vordringen und dort irreparable Schäden verursachen kann. Unseres Erachtens ist deshalb die Anwendung von Ätzmitteln bei pulpennahen Präparationen und bei jugendlichen Zähnen - also dort, wo eine Obliteration der Dentinkanälchen am meisten vonnöten wäre - in der derzeitigen Form nicht empfehlenswert.

Außer den Ätzmitteln stehen noch Schutzlacke zur Verfügung. Es handelt sich dabei um Harze bzw. Kunststoffe, die in einem leichtflüchtigen Lösungsmittel gelöst sind. Außerdem können auch noch andere Chemikalien enthalten sein. Sie werden auf den entfetteten, trockenen Zahnstumpf aufgetragen und bilden nach Verdunstung des Lösungsmittels einen dünnen Belag. Man ist allerdings heute überwiegend der Meinung, daß hiermit kein ausreichender Schutz für die Pulpa erzielt werden kann, da Haftfähigkeit und Zerreißfestigkeit der Filme gering sind und sie außerdem auch gegen Zementsäuren nicht genügend abdichten.

Bei der Versorgung der Dentinwunde wird zur Zeit das Aufsetzen einer provisorischen Krone mit einem provisorischen Verschlußzement bevorzugt. Unter diesen sind Zinkoxd-Nelkenöl, Zink-Sulfatzement (Fletscher) oder entsprechende Fertigpräparate (z.B. Temp-Bond®) besonders günstig als Dentinverband beurteilt worden. Zinkoxyd-Nelkenöl hat jedoch den Nachteil, daß es sehr langsam abbindet. Deshalb geben wir Fletscher, dem etwas Nelkenöl beigefügt wird, oder Fertigpräparaten den Vorzug. Kalziumhydroxyd (z.B. Calxyl®) hat sich bei der Versorgung der Dentinwunde ebenfalls sehr gut bewährt. Da es jedoch nicht hart wird, muß man bei seiner Anwendung zunächst die provisorische Krone mit einem provisorischen Verschlußzement auf den Stumpf aufsetzen und die Erhärtung abwarten. Danach kann dann die provisorische Krone wieder abgenommen und unter Belassung des provisorischen Zementes mit Calxyl® wieder aufgesetzt werden. Trotz der provisorischen Versorgung sind die beschliffenen Zähne in der Folgezeit temperaturempfindlich, weil die provisorischen Kronen nicht alle beschliffenen Flächen bedecken. Es besteht also kein Grund zur Beunruhigung, wenn ein Patient in der nächsten Sitzung darüber klagt.

Trotz aller Bemühungen um schonendes Präparieren kann es vorkommen, daß ein Schaden an der Pulpa entsteht. Die Patienten klagen dann schon am nächsten Tag über anfallsweise auftretende, eventuell sogar zunehmende Zahnschmerzen. Das kann bei Ausschluß einer Überbelastung des Stumpfes nur als Zeichen einer beginnenden Pulpitis gedeutet und sollte sofort behandelt werden. Es kommt dafür entweder eine medikamentöse Behandlung mit einem kortikoidhaltigen Präparat oder die Vitalexstirpation der erkrankten Pulpa in Frage. Wir machen im Anfangsstadium der Pulpitis immer den Versuch einer medikamentösen Therapie. Zu diesem Zweck entfernen wir die provisorische Krone, füllen sie mit einem kortikoidhaltigen Medikament (z.B. Ledermix-Paste®) und setzen sie wieder auf den Zahn auf. Häufig tritt dabei ein heftiger Schmerz ein, der jedoch in den meisten Fällen bald wieder aufhört. Nach einer halben Stunde wird - falls die Schmerzen verschwunden sind - die provisorische Krone wiederum abgenommen und der provisorische Verschluß samt kortikoidhaltigem Medikament entfernt. Nach erneutem Auffüllen mit einem reizlosen provisorischen Verschlußzement (z.B. Fletscher) setzt man die Krone dann wieder auf. Lassen sich auf diese Weise die Schmerzen nicht beheben, ist unverzüglich eine Vitalexstirpation der Pulpa indiziert. Wenn die Pulpitis durch die medikamentöse Behandlung zum Abklingen gebracht werden konnte, ist dennoch Vorsicht beim Einzementieren der Krone anzuraten. Brückenarbeiten sollten in solchen Fällen für mehrere Wochen provisorisch mit Calxyl® eingesetzt werden. Bei Einzelkronen empfiehlt sich die Anwendung von reizlosem Verschlußzement.

Gegen die medikamentöse Therapie der durch Karies hervorgerufenen Pulpitis mit Kortikoid-Antibiotikum-Präparaten sind Bedenken geäußert worden, weil durch das Kortikoid die Abwehr und Regenerationsmechanismen der Pulpa ausgeschaltet werden und das Antibiotikum das Dentin nicht durchdringt. Bei einer traumatisch ausgelösten Pulpitis, wie sie nach dem Präparieren von Kronenstümpfen auftreten kann, scheint die kurzfristige Anwendung jedoch gerechtfertigt, weil es sich um eine aseptische Entzündung der Pulpa handelt und die Wirkung des Antibiotikums zusätzlich zur Kortikoidwirkung nicht erforderlich ist.

Wird wegen irregulärer Pulpenform oder unsachgemäßen Präparierens die Pulpa eröffnet, so erfolgt die Weiterbehandlung nach den Prinzipien der konservierenden Zahnheilkunde. Bei gesunder Pulpa hat die Vitalamputation Aussicht auf Erfolg. Bei älteren Patienten oder bereits degenerativ veränderten Pulpen stellt die Vitalexstirpation die Methode der Wahl dar. Besonders bei einwurzeligen Zähnen sind die Chancen für das Gelingen sehr gut. Erforderlichenfalls kann bei diesen Zähnen auch eine Wurzelspitzenresektion vorgenommen werden.

6.5 Abformung

Das Ziel der Abformung ist die Gewinnung eines Arbeitsmodells, bei welchem sowohl die Zahnstümpfe einschließlich der Präparationsgrenzen (Stumpfabformung) als auch deren Zuordnung zum Restgebiß (Schlüsselabformung) exakt wiedergegeben sind. Hierfür stehen die Ringabformung und die ringlose Abformung zur Wahl. Beim ersten Verfahren dient zur Stumpfabformung ein Kupferring als Träger für das Abformmaterial, wobei anschließend der Schlüsselabdruck erfolgt. Bei der ringlosen Abformung werden der Stumpf und seine Position in einem Arbeitsgang abgeformt. Der Vorteil der Ringabformung besteht darin, daß das Abformmaterial mit Sicherheit in den subgingivalen Stumpfbereich gelangt. Auf diese Weise kann bei straffer Gingiva oder tiefreichenden Kavitäten die Präparationsgrenze sicher dargestellt werden. So eignet sich die Ringabformung auch heute noch häufig bei Einzelkronen mit subgingivaler Präparationsgrenze oder dann, wenn bei der ringlosen Abformung einer von mehreren Stümpfen nicht bis zur Präparationsgrenze richtig erfaßt wurde. Dennoch hat sich die ringlose Abformung heute weitgehend durchgesetzt, weil man bei Brückenarbeiten auf einen zusätzlichen Lötabdruck verzichten kann.

6.5.1 Ringabformung

Die Größe des Kupferrings wird mit dem Ringmaß ermittelt. Je nach Art des Abformmaterials muß er der Präparationsgrenze eng anliegen oder eine Nummer größer gewählt werden. Den unteren Rand schneidet man gemäß dem girlandenförmigen Verlauf der Gingiva und damit entsprechend der Präparationsgrenze zu und glättet ihn. Zur Kontrolle, ob der Ring überall sitzt, ritzt man mit der Sonde den Verlauf des Gingivalsaums auf dem Ring ein. Dieses ist besonders dann recht einfach, wenn man den Ring vor der Einprobe durchgeglüht und in Alkohol abgeschreckt hat. Der matte, aus Kupferoxyd bestehende Belag läßt leicht erkennen, wo die Sondenspitze entlang geführt wurde. Den oberen Rand des Kupferrings kerbt man zur Orientierung ein. Er soll nach dem Aufsetzen die Nachbarzähne etwa 2-3 mm überragen (Abb 6.12).

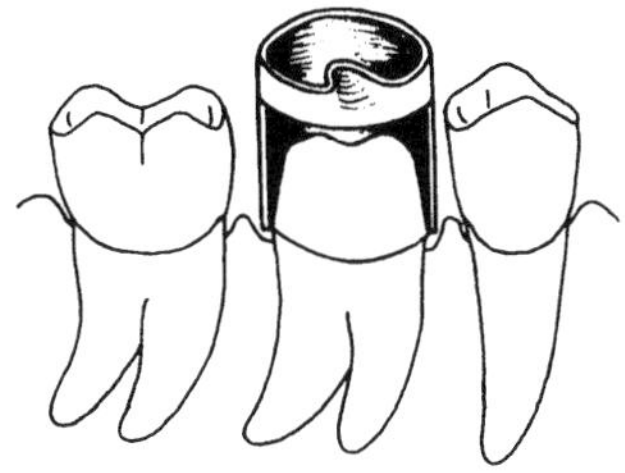

Abb. 6.12: Gestaltung des Kupferrings zur Abformung mit thermoplastischer Masse

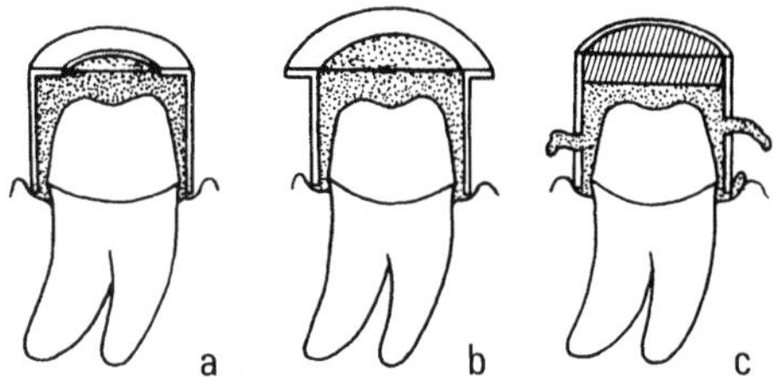

Abb. 6.13: Unterschiedliche Versteifungsmöglichkeiten von Kupferringen zur Abformung mit elastischer Masse durch Bördeln des Randes nach innen **(a)** oder außen **(b)** sowie durch Verschluß des Ringes mit KERR® ©

6.5.1.1 Ringabformung mit thermoplastischen Massen

Thermoplastische Massen (z.B. Kerr-Masse®) besitzen für die Stumpfabformung den Vorteil, daß sie den weichen Kupferring stabilisieren und deshalb zur Kontrolle der Abformung das Abnehmen und erneute Aufsetzen zulassen. Bei ihrer Verwendung muß der Ring der Präparationsgrenze exakt anliegen (Abb. 6.12) und darf diese nach apikal nicht überschreiten, weil die hart gewordene Masse beim Abnehmen des Abdrucks in untersichgehenden Bezirken abreißt und die Abformung der Präparationsgrenze dann nur vorgetäuscht wird. Aus diesen Gründen werden Kupferring-Kerr-Abdrücke für Hülsenkronen heute kaum noch verwendet.

6.5.1.2 Ringabformung mit elastischen Massen

Im Gegensatz zu thermoplastischen Abformmassen können mit elastischen Massen auch unterschnittige Bezirke abgeformt und damit auch die Präparationsgrenzen genauer erfaßt werden. Diese Massen müssen jedoch eine ausreichende Wandstärke besitzen, weil dünne Schichten leicht abreißen und zu einem ungenauen Stumpfmodell führen. Daher darf der Kupferring der Präparationsgrenze nicht eng anliegen (Abb. 6.13).

Ein Nachteil der elastischen Abformmassen besteht darin, daß eine Überprüfung des Einzelabdrucks vor der Schlüsselabformung nicht möglich ist, da sich Ringabdrücke mit elastischen Abformmassen nach dem Abnehmen nicht mehr mit der erforderlichen Genauigkeit auf den Zahnstumpf zurücksetzen lassen. Außerdem besteht die Gefahr, daß der Kupferring beim Abnehmen mit den Fingern deformiert wird, weil elastische Massen den Ring nicht wie die thermoplastischen stabilisieren. Diese Gefahr läßt sich durch Bördelung des okklusalen Ringrandes nach innen oder außen oder durch Anbringen eines Kerrdeckels vermindern (Abb. 6.13). Außerdem wurde eine spezielle Zange zum verbiegungsfreien Abnehmen von Ringabdrücken entwickelt.

Um eine ausreichende Haftung der elastischen Abformmasse am Ring zu gewährleisten, bestreicht man dessen Innenseite mit Haftlack oder rauht sie mit einem Karborundsteinchen auf. Den gefüllten Ring schiebt man so auf den Stumpf, daß der Überschuß sowohl über die Zahnfleischfurche wie über den offenen okklusalen Ringanteil entweichen kann. Bei Verwendung von leichtfließenden Abformmassen empfiehlt es sich, einen Kerrdeckel anzubringen (Abb. 6.13c), wobei Entlastungslöcher im Ring notwendig werden, um für ausreichenden Abfluß zu sorgen und dadurch eine elastische Deformierung des Materials beim Abbinden zu vermeiden. Kupferringe mit leichtfließenden elastischen Materialien müssen außerdem wegen der fehlenden Standfestigkeit während der Abbindephase an ihrem Platz gehalten werden, wobei es leicht zu unbeabsichtigten Verschiebungen des Ringes auf dem Stumpf kommt. Schwerfließende elastische Abformmassen besitzen zwar die erforderliche Standfestigkeit, müssen aber mit hohem Druck auf den Stumpf geschoben werden. Binden sie dann unter Druck ab, so entstehen innere Spannungen, die nach Entfernen des Abdrucks zu Lumenveränderungen führen. Die besten Erfahrungen haben wir daher mit elastischen Abformmassen mittlerer Konsistenz, die eigens für Ringabformungen im Handel erhältlich sind, wobei die okklusal offenen Ringe dennoch zwei oder drei Entlastungslöcher erhalten.

6.5.2 Schlüsselabformverfahren

Zur Festlegung der Lagebeziehung zwischen dem Stumpf und den übrigen Zähnen gibt es mehrere Verfahren. Eine alte Methode besteht darin, die Schlüsselabformung nach Abnahme des Kupferringabdrucks durchzuführen und dann das über den Kupferringabdruck gewonnene Stumpfmodell in den Schlüsselabdruck einzusetzen (Abb 6.14). Kurze und rundliche Stumpfmodelle können jedoch nicht mit der wünschenswerten Genauigkeit in den Schlüsselabdruck eingesetzt werden, zumal sie sich auch beim Einrütteln des Modellgipses lösen.

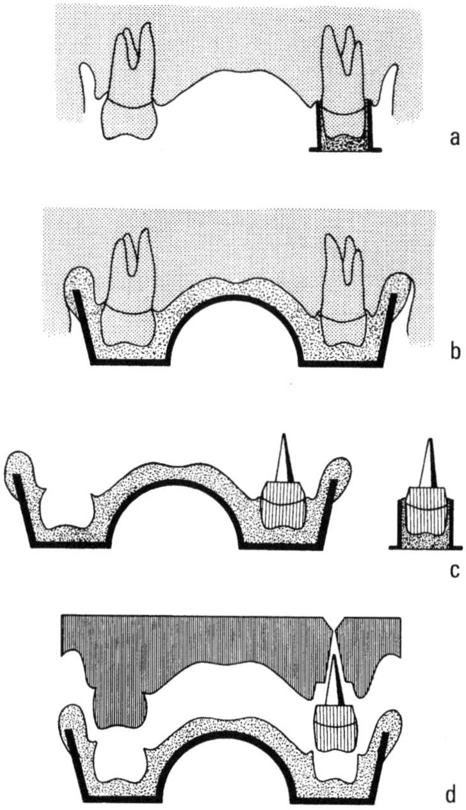

Abb. 6.14: Schlüsselabformung bei abgenommenem Kupferringabdruck

a) Stumpfabformung mit einem Kupferringabdruck

b) Schlüsselabformung nach Abnehmen des Kupferringabdrucks

c) Einsetzen des Stumpfmodells in den Schlüsselabdruck

d) Modell mit herausnehmbarem Stumpfmodell

Weitere Verfahren zur Herstellung eines Arbeitsmodells bestehen darin, die Schlüsselabformung bei aufgesetztem Kupferringabdruck durchzuführen. Je nach Bördelung des Kupferrings kann der Ring herausnehmbar (Abb. 6.15) oder mit der Schlüsselabformung fest verbunden sein (Abb. 6.16).

Als Abformmassen für den Schlüsselabdruck werden heute überwiegend elastische Materialien verwendet. Alginate eignen sich wegen ihrer geringen Festigkeit nur bedingt zur Abformung bei aufgesetztem Stumpfabdruck mit nach innen gebördeltem Kupferring (Abb. 6.15). Beim Reponieren des Kupferrings in den Schlüsselabdruck muß darauf geachtet werden, daß kein Alginat von den axialen Wänden abgeschabt wird und unter den Kupferringabdruck gerät. Die Genauigkeit der Schlüsselabformung mit Alginat ist aus diesen Gründen geringer als mit gummielastischen Abformmassen.

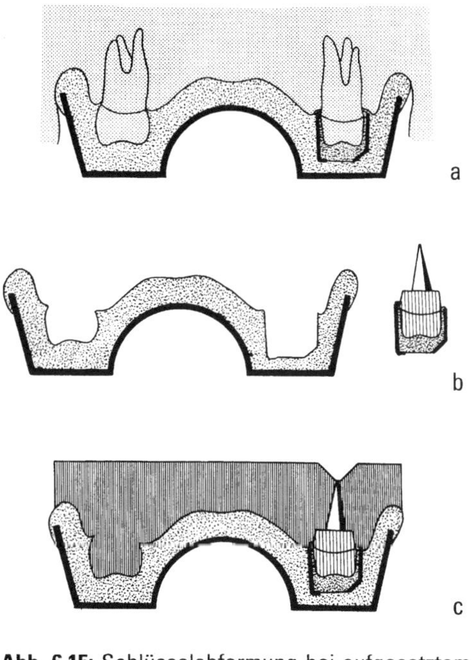

Abb. 6.15: Schlüsselabformung bei aufgesetztem Kupferringabdruck

a) Schlüsselabformung über einen nach innen gebördelten Kupferring

b) Stumpfmodellherstellung

c) Modellherstellung

Die genauesten Arbeitsmodelle lassen sich mit gummielastischen Abformmassen erzielen, wenn der Kupferringabdruck im Schlüsselabdruck verbleibt. Hierzu wird er nach außen gebördelt und auch auf seiner Außenseite mit Haftlack bestrichen (Abb. 6.16). Die gummielastische Masse für die Schlüsselabformung muß eine geeignete Konsistenz aufweisen, so daß sie sich einerseits mit wenig Druck applizieren läßt, andererseits aber genügend standfest ist, um nicht vom Abdrucklöffel zu fließen. Das Abnehmen des Abdrucks muß vorsichtig parallel zu den Stümpfen erfolgen, da es bei hebelnden Bewegungen zur Verbiegung der Kupferringe kommen kann. Die

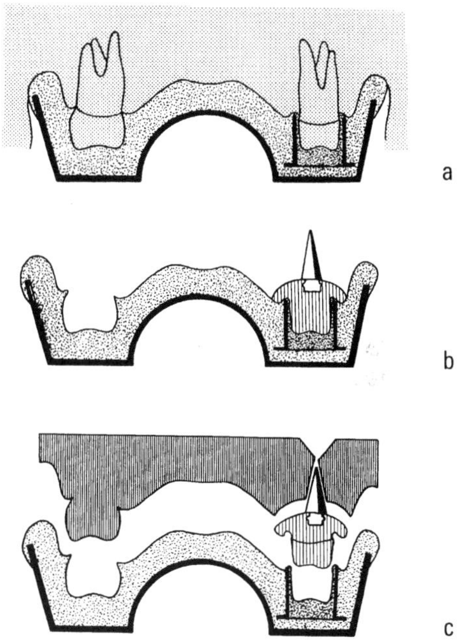

Abb. 6.16: Schlüsselabformung bei belassenem Kupferringabdruck

a) Schlüsselabformung über einen nach außen gebördelten Kupferringabdruck

b) Stumpfmodellherstellung im Schlüsselabdruck

c) Fertiges Modell mit herausnehmbarem Stumpfmodell

Modellherstellung erfolgt zweizeitig. Zunächst wird der Stumpfabdruck mitsamt dem Zahnkranz mit Spezialhartgips ausgegossen und mit einem Pin-System versehen. Nach Erhärten gießt man den ganzen Abdruck aus, so daß man ein Sägeschnitt-Modell mit herausnehmbaren Stümpfen anfertigen kann.

Eine exakte Schlüsselabformung kann auch mit Übertragungskäppchen (sog. Copings) durchgeführt werden (Abb. 6.17). Nachdem zunächst über Kupferringabdrücke Stumpfmodelle hergestellt worden sind, fertigt man darauf im Laboratorium Übertragungskäppchen aus Kunststoff oder einer Metallegierung an. Am Übergang der bukkalen zur okklusalen bzw. inzisalen Stumpffläche wird ein Fenster eingeschliffen, das bei der Einprobe im Mund eine Kontrolle über den fugenfreien Sitz des Käppchens zuläßt (Abb. 6.17 a, b). Die auf der Okklusalfläche angebrachten Retentionselemente mit Unterschnitten dienen zur eindeutigen Fixierung des Käppchens im Schlüsselabdruck.

Übertragungskäppchen, besonders wenn sie aus Metall sind, erlauben vor Anfertigung der Kronen eine Kontrolle darüber, ob bei der Abformung alle Präparationsgrenzen exakt erfaßt sind. Für die Schlüsselabformung eignen sich am besten gummielastische Abformmassen. Zur Modellherstellung steckt man die Stumpfmodelle in die entsprechenden Übertragungskäppchen und gießt den Abdruck aus (Abb. 6.17 b-e).

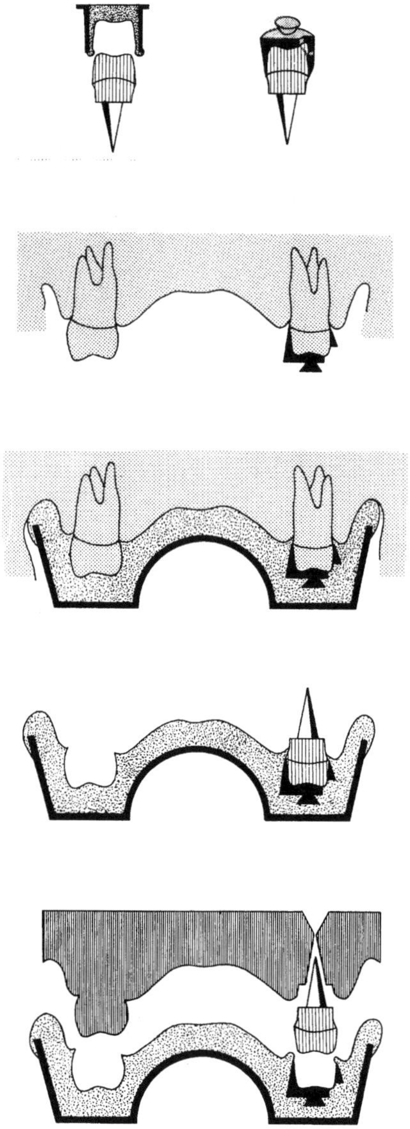

a

b

c

d

e

Abb. 6.17: Schlüsselabdruck mit Übertragungskäppchen

a) Herstellung von Stumpfmodell und Übertragungskäppchen

b) auf den Stumpf gesetztes Übertragungskäppchen

c) Schlüsselabformung

d) Schlüsselabdruck mit eingesetztem Stumpfmodell

e) Arbeitsmodell

6.5.3 Ringlose Abformung

Bei der ringlosen Abformung mit elastischen Massen erfolgen Stumpf- und Schlüsselabformung gemeinsam. Bei supragingival liegenden Präparationsgrenzen ergeben sich hierbei keine großen Schwierigkeiten. Das Hauptproblem jedoch liegt in der Erfassung subgingival liegender Präparationsgrenzen. Dazu müssen die Zahnfleischfurchen für das Abdruckmaterial zugänglich sein. Da sich die Gingiva nach der Präparation wieder an den Stumpf anlegt, ist es erforderlich, den Sulcus für den Abdruck zu öffnen und bis zum Einbringen des Abformmaterials offen zu halten. Hierzu verwendet man Baumwollfäden oder Retraktionringe. Letztere eigen sich bei stark girlandenförmigem Verlauf des Gingivalsaums nicht sehr gut, es sei denn, sie werden durch eine provisorische Krone an ihrem Platz gehalten.

Die Baumwollfäden werden mit einem stumpfen Spatel oder einem ähnlichen Instrument in die Zahnfleischfurche gedrückt. Das Einstopfen sollte dabei immer in Richtung des bereits im Sulcus liegenden Fadenendes erfolgen, um zu vermeiden, daß der bereits gelegte Faden wieder herausgezogen wird (Abb. 6.18).

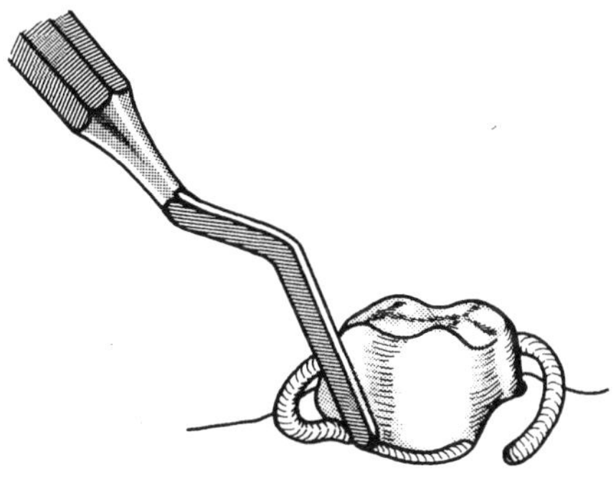

Abb. 6.18: Einlegen eines Baumwollfadens in die Zahnfleischfurche

Baumwollfäden werden in gedrehter oder geflochtener Form angeboten. Gedrehte Fäden sind biegsamer und geschmeidiger, lassen sich jedoch leicht vom Stopfinstrument durchstoßen. Neuerdings gibt es Fäden mit eingearbeitetem Kupferdraht, der dafür sorgen soll, daß der gelegte Faden seine Form beibehält. Die meisten Baumwollfäden sind mit Medikamenten durchtränkt, die eine Sekretion oder Blutung aus der Zahnfleischfurche verhindern sollen. Es handelt sich entweder um Vasokonstringentien (Epinephrin) oder leichte Ätzmittel (Aluminiumchlorat, Eisen(III)-sulfat). Der Verwendung von epinephringetränkten Fäden muß eine eingehende Anamnese vorangehen. Bei Patienten mit Herz-Kreislauf-Erkrankungen, Diabetes oder Hyperthyreose kann es zu Zwischenfällen aufgrund Überdosierung kommen, da einige Fäden bis zu 0,2 mg Adrenalin pro cm enthalten. Bei gefährdeten Patienten sind Fäden mit Ätzmittel unproblematisch anzuwenden, wobei noch nicht abschließend geklärt ist, in welchem Umfang Reste des Ätzmittels auch das elastische Abformmaterial oberflächlich angreifen können.

Nachdem die Fäden gelegt sind, kann die Abformung monophasisch, im Doppelanmischverfahren oder als Korrekturabdruck erfolgen.

6.5.3.1 Monophasische Abformung

Für dieses Verfahren wird ein elastisches Abformmaterial verwendet, welches einerseits fließend genug ist, um mit Hilfe einer Abdruckspritze appliziert werden zu können, andererseits aber standfest genug, um die Gefahr des Verziehens während der Abbindephase durch Bewegung am Löffel gering zu halten (Impregum®, Fa. Espe). Nach Entfernen der Fäden und Trocknung der Stümpfe wird das Abformmaterial mit der Abdruckspritze an die Stelle der Fäden in die Zahnfleischfurche eingespritzt und dann der mit dem gleichen Material beschickte Löffel über die Zahnreihe gedrückt. Der Löffel muß bis zum Abbinden an seinem Platz gehalten werden. Zuvor wird er mit Haftlack bestrichen, damit sich das Abformmaterial beim Abnehmen nicht vom Löffel lösen kann.

6.5.3.2 Doppelanmischverfahren

Im Unterschied zum monophasischen Abformverfahren verwendet man für diese Methode ein Material in zwei Konsistenzen: dünnfließend und knetbar. Nach Entfernen der Fäden, Säuberung und Trocknung wird zunächst das dünnfließende Abformmaterial mit der Abruckspritze in den Sulcus und um den Stumpf herum gespritzt. Darüber setzt man sofort den Abdrucklöffel mit der Masse in knetbarer Konsistenz, so daß beide Massen gleichzeitig abbinden. Da die chemische Grundstruktur beider Massen gleich ist, verbinden sie sich miteinander und können dann als ein Abdruck aus dem Mund genommen werden.

Diese Methode eignet sich besonders gut bei supragingivalen Präparationsgrenzen. Als Materialien werden meistens Silicone, häufig auch Hydrokolloide verwendet. Da Hydrokolloide thermoplastisch sind, benötigt man für sie wassergekühlte Abformlöffel, um das Festwerden zu beschleunigen. Als Vorteil kann angesehen werden, daß dieser Prozeß vom Löffel aus in Richtung Zahnreihe abläuft. So wirken sich kleinste Bewegungen und unterschiedliche Druckbelastungen beim Halten des Abformlöffels nicht negativ aus. Nach Entfernen des Abdrucks aus dem Mund wird er mit einer 2%igen Kaliumsulfatlösung ausgewaschen und sofort ausgegossen.

6.5.3.3 Korrekturabdruck

Bei diesem Verfahren erfolgt zunächst die Abformung mit dem knetbaren Material über die Zahnreihe und Stümpfe, wobei die Fäden oder Retraktionsringe noch in der Zahnfleischfurche liegen (Abb. 6.19 a). Aus diesem Abdruck schneidet man die Teile heraus, die ein Wiedereinsetzen behindern, z.B das Material, welches sich in Interdentalräume oder unter Brückenglieder gepreßt hat. Außerdem werden Entlastungsrillen angelegt, damit das Sekundärmaterial nicht unter Druck abbinden muß. Anschließend säubert man den Abdruck mit Alkohol und trocknet ihn. Dann erst entfernt man die Fäden, trocknet die Stümpfe und spritzt das leichtfließende Abdruckmaterial in den Sulcus, füllt damit auch den Abdruck und setzt ihn mit stei-

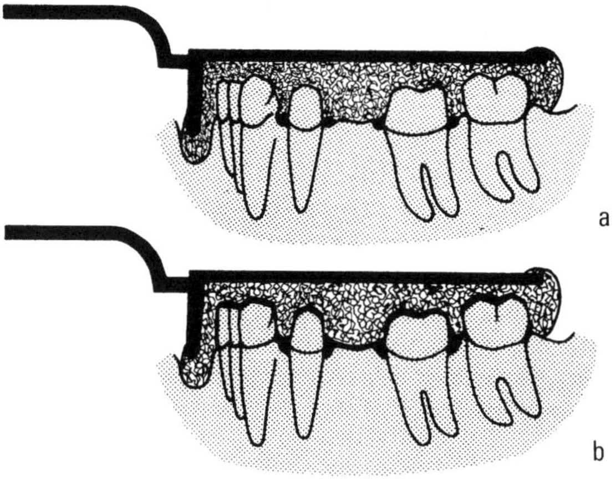

Abb. 6.19: Korrekturabdruck
a) Primärabdruck mit eingelegten Fäden
b) Sekundärabdruck nach Entfernen der Fäden

gendem Druck auf die Zahnreihe (Abb. 6.19 b). Man hält den Abdruck etwa 10 Sekunden unter Druck, so daß die überschüssige leichtfließende Masse durch die Entlastungsrillen entweichen kann. Danach darf bis zum Abbinden kein Druck mehr ausgeübt werden, da sonst eine elastische Deformierung des Erstabdrucks die Genauigkeit zunichte macht.

6.5.3.4 Modellherstellung

Nach der ringlosen Abformung wird der Abdruck zur Herstellung eines Arbeitsmodells mit herausnehmbaren Stümpfen zunächst nur im Bereich des Zahnkranzes mit den Stümpfen mit Spezialhartgips so weit aufgefüllt, daß sich im Bereich der Stümpfe Pins (z.B. Dowelpins) anbringen lassen, im übrigen Bereich Retentionsringe. Nach Isolierung des Zahnkranzes gießt man den Abdruck vollständig mit Hartgips aus (Abb. 6.20 a). Anschließend sägt man den Zahnkranz neben den Stümpfen durch, so daß sich die Stümpfe einzeln aus dem Modell herausnehmen lassen (Abb. 6.20 b). Neben einer Reihe von Pin-Systemen gibt es auch Kunststoffprofilrahmen (z.B. Di-Lok-Tray), welche die auseinandergesägten Modellteile in ihrer richtigen Position zueinander fixieren.

6.6 Aufzementieren

Noch vor einigen Jahren wurden Kronen- und Brückenarbeiten ausschließlich mit Phosphatzement definitiv befestigt. Dieser besteht im wesentlichen aus gebranntem Zinkoxyd, das mit 50-70%iger Ortho-Phosphorsäure angerührt wird. Das Abbinden kann je nach Mischungsverhältnis und Temperatur bis zu 10 Minuten dauern. Während dieser Zeit steht die Phosphorsäure in direktem Kontakt mit dem Dentin. Dabei tritt häufig ein heftiger Schmerz auf, so daß bei empfindlichen Patienten das Aufzementieren unter Lokalanästhesie erwogen werden sollte. Die Einwirkung der Phosphorsäure führt in seltenen Fällen zu einer Pulpitis, etwas häufiger zu einem symptomlosen Absterben der Pulpa.

Vor ca. 50 Jahren muß es beim Überkronen wohl sehr oft zur Nekrose der Pulpa gekommen sein, so daß zur Diskussion stand, ob nicht die Exstirpation der Pulpa vor jeder Überkronung notwendig wäre. Wustrow und Mitarbeiter konnten jedoch nachweisen, daß die Phosphorsäure für die Schäden verantwortlich war. Mit der Einführung schnellhärtender Zemente wurde dann eine wesentliche Verbesserung erzielt, weil dadurch die Einwir-

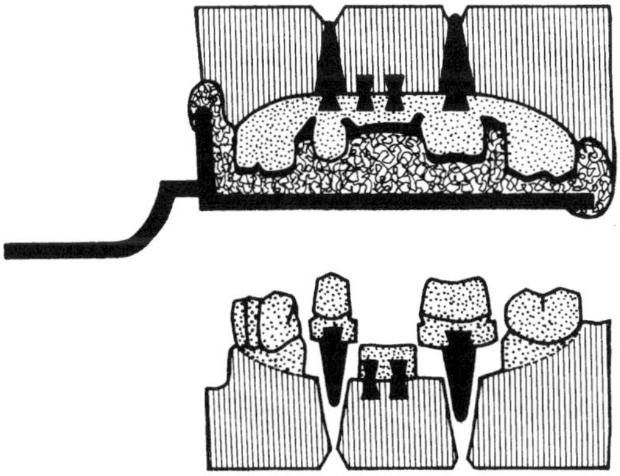

Abb. 6.20: Modellherstellung nach ringloser Abformung
a) in zwei Phasen ausgegossener Abdruck mit Pins und Retentionsringen
b) herausnehmbare Stumpfmodelle nach Durchsägen des Zahnkranzes aus Spezialhartgips

kungszeit der Phosphorsäure reduziert wurde. Trotzdem können auch schnellhärtende Zemente Schäden an der Pulpa verursachen. Daher ist bei pulpennahen Präparationen das provisorische Einsetzen des Zahnersatzes mit Calxyl® für mehrere Wochen sehr zu empfehlen. Die Calxylfüllung muß wöchentlich erneuert werden. Größere Brücken dagegen - bei denen der Verlust eines Pfeilerzahnes die gesamte Konstruktion in Frage stellen würde - kann man bis zu einem halben Jahr mit Zinkoxyd-Nelkenöl oder Fletscher unter Zugabe von etwas Nelkenöl provisorisch einsetzen.

Zum Einzementieren werden die Kronen bis zu einem Drittel mit Zement aufgefüllt, der in sahniger Konsistenz angerührt wurde. Die Kronenränder müssen dabei innen mit Zement benetzt sein. Beim Aufsetzen auf die Stümpfe darf zunächst nur wenig Kraft angewendet werden, damit der überschüssige Zement ohne große Drucksteigerung unter der Krone entweichen kann Erst nachdem der Überschuß entwichen ist, sollte eine Kraft von ca. 4-5 kp zum endgültigen Plazieren der Kronen angewendet werden. Vor dem Einzementieren werden die Zahnstümpfe entfettet und oberflächlich getrocknet. Der beim Aufsetzen der Kronen entweichende überschüssige Zement darf erst nach dem Erhärten entfernt werden, weil er bei unbeabsichtigtem Speichelzutritt verhindert, daß der Speichel bis zum Kronenrand vordringt. Nach dem Erhärten muß der überschüssige Zement allerdings gründlich entfernt werden, da zurückbleibende Zementreste eine Zahnfleischentzündung verursachen können, die manchmal zum frühzeitigen Freiliegen der Kronenränder führt.

Um die Nachteile des Phosphatzementes auszuschalten, wurden in den letzten Jahren neue Zemente in den Handel gebracht. Es handelt sich dabei um die „EBA-Zemente" (z.B. Opotow EBA Zement®) und die „Carboxylat"- oder „Polyacrylsäurezemente" (z.B. Durelon®). Die Basis der EBA-Zemente ist das Zinkoxyd-Eugenol, wobei durch Zusatz von o-Ethoxybenzoesäure die Festigkeit gesteigert wurde. Das Pulver der Carboxylatzemente besteht ebenfalls im wesentlichen aus gebranntem Zinkoxyd; die Flüssigkeit ist dagegen Polyacrylsäure. Bei beiden Zementen kann man feststellen, daß beim Aufzementieren kaum Schmerzen auftreten. Durch wissenschaftliche Untersuchungen konnte auch gezeigt werden, daß die mechanischen Eigenschaften akzeptabel sind und daß die Pulpaverträglichkeit besser ist als bei Phosphatzementen. Es wurden jedoch auch Ergebnisse bekannt, die eine dauerhafte Befestigung in Frage stellen. Unseres Wissens werden z. Z. noch überwiegend Phosphatzemente verwendet. Auch wir bevorzugen im Normalfall Phosphatzement und wenden die obengenannten Zemente nur bei Zähnen an, die durch die Praparation geschädigt wurden, außerdem im jugendlichen Gebiß, in dem die Kronen ohnehin nach absehbarer Zeit erneuert werden müssen.

6.7 Vollgußkrone

Vollgußkronen bestehen bekanntlich aus Metallegierungen und sind deshalb sehr dauerhaft. Sie wirken im sichtbaren Bereich aber störend, so daß sie vorwiegend an Molaren, gelegentlich jedoch auch an Prämolaren und Eckzähnen zur Anwendung kommen. Die Vollgußkrone ist indiziert, wenn ausgedehnte Substanzverluste an Zahnkronen aufgrund kariöser oder traumatischer Zerstörung mit Füllungen nicht mehr sinnvoll ersetzt werden können. Weiterhin wird die Vollgußkrone auch zur Kariesprophylaxe herangezogen. Diese Indikation liegt vor allem im kariesanfälligen Gebiß bei Klammerzähnen für partiellen Zahnersatz vor, da die Zähne durch Einschleifen von Auflageflächen und durch körperliche Umfassung mit gegossenen

Klammerarmen besonders gefährdet sind. Durch das Überkronen von Klammerzähnen lassen sich darüber hinaus günstige Kronenformen zur Abstützung und Retention der partiellen Prothesen schaffen (s. Abschnitt 7.7). Außerdem dient die Vollgußkrone als Anker für Brücken oder Kronenschienen.

6.7.1 Präparation

Das Ziel der Präparation ist ein Stumpf, dessen größte Zirkumferenz in Höhe der Präparationsgrenze liegt. Für die Paßgenauigkeit des Kronenrandes ist eine deutliche Präparationsgrenze wichtig. Diese liegt im kariesanfälligen Gebiß unterhalb des Gingivalsaumes. In solchen Fällen wird häufig die tangential präparierte Grenze (Abb. 6.21 a) bevorzugt, weil sonst sehr viel Zahnhartsubstanz geopfert werden muß. Im kariesresistenten Gebiß darf der Kronenrand in Höhe oder sogar oberhalb des Zahnfleischrandes verlaufen. In diesen Fällen läßt sich dann mit weniger Substanzverlust die Präparationsgrenze in Form einer Auskehlung (Abb. 6.21 b) gestalten (Orton-Krone).

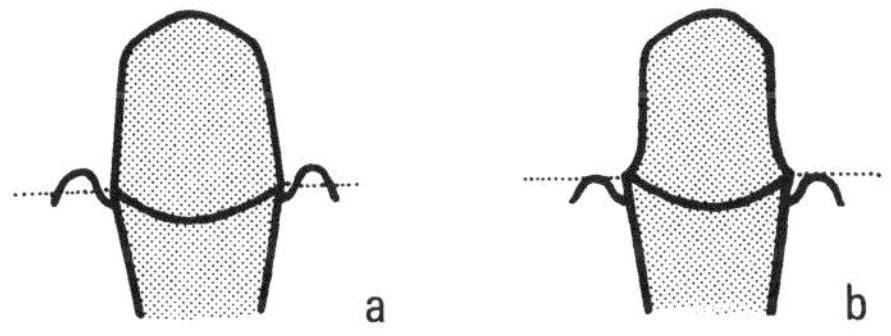

Abb. 6.21: Gestaltung der Präparationsgrenze
a) nach tangentialer Präparation
b) ausgekehlt

Der Halt einer Krone ist im wesentlichen durch die Retentionsform des Zahnstumpfes bedingt, die sich bei annähernd parallelen Stumpfwänden ergibt. Die zum Einsetzen der Kronen verwendeten Zemente besitzen nämlich im abgebundenen Zustand keine wesentliche Klebewirkung und können daher den Halt nicht allein gewährleisten. Eine ausreichende Haftwirkung kommt daher durch Zemente nur bei einer Retentionsform zustande. Es genügt erfahrungsgemäß, daß die Wände des Zahnstumpfes die erforderliche annähernde Parallelität im gingivalen Drittel aufweisen. Darauf ist besonders bei stark zerstörten Zahnkronen zu achten.

Die Präparation eines vitalen Zahnes führt man heute allgemein unter Anästhesie durch. Zur Arbeitserleichterung ist ein systematisches Vorgehen empfehlenswert. Die Präparation läßt sich in vier Abschnitte unterteilen: Abtragen der Kaufläche, Separieren und Beschleifen der Approximalflächen, Beschleifen der vestibularen und oralen Flächen, Abrunden der Kanten mit Glätten des Stumpfes. Über die Reihenfolge der ersten beiden Arbeitsgänge werden verschiedene Auffassungen vertreten. Wir empfehlen mit dem Abtragen der Kauflächen zu beginnen, weil danach das Separieren erleichtert ist.

Von der Okklusalfläche des Zahnes wird soviel Zahnsubstanz abgetragen, daß Platz für eine ca. 1,5 mm starke Kaufläche der Krone entsteht. Das Oberflächenrelief des Stumpfes sollte etwa dem ursprünglichen okklusalen Relief entsprechen. Mit einem Mühlrad läßt sich das nur schwer erreichen. Besser eignet sich dazu ein rautenförmiger Schleifkörper im Winkelstück, der in der Neigung seiner Schleifflächen zueinander dem Höckerfissurenwinkel angepaßt ist (Abb. 6.22).

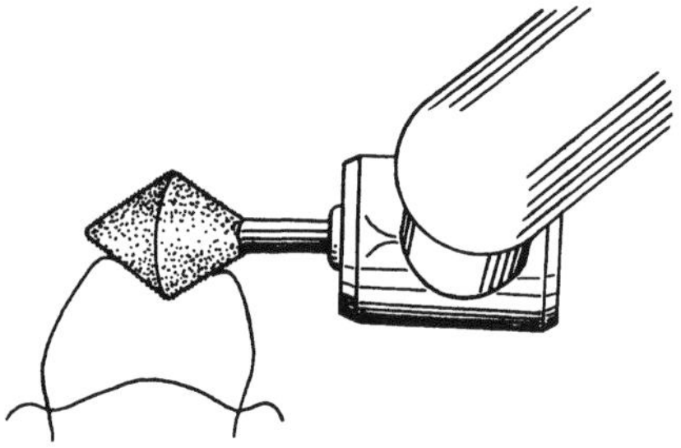

Abb. 6.22: Präparation der Okklusalfläche mit einem rautenförmigen Schleifkörper aus approximaler Sicht

Bevorzugt man für das Abtragen der Kauflächen jedoch eine Turbine, so eignet sich ein kleines Schleifrad mit belegter Stirnseite (z.B. Schleifer Nr. 3 aus dem Präparationssatz nach Kühl). Damit läßt sich zunächst die Fissur ausschleifen; anschließend kann man mit der Stirnseite die einzelnen Höckerfacetten präparieren und so das okklusale Relief des Stumpfes modellieren (Abb. 6.23). Die approximalen Randleisten werden dabei nicht abgetragen, um die Nachbarzähne nicht zu verletzen und z.B. ein sicheres Ansetzen der Separierscheibe zu ermöglichen.

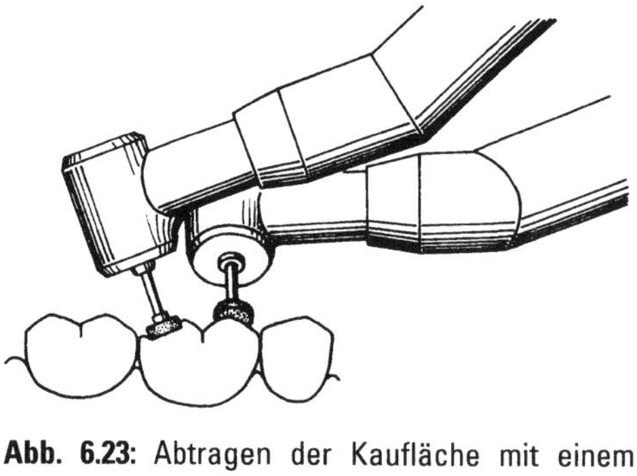

Abb. 6.23: Abtragen der Kaufläche mit einem Schleifrad aus vestibulärer Sicht

Die Überprüfung der Distanz zwischen Stumpf und Antagonisten kann im Molarenbereich Schwierigkeiten bereiten, weil die Sicht zu den oralen Höckern durch die vestibulären Höcker versperrt ist. Zur Kontrolle legt man ein Stück Plattenwachs auf den Stumpf und überprüft es nach Kieferschluß auf seine Dicke.

Zum Separieren wurde früher und auch heute noch gelegentlich eine Trennscheibe benutzt, wobei die Anwendung eines sogenannten Scheibenschutzes zur Vermeidung von Verletzungen an Wange und Zunge unabdingbar ist. Die Präparation mit der Trennscheibe muß bei langsamer Drehzahl erfolgen. Hierdurch ist die Gefahr geringer, daß beim Verklemmen der Scheibe das Hand- oder Winkelstück aus der Hand gerissen wird und es so trotz Scheibenschutzes zu Verletzungen kommt. Außerdem erlaubt die geringe Tourenzahl ein schonendes Präparieren im Bereich der Zahnfleischpapille. Die Trennscheibe ist so anzusetzen, daß nur innerhalb des Zahnes geschliffen wird, indem man den approximalen Kontaktbereich als ganze Scheibe abschneidet (Abb. 6.24). Mit einer planen Scheibe im Handstück ist die entsprechende Haltung in der Regel jedoch nur bei der Präparation der mesioapproximalen Fläche möglich (Abb. 6.24).

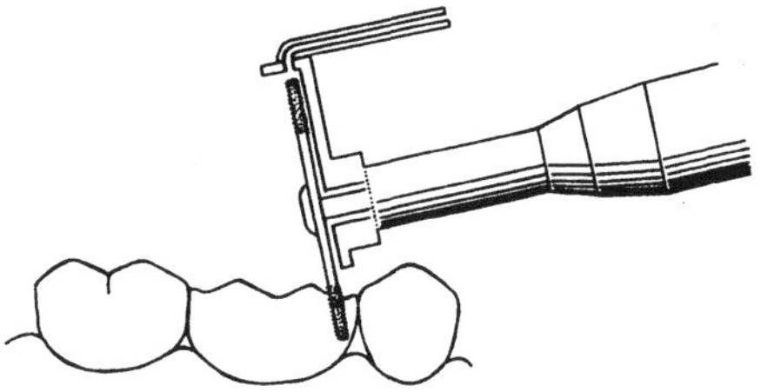

Abb. 6.24: Separieren der mesio-approximalen Fläche mit einer geraden Trennscheibe

Beim Beschleifen der disto-approximalen Fläche ist dazu eine kelchförmige Scheibe geeigneter (Abb. 6.25), weil die Frontzähne die richtige Neigung der planen Scheibe meistens nicht erlauben.

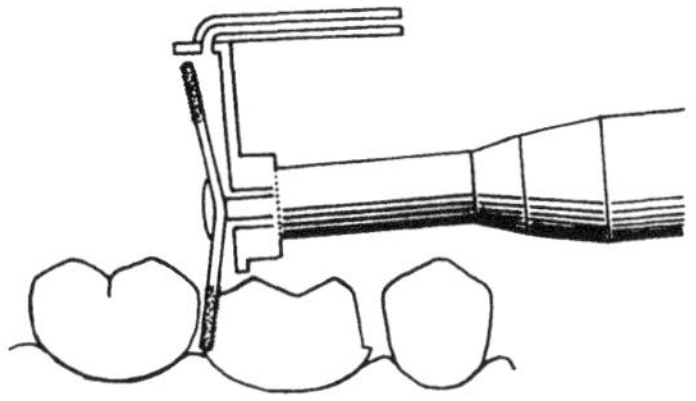

Abb. 6.25: Separieren und Beschleifen der disto-approximalen Fläche mit einer kelchförmigen Trennscheibe

Nach dem Separieren mit der Trennscheibe präpariert man die Approximalflächen mit einseitig belegten Schleifscheiben oder dünnen Diamanten. Dabei ist darauf zu achten, daß eine Retentionsform entsteht (Abb. 6.26).

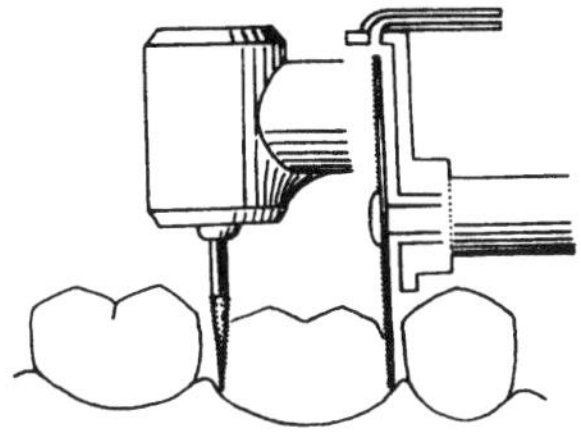

Abb. 6.26: Präparation der Approximalflächen mit einem dünnen Diamanten oder einer einseitig belegten Scheibe

Beim Separieren mit der Trennscheibe besteht die Gefahr einer Verletzung der Nachbarzähne, wenn die Scheibe nicht sicher geführt werden kann. Das trifft besonders bei den distalen Approximalflächen der Molaren zu. Der Approximalkontakt kann dann mit einem interdental eingeschobenen Keil aufgehoben werden. In den entstandenen Spalt läßt sich eine einseitig belegte Stahlcarboscheibe zur Präparation der Approximalfläche einführen. Die flexible Stahlcarboscheibe verformt sich unter entsprechendem Zug und erlaubt dadurch ein Präparieren wie bei der Anwendung von kelchförmigen Scheiben. Da Stahlcarboscheiben sehr dünn sind, ist die Gefahr von Weichteilverletzungen besonders groß. Es muß daher mit niedriger Drehzahl gearbeitet werden.

Die Präparation der Approximalflächen kann auch ausschließlich mit einem dünnen Diamanten in der Turbine erfolgen. Man schleift den Kontaktbereich von der Seite her Stück für Stück weg. Dabei muß streng auf die nur tupfende Arbeitsweise geachtet werden, da sonst der Spray nicht genügend tief in das Schleifgebiet dringen und für Kühlung sorgen kann. Bei diesem Vorgehen sollte der Nachbarzahn mit einem Stahlmatrizenband geschützt werden.

Zur supragingivalen Präparation der vestibularen und oralen Zahnwände verwendet man eine Walze (Abb. 6.27), die zur Schonung der Gingiva an der Stirnseite unbelegt ist. Die Verletzungsgefahr ist für den Gingivalsaum bei einer dicken Walze und mittlerer Drehzahl geringer als bei einer dünnen in der Turbine. Der Schleifkörper muß entsprechend den Formen der vestibulären und oralen Zahnwände geführt werden, damit einerseits die Retentionsform entsteht und andererseits koronal genügend abgetragen wird (Abb. 6.27).

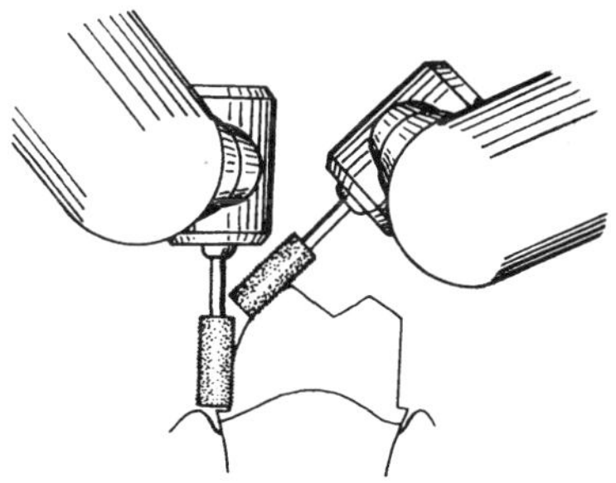

Abb. 6.27: Präparation der vestibulären und oralen Wände

Der supragingivalen Präparation schließt sich die subgingivale an. Hierzu eignet sich ein flammenförmiger Diamant unter Anwendung mittlerer Tourenzahlen.

Um die Spitze des Schleifkörpers in die Zahnfleischfurche hineinführen zu können, muß der Diamant zunächst schräg angesetzt und dann für den Schleifvorgang aufgerichtet werden (Abb. 6.28). Als weiterer Schleifkörper eignet sich für die subgingivale Präparation ein nur stirnseitig belegter, umgekehrter Kegel (Abb. 6.28).

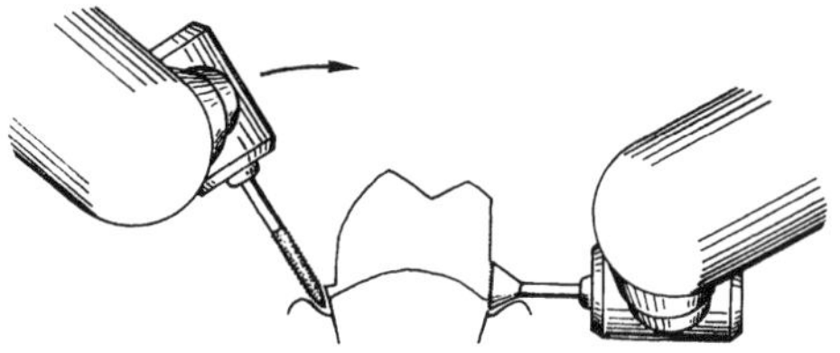

Abb. 6.28: Subgingivale Präparation mit einem flammenförmigen Diamanten oder stirnseitig belegten umgekehrten Kegel

Die Verletzungsgefahr des inneren Saumepithels ist mit diesem Instrument nicht so groß wie mit dem flammenförmigen Schleifkörper.

Die Präparation endet mit dem Beseitigen der Kanten und dem Glätten des Stumpfes. Zunächst rundet man die Übergänge der vestibulären und oralen Flächen zu den Approximalflächen ab. Auch die okklusalen Kanten des Stumpfes müssen gebrochen werden (Abb. 6.29), weil sich sonst Schwierigkeiten beim Anpassen der Krone ergeben können. Diese Schwierigkeiten lassen sich auf jeden Fall vermeiden, wenn man die okklusalen Kanten erst nach der Abformung bricht.

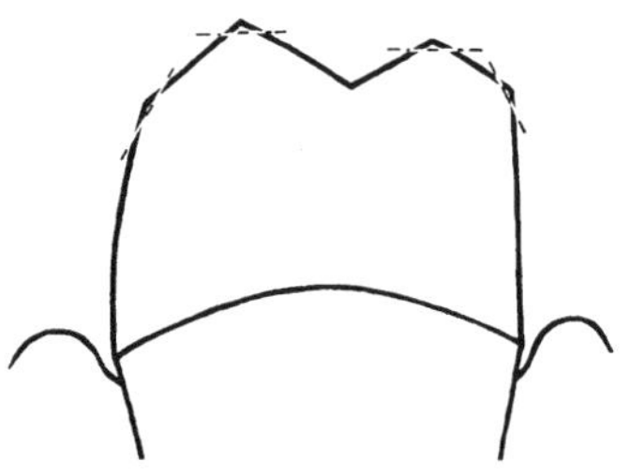

Abb. 6.29: Abzurundende okklusale Kanten des Stumpfes

Durch die Grobkörnigkeit der Schleifkörper und durch die tupfende Arbeitsweise entstehen Rauhigkeiten, welche bei der Abformung des Stumpfes oder bei der Kronenherstellung zu Schwierigkeiten führen können. Daher wird der Stumpf abschließend mit Hilfe von Finierern bei mittlerer Tourenzahl oder feinstkörnigen Diamanten besonders im Bereich der Präparationsgrenze geglättet.

6.7.2 Abformung

Zur Abformung einzelner Stümpfe für die Eingliederung von Vollgußkronen eignen sich nach wie vor der Kupferringabdruck mit elastischer Abformmasse und die anschließende Schlüsselabformung (s. Abschnitt 6.5.1). Bei mehreren Stümpfen jedoch wird heute in der Regel die ringlose Abformung durchgeführt. Das erfolgt besonders dann, wenn außer Vollgußkronen auch noch Gußfüllungen angefertigt und eingesetzt werden sollen.

6.7.3 Festlegen der okklusalen Lagebeziehungen

Kiefermodelle von Zahnreihen mit intakten Stützzonen lassen sich in ihrer richtigen Lagebeziehung ohne Hilfsmittel einander zuordnen. Eine Kieferrelationsbestimmung ist dann nicht notwendig. Ist jedoch trotz vorhandener Stützzonen keine eindeutige Lagebeziehung festzustellen, wie z.B. beim Abrasionsgebiß oder beim offenen Biß, so müssen die okklusalen Lagebeziehungen mit einem Quetschbiß aus Wachs oder selbstpolymerisierendem Kunststoff fixiert werden. Erweichtes Wachs, zähplastisches Autopolymerisat oder eigens dafür entwickelte, relativ hart werdende Siliconmasse wird dazu zwischen die Zahnreihen gebracht und der Unterkiefer in die habituelle Interkuspidation geführt. Nachdem der Quetschbiß erhärtet ist, nimmt man ihn aus der Mundhöhle und setzt ihn zur Kontrolle auf die Kiefermodelle. Vorher müssen alle untersichgehenden Partien am Quetschbiß entfernt werden, da sich sonst das richtige Zusammensetzen der Kiefermodelle nicht überprüfen läßt.

Weiterhin können Übertragungskäppchen verwendet werden, wobei auf deren Okklusalfläche Autopolymerisat aufgetragen wird, in das sich die Gegenbezahnung beim Zahnreihenschluß eindrückt. Die Übertragungskäppchen dienen dann sowohl zur Modellherstellung als auch zur Fixierung der okklusalen Lagebeziehungen beider Kiefer (Abb. 6.30).

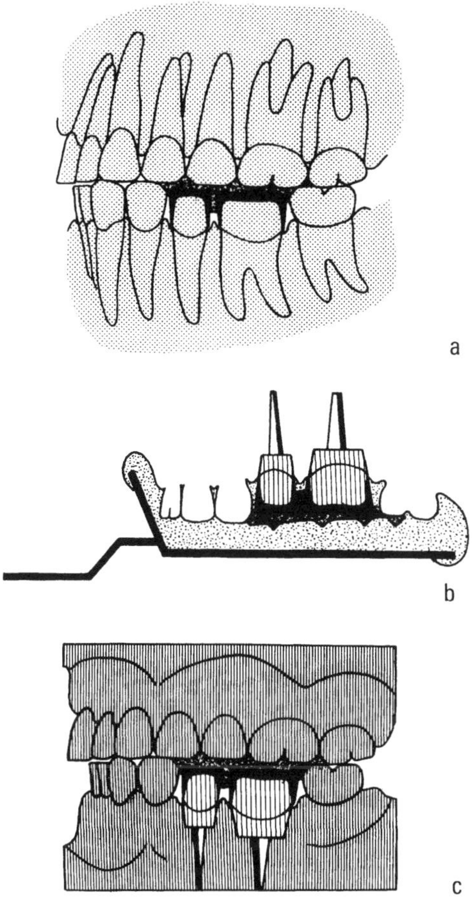

Abb. 6.30: Festlegen okklusaler Lagebeziehungen und Modellherstellung mit Übertragungskäppchen

a) mit Autopolymerisat verbundene und okklusal ergänzte Übertragungskäppchen

b) Schlüsselabdruck mit eingesetztem Stumpfmodell

c) zusammengesetzte Modelle

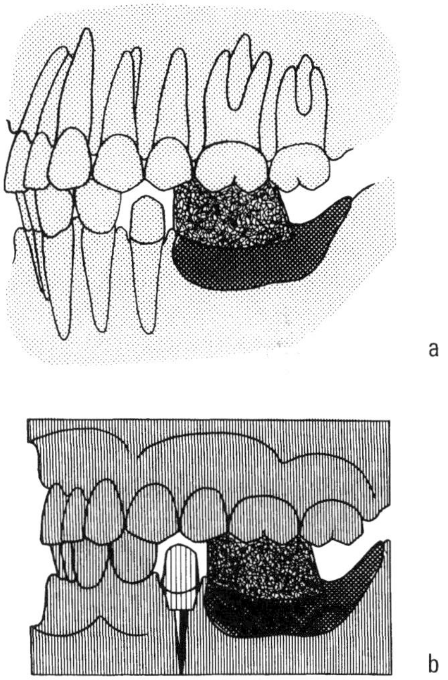

Abb. 6.31: Festlegen okklusaler Lagebeziehunqen bei fehlenden Stützzonen mit Hilfe von Registrierschablonen

a) Registrierung im Munde vor der Präparation

b) Übertragung der Mundsituation auf die Modelle

Im teilbezahnten Kiefer werden bei fehlenden Stützzonen die okklusalen Lagebeziehungen mit Hilfe von Registrierschablonen (Bißschablonen) übertragen (Abb. 6.31). Dabei ist es von großem Vorteil, wenn die Kieferrelation vor der Präparation des Stumpfes festgehalten wird, weil dadurch eine Kondylenverlagerung aufgrund des Abtragens der endständigen Okklusalfläche weitgehend vermieden wird (s. Abschnitt 6.14.9).

6.7.4 Provisorische Stumpfversorgung

Zur provisorischen Stumpfversorgung eignen sich in allen Fällen, in denen keine prophylaktische Bißnahme erforderlich ist, Zinnkäppchen. Sie stehen in den Größen des Ringmaßes zur Verfügung und werden ein bis zwei Nummern kleiner ausgewählt als der Kupferring, damit ihre Ränder dem Stumpf geringfügig oberhalb des Gingivalsaumes eng anliegen. Die Ränder des Zinnkäppchens werden parallel zum Verlauf des Gingivalsaumes so lange gekürzt, bis die Okklusion nicht mehr behindert ist. Anschließend setzt man sie mit provisorischem Verschlußzement auf.

6.7.5 Formgebung der Kronen

Die Formgebung der Kronen erfolgt nach anatomischen und funktionellen Gesichtspunkten. Dabei müssen die Kauflächen so gestaltet werden, daß sie sowohl beim Zahnreihenschluß als auch bei Verschiebungen der Zahnreihen gegeneinander hindernisfrei okkludieren können. Die axialen Kronenwände werden aus karies- und parodontalprophylaktischen Gründen nach anatomischem Vorbild geformt.

Zur Gestaltung der Okklusalflächen trägt man Wachs auf das Stumpfmodell auf und formt es in plastischem Zustand durch Schließen des Artikulators (Abb. 6.32 a). Die Gegenbezahnung bestimmt dann die grobe Form der Okklusalfläche. Je nach okklusalem Gebißzustand entstehen dabei entweder anatomische oder dem Abrasionsgrad entsprechend flachere Kauflächen. Die grob vorgeformten Kauflächen besitzen zunächst breitflächige okklusale Kontakte. Diese müssen durch Abschaben von Wachs auf punktförmige Kontakte reduziert werden (Abb. 6.32 b), weil breitflächige Kontakte einen Anreiz zur dysfunktionellen Beanspruchung des Kau-

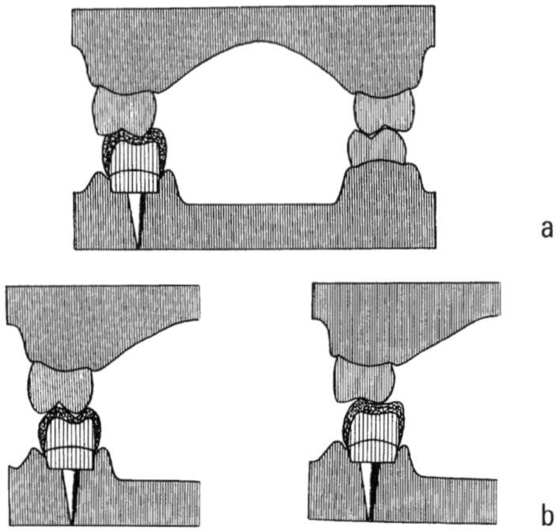

Abb. 6.32: Kauflächengestaltung einer unteren Vollgußkrone je nach Abrasionsgrad der Antagonisten
a) Verformung der Okklusalfläche durch Artikulatorschluß
b) punktförmige Reduzierung der okklusalen Kontakte

organs durch Pressen und Knirschen bilden können.

Eine hindernisfreie Okklusion bei Verschiebungen der Zahnreihen gegeneinander kann bei Verwendung eines Mittelwertartikulators erst nachträglich durch Einschleifen im Munde, bei Verwendung eines halbindividuellen Artikulators dagegen schon weitgehend bei der labortechnischen Herstellung der Kronen erzielt werden. Wegen des mit der gelenkbezüglichen Einorientierung von Modellen in einen Artikulator verbundenen Aufwands wird bei Einzelkronen jedoch überwiegend die labortechnische Herstellung im Mittelwertartikulator bevorzugt.

Bei der Gestaltung der vestibulären und oralen Kronenflächen muß die bei natürlichen Zähnen vorhandene Wölbung nachgeahmt werden, um einen ausreichenden Schutz der Parodontien bei der Nahrungszerkleinerung zu gewährleisten. Dabei wirken die Schrägflächen oberhalb des Zahnäquators als schiefe Ebene, so daß Nahrungsteile nicht direkt auf die marginale Gingiva auftreffen können (Abb. 6.33).

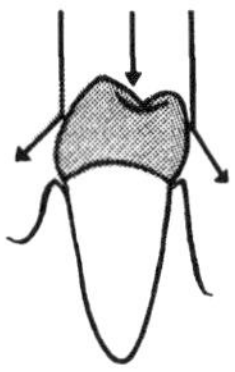

Abb. 6.33: Gewölbte Kronenform zum Schutz des marginalen Parodontiums

Werden diese Zahnwölbungen nicht reproduziert, so kann eine dauernde Traumatisierung des marginalen Parodontiums während der Nahrungsaufnahme die Folge sein (Abb. 6.34 a). Zu starke Wölbungen sind ebenfalls zu vermeiden, weil sonst Retentionsstellen für Zahnbeläge entstehen (Abb. 6.34 b).

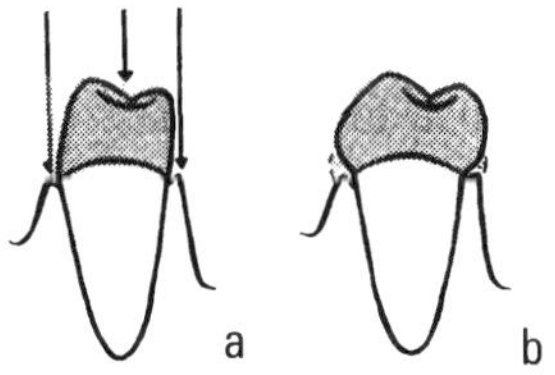

Abb. 6.34: Ungünstige Kronenformen
a) zylindrische Kronenform führt zur Traumatisierung des marginalen Parodontiums
b) zu stark gewölbte Kronenform führt zu Schmutznischen

Die Approximalflächen müssen so gestaltet werden, daß keine Speisepartikel beim Kauen in den Interdentalraum gepreßt werden können. Das läßt sich durch Schaffung von Approximalkontakten in Verbindung mit anatomisch geformten okklusalen Randleisten erreichen.

Neben dieser Schutzfunktion für die Interdentalpapillen hat der approximale Kontakt weiterhin die Aufgabe, die Zähne gegen Kräfte, die längs der Zahnreihe einwirken, untereinander abzustützen. Der approximale Kontakt zu natürlichen Zähnen kann nur an deren prominenteste Stelle verlegt werden. Diese liegt in der Regel im okklusalen Drittel der Approximalfläche. Das ist bei bereits geschwundenen Papillen von Nachteil, weil dadurch habituell unsaubere Zonen entstehen (Abb. 6.35 a). Werden dagegen zwei oder mehrere Kronen nebeneinander eingegliedert, so können solche Zonen durch flächenhafte Gestaltung der approximalen Kontakte bis zur Papille hin vermieden werden (Abb. 6.35 b).

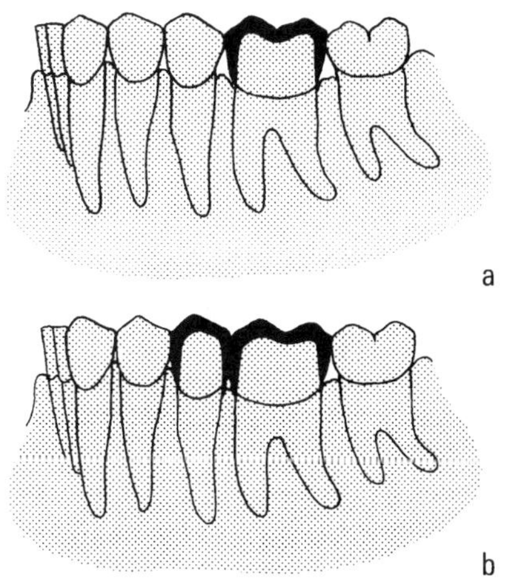

Abb. 6.35: Gestaltung der approximalen Kontakte
a) zu natürlichen Zähnen
b) zu Kronen bei geschwundener Interdentalpapille

Bei der Modellation wird in der Regel das Wachs auf den Stumpf aufgetropft. Dadurch entsteht eine innere Kronenform, die der Stumpfoberfläche exakt anliegt.

Zur Vermeidung eines zu hohen Goldverbrauchs und zur thermischen Isolation der Pulpa durch eine dickere Zementschicht empfiehlt es sich daher, bei Vollgußkronen das Wachsmodell von innen auszuschaben (Abb 6.36). Dabei muß jedoch das marginale Drittel unberührt bleiben. Außerdem beläßt man einen okklusalen Stop, um zu verhindern, daß die Krone beim Aufsetzen zu weit nach apikal geschoben werden kann. Weiterhin sollte eine kleine künstliche Gußperle ausmodelliert werden, mit deren Hilfe man bei der Einprobe der fertigen Krone diese leicht vom Zahnstumpf lösen kann, ohne den Kronenrand zu beschädigen.

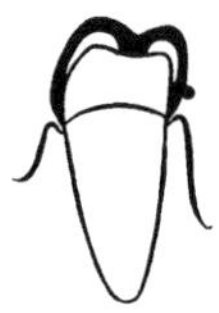

Abb. 6.36: Ausgeschabtes Wachsmodell einer Vollgußkrone mit Gußperle zum besseren Abheben vom Zahnstumpf

6.7.6 Eingliederung von Kronen

Die im Laboratorium fertiggestellten Kronen müssen vor der Eingliederung einprobiert und erforderlichenfalls korrigiert werden. Die Krone darf nur mit geringem Kraftaufwand auf den Zahnstumpf gesetzt werden, weil sonst die Gefahr besteht, daß sie festklemmt und nur unter großen Mühen wieder abgenommen werden kann. Gleitet eine Krone nicht vollständig auf den Stumpf, so ist die Ursache dafür zu suchen und das weitere Vorgehen danach einzurichten. Häufig bilden die approximalen Kontakte das Hindernis beim Aufsetzen der Krone, wenn sie zu ausladend modelliert sind. Dieses läßt sich mit einem dünnen Matrizenband überprüfen. Das Reduzieren der approximalen Kontakte erfolgt vorsichtig unter häufigem Einprobieren. Dabei können sich die störenden Stellen auch als Glanzpunkte auf der durch den Karborundstein aufgerauhten Fläche zeigen. Hat die Krone ihren Sitz nahezu erreicht, so verwendet man anstelle des Steines einen Gummipolierer, damit der Kontakt zu den Nachbarzähnen nicht verloren geht.

Kommen die approximalen Kontakte als Hindernis beim Aufsetzen der Krone nicht oder nicht mehr in Betracht, so erhebt sich die Frage, ob ein Fehler bei der Abformung oder der labortechnischen Herstellung vorgekommen ist. Erreicht der Kronenrand die Präparationsgrenze nicht, so führt man eine Siliconprobe durch (s. Abschnitt 6.3). Häufig sind abgebrochene Kanten des Stumpfmodells die Ursache für die Paßungenauigkeit. Liegt diese Vermutung nahe, so kann man versuchen, den Sitz der Krone durch nochmaliges Brechen der okklusalen Kanten des Zahnstumpfes oder durch Ausschleifen der entsprechenden Ecken in der Krone zu verbessern. Führen diese Maßnahmen nicht zum gewünschten Erfolg, so bleibt noch die Möglichkeit, über einen Kupferringabdruck ein neues Stumpfmodell herzustellen. Auf diesem wird die Präparationsgrenze eingezeichnet und Kontaktfarbe aufgetragen. Anschließend setzt man die Krone wiederholt ohne Kraftaufwand auf das Stumpfmodell und schleift sie an den angefärbten Stellen aus, bis der Kronenrand allseits die Präparationsgrenze erreicht hat. Dann läßt sich beurteilen, ob die Paßgenauigkeit des Kronenrandes die Eingliederung zuläßt oder eine Neuanfertigung erforderlich ist.

Bei der Verlegung des Kronenrandes unterhalb des Gingivalsaums ist der richtige Sitz der Krone nur schwer zu kontrollieren, denn das wichtigste Kriterium dafür ist der Randschluß an der Präparationsgrenze, der sich nur durch Abtasten überprüfen läßt. Hierzu führt man die Sondenspitze vorsichtig in die Zahnfleischfurche ein und zieht sie nach koronal über den Kronenrand. Ein ausreichender Randschluß liegt dann vor, wenn sich dabei ein glatter Übergang feststellen läßt.

Wenn die Krone mit ausreichender Genauigkeit auf den Zahnstumpf paßt, wird die Okklusion durch Anfärben der Kontakte mit dünnem Artikulationspapier oder einer Okklusions-Prüffolie kontrolliert. Bei zu hoher Krone müssen die so markierten Stellen abgeschliffen werden, bis die ursprüngliche habituelle Interkuspidation wieder erreicht ist. Es empfiehlt sich hierzu ein schrittweises Vorgehen, wobei die Ungenauigkeiten zunächst mit einem Steinchen, in der Endphase dann mit einem Gummipolierer beseitigt werden. Zur Kontrolle der Krone auf vorzeitige Kontakte in retrudierter Kontaktposition legt man Artikulationspapier zwischen die Zahnreihen, führt den Unterkiefer bei entspannter Kaumuskulatur in die Scharnierachsenposition und schlägt ihn von dort aus leicht gegen den Oberkiefer.

Für die Beseitigung vorzeitiger Kontakte bei Verschiebungen der Zahnreihen gegeneinander benötigt man Artikulationspapier in zwei verschiedenen Farben. Mit dem einen stellt man die okklusalen Kontakte bei habitueller Interkuspidation dar, mit dem anderen die Kontakte, die bei den Verschiebungen des Unterkiefers auftreten. Dieses Vorgehen ist erforderlich, um ein versehentliches Abschleifen okklusaler Kontakte in habitueller Interkuspidation zu vermeiden.

Nach Durchführung der notwendigen Korrekturen wird die Krone noch einmal poliert und anschließend zum Einzementieren gesäubert und entfettet. Das Einzementieren erfolgt nach den bereits beschriebenen Richtlinien (s. Abschnitt 6.6).

6.7.7 Abnehmen von einzementierten Vollgußkronen

Ist es im Laufe der Zeit zum Freiliegen der Kronenränder mit Kariesbildung oder zum Durchbeißen der Kauflächen gekommen, so ergibt sich die Notwendigkeit zur Neuanfertigung dieser Kronen. Dazu müssen die alten Kronen abgenommen werden.

Die schonendste Methode zum Entfernen von Kronen besteht darin, die bukkale und okklusale Fläche zu durchtrennen, so daß ein schmaler Spalt entsteht. In den bukkalen Spalt führt man ein in der Breite passendes Instrument (z.B. Black-Meißel oder Kralle) ein und drängt die Spaltränder durch Drehen des Instrumentes auseinander. Hierdurch wird die primäre Haftung zwischen Stumpf und Zement oder Zement und Krone aufgehoben. Anschließend setzt man das Instrument okklusal im Spalt zwischen Stumpf und Krone an und hebelt die Krone ab. Auf das Durchtrennen der Okklusalfläche kann auch verzichtet werden. Man bohrt dann vom bukkalen Spalt her einen Tunnel zwischen Stumpf und Okklusalfläche und hebelt die Krone mit einem im Tunnel angesetzten Instrument vom Stumpf. Eine weitere Möglichkeit besteht gelegentlich darin, eine Schraube in die Okklusalfläche einzusetzen, mit der man die Krone vom Stumpf löst (s. Abb. 6.91).

Eine andere Methode zur Entfernung von Kronen besteht in der Anwendung eines sogenannten Hirtenstabes. Diese Möglichkeit ist besonders dann in Betracht zu ziehen, wenn sich eine Krone bei der Einprobe festgeklemmt hat oder ein Fehler beim Einzementieren unterlaufen ist. Der Ansatz des Hirtenstabs ist dann kein Problem, wenn an der Außenfläche der Krone eine Perle dafür mitgegossen wurde (s. Abb. 6.36). Bei alten Kronen mit schlechtem Randschluß setzt man ihn an verschiedene Stellen des Kronenrandes an und versucht, die Krone vom Stumpf zu klopfen (Abb. 6.37).

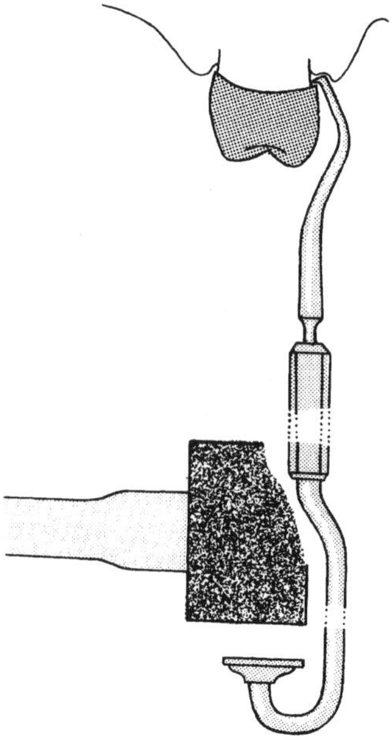

Abb. 6.37: Entfernen einer Krone mit Hilfe des Hirtenstabes

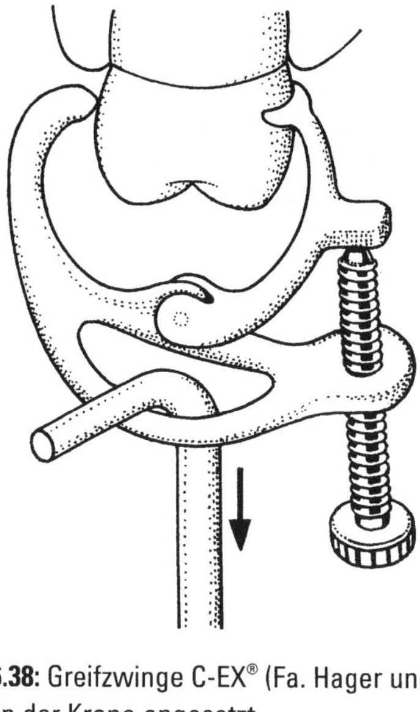

Abb. 6.38: Greifzwinge C-EX® (Fa. Hager und Werken) an der Krone angesetzt

Bei exaktem Randschluß findet der Hirtenstab keinen Ansatz. Dann kann man vestibulär und oral ein Loch in die Kronenwand bohren, in welche der Haken des Hirtenstabes eingreift. Durch abwechselndes Ansetzen des Instrumentes läßt sich häufig die Krone abnehmen, ohne daß der Kronenrand oder das marginale Parodontium verletzt werden. Eine bessere Methode ist die Verwendung der Greifzwinge C-Ex® (Fa. Hager und Werken). Dieses Hilfsmittel wird mit einer Schraube im unterschnittigen Kronenbereich fixiert, so daß der Hirtenstab leicht angesetzt werden kann (Abb. 6.38). Bei der Anwendung des Hirtenstabes muß vorsichtig umgegangen werden, um eine Lockerung des Zahnes zu vermeiden. Deshalb lassen sich die Kronen nicht immer mit dieser Methode abnehmen, so daß dann das Durchtrennen der Kronenwände vorzuziehen ist.

6.8 Ringdeckelkrone

Die Ringdeckelkrone hat heute nur noch historischen Wert. Das Verfahren zu ihrer Anfertigung wurde vor etwas mehr als 100 Jahren von Morrison angegeben. Daher wird diese Krone auch als Morrison-Krone bezeichnet. Sie besteht aus einem Blechring mit aufgelöteter Okklusalfläche. Als Vorteil der Ringdeckelkrone gegenüber der Vollgußkrone wird einmal der geringe Goldverbrauch aufgrund der dünnen Kronenwände und damit verbunden eine gute thermische Isolation der Pulpa durch eine dicke Zementschicht angesehen. Diese günstigen Gegebenheiten lassen sich aber auch bei einer Vollgußkrone durch Ausschaben der Wachsmodellation (s. Abb. 6.36) oder Ausschleifen der gegossenen Krone erzielen. Ein weiterer Vorteil der Ringdeckelkrone besteht darin, daß der Kronenrand aus homogenem, gewalztem Blech das marginale Parodontium weniger reizt als der gegossene. Diesem Vorteil steht jedoch der schwerwiegende Nachteil gegenüber, daß bei der Ringdeckelkrone ein guter Randschluß nur schwer und mit viel Zeitaufwand am Patienten zu erreichen ist.

Mit einem Dentimeter oder einem Ringmaß wurde der Umfang des Zahnstumpfes in Höhe seiner verlaufenden Präparationsgrenze bestimmt. Nach diesem Wert und dem der größten Stumpfhöhe schnitt man ein Rechteck aus einem 0,2 mm dicken Goldblech, glühte dieses weich, bog es zu einem Ring und verlötete diesen. Der Ring wurde nun der Präparationsgrenze des Zahnstumpfs im Mund angepaßt und dann gebuckelt, bis die approximalen Kontaktpunkte hergestellt und die bukkalen wie oralen Flächen der anatomischen Zahnform entsprachen. Die Kaufläche wurde dann entweder direkt oder indirekt modelliert.

Das indirekte Verfahren erfolgte in einem Gipsokkludator. Zu dessen Anfertigung legte man eine kleine Rolle erweichter Kompositionsabformmasse über den Stumpf mit Kronenring sowie die Nachbarzähne und ließ den Patienten zubeißen und Lateralbewegungen durchführen. Dieser Quetschbiß mit Ring wurde dann zunächst von der einen, dann nach Isolation von der anderen Seite mit Gips ausgegossen, so daß aus beiden Teilen zusammen ein Gipsokkludator entsteht. Auf diese Weise konnte die Kaufläche sogar entsprechend den Kaubahnen ausmodelliert, gegossen und auf den Kronenring gelötet werden.

6.9 Jacketkrone

Als Jacketkrone oder Mantelkrone bezeichnet man Vollkronen aus einem zahnfarbenen Material. Dazu eigenen sich Kunststoff, dentalkeramische Massen (sog. Porzellan) oder gegossene glaskeramische Massen. Die beiden erstgenannten Materialien machen es erforderlich, die Präparationsgrenze stufenförmig zu gestalten, weil ein dünn auslaufender Kronenrand nicht genügend formstabil ist und darüber hinaus die Farbgebung erschwert. Unter bestimmten Voraussetzungen muß jedoch von der Stufenpräparation abgesehen werden. Der Kronenrand bei glaskeramischen Massen kann als Auskehlung gestaltet sein.

6.9.1 Indikation

Die Indikation der Jacketkrone ist dann gegeben, wenn bei kariösen Defekten an Frontzähnen mit Füllungsmaterialien keine im Aussehen zufriedenstellende Versorgung möglich ist oder wenn die Kavitäten so groß sind, daß eine Kantenfraktur erfolgt ist oder befürchtet werden muß. Außerdem sind Jacketkronen bei Kronenfrakturen, Schmelzhypoplasien sowie bei Schmelzverfärbungen indiziert. Die Versorgung von atypisch geformten Zähnen (z.B. Zapfenzähnen) sowie die Beseitigung von Stellungsanomalien ist ebenfalls möglich, wenn dabei der Zahn nicht insgesamt verkleinert werden soll (Abb. 6.39). Weiterhin dient die Jacketkrone als Brückenanker bei Vollkeramikbrücken.

Weniger geeignet für die Aufnahme von Jacketkronen sind Zähne, die sehr große Füllungen aufweisen, weil dann der Kronenstumpf für die Belastung zu schwach ist. Bei Zähnen mit zu langer klinischer Krone muß für eine Stufenpräparation

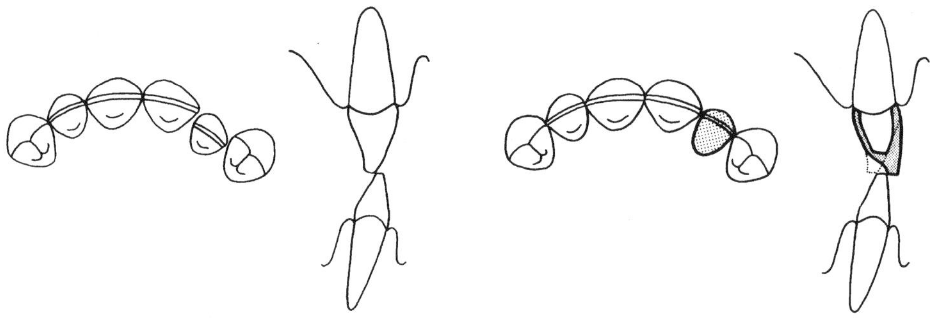

Abb. 6.39: Stellungskorrektur eines seitlichen oberen Schneidezahnes mit Hilfe einer Jacketkrone

meistens zuviel Zahnsubstanz geopfert werden. Ungünstige okklusale Verhältnisse, wie sie beim tiefen Biß gegeben sind, schränken den Anwendungsbereich der Jacketkrone ebenfalls ein, da von den Oralflächen der Zähne nicht genügend abgeschliffen werden kann (Abb. 6.40). In solchen Fällen ist dann eine Verblendkrone indiziert.

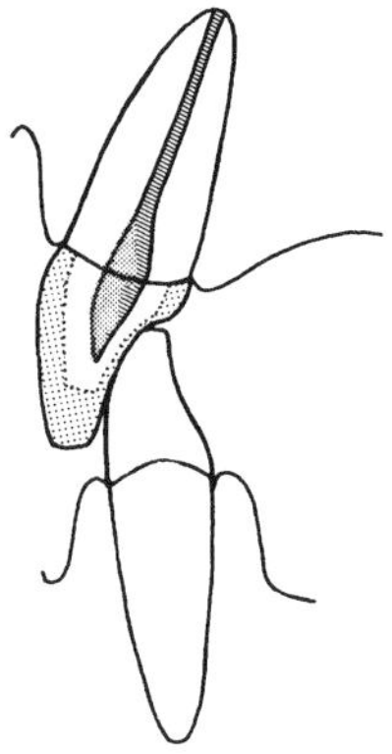

Abb. 6.40: Kontraindikation der Jacketkrone bei tiefem Biß

Als Vorteil von keramischen Jacketkronen wird angesehen, daß das Aussehen der natürlichen Zähne bei allen Beleuchtungsverhältnissen in nahezu idealer Weise nachgeahmt werden kann. Da das Material abriebfest ist, ändert sich das Aussehen auch in der Gebrauchsperiode nicht. Weiterhin weist das Porzellan eine Gewebsfreundlichkeit auf, die von keinem anderen Material erreicht wird. Die geringe Biegefestigkeit macht jedoch eine Stufenpräparation erforderlich. Wegen fehlender Abrasionsfähigkeit ist die Indikation der Porzellanjacketkrone im Abrasionsgebiß eingeschränkt, weil Frakturen oder Zahnwanderungen zu befürchten sind. In solchen Fällen müssen die Stützzonen gegen weitere Abrasion durch Neugestaltung der Kauflächen mit Hilfe von Voll- oder Teilkronen gesichert werden.

Mit Jacketkronen aus Kunststoff läßt sich zunächst ein fast ebenso gutes Aussehen wie mit Porzellanjacketkronen erzielen, jedoch ist die Farbkonstanz unter wechselnden Beleuchtungsverhältnissen weniger gut. In der Gebrauchsperiode können sich außerdem Form und Farbe wesentlich ändern. Die Anwendung chloroform- und alkoholhaltiger Zahnpasten sowie solcher mit zu groben Schleifmitteln führt häufig dazu, daß die Kunststoffjacketkronen bis zur Unansehnlichkeit abgerieben werden. In seltenen Fällen besteht eine Kunststoffunverträglichkeit, so daß Jacketkronen aus diesem Material dann kontraindiziert sind. Aus all den genannten Gründen sind Kunststoffkronen heute nur noch als Langzeitprovisorien oder als Übergangslösung im jugendlichen Gebiß indiziert.

6.9.2 Präparation

Für Stabilität und einwandfreie Farbgebung der Jacketkrone ist eine Wandstärke von mindestens 1 mm erforderlich. Wie die Ausführungen über die Topographie der Pulpa (s. Abschnitt 6.1) zeigen, kann ohne Gefährdung der Pulpa von den Vestibulärflächen aller Zähne 1 mm abgetragen werden, wenn dabei die Schmelzzementgrenze nach apikal nicht überschritten wird. Es erscheint daher zweckmäßig, zunächst diese Präparationstiefe durch Schleifer mit definierter Eindringtiefe, wie sie von Kühl angegeben und von Marxkors später modifiziert wurden, zu markieren (Abb. 6.41).

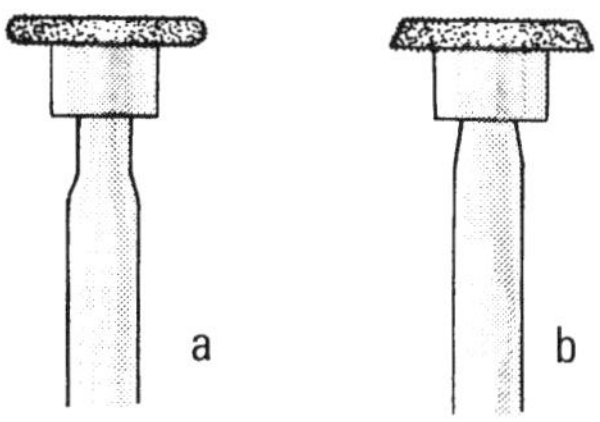

Abb. 6.41: Schleifkörper mit definierter Eindringtiefe
a) nach Kühl
b) nach Marxkors

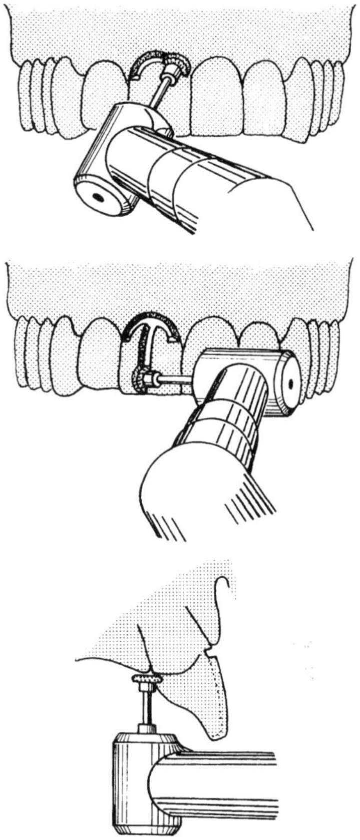

a

b

c

Abb. 6.42: Markieren der gewünschten Präparationstiefe
a) Anlegen der zervikalen Rille
b) Anlegen der axialen Rille
c) Anlegen der oralen Rille

Zu Beginn der Präparation legt man im Bereich der Schmelzzementgrenze vestibular und oral eine zervikale Rille und in der Mitte der vestibulären Kronenfläche eine axiale Rille an (Abb. 6.42). Auch bei freiliegenden Zahnhälsen muß die zervikale Rille im Bereich der Schmelzzementgrenze angelegt werden, da sonst die gewünschte Präparationstiefe überschritten wird. Für die zervikale Rille verwenden wir den Schleifer Nr. 1 und für die axiale Rille den Schleifer Nr. 2 aus dem Präparationssatz nach Kühl (s. Abb. 6.51). Eine Ausnahme bilden untere und grazile obere Schneidezähne, bei denen sowohl für die zervikale als auch für die axiale Rille der Schleifer Nr. 1 gewählt wird.

Nach dem Markieren der Präparationstiefe erfolgt das Kürzen der inzisalen Kante (Abb. 6.43 a). In der Regel kann die Krone um ein Viertel ihrer ursprünglichen Länge gekürzt werden. Bei abradierten Zähnen muß man sich am Röntgenbild darüber informieren, wieviel man abtragen kann, ohne der Pulpa zu nahe zu kommen. Dem Kürzen schließt sich das Separieren an. Dafür eignet sich ein dünner Diamant oder für den Geübten wegen der

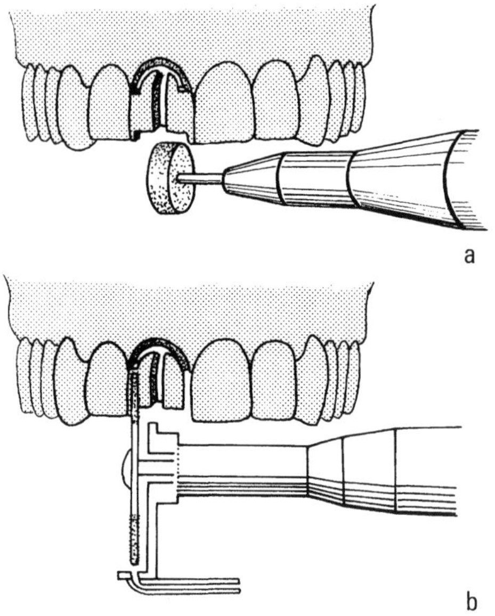

Abb. 6.43: Kürzen und Separieren

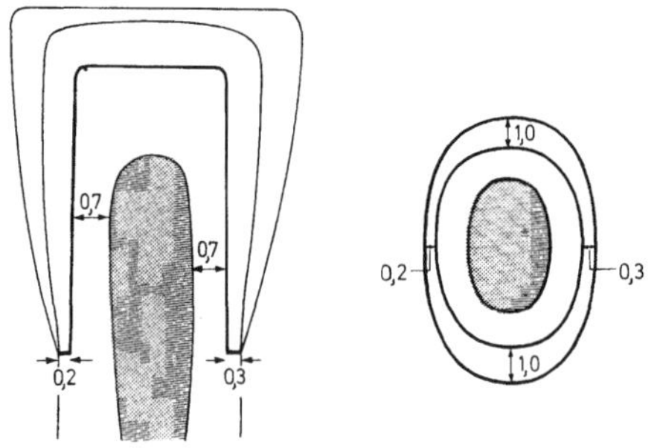

Abb. 6.44: Topographie des unteren mittleren Schneidezahnes bei großer Pulpa im Hinblick auf eine Stufenpräparation. Erläuterungen im Text.

übersichtlichen Verhältnisse auch eine Trennscheibe. Da man diese annähernd parallel zur Zahnachse führt, wird die Stufenbreite bereits durch das Ansetzen der Scheibe bestimmt (Abb. 6.43 b). Man informiert sich deshalb zunächst über die Pulpenausdehnung nach approximal mit Hilfe eines Röntgenbildes und schätzt ab, wo die Trennscheibe angesetzt werden kann. Danach führt man die Scheibe von der inzisalen Ansatzstelle bis auf die Höhe der Interdentalpapille, jedoch nicht über die Schmelzzementgrenze hinaus. In der Regel wird dabei eine approximale Stufenbreite von etwa 1 mm erreicht. Bei den oberen seitlichen und allen unteren Schneidezähnen muß man sich jedoch mit einer approximalen Stufenbreite von nur etwa 0,5 mm begnügen, wenn deren Pulpen in mesiodistaler Richtung sehr ausgedehnt sind. Am unteren mittleren Schneidezahn läßt sich dann keine approximale Stufe mehr anlegen, während vestibulär und oral noch eine Stufe möglich ist (Abb. 6.44).

Nach dem Separieren trägt man vestibulär zuerst eine und danach die andere Kronenhälfte bis auf das Niveau der Markierungsrillen ab (Abb. 6.45 a). Bei der Präparation im gingivalen Stumpfdrittel wird die Walze sowohl vestibulär als auch oral etwa parallel zur Zahnachse geführt (Abb. 6.45 b). Nach inzisal zu neigt man den Schleifkörper vestibulär entsprechend dem Verlauf der Zahnoberfläche, der durch den Rillenboden gegeben ist (Abb. 6.45 c). Die orale Zahnfläche wird mit einem birnen- oder kugelförmigen Diamanten abgetragen (Abb. 6.45 d). Dabei ist Platz für eine mindestens 1 mm starke Kronenwand zu schaffen.

Abb. 6.45: Abtragen der vestibulären und oralen Kronenfläche (Erläuterungen im Text)

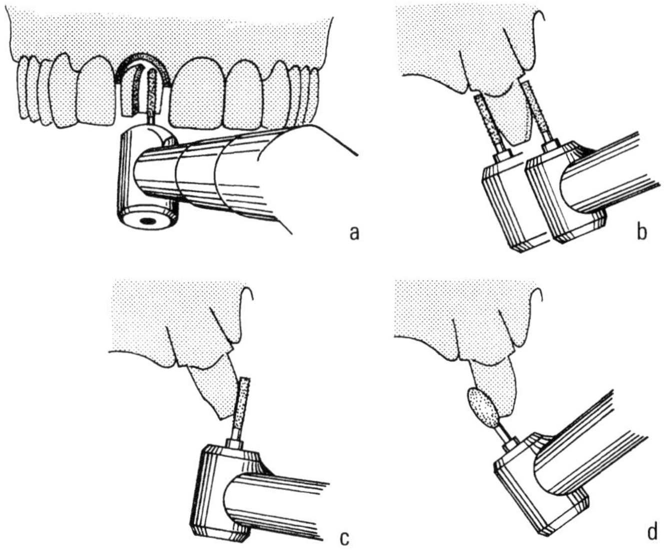

Zum Abschluß der Präparation rundet man die Kanten ab und versenkt die zirkuläre Stufe parallel zur Zahnachse. Die zur Zahnachse parallele Schleifkörperführung beim Versenken der Stufe ist deshalb erforderlich, weil bei Erhaltung der Stufenbreite untersichgehende Stellen entstehen, zu deren Beseitigung zu viel vom Zahnstumpf abgeschliffen werden muß (Abb. 6.46). Bei Beachtung der richtigen Schafthaltung des Versenkschleifers verringert sich die Stufenbreite. Sie wird um so schmaler, je mehr sie nach apikal versenkt werden muß. In ungünstigen Fällen kann deshalb nur eine Verblendkrone eingegliedert werden.

Abb. 6.46: Versenken der zervikalen Stufe
a) richtig
b) falsch

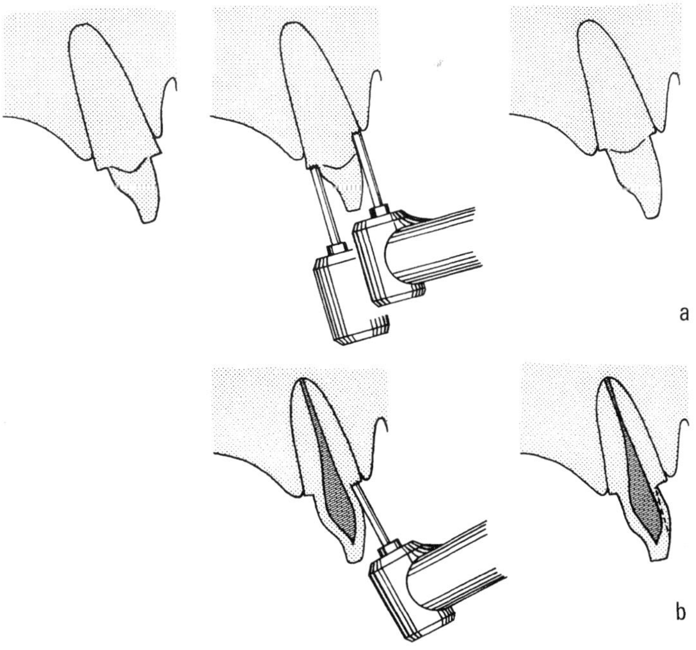

6.9.3 Abformung

Bei der Abformung von Zahnstümpfen, die für Jacketkronen präpariert sind, kommt es besonders darauf an, die Außenkante der zirkulären Stufe exakt zu erfassen. Dazu eignet sich die Ringabformung besonders gut, weil das Abformmaterial mit Hilfe des Ringes sicher über die Präparationsgrenze hinweggebracht werden kann. Die Auswahl und Anpassung des Kupferringes bereitet jedoch größere Schwierigkeiten als bei stufenlosen Präparationen. Es empfiehlt sich daher, den Ring vor dem Versenken der Stufe anzupassen. Im Gegensatz zur Anwendung von Kupferringen läßt sich bei der ringlosen Abformung die Präparationsgrenze nicht mit so großer Sicherheit abformen, weil häufig die Zahnfleischfurche nicht weit genug offen gehalten werden kann.

6.9.4 Provisorische Stumpfversorgung

Die Anfertigung eines Provisoriums kann auf einfache Weise erfolgen, wenn man vor der Präparation einen Alginatabdruck nimmt. Nach beendeter Präparation füllt man im Alginatabdruck den Bereich des zu überkronenden Zahnes mit einem wenig pulpenschädlichen Kunststoff (z.B. Scutan®, Protemp®, Luxatemp®) auf und setzt den Abdruck wieder ein. Das erhärtete Provisorium wird dann von überschüssigem Kunststoff befreit und mit provisorischem Verschlußzement eingesetzt (Abb. 6.47).

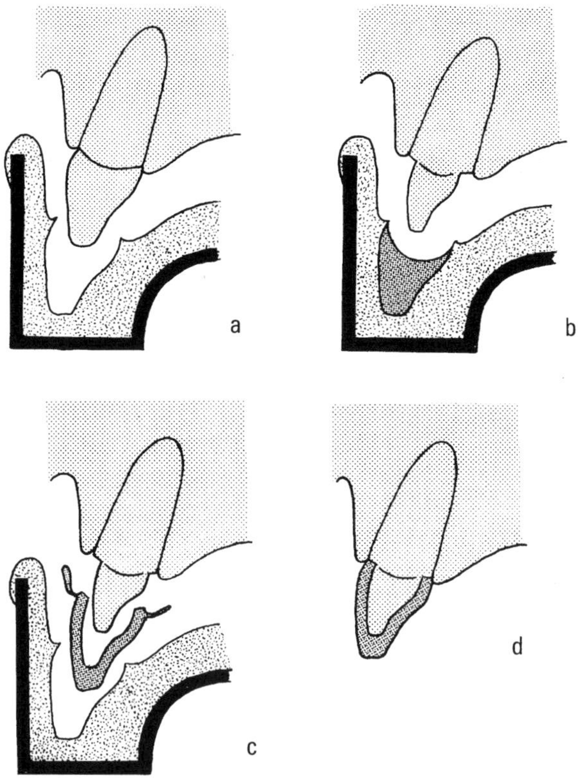

Abb. 6.47: Herstellen eines Provisoriums
a) Alginatabdruck vor der Präparation
b) Wiedereinsetzen des mit Scutan gefüllten Abdrucks nach der Präparation
c) von Stumpf und Abdruck gelöstes Provisorium
d) fertiges Provisorium auf dem Stumpf

Provisorien lassen sich auch unter Zuhilfenahme von vorgefertigten durchsichtigen Kronenhülsen aus Zelluloid anfertigen. Diese werden nach sorgfältigem Zuschneiden der Ränder mit pulpenfreundlichem Kunststoff gefüllt und auf die Zähne gesetzt. Nach Erhärten des Kunststoffes kann die Zelluloidhülse entfernt und Kronenrand sowie Okklusion korrigiert werden. Die Kunststoffkrone wird dann mit provisorischem Zement eingesetzt. Verwendet man zahnfarbene Kronenhülsen, so füllt man diese nach dem Anpassen lediglich mit provisorischem Befestigungszement und setzt sie auf den Stumpf auf.

Eine elegante Methode ist die Herstellung der Provisorien im eigenen Laboratorium. Sie eignet sich besonders bei mehreren Kronen oder einer Brücke im Frontzahnbereich. Dazu nimmt man vor der Präparation einen Alginatabdruck von beiden Kiefern und setzt die Hartgipsmodelle in einen Artikulator. Dort werden die zu versorgenden Zähne zu Stümpfen radiert, die der definitiven Stumpfform gleichen, allerdings etwas größer ausfallen müssen als die natürlichen Stümpfe nach der Präparation. Die im Artikulator angefertigten provisorischen Kronen werden dann im Mund nach Präparation der Zähne mit entsprechendem Kunstoff unterfüttert. Dabei läßt sich gleich die ausgesuchte Farbe beurteilen.

6.9.5 Eingliederung

Vor der Eingliederung probiert man die Jacketkrone ein, um Paßgenauigkeit, Farbe und Form zu überprüfen. Bei Porzellanjacketkronen darf wegen der Bruchgefahr das Einprobieren der Krone nur mit geringem Kraftaufwand erfolgen. Sitzt die Krone richtig auf dem Zahnstumpf, so kann man Farbe und Form beurteilen. Entspricht die Farbe nicht den Erfordernissen, so muß die Krone neu angefertigt werden. Geringfügige Farbabweichungen lassen sich durch die Auswahl des Befestigungszementes korrigieren, dessen Pulver in verschiedenen Farbtönen - weiß, gelb, rosa, grau - zur Verfügung steht. Man kann die Farbwirkung überprüfen, wenn man das Pulver des Phosphatzementes zunächst mit Wasser anrührt und die Krone damit probeweise einsetzt. Diese Mischung läßt sich einfach wieder aus den Kronen auswaschen.

Formkorrekturen lassen sich durch Beschleifen vornehmen. Bei Frontzahnjacketkronen muß sich in habitueller Interkuspidation ein dünner Zellophanstreifen, wie er zum Adaptieren von Frontzahnfüllungen benutzt wird, zwischen Krone und Antagonisten durchziehen lassen. Korrekturen an Porzellanjacketkronen werden mit speziellen Porzellanschleifkörpern durchgeführt. Dabei muß naß geschliffen werden, um ein Springen des Porzellans wegen Überhitzung zu vermeiden. Nach den Korrekturen wird die Krone poliert.

Besteht beim Aufzementieren der Krone die Gefahr, daß sich die marginale Gingiva auf die Stufe legt und dadurch das richtige Aufsetzen der Krone verhindert, öffnet man vorher mit einem Baumwollfaden die Zahnfleischfurche. Dann wird die Krone mit schnellhärtendem Phosphatzement unter leichtem Druck an ihren Platz gebracht.

6.9.6 Entfernen aufzementierter Kronen

Zur Vermeidung von Stumpffrakturen verzichtet man beim Abnehmen aufzementierter Jacketkronen auf die Anwendung des Hirtenstabes. Man schleift deshalb in die vestibuläre Kronenfläche bis auf die Schicht des Befestigungszementes eine axiale Rille, die über die Schneidekante hinweg nach oral geführt wird. In diese Rille setzt man ein in der Breite passendes

Instrument und sprengt die beiden Kronenhälften vom Zahnstumpf ab (Abb. 6.48).

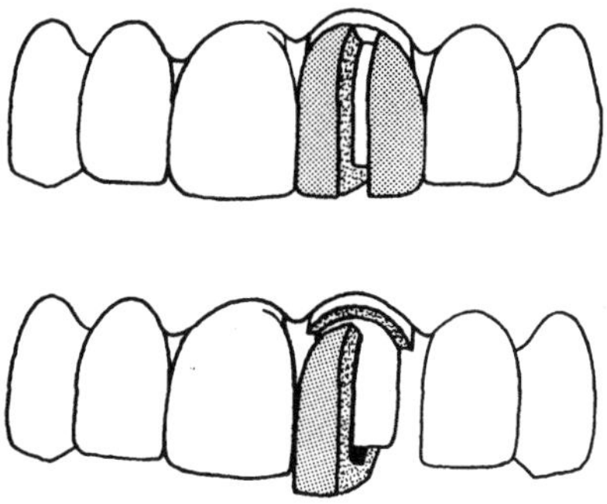

Abb. 6.48: Entfernen einer Jacketkrone nach vestibulärer und oraler Durchtrennung

Wird bei Zähnen, die mit Jacketkronen versorgt sind, eine Wurzelbehandlung notwendig, so läßt sich der Stumpf durch die Krone hindurch trepanieren. Nach abgeschlossener Wurzelbehandlung kann die Trepanationsöffnung in der Krone leicht mit einem zahnfarbenen Füllungsmaterial verschlossen werden. Es besteht aber erhöhte Bruchgefahr. Außerdem erscheint es manchmal ratsam, einen Stiftzahn anzufertigen, weil durch die Wurzelbehandlung auch der Stumpf geschwächt wird und deshalb seine Fraktur befürchtet werden muß.

6.10 Fingerhutkrone

Die Fingerhutkrone dient ausschließlich als Brückenanker. Bei ihr wird das gute Aussehen von Porzellanjacketkronen mit der Stabilität von Metallkronen kombiniert. Sie besteht aus einem Hütchen (Fingerhut), aus einer harten Edelmetallegierung und einer daraufpassenden Jacketkrone. Da sich bei Fingerhutkronen defekte Jacketkronen problemlos erneuern lassen, kann dies als erheblicher Vorteil gegenüber der metallkeramischen Verblendkrone angesehen werden.

Für Fingerhutkronen müssen die Zähne im Prinzip wie für Jacketkronen beschliffen werden. Es ist jedoch hierbei das Abtragen einer ca. 1,5 mm starken Schicht erforderlich, um Platz für den Fingerhut und die Jacketkrone zu schaffen. Das läßt sich ohne das Risiko einer Pulpenschädigung nicht an allen Zähnen erreichen (s. Abschnitt 6.1).

Die Gestaltung der Fingerhutkrone ist aus Abb. 6.49 ersichtlich. Die Abb. 6.49 a zeigt den präparierten Stumpf, die Abb. 6.49 b den auf den Stumpf aufgesetzten Fingerhut. Die Stufe am Fingerhut ist approximal dreieckförmig hochgezogen, um das Verlöten mit benachbarten Brückenankern oder -gliedern zu ermöglichen. Aus Abb. 6.49 c ist ersichtlich, daß bei aufgesetzter Jacketkrone der dreieckförmige Metallkern freibleibt.

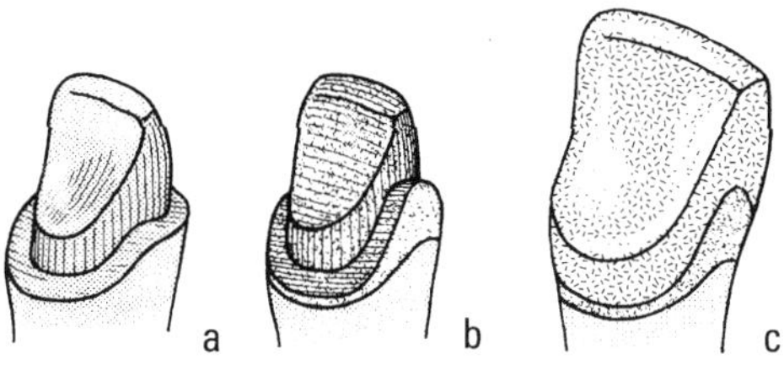

Abb. 6.49: Die Fingerhutkrone
a) präparierter Stumpf
b) Fingerhut aus Metall
c) Jacketkrone auf dem Fingerhut

6.11 Verblendkrone

6.11.1 Indikation

Die Verblendkrone besteht aus einem Metallgerüst, das den Stumpf vollständig umfaßt. Im sichtbaren Bereich besitzt sie eine zahnfarbene Verblendung. Sie ist wegen des Metallgerüstes besonders als Anker für Brücken und Kronenschienen im sichtbaren Bereich geeignet. Der Jacketkrone gegenüber bietet sie als Einzelkrone dann Vorteile, wenn stark zerstörte Zähne überkront werden müssen, die durch eine zirkuläre Stufenpräparation zu sehr geschwächt würden. Außerdem ist die Verblendkrone bei Zähnen indiziert, die aufgrund von freiliegenden Wurzelpartien eine so lange klinische Krone aufweisen, daß das Präparieren einer ausreichend breiten Stufe nicht möglich ist (Abb. 6.50). Eine weitere Indikation als Einzelkrone besteht unter ungünstigen Verhältnissen bei schaufelförmigen Schneidezähnen, weil dann oral nicht genügend Platz für eine Jacketkrone geschaffen werden kann (s. Abb. 6.40).

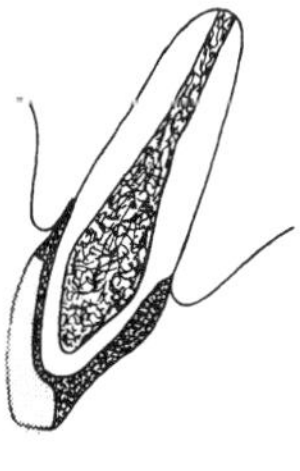

Abb. 6.50: Gestaltung der Verblendkrone bei langer klinischer Krone ohne Stufenpräparation

Das Metallgerüst der Verblendkronen wird in der Regel entsprechend der Wachsmodellation gegossen. Daneben können vorwiegend für Einzelkronen die Gerüste auch galvanisch oder durch die Ceraplatintechnik hergestellt werden. Bei der galvanischen Herstellung wird ein Stumpfduplikat mit Hilfe eines Silberlackauftrages leitfähig gemacht, so daß sich in einer Galvanisieranlage ein etwa 0,2 mm starkes Feingoldkäppchen entwickelt. Dieses wird nach Herauslösen des Stumpfduplikates auf den Originalstumpf aufgepaßt und keramisch verblendet. Seine Härte und damit Widerstand gegen Verformung bezieht das Feingoldkäppchen aus dem gestörten Kristallgitteraufbau mit kleiner Korngröße, der sich aus der großen Abscheidungsgeschwindigkeit ergibt.

Bei der Ceraplatintechnik wird das Metallgerüst aus Feingoldfolien mit einer Stärke von 0,04 mm, ähnlich der Platinfolie bei Jacketkronen, nach einem bestimmten Verfahren auf den Stumpf aufgefaltet und angepaßt. Dann erfolgt über dem Bunsenbrenner das Verschmelzen der Folienkappe zu einem kompakten Kronenkäppchen, das nach Feinbearbeitung und Aufbrand eines Haftmittels für die Keramik zu einer Krone verblendet wird. Dieses Verfahren wurde von K. Körber auch für kleine Brücken in ein geschlossenes Behandlungskonzept eingeordnet.

Verblendkronen lassen sich mit keramischen Massen oder Kunststoffen verblenden. Kunststoffverblendungen werden heute kaum noch verwendet. Ihre Farbwirkung bleibt bei wechselnder Beleuchtung nicht konstant. Außerdem nutzen sich Kunststoffverblendungen im Laufe der Zeit ab und werden dadurch unansehnlich. Das trifft in besonderem Maße auf untere Frontzähne mit natürlichen Antagonisten zu, bei denen die Abnutzung in kurzer Zeit so weit voranschreiten kann, daß das darunterliegende Metall sichtbar wird. Solche Nachteile lassen sich mit metallkeramischen Verblendkronen vermeiden. Metallkeramische Arbeiten erfordern allerdings spezielle Kenntnisse und Erfahrungen besonders bei der Stumpfpräparation und Formgebung des Metallgerüstes (EICHNER, VOSS). Bei Fraktur der keramischen Verblendung ist jedoch eine einwandfreie Reparatur im Mund auch heute noch nicht durchführbar.

6.11.2 Präparation

Bei Verblendkronen läßt sich eine befriedigende Farbangleichung an die natürlichen Zähne nur mit mindestens 1,5 mm starken vestibularen Kronenwänden erreichen. Im Zahnhalsbereich genügen dafür wegen der dunkleren Einfärbung häufig auch 1,2 mm. Aus der Abb. 6.51 ist ersichtlich, wie tief vestibulär an Frontzähnen und Prämolaren ohne Risiko für die Pulpa präpariert werden kann. Bei oberen Schneidezähnen richtet sich die mögliche Präparationstiefe nach dem vestibulo-oralen Durchmesser (Zahndicke). Bei geringer Zahndicke, die mit ausgeprägter Schaufelform der Kronen einhergeht, muß man sich mit nur 1 mm Präparationstiefe begnügen. Bei Eckzähnen und Prämolaren ist im Bereich der Schmelzzementgrenze nur eine geringere Präparationstiefe möglich als im Schmelzbereich. Aus der Abb. 6.51 ergibt sich weiterhin, daß der für die Verblendkronen benötigte Platz nicht immer durch die Präparation gewonnen werden kann. In diesen Fällen muß die Verblendkrone vestibulär voluminöser als die ursprüngliche Krone gestaltet werden.

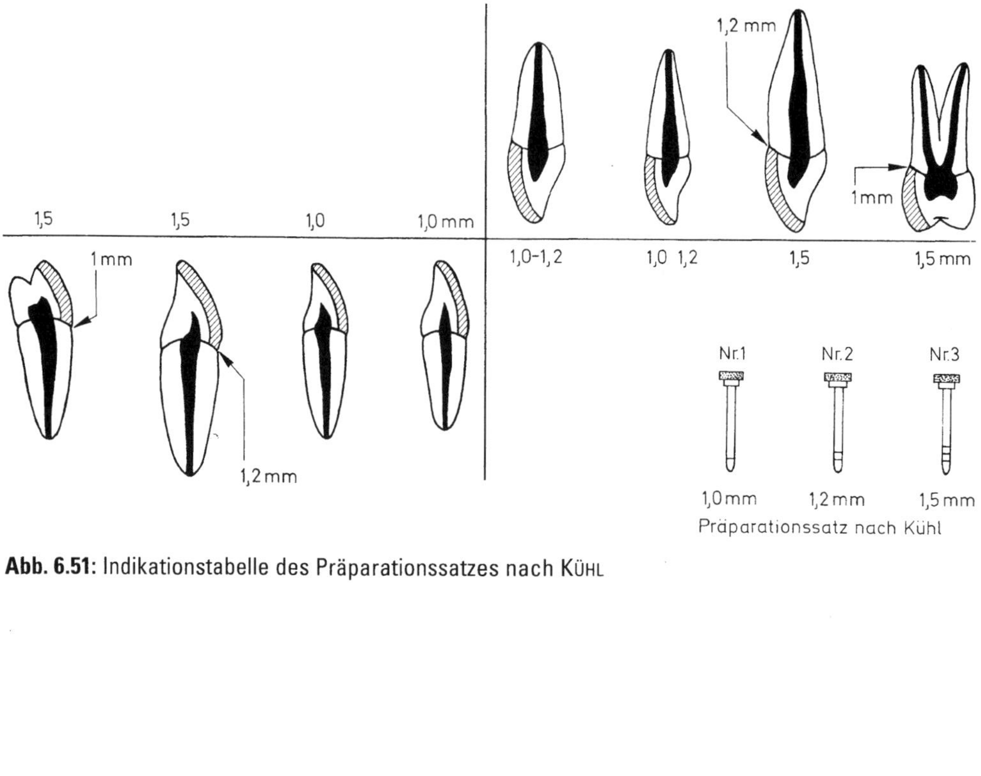

Abb. 6.51: Indikationstabelle des Präparationssatzes nach KÜHL

Zur Markierung der Präparationstiefe verwenden wir die Schleifkörper aus dem Präparationssatz nach KÜHL deren Eindringtiefen so bemessen sind, daß erst nach dem Glätten der Stümpfe die Präparationstiefen von 1,0 mm, 1,2 mm und 1,5 mm erreicht werden. Bei Eckzähnen und Prämolaren ist für das Anlegen der zervikalen Rille ein kleinerer Schleifer erforderlich als für die axiale Rille. Die tiefere axiale Rille darf dann die flachere zervikale nicht ganz erreichen (Abb. 6.52).

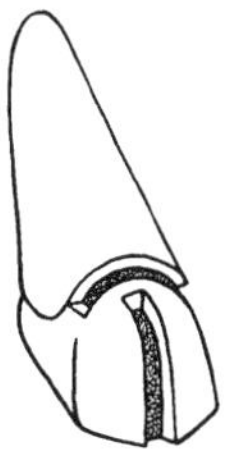

Abb. 6.52: Bei Eckzähnen und Prämolaren darf die tiefere axiale Rille die zervikale nicht ganz erreichen

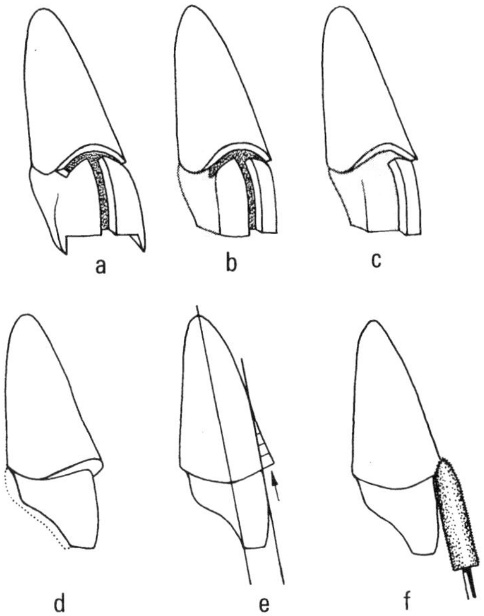

Abb. 6.53: Präparation der Verblendkrone
a) Markierung der vestibulären Präparationstiefe und Kürzen der Krone
b) Separieren
c) Abtragen einer vestibulären Kronenhälfte
d) abzutragende Schichtdicke der oralen Kronenfläche
e) Versenkrichtung der vestibulären Stufe
f) Anlegen einer Hohlkehle

Nach Anlegen der zervikalen und axialen Rillen kürzt man den Zahn im erforderlichen Ausmaß (Abb. 6.53). Anschließend wird mit einem dünnen Diamanten in der Turbine oder mit einer Scheibe separiert. Beim Separieren mit der Turbine müssen die Nachbarzähne durch Stahlbänder vor Verletzungen geschützt werden. Es erfolgt dann das Abtragen der vestibulären Kronenfläche bis auf den Grund der Markierungsrillen. Die orale Kronenhälfte wird stufenlos wie zur Aufnahme einer Vollgußkrone beschliffen.

Nach Abrunden der Kanten versenkt man die Stufe mit Hilfe eines Versenkbohrers oder kopfbelegten Diamanten entsprechend der jeweiligen parodontalen Situation 1-2 mm unter das Niveau des Zahnfleischsaumes. Weil der Schleifkörper dabei parallel zur Zahnachse geführt werden muß, verschmälert sich die Stufe um so mehr, je weiter man in den Wurzelbereich vordringt, weil der Wurzelquerschnitt nach apikal zu immer kleiner wird (Abb. 6.53 e). Dabei kann die Stufe vollständig verschwinden. Sie muß dann im Metallgerüst der Krone aufgebaut werden, um dort eine Verblendschicht in ausreichender Stärke anbringen zu können (s. Abb. 6.50).

Wenn statt einer Stufe eine Hohlkehle als Präparationsgrenze gewünscht wird, so verwendet man für die subgingivale Präparation anstelle eines kopfbelegten Versenkdiamanten einen solchen mit kegelförmiger oder konischer Spitze (Abb. 6.53 f).

6.11.3 Abformung

Die Ringabformung bietet, wie bereits bei der Jacketkrone erläutert, eine große Sicherheit in der exakten Wiedergabe der Stufenkante. Bei der ringlosen Abformung kann man das Einfließen der Abformmasse in die Zahnfleischfurche durch Brechen der Stufenkante erleichtern (HOFMANN). Die gebrochene Kante muß dann in Metall ersetzt werden (Abb. 6.54).

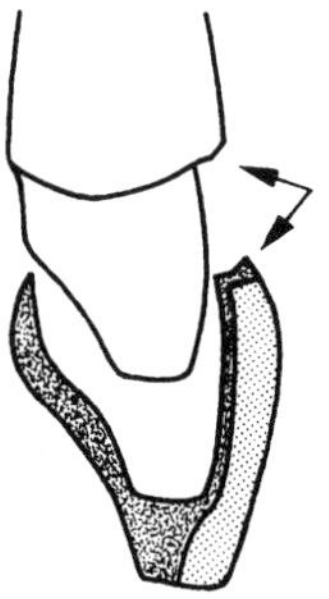

Abb. 6.54: Gebrochene Stufenkante zur Erleichterung der ringlosen Abformung

6.11.4 Provisorische Stumpfversorgung

Die verschiedenen Möglichkeiten zur Anfertigung von Kunststoffprovisorien wurden am Beispiel der Jacketkrone beschrieben. Bei Anfertigung des Provisoriums im Munde des Patienten unter Verwendung eines Alginatabdrucks besteht im Falle der Verblendkrone die Gefahr, daß die provisorische Krone oral zu dünn wird. Es ist daher empfehlenswert, das Provisorium dort zunächst dicker zu gestalten, indem man den Alginatabdruck vor Anfertigung des Provisoriums an entsprechender Stelle ausschabt (z.B. mit einer Linolfeder). Bei diesem Vorgehen ist bei Oberkieferzähnen anschließend ein Einschleifen der Okklusion erforderlich. Im Seitenzahnbereich können auch Zinnkäppchen anstelle von Kunststoffprovisorien verwendet werden.

6.11.5 Reparatur

Reparaturen werden bei Verblendkronen erforderlich, wenn die Verblendschicht abgeplatzt oder im Laufe der Zeit abgenutzt ist. Kunststoffverblendungen können im Munde mit Autopolymerisat repariert werden. Es besteht auch die Möglichkeit, nach einer Abformung der von der alten Verblendschicht befreiten Verblendkrone im Laboratorium eine neue Kunststoffschale herstellen zu lassen. Diese wird dann mit Autopolymerisat eingesetzt. Wenn eine Verblendung wegen mangelhafter Retention am Metallgerüst abgeplatzt ist, schlitzt man mit Hilfe eines Radbohrers oder umgekehrten Kegels das vestibuläre Metallgerüst an mehreren Stellen so auf, daß kleine Laschen aufgebogen werden können (Abb. 6.55). Außerdem versucht man, approximal weitere Unterschnitte anzubringen.

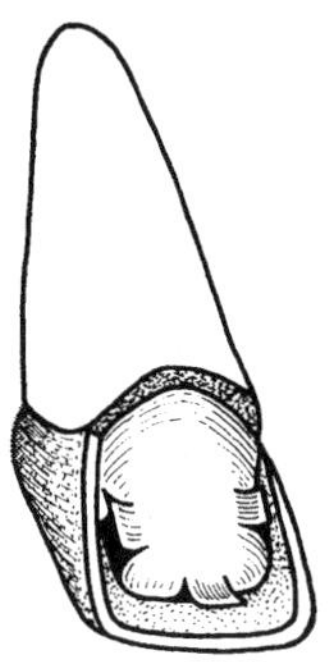

Abb. 6.55: Aufgebogene Metall-Laschen bei fehlenden Kunststoffretentionen

Kronen, die mit keramischen Massen verblendet sind, lassen sich im Munde ebenfalls nur unter Anwendung von Kunststoffen reparieren. Hierzu empfiehlt es sich, in der noch verbleibenden Keramikschicht Unterschnitte für das Reparaturmaterial zu schaffen. Ein befriedigendes Ergebnis ist auf diese Art jedoch nur selten zu erzielen.

6.12 Stiftkrone

Stiftverankerte Kronen werden entweder in einem Stück oder in getrennter Form als Stiftaufbau und Krone angefertigt (Abb. 6.56). Der Halt der Stiftkronen erfolgt entweder durch den Stift in der Zahnwurzel allein oder zusätzlich durch eine ring- oder halbringförmige Umfassung des Wurzelstumpfes. Die Anwendung der getrennten Form hat sich heute weitaus überwiegend durchgesetzt. Beide Arten lassen sich individuell oder mit Hilfe konfektionierter Systeme herstellen.

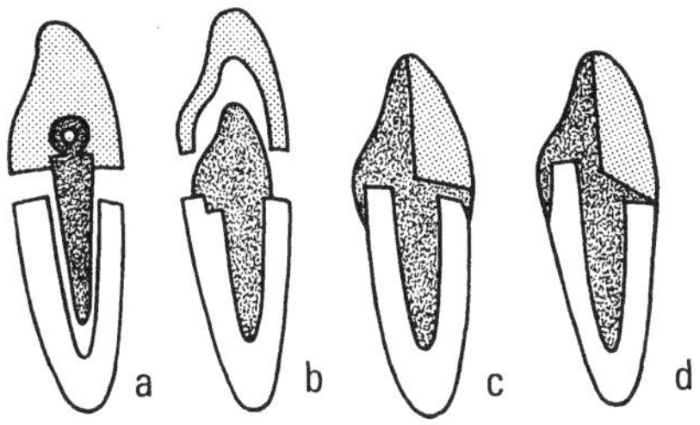

Abb. 6.56: Stiftkronenarten
a) konfektionierte Stiftkrone
b) Stiftaufbau mit Jacketkrone
c) Ringstiftkrone
d) Stiftkrone mit halbringförmiger Wurzelstumpfumfassung

Konfektionierte Stiftkronen (Abb. 6.57) als definitiver Ersatz haben heute lediglich noch historisches Interesse. Als einfachste ist die Logan-Krone zu nennen (Abb. 6.57 a). Sie bestand aus dentalkeramischer Masse mit eingebranntem Wurzelstift. Zu ihrer Eingliederung mußten Wurzelkanal, Stumpfoberfläche und Kronenunterfläche so präpariert werden, daß die Krone möglichst ohne Spalt auf dem Wurzelstumpf aufsaß. Ein ebenso schwieriges Unterfangen war bei solchen konfektionierten Kronen notwendig, bei denen Wurzelstift und Krone voneinander getrennt waren (Abb. 6.57 b). Die bekannteste Art war die Daviskrone (Düwelkrone). Ein besserer Randschluß und sicherer Sitz wurde mit einem gegossenen Käppchen zwischen Wurzelstumpf und Krone erreicht (Abb. 6.57 c).

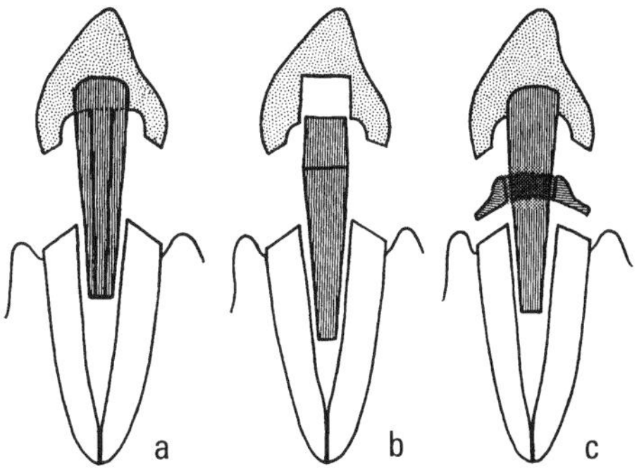

Abb. 6.57: Konfektionierte Stiftkronen
a) Krone mit Stift fest verbunden (Logan-Krone)
b) Krone und Stift getrennt (Düwel-Krone)
c) gegossenes Käppchen zwischen konfektionierter Krone und Wurzeloberfläche

6.12.1 Indikation

Bei fortgeschrittener Zerstörung der Krone können devitale Zähne meistens nur mit Stiftkronen versorgt werden. Das gilt besonders für devitale Frontzähne, weil sie sich verfärben und ihr zur Aufnahme einer Jacketkrone präparierter Stumpf nicht genügend Stabilität aufweisen würde. Mit Stiftkronen lassen sich außerdem Form- und Stellungskorrekturen durchführen, die mit Jacketkronen an vitalen Zähnen nicht möglich sind (Abb. 6.58).

Voraussetzung für die Eingliederung von Stiftkronen ist eine einwandfrei versorgte Zahnwurzel. Weiterhin ist zu prüfen, ob die Entfernung devitaler Zähne wegen Verdachts auf Herderkrankungen notwendig werden könnte und ob daher die Extraktion des devitalen Zahnes mit anschließen-

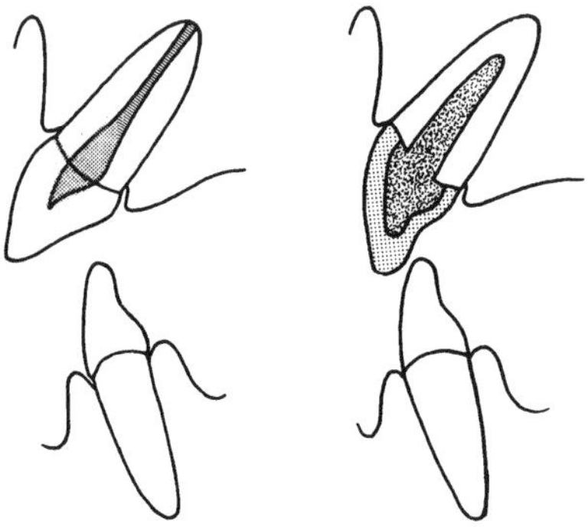

Abb. 6.58: Stellungskorrektur einer Schneidezahnkrone, die nur mit einer Stiftkrone möglich ist

der Eingliederung einer Brücke nicht günstiger erscheint.

Nach dem Zerstörungsgrad der Wurzel entscheidet sich die Frage, ob eine reine Stiftverankerung genügt oder eine zusätzliche Umfassung des Wurzelstumpfes notwendig ist. Bei geringem Zerstörungsgrad einer stabilen Wurzel mit ausreichend langem Wurzelkanal empfiehlt sich die reine Stiftverankerung. Ihr Vorteil gegenüber der Ringstiftkrone besteht darin, daß Metallanteile nicht sichtbar werden. Gestaltet man die Stiftkrone als Stiftaufbau mit Jacketkrone, so ergibt sich als weiterer Vorteil, daß bei freiliegenden Kronenrändern eine neue Jacketkrone angefertigt werden kann, ohne daß der Stift aus der Wurzel entfernt werden muß. Erscheint eine stark zerstörte Wurzel mit weit ausgeschachtetem Wurzelkanal nicht stabil genug für die reine Stiftverankerung, so ist eine Ringstiftkrone indiziert. Die ringförmige Umfassung des Wurzelstumpfes muß auch dann erfolgen, wenn der Wurzelkanal nicht tief genug ausgeschachtet werden kann, so daß der Stift allein nicht genügend Retention bietet. Ein Nachteil der vollständigen ringförmigen Umfassung besteht darin, daß nach Zurückweichen der Gingiva Metall sichtbar wird. Dieser Nachteil läßt sich vermeiden, wenn man nur die orale Hälfte des Wurzelstumpfes halbringförmig umfaßt.

6.12.2 Präparation

Bei der Präparation für Kronen mit reiner Stiftverankerung, insbesondere individuell gegossene Stiftaufbauten mit Jacketkronen, trägt man die Reste der Zahnkrone bis auf die Höhe des Gingivalsaumes ab. Anschließend wird der Stumpf mit einem umgekehrten, stirnseitig belegten Kegel weiter gekürzt, bis die vestibuläre Stumpfhälfte etwa 1 mm unterhalb des Zahnfleischsaumes liegt. Dabei ergibt sich eine dachförmige Stumpfoberfläche (Abb. 6.59 a).

Abb. 6.59: Präparation für die reine Stiftverankerung einer Krone
a) dachförmiges Abtragen der Oberfläche des Wurzelstumpfes bis unter das Niveau der Gingiva
b) Präparation des Wurzelkanals
c) Präparation eines Retentionskästchens

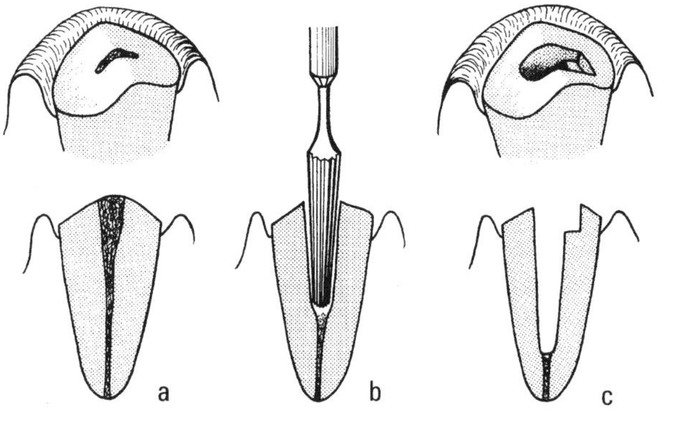

Nach dieser vorläufigen Gestaltung der Stumpfoberfläche erfolgt die Ausschachtung des Wurzelkanals. Hierbei empfiehlt es sich, den Kanal mit Handinstrumenten unter Zuhilfenahme eines Röntgenbildes in der notwendigen Länge aufzubereiten und dann die Präparation mit einem Wurzelkanalbohrer zu vollenden (Abb. 6.59 b). Der Durchmesser des Wurzelkanalbohrers ist so zu wählen, daß die Wurzel nicht zu sehr geschwächt wird. Dabei muß die runde bzw. ovale Grundform des Wurzelkanalquerschnitts erhalten bleiben. Für die Retention der Krone sind Länge und Wandgestaltung des Kanals ausschlaggebend. Der Wurzelkanal darf sich daher nur wenig nach apikal verjüngen. Die Länge des Kanals und damit die Stiftlänge soll mindestens die Länge der späteren Krone erreichen. Je länger man den Stift gestaltet, desto besser ist der Halt der Krone; jedoch sollte man die Grenze von etwa zwei Dritteln der Wurzellänge nicht überschreiten, um bei der Präparation nicht Gefahr einer Via falsa zu laufen, zu nahe an das Foramen apicale zu gelangen und eventuell Ramifikationen des Kanals zu eröffnen. Zur Kontrolle dient das Röntgenbild.

Nach der Ausschachtung des Wurzelkanals wendet man sich noch einmal der Stumpfoberfläche zu. Bei Kronen mit reiner Stiftverankerung präpariert man im Wurzelstumpf ein zusätzliches Retentionskästchen, um den Widerstand gegen auf Rotation gerichtete Kräfte an der Krone zu vergrößern. Das Kästchen mit leicht abgerundeten Kanten hat etwa die Breite des Kanals und ist so lang zu gestalten, daß die Stumpfwände noch eine ausreichend stabile Stärke von mindestens 2 mm behalten, damit sie beim Einpassen der Krone nicht abplatzen (Abb. 6.59 c).

Im Gegensatz zur Präparation für die reine Stiftverankerung kürzt man den Zahnstumpf für die Ringstiftkrone zunächst nur bis auf eine Höhe von etwa 2 mm oberhalb des Gingivalsaumes (Abb. 6.60 a). Bei Zahnwurzeln, in denen sich eine für den Kronenhalt ausreichende Stiftlänge nicht erreichen läßt, wird der Stumpf oral weniger gekürzt, um die Retention durch einen hohen Kronenring zu gewährleisten. Von der Mitte der Stumpfoberfläche in Höhe des Wurzelkanaleinganges an wird die vestibuläre Hälfte soweit nach gingival geneigt, bis der vestibuläre Stumpfrand unterhalb des Gingivalsaumes liegt (Abb. 6.60 b). Neigt man bei Eckzähnen und Prämolaren diese vordere Stumpffläche etwas nach mesial, so läßt sich das spätere Aussehen der Krone verbessern, da dann kein Metall im mesialen Interdentalraum zu sehen ist.

Ein Retentionskästchen ist bei Stiftkronen mit zirkulärer oder teilzirkulärer Um-

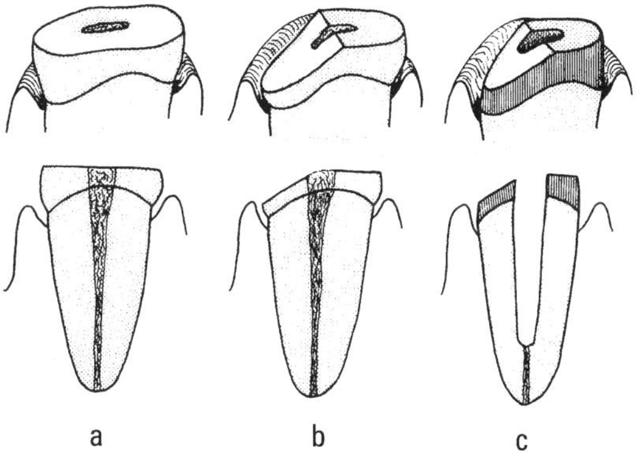

Abb. 6.60: Präparation für eine Ringstiftkrone
a) Abtragen der Krone
b) Versenken der vestibularen Stumpfhälfte unter das Niveau der Gingiva
c) Präparation des Wurzelkanals und zirkuläres Beschleifen des Stumpfes zur Aufnahme des Kronenringes

fassung des Stumpfes nicht notwendig. Bei diesen gilt es, nach Präparation des Wurzelkanals die Stumpfwände so zu beschleifen, daß der Kronenrand auch approximal und oral unter das Niveau des Gingivalsaumes reicht und bei Ringstiftkronen den Stumpf zirkulär umfaßt. Dabei ist die Neigung dieser Wände so zu wählen, daß sie mit der durch die Richtung des Wurzelkanals festgelegten Einschubrichtung der Krone übereinstimmt (Abb. 6.60 c).

Für Stiftkronen mit halbringförmiger Wurzelstumpfumfassung wird die gesamte vestibuläre Stumpfhälfte so weit gekürzt, bis ihr Rand etwa 2 mm unterhalb des Gingivalsaumes in der gewünschten Höhe des späteren Kronenrandes liegt (Abb. 6.61 a). Nach der Präparation des Wurzelkanals beschleift man die approximal und oral verbliebenen Stumpfwände zur Aufnahme des Halbringes (Abb. 6.61 b).

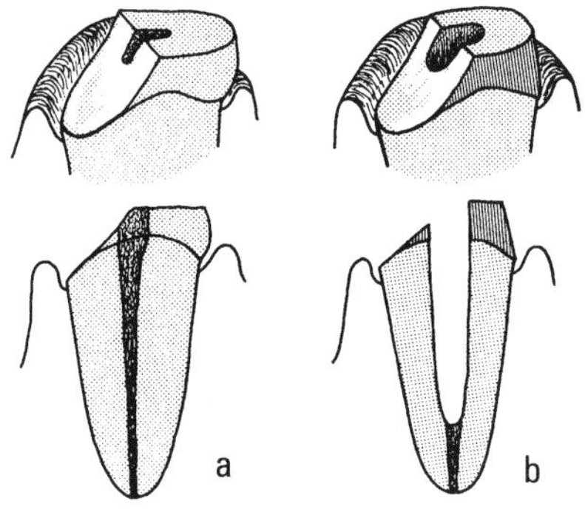

Abb. 6.61: Präparation für eine Stiftkrone mit halbringförmiger Umfassung des Wurzelstumpfes
a) Abtragen der Krone und Versenken der vestibulären Stumpfhälfte
b) Präparation des Wurzelkanals und Beschleifen der approximal und oral verbliebenen Stumpfwände zur Aufnahme des Halbringes

6.12.3 Abformung

Nur noch zur Abformung eines Wurzelstumpfes ist der Kupferring-Kerr-Abdruck zu empfehlen, da die starre Kerrmasse den Abformstift sicher fixiert und außerdem der Abdruck zur Kontrolle vom Stumpf genommen und wieder reponiert werden kann. Zunächst gilt es, den Wurzelkanal abzuformen. Dazu verwendet man entweder einen konfektionierten Wurzelstift oder ein Stück Draht mit etwa halbem Kanaldurchmesser, damit allseits Platz für das Abformmaterial vorhanden ist. Ein Ende dieses Drahtes biegt man zu einer Schlaufe, deren Größe das Aufsetzen des Kupferringes nicht behindert. Der Draht wird danach so weit gekürzt, bis er zum Boden des Wurzelkanals reicht und die Schlaufe dabei dem Stumpf aufsitzt (Abb. 6.62 a). Zur besseren Haftung der Kompositionsabformmasse kann man den Draht anrauhen oder mit einer Zwickzange einkerben. Nun wird er mit erweichter Kerrmasse beschickt und bis zum Anschlag in den Kanal eingeführt. Eine weitere Möglichkeit besteht darin, zunächst einen selbstgedrehten Kerrstift in den Wurzelkanal einzuführen und den erwärmten Draht bis zum Anschlag nachzuschieben. Nach

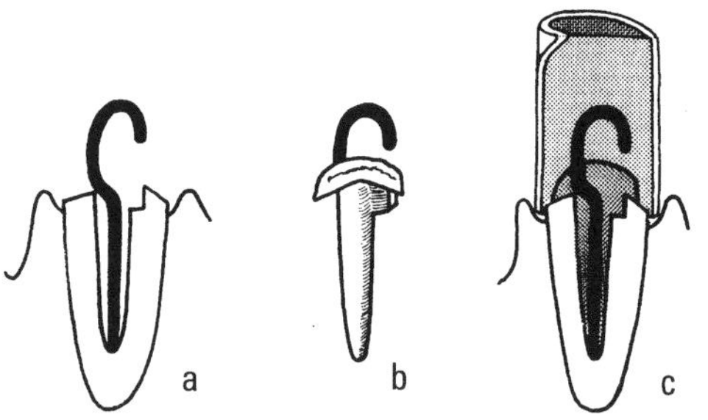

Abb. 6.62: Abformung des Wurzelstumpfes
a) Anpassung eines Stück Drahtes zur Wurzelkanalabformung
b) fertige Wurzelkanalabformung mit Kerr®
c) Kupferring-Kerr-Abdruck mit eingesetzter Wurzelkanalabformung

Erhärten der Masse zieht man diese Kanalabformung an der Schlaufe aus der Wurzel heraus und überprüft sie. Sind Fehlstellen vorhanden, so wiederholt man die Abformung.

Die fertige Wurzelkanalabformung (Abb. 6.62 b) wird reponiert. Mit einem Kupferring-Kerr-Abdruck formt man dann den Stumpf ab (Abb. 6.62 c). Dieser Stumpfabdruck wird auf seine Genauigkeit und besonders daraufhin kontrolliert, ob die Kanalabformung fest in der Kerrmasse verankert ist.

Die Schlüsselabformung und Modellherstellung erfolgen nach den bei der Vollgußkrone beschriebenen Verfahren. Ein Unterschied besteht nur insofern, als bei der Herstellung des Stumpfmodells anstelle eines Dowelpins eine künstliche Wurzel auf dem Kupferring um den Wurzelkanalabdruck herum angefertigt wird.

6.12.4 Provisorische Stumpfversorgung

Im Seitenzahnbereich genügt es meistens, den Wurzelkanal mit einem grob vorgeformten Guttaperchastift zu verschließen und aus dem Übermaß eine flache Guttaperchakuppel auf der Stumpfoberfläche aufzubauen.

Im Frontzahnbereich erweist es sich meistens als notwendig, einen provisorischen Kronenersatz anzufertigen. Wenn eine sichere Retention durch einen langen und kräftigen Wurzelstift gewährleistet ist, ziehen wir als Provisorium eine Kunststoffkrone vor. Hierzu wird ein konfektionierter Wurzelstift, den man auch speziell für Kunststoffkronen mit gelochtem oder hakenförmigem Kopf kaufen kann, in passender Größe ausgesucht. Weiterhin benötigt man eine der Zahnform und -größe entsprechende Kronenhülse aus Zelluloid oder zahnfarbenem Kunststoff. Der Rand der Hülse wird dem Verlauf der Präparationsgrenze und der Kronenhöhe entsprechend zugeschnitten. Nun füllt man die Hülse mit autopolymerisierendem Kunststoff in der entsprechenden Zahnfarbe und schiebt sie über den Stumpf mit eingesetztem Stift. Die Hülse muß so lange am Platz gehalten werden, bis der Kunststoff zwar noch etwas plastisch, aber weitgehend schon formkonstant ist und den Wurzelstift bereits festhält. Dann löst man die Krone vom Stumpf und setzt sie danach in ihre ursprüngliche Position zurück, bis der Kunststoff ausgehärtet ist. Durch diese Maßnahme wird ein zu festes Haften des polymerisierten Kunststoffes am Stumpf vermieden, so daß man die Krone leicht vom Stumpf entfernen kann. Nach dem Glätten der Kronenränder wird die provisorische Kunststoffkrone mit Guttapercha oder Fletscher aufgesetzt. Da der Halt dieser Krone nicht sehr groß ist, empfiehlt es sich, die Krone bei allen Unterkieferbewegungen okklusal außer Kontakt zu schleifen.

Wenn mit dem Stift keine genügende Befestigung der provisorischen Krone erreicht werden kann, besteht die Gefahr, daß solche Kronen sich unbeabsichtigt lösen, verschluckt oder in schlimmen Fällen sogar aspiriert werden können. In diesen Fällen führt man die provisorische Versorgung in Form einer einzahnigen Plattenprothese durch.

6.12.5 Eingliederung der Krone

Zur Vermeidung von Schwierigkeiten während der Einprobe im Munde ist das vorsichtige Aufprobieren der Kronen nach dem Guß auf den Modellstumpf besonders wichtig. Der Stift muß ohne jegliche Kraftanwendung in den Kanal gleiten, bis die Krone dem Stumpf aufsitzt, damit beim Einprobieren der Krone die Zahnwurzel nicht durch einen ungenauen Stift gesprengt wird. Störende Stellen am Stift oder an der Unterfläche der Kronen lassen sich am Stumpfmodell leicht mit Kontaktfarbe markieren. Der Kronensitz, die approximalen und okklusalen Kontakte werden im Mund, wie schon beschrieben, überprüft. Bei kurzen Wurzelstiften schleift man in den Stift und in die Wand des Wurzelkanals Querrillen ein, um dadurch die Retention nach dem Einzementieren zu verbessern.

Zum Einzementieren werden Krone, Stumpf und Wurzelkanal gesäubert, entfettet und getrocknet. Man füllt den Kanal mit Hilfe eines Lentulos bis etwa zur Hälfte mit sahnig angerührtem Befestigungszement, benetzt damit auch die Stumpf- und Kronenfläche und setzt die Krone zunächst nur mit wenig Druck auf, so daß überschüssiger Zement leicht abfließen kann. Erst wenn die Krone ihren Sitz nahezu erreicht hat, verstärkt man den Druck. Ob die Krone ihren definitiven Sitz erreicht hat, läßt sich anhand der Okklusion nach Kieferschluß überprüfen. Die Krone wird bis zum Erhärten des Zementes unter Druck an ihrem Platz gehalten. Anschließend entfernt man die Überschüsse und kontrolliert noch einmal die Okklusion.

Bei der Eingliederung eines Stiftaufbaues mit Jacketkrone wird zunächst der Stumpfaufbau und anschließend darüber die Jacketkrone einprobiert. Das Einzementieren beider Teile kann in einem Arbeitsgang erfolgen.

6.12.6 Konfektionierte Wurzelstiftsysteme

Für konfektionierte Wurzelstifte wurde eine Reihe unterschiedlicher Formen entwickelt. Sie haben teils eine, teils mehrere Stufen, sind parallelwandig oder konisch, glatt, gerillt oder mit einem Gewinde versehen. Außerdem unterscheiden sie sich durch die Form des den Stumpf überragenden Retentionsteils für die Krone. Zur Präparation des Wurzelkanals in der entsprechenden Form und Größe gibt es zu einzelnen konfektionierten Stiften genormte Wurzelkanalbohrer.

Einfache konfektionierte Wurzelstifte verwendet man heute zur Anfertigung von Provisorien. Zur definitiven Versorgung sollte man nur solche Wurzelstifte gebrauchen, die aus Titan oder Legierungen von Edelmetallen bestehen, weil andere im Laufe der Zeit korrodieren und die Wurzel dabei sprengen können. Bei Verwendung von Stiften aus angußfähigen Legierungen läßt sich der Aufbau mit rückstandslos verbrennendem Kunststoff direkt anmodellieren. Zur Modellation im Mund gibt es allerdings auch genormte Kunststoffstifte, so daß Stift und Aufbau in einem Stück gegossen werden können. Bei all diesen Verfahren darf man jedoch nach der leicht konischen Präparation des Wurzelkanals mit dem Normbohrer nicht vergessen, ein Retentionskästchen in den Wurzelstumpf zum Schutz gegen Rotation einzuschleifen.

Konfektionierte Stifte ohne Aufbauteil lassen sich bei mehrwurzeligen Zähnen mit divergierenden Wurzelkanälen zum Halt und zur Armierung des Aufbaus verwenden, wenn sie sich beim Einzementieren nicht gegenseitig stören. Bei relativ kurzen Kanälen empfehlen sich dafür parallelwandige Stifte mit einem Schraubgewinde, welches gleichzeitig gute Retentionsmöglichkeiten für das plastische Aufbaumaterial bietet. Für einwurzelige Zähne ist ein Gewindestift erhältlich, dessen dicker Schraubenkopf nach dem Einzementieren zum Aufbau umgeschliffen wird (Abb. 6.63). Die Verwendung von Stiften mit Schraubgewinde ergibt einen hervorragenden Halt des Stiftaufbaus im Wurzelkanal, erfordert jedoch sachgemäßes Vorgehen. Nach dem genormten Aufbohren des Wurzelkanals darf man sich mit dem

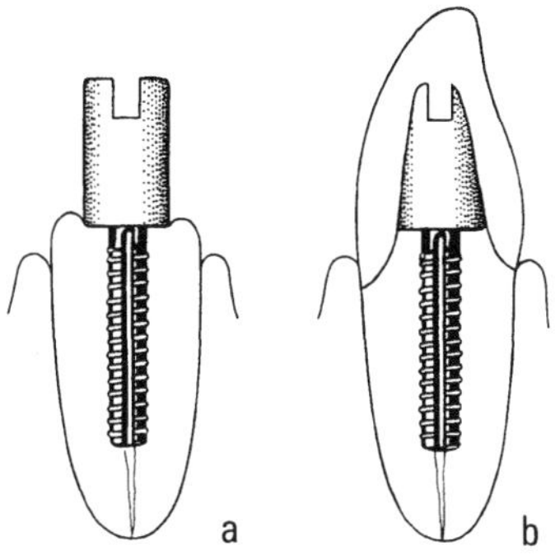

Abb. 6.63: Konfektionierter Stiftaufbau mit Schraubgewinde (Titronic®-System)
a) nach dem Einschrauben
b) mit zugeschliffenem Aufbau und Krone

Gewindeschneider nur millimeterweise vorarbeiten, um Wurzelsprengungen durch zu große Kräfte zu vermeiden. Aus diesem Grunde auch sollen wie bei allen parallelwandigen Stiften Längsrillen als Zementabflußkanäle vorhanden sein.

Häufig werden Stiftaufbausysteme verwendet, bei denen der Stift ein weites, selbstschneidendes Gewinde aufweist, so daß man einen Gewindeschneider nicht benötigt. Durch den in die Länge gezogenen Gewindeverlauf erreicht der Stift nach nur wenigen Umdrehungen seinen definitiven Sitz im Wurzelkanal. Der die Stumpfoberfläche überragende Teil dieser Systeme weist in zylindrischer oder konischer Form Retentionen zur Aufnahme von Füllungskunststoff auf, mit dem der Aufbau modelliert wird (Abb. 6.64).

Die Metallgerüste dieser Systeme werden in verschiedenen Größen geliefert. In zweifelhaften Fällen empfiehlt es sich, mit einem kleineren Vorbohrer zu beginnen, der zur Vermeidung einer Via falsa keine schneidende Spitze besitzt. Befinden sich danach noch Wurzelfüllungsreste an den Kanalwänden, so muß die nächste Größe verwendet werden. Der Wurzelkanal wird definitiv mit einem parallelwandigen Spiralbohrer präpariert (Abb. 6.64 a). Je nach System stellt man anschließend oder auch vorher mit mit dem passenden Kopfbohrer ein Plateau mit exaktem Durchmesser des Aufbaus her (Abb. 6.64 b). Mit einer Meßlehre läßt sich die Länge des Kanals kontrollieren. Sie muß ein wenig größer sein als die Länge des Stiftes, damit die Unterseite des Aufbaus exakt auf dem Plateau der Stumpfoberfläche aufsitzen kann. Dadurch vermeidet man Verwindungen am Übergang vom Stift zum Aufbau und damit möglicherweise dort einen Bruch.

Nach Säuberung und Trocknung des Wurzelkanals wird dieser mit schnellhärtendem Zement versehen und der Stiftaufbau an seinen Platz gedreht, bis er dem Plateau aufsitzt (Abb. 6.64 c). Wenn der

Abb. 6.64: Konfektioniertes Stiftaufbausystem mit selbstschneidendem Gewinde
a) Vorbohren des Kanals
b) Präparation eines versenkten Plateaus
c) Stiftaufbau eingeschraubt
d) Aufbau mit Kunststoff verkleidet
e) präparierter Aufbau mit Krone

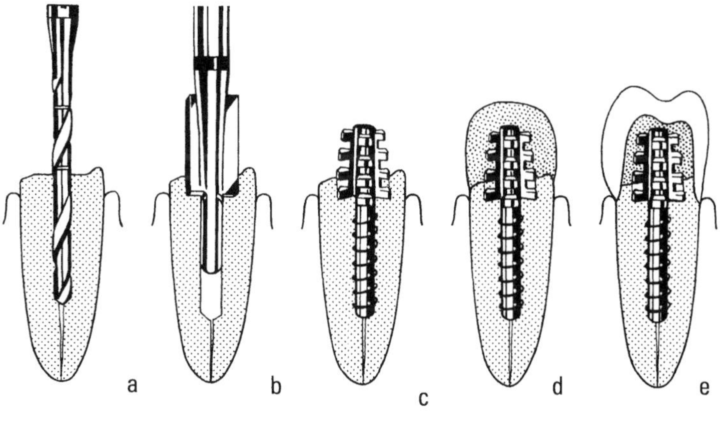

Zement hart geworden ist, entfernt man die Überschüsse und modelliert dann mit Kunststoff eine etwas vergrößerte Stumpfform (Abb. 6.64 d). Diese wird nach Erhärten zur definitiven Form für die gewünschte Kronenart präpariert, wobei die Präparationsgrenze und damit der spätere Kronenrand immer im Bereich des natürlichen Wurzelstumpfs zu verlaufen hat (Abb. 6.64 e).

6.12.7 Entfernen von Stiftkronen und Wurzelstiften

Die Notwendigkeit zur erneuten Versorgung eines mit einer Stiftkrone versehenen Zahnes ergibt sich, wenn die Kronenränder freiliegen, eine Porzellanfacette herausgebrochen ist, der Wurzelstift abgebrochen ist oder wenn ein Stiftzahn in eine Brückenkonstruktion miteinbezogen werden soll. Mit der Entfernung eines Stiftzahnes ist immer das Risiko einer Wurzelfraktur verbunden. Deshalb muß vorher sorgfältig geprüft werden, ob nicht eine Lösung zu bevorzugen ist, bei welcher der Stiftzahn nicht vollständig entfernt zu werden braucht. Wenn eine Stiftkrone in einen Brückenverband miteinbezogen werden soll oder ihre Kronenränder freiliegen, kann man sie häufig so beschleifen, daß sich darüber eine Verblendkrone anfertigen läßt.

Zur Entfernung eines Stiftzahnes schleift man vestibulär und oral einen Spalt zwischen Stumpf und Krone. In diesen Spalt führt man Instrumente mit keilförmigen Ansätzen ein, die die Krone durch Keilwirkung von der Wurzel trennen. Ein bekanntes Instrument ist der sogenannte Herkules (Abb. 6.65).

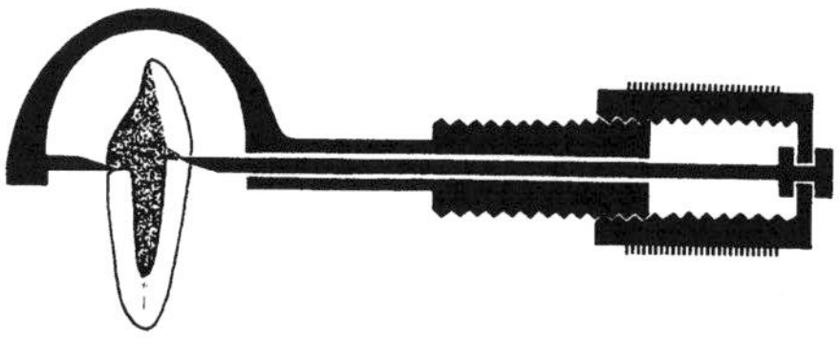

Abb. 6.65: Arbeitsweise des „Herkules" beim Abnehmen einer Stiftkrone

Gelingt das Abnehmen der Stiftkrone auf diese Weise nicht, so trägt man sie mit Bohrer und Schleifstein so weit ab, daß nur noch der Wurzelstift aus dem Stumpf ragt. Zum Entfernen des Stiftes gibt es spezielle Instrumente, die den Stift fassen und ihn unter Abstützung auf dem Wurzelstumpf aus dem Wurzelkanal ziehen. Überragt ein Stift nicht mehr die Wurzeloberfläche, so versucht man, ihn zu etwa zwei Drittel seines Umfangs mit einem sehr kleinen Rosenbohrer so tief freizulegen, bis er sich mit einem keilformigen Instrument lockern läßt (Abb. 6.66).

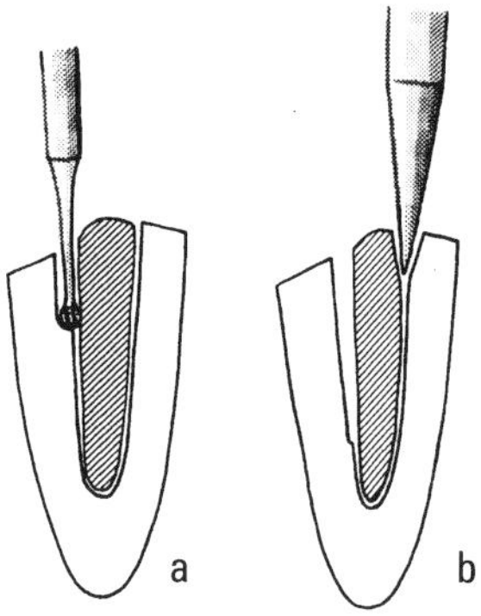

Abb. 6.66: Entfernen eines abgebrochenen Wurzelstiftes
a) Umbohren des Stiftes
b) Lockern des Stiftes

6.13 Teilkrone

Teilkronen erstrecken sich nur über die oralen, okklusalen und approximalen Kronenflächen. Das ist insofern von Vorteil, als der sichtbare Anteil des Zahnes in Farbe und Form weitgehend erhalten bleibt. Außerdem wird bei der Präparation im Vergleich zu Verblendkronen nur wenig von den Zahnhartsubstanzen geopfert. Wenn man bedenkt, in welchem Ausmaß die Zahnhartsubstanzen für Verblendkronen abgetragen werden müssen, daß sich Kunststoffverblendungen im Laufe der Zeit abnutzen und daß Porzellanverblendungen absplittern können, treten die Vorteile der Teilkronen deutlich zutage. Diesen Vorteilen stehen jedoch auch erhebliche Nachteile gegenüber. Die exakte Durchführung der Präparation erfordert vom Zahnarzt erhebliches Geschick und sehr viel Sorgfalt. Teilkronen können außerdem nur für weitgehend kariesfreie Zähne in Frage kommen, weil für ihre Retention Rillen und Bohrungen erforderlich sind, die nur im Dentin, nicht jedoch in Füllungen angebracht werden dürfen. Da die Kronenränder teilweise in habituell unsauberen Zonen liegen, besteht die Gefahr, daß dort Karies entsteht. Außerdem lassen sich sichtbare Kronenränder nicht immer vermeiden. Letztlich sind Teilkronen wegen ihrer grazilen Form als Brückenanker weniger belastbar als Vollkronen, so daß zwischen Teilkronen nur ein bis zwei Brückenglieder angebracht werden können.

In der Praxis werden heute überwiegend Verblendkronen bevorzugt, weil sichtbares Gold - auch wenn es sich um feine Ränder handelt - als störend empfunden wird. In den letzten Jahren ist die Anwendung von Teilkronen im parodontal erkrankten Gebiß wieder etwas mehr in Gebrauch gekommen, weil zur Behandlung von Parodontopathien ohnehin eine intensive Mundhygiene erforderlich ist, die bekanntlich auch eine sehr gute kariesprophylaktische Wirkung besitzt. Außerdem sind durch die supragingival endenden Kronenränder der Teilkronen keine Reizungen der marginalen Parodontien zu befürchten. In der zahnärztlichen Prothetik haben sich von den verschiedenen Formen der Teilkronen die sogenannte Dreiviertelkrone und das Pinledge am besten bewährt.

6.13.1 Dreiviertelkrone

Die Retention der Dreiviertelkrone kommt im wesentlichen durch approximale Rillen zustande, die nur in Zähnen mit genügend breiten Approximalflächen angebracht werden können. Deshalb ist ihre Anwendung hauptsächlich auf Eckzähne und Prämolaren beschränkt. Eckzähne sind für Dreiviertelkronen dann weniger geeignet, wenn sich ihre Approximalflächen stark verjüngen, weil dann zuviel Gold sichtbar wird (Abb. 6.67).

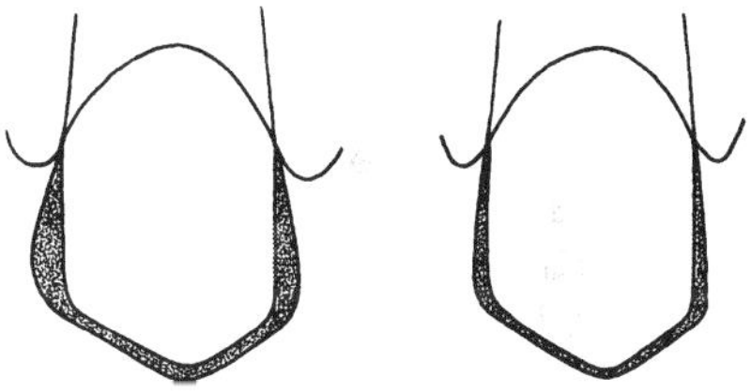

Abb. 6.67: Sichtbarkeit der Goldränder bei Dreiviertelkronen in Abhängigkeit von der Kronenform

Bei der Präparation werden zuerst die Approximalflächen mit Stahlcarboscheiben oder Sandpapierscheiben parallelisiert (Abb. 6.68 a). Die gingivale Präparationsgrenze soll dabei die Schmelzzementgrenze nicht überschreiten. Danach präpariert man die Oral- und Okklusalflächen so, daß die Krone eine Wandstärke von ca. 1 mm erhalten kann (Abb. 6.68 b).

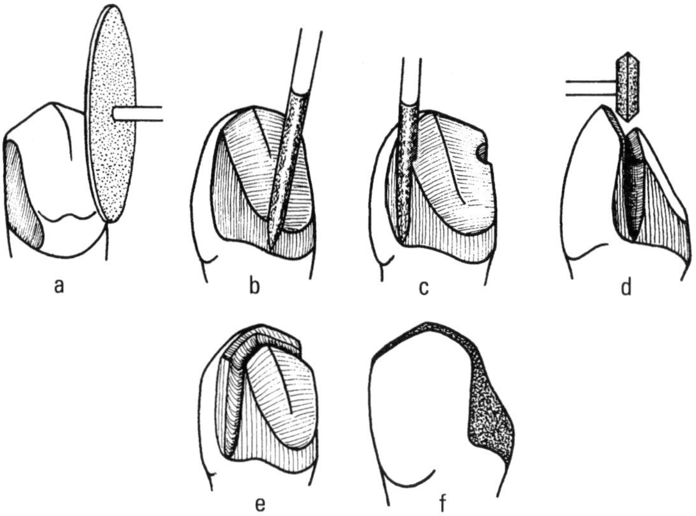

Abb. 6.68: Dreiviertelkrone (Erläuterungen im Text)

Es folgt dann das Anbringen der approximalen Retentionsrillen mit schwach konischen Schleifkörpern oder Bohrern (Abb. 6.68 c). Diese Rillen müssen untereinander und zu den übrigen Präparationen parallel sein. Nach einiger Übung gelingt das nach Augenmaß. Man kann aber dafür auch Geräte verwenden, die auf den Zähnen befestigt werden und den Bohrer parallel führen. Anschließend werden die approximalen Rillen durch eine okklusale Rille verbunden (Abb. 6.68 d und e) und alle Präparationsflächen geglättet.

Die Abformung erfolgt am zweckmäßigsten ringlos mit gummielastischen Abformmaterialien oder Hydrokolloiden. Zur provisorischen Versorgung der präparierten Zähne eignen sich Provisorien aus Kunststoff, die mit Hilfe eines vor der Präparation genommenen Alginatabdruckes hergestellt wurden.

Ergeben sich Schwierigkeiten beim Einprobieren, so lassen sich bei kupferhaltigen Goldlegierungen die störenden Stellen leicht ermitteln, wenn man die Krone kurz glüht und in Alkohol abschreckt. Es bildet sich dadurch auf der Oberfläche ein matter Belag aus Cu_2O. Bei erneutem Einsetzen wird dieser Belag an den störenden Stellen beschädigt, so daß man leicht erkennen kann, wo noch etwas nachgearbeitet werden muß. Bei der Anprobe werden außerdem die Kronenränder dünn geschliffen und anfiniert.

Beim Einzementieren von Dreiviertelkronen kommt es darauf an, daß der überschüssige Zement vollständig entweicht, so daß die Kronenränder direkt mit den Zahnhartsubstanzen in Kontakt geraten. Wenn man mit den Fingern nicht genügend Kraft aufwenden kann, benutzt man dafür eine Extraktionszange für untere Prämolaren. Allerdings darf damit nur sehr vorsichtig gearbeitet werden, damit es nicht zu Schmelzabsprengungen kommt (Abb. 6.69).

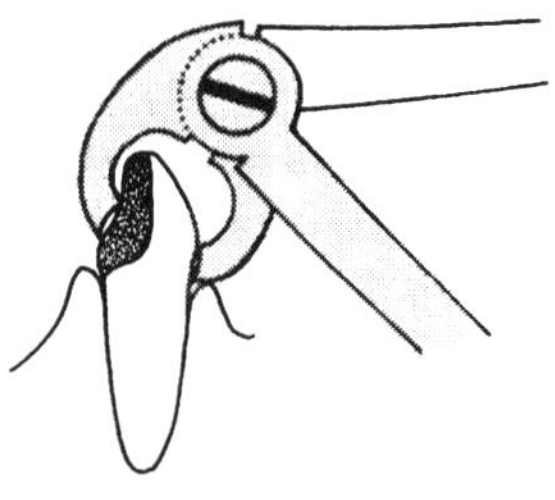

Abb. 6.69: Das Anlegen der Extraktionszange beim Einzementieren von Dreiviertelkronen

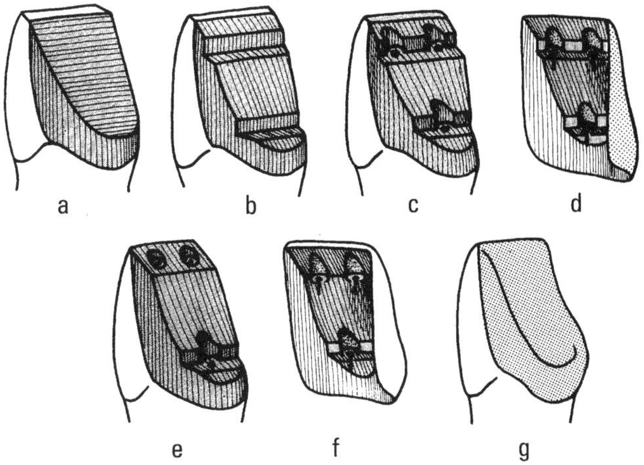

Abb. 6.70: Präparation des Pinledge (Erläuterungen im Text)

6.13.2 Pinledge

Die Retention des Pinledges erfolgt durch parapulpäre Stifte, die ca. 3 mm lang und 0,8 mm stark sind. Deshalb informiert man sich vor der Präparation an einem Röntgenbild, ob und an welcher Stelle die Stifte gefahrlos für die Pulpa angebracht werden können. Meistens lassen sich zwei Stifte inzisal und einer im Bereich des Tuberkulums anbringen.

Bei der Präparation reduziert man die Oralfläche so weit, wie es der Gegenbiß erfordert. Im allgemeinen genügt das Abtragen des Schmelzes. Danach beschleift man die Approximalflächen von oral her so weit, daß der vestibuläre Anteil unberührt bleibt (Abb. 6.70 a). Nun präpariert man über dem Tuberkulum und, wenn möglich, auch im inzisalen Drittel Stufen in das Dentin (Abb. 6.70 b). Anschließend werden die Stiftkänale angelegt (Abb. 6.70 c). Bei grazilen Schneidezähnen muß man auf die Stufen im inzisalen Drittel verzichten und dafür die Schneidekante etwas mehr nach oral abschrägen (Abb. 6.70 e).

Zum Bohren der Stiftkanäle verwendet man Spezialbohrer mit definierter Eindringtiefe. Die Stiftkanäle müssen parallel zueinander verlaufen. Mit einigem Geschick läßt sich das nach Augenmaß durchführen, wenn man zur Orientierung über die Bohrrichtung in den ersten Bohrkanal einen Bohrer einsteckt. Sicherer ist es jedoch, Hilfsmittel zu verwenden, die ein paralleles Bohren der Kanäle ermöglichen. Dazu eignet sich z.B. das Mundisodrom nach Jeanneret (Abb. 6.71), das Para-Post-System oder eine auf den Nachbarzähnen aufliegende Kunststoffschiene, in der an den entsprechenden Stellen par-

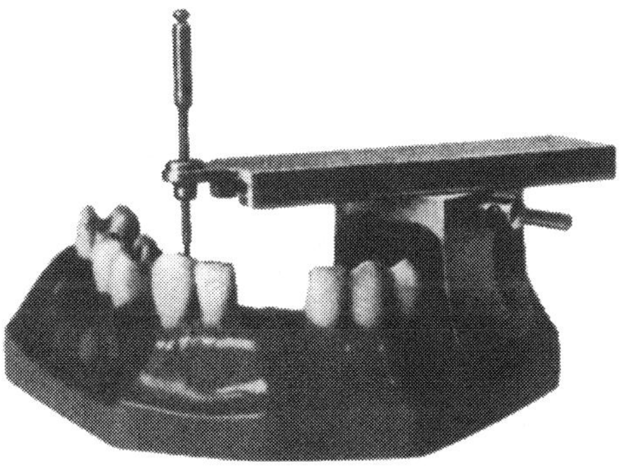

Abb. 6.71: Das Mundisodrom nach Jeanneret

allel zueinander Röhrchen eingebaut sind, durch die der Bohrer geführt wird (Abb. 6.72).

Zur Abformung werden im Handel erhältliche Kunststoffstifte in die Bohrkanäle eingeführt. Die Abformung erfolgt ringlos mit leicht fließenden gummielastischen Materialien oder Hydrokolloiden. Zur provisorischen Versorgung werden erneut Kunststoffstifte in die Bohrkanäle eingeführt. Dann modelliert man die Provisorien im Mund aus einem selbsthärtenden Kunststoff.

Vielfach genügt es auch, Papierspitzen, wie sie in der Endodontie benutzt werden, in die Bohrkanäle einzuführen und diese dann mit einem provisorischen Zement zu verschließen. Damit können auch gleichzeitig die bis ins Dentin reichenden Stufen abgedeckt werden.

Bei der Einprobe verfährt man nach den schon bei der Dreiviertelkrone geschilderten Gesichtspunkten. Vor dem Einzementieren müssen vor allem die Bohrkanäle sorgfältig gesäubert und getrocknet werden. Beim Einzementieren füllt man zunächst die Bohrkanäle mit Zement, wobei man sich einer Sonde oder Millernadel bedient. Anschließend setzt man das auf den Innenflächen und Stiften mit Zement bestrichene Pinledge auf. Das feste Andrücken kann auch hierbei mit einer Prämolarenzange erfolgen.

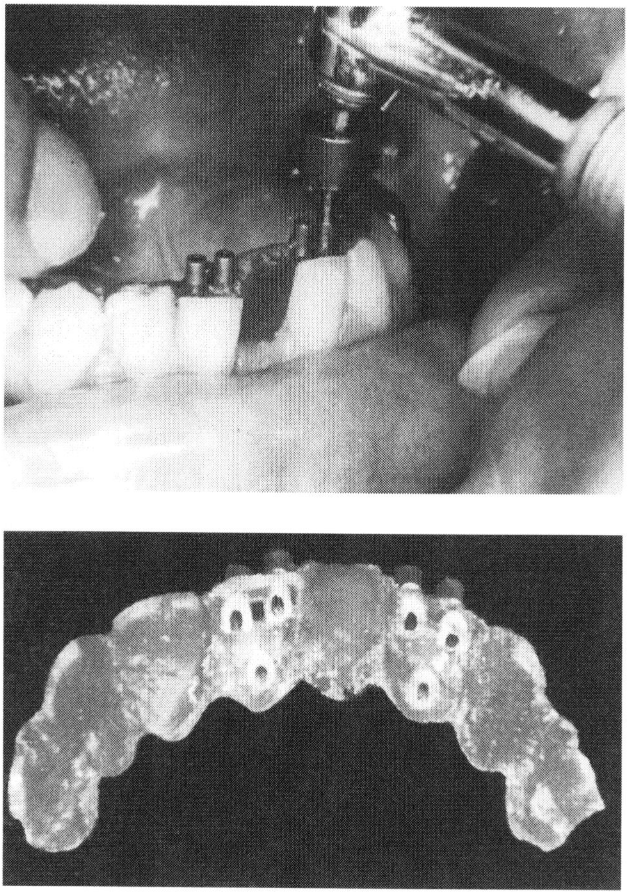

Abb. 6.72: Kunststoffschiene mit parallel angeordneten Röhrchen

6.14 Festsitzende Brücke

Festsitzende Brücken sind dadurch charakterisiert, daß sie über einzementierte Kronen permanent an Zähnen befestigt sind. Die überkronten Zähne heißen Brückenpfeiler. Als Brückenanker bezeichnet man die Kronen und als Brückenkörper den Teil, durch den die Lücke geschlossen wird; Brückenglied oder Zwischenglied nennt man die einzelne ersetzte Zahnkrone im Brückenkörper (Abb. 6.73). Man unterscheidet Freiendbrücken,

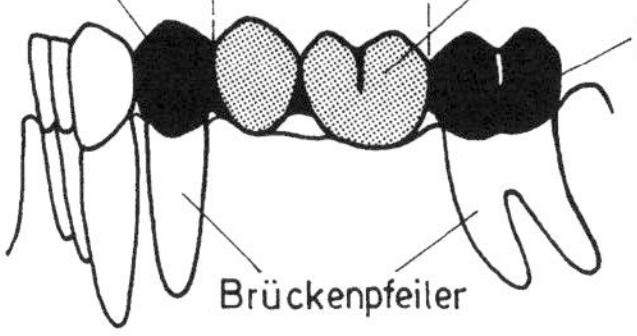

Abb. 6.73: Bezeichnung der Brückenteile

einspannige und mehrspannige Brücken zum Ersatz eines oder mehrerer Zähne (Abb. 6.74).

Die festsitzende Brücke bietet den Vorteil, daß sie vom Patienten meist ohne Schwierigkeiten inkorporiert wird. Sie läßt bei dem Patienten nicht das Gefühl des „Gebißträgers" aufkommen, das bei abnehmbarem Zahnersatz auftreten kann, weil solche Patienten beim notwendigen Herausnehmen und Reinigen des Ersatzes immer wieder mit ihrer Gebißverstümmelung konfrontiert werden. Außerdem gibt es bei richtiger Gestaltung nahezu keine Probleme mit der Habituation und der darauf folgenden Inkorporation des Zahnersatzes, weil keine neuen Reize auf die Rezeptoren des neuro-muskulären Systems einwirken (s. Kap. 1). Dagegen ergibt sich

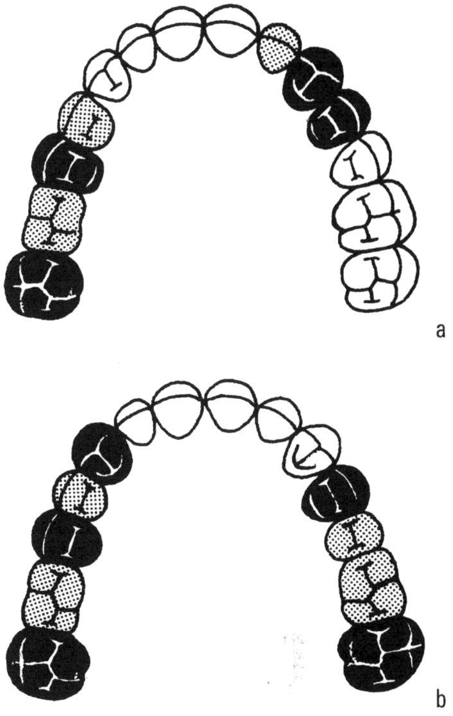

Abb. 6.74: Brückenformen
a) Ersatz von 22 durch eine auf 23 und 24 verankerte Freiendbrücke; Ersatz von 14 und 16 durch eine auf 15 und 17 verankerte einspannige Freiendbrücke
b) Einspannige auf 24 und 27 verankerte Brücke zum Ersatz von 25 und 26; mehrspannige, auf 13, 15 und 17 verankerte Brücke zum Ersatz von 14 und 16

bei der festsitzenden Brücke der Nachteil, daß die Reinigung unterhalb der permanent der Gingiva aufliegenden Brückenglieder nur unvollkommen möglich ist. Außerdem wird die festsitzende Brücke bei Verlust eines Pfeilerzahnes in der Regel unbrauchbar, während abnehmbarer Zahnersatz dann meistens leicht erweitert werden kann.

Die Indikation für die festsitzende Brücke ist, abgesehen von statischen Erwägungen, vom Zustand der als Brückenpfeiler vorgesehenen Zähne und der Form des Alveolarfortsatzes abhängig. Eine Kontraindikation besteht, wenn die Brückenglieder bei Defekten im Bereich des zahnlosen Alveolarfortsatzes hygienisch nicht einwandfrei gestaltet werden können. Solche Defekte kommen vorwiegend bei Patienten mit Lippen-Kiefer-Gaumenspalten vor, können aber auch die Folge von Verletzungen oder Operationen sein. Bei parodontal gesunden, vitalen Brückenpfeilern ist die Indikation uneingeschränkt gegeben. Marktote Zähne sind als Brückenpfeiler weniger gut geeignet, weil sich der Zeitpunkt nicht voraussagen läßt, zu dem ihre Entfernung notwendig werden könnte. Die Entfernung kann allgemein beim Verdacht auf eine dentale Herderkrankung und speziell bei pathologischen periapikalen Prozessen mehrwurzeliger Zähne notwendig werden. Bei entzündlichen Erkrankungen des Zahnhalteapparates der Pfeilerzähne haftet der festsitzenden Brücke der Nachteil an, daß die marginalen Parodontien für parodontalhygienische und parodontaltherapeutische Maßnahmen zu wenig zugänglich sind. Atrophische Zustände des Zahnhalteapparates bedeuten für die festsitzende Brücke allerdings nur dann eine Kontraindikation, wenn der vorzeitige Verlust von Pfeilerzähnen befürchtet werden muß.

6.14.1 Brückenstatik

Unter Brückenstatik versteht man in der zahnärztlichen Prothetik Gesetzmäßigkeiten, die bei der Konstruktion von Brücken beachtet werden müssen, um die Belastungsfähigkeit der Brückenpfeiler nicht zu überfordern. Das Parodontium ist axialen Belastungen gegenüber sehr widerstandsfähig, reagiert aber sehr empfindlich auf Kräfte, deren Richtung nicht parallel zur Zahnachse verlaufen. Geringen und vor allem immer in derselben Richtung auftretenden horizontalen Kräften weicht der Zahn unter Umbau des Zahnhalteapparates aus. Das wird bekanntlich in der Kieferorthopädie therapeutisch ausgenutzt. Bei stärkeren und vor allem in der Richtung wechselnden horizontalen Belastungen kommt es zur Zerstörung des Parodontiums, was eine Lockerung und letztlich den Ausfall der Zähne bewirkt.

Die Belastung von Brücken ist von ihrer okklusalen Gestaltung, dem Verlauf und der Größe des Brückenkörpers abhängig. Bei einem geradlinig verlaufenden Brückenkörper, der nicht breiter als der schmalste Brückenpfeiler ist, kann durch eine zweckmäßige okklusale Formgebung dafür gesorgt werden, daß nur axial gerichtete Kräfte übertragen werden. Erfahrungsgemäß sind zwei parodontal gesunde Zähne den Mehrbelastungen gewachsen, die bei Eingliederung einer Brücke zum Ersatz von zwei bis drei Zähnen auftreten (Abb. 6.75). Ein geradliniger Verlauf des Brückenkörpers ist jedoch nur bei Seitenzahnbrücken und kleinen Frontzahnbrücken zu realisieren.

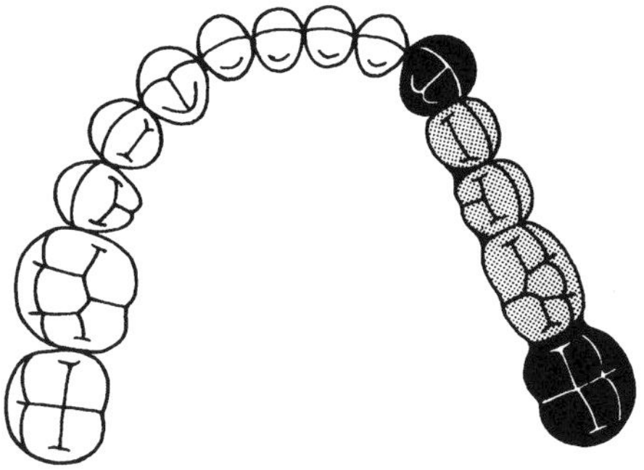

Abb. 6.75: Einspannige Brücke zum Ersatz von 3 Zähnen mit geradlinig verlaufendem Brückenkörper

Bei Freiendbrücken und bei bogenförmigem Verlauf des Brückenkörpers wirkt dieser bei Belastung wie ein Hebel, so daß daraus erhebliche horizontale Belastungen der Brückenpfeiler resultieren (Abb. 6.76 a). Besonders im Oberkiefer haben größe-

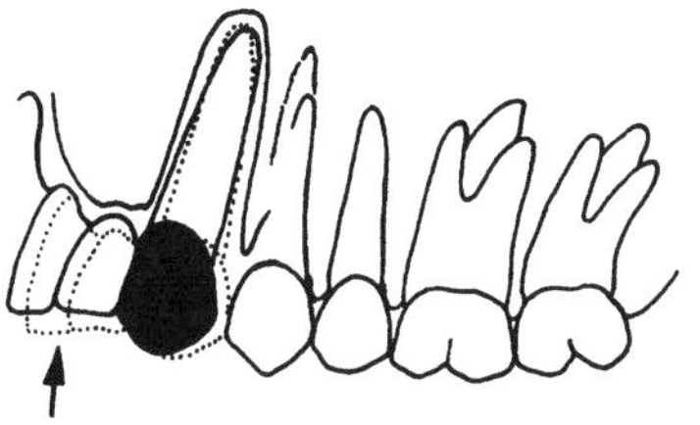

a

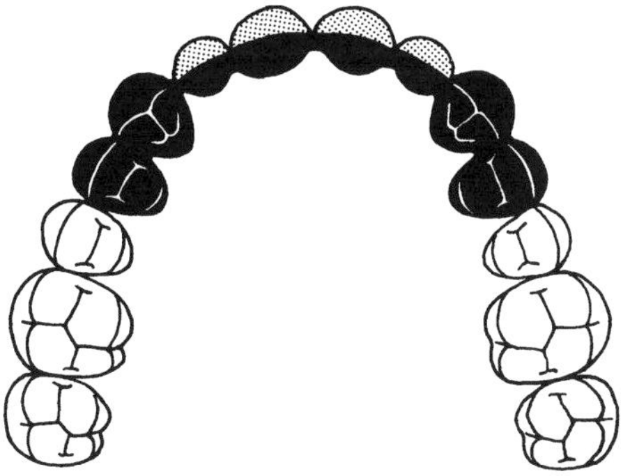

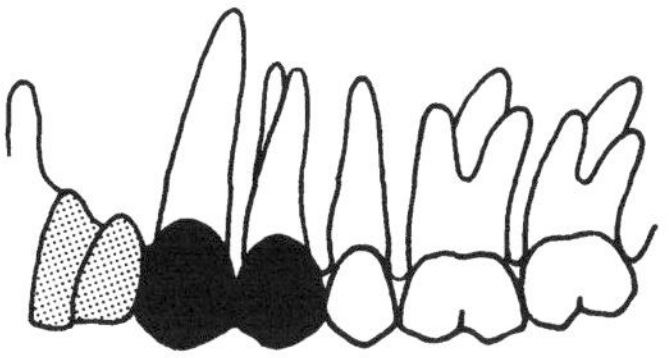

b

Abb. 6.76: Statik bei bogenförmig verlaufendem Brückenkörper
a) ein bogenförmig verlaufender Brückenkörper belastet die Brückenpfeiler extraaxial
b) Stabilisierung einer Frontzahnbrücke gegen Horizontalbelastung durch Pfeilervermehrung

re Frontzahnbrücken einen bogenförmigen Brückenkörper und müssen daher auf mehreren Pfeilern (Pfeilervermehrung) verankert werden (Abb. 6.76 b). Aus den gleichen Gründen muß ein freiendendes Brückenglied mindestens an zwei Brückenpfeilern verankert sein (s. Abb. 6.74).

Aufgrund ihrer unterschiedlichen Wurzelformen und -größen sind nicht alle Zähne als Brückenpfeiler gleich geeignet. Runde Wurzeln halten zusätzliche Belastungen nicht so gut aus wie ovale. Weiterhin sind die grazilen Wurzeln unterer Schneidezähne als Pfeiler am schlechtesten, diejenigen der ersten Molaren sicherlich mit am besten geeignet. Von großer Wichtigkeit sind die vorhandenen Parodontalrezeptoren, die bei Gefahr von Überbelastungen regulierend auf die Kraftentfaltung einwirken können.

Auch der Parodontalzustand der vorgesehenen Brückenpfeiler ist ein wichtiges Kriterium der Brückenstatik. Im parodontal erkrankten Gebiß ist die Belastungsfähigkeit der Zähne herabgesetzt. Deshalb soll mit dem Zahnersatz auch eine Stabilisierung des Restgebisses erreicht werden. Es sind daher mehr Brückenpfeiler als im parodontal gesunden Gebiß einzuplanen. Eine Faustregel dazu ist die Anregung von ANTE, daß immer soviel an Parodontalfläche bei den Brückenpfeilern vorhanden sein soll, wie die zu ersetzenden Zähne besessen haben.

Eine wirksame Stabilisierung gegen horizontale Belastungen läßt sich bei Seitenzahnbrücken nur durch eine trigonale oder polygonale Versteifung erzielen (Abb. 6.77 b, c). Wenn beiderseits im Seitenzahnbereich parodontal gelagerter Ersatz indiziert ist, kann die polygonale Versteifung im parodontal vorgeschädigten Gebiß nur durch einen Transversalbügel erfolgen, der abnehmbar sein muß. Deshalb kann in solchen Fällen die abnehmbare Brücke meistens als vorteilhaftere Lösung angesehen werden.

Neben dem Verlauf des Brückenkörpers beeinflußt das okklusale Relief der ganzen Brücke die Belastung der Brückenpfeiler. Deshalb ist es von erheblicher Bedeutung, die Okklusalflächen nach den Prinzipien der okklusalen Stabilität zu gestalten. Frontzähne okkludieren nur auf Schrägflächen und werden daher nicht axial belastet. Aus diesem Grunde dürfen bei habi-

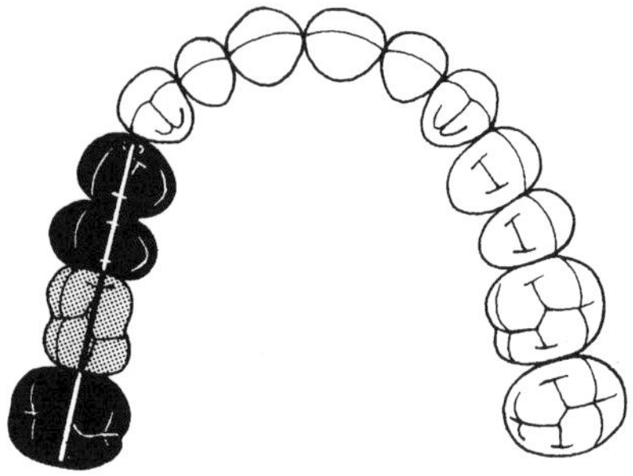
a

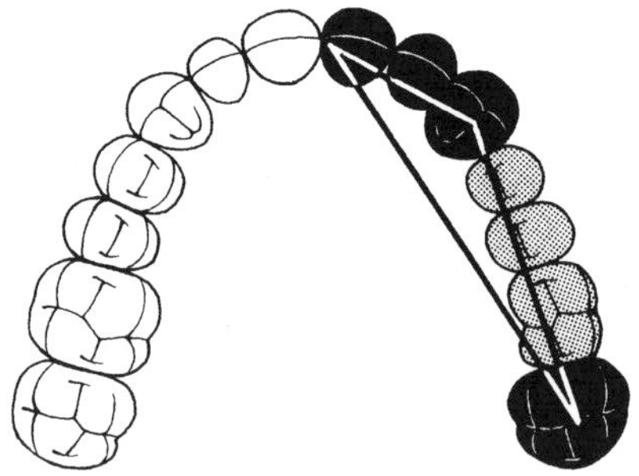
b

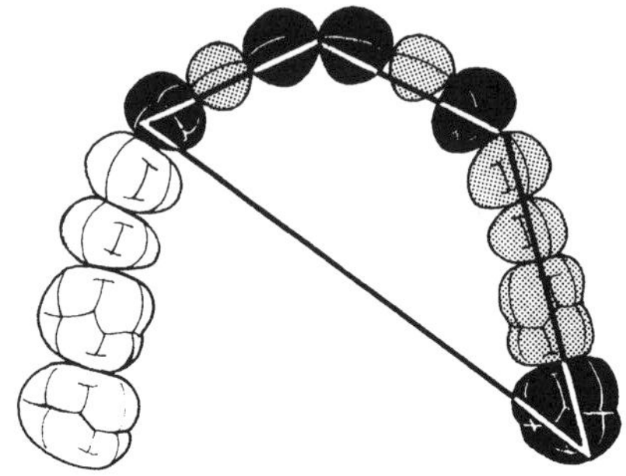
c

Abb. 6.77: Stabilisierung gegen Horizontalbelastung durch
a) lineare Versteifung
b) trigonale Versteifung
c) polygonale Versteifung

tueller Interkuspidation nur leichte Kontakte vorhanden sein, damit keine Fehlbelastungen zustande kommen. Auch in exzentrischen Kieferpositionen sind zur Entlastung der Brückenpfeiler auf Brückengliedern im Frontzahnbereich nur leichte okklusale Kontakte anzustreben.

Im Seitenzahnbereich kommt es bei Verschiebungen der Zahnreihen gegeneinander wegen der dabei führenden Höckerschrägflächen ebenfalls zu Horizontalbelastungen der Zähne. Das Ausmaß dieser Belastungen hängt von den Höckerneigungen ab. Bei steileren Höckern ist die Horizontalbelastung größer als bei flachen. Deshalb dürfen die Höcker keinesfalls steiler sein als bei den Zähnen des Restgebisses. Man kann eher in Betracht ziehen, sie etwas flacher zu gestalten, um die Horizontalbelastung zu verringern. Bei Brückenankern ist das jedoch nur in geringem Umfang und besonders bei weitgespannten Brücken anzuraten, da sonst aus der unsymmetrischen Führung des Unterkiefers Kiefergelenkbeschwerden resultieren können. Auf den Brückengliedern sind dagegen etwas flachere Höcker durchaus angebracht, da die Höcker der Brückenglieder bei Lateralbewegungen für die Brückenpfeiler ohnehin nicht entlastend wirken. Als weitere Möglichkeit zur Entlastung der Brückenpfeiler wird bei Brücken größerer Spannweite eine Verschmälerung der Brückenglieder empfohlen.

6.14.2 Wahl der Brückenanker

Als Brückenanker können Vollkronen aus Metall, Verblendkronen, Stiftkronen, Teilkronen und in Ausnahmefällen auch Jacketkronen verwendet werden. Vollkronen aus Metall haben Verblendkronen gegenüber den Vorteil, daß sie sehr dauerhaft sind. Außerdem ist das Risiko für die Pulpa geringer, weil für Vollkronen weniger von den Zähnen abgeschliffen werden muß als für Verblendkronen. Die Vorteile gegenüber Teilkronen bestehen darin, daß sie die Brückenpfeiler vollständig gegen Karies schützen und stabil genug für die Befestigung mehrgliedriger Brückenkörper sind. Allerdings werden Vollkronen aus Metall heute überwiegend als Brückenanker für Molaren und seltener für Prämolaren angewendet.

Bei Verblendkronen hat man die Wahl zwischen Kunststoff- und Porzellanverblendungen. Kunststoffverblendungen werden zur Zeit kaum noch benutzt. Ihr Hauptvorteil besteht darin, daß defekte Verblendungen repariert werden können, ohne daß die Brücke dazu aus dem Munde entfernt werden muß. Keramische Verblendungen haben den Vorteil, daß sie sich im Munde nicht abnutzen und in der Farbwirkung unter allen Beleuchtungsverhältnissen natürlichen Zähnen am nächsten kommen.Die Verblendung der Kronen kann durch direktes Aufbrennen des Porzellans (Metall-Keramik) oder durch Jacketkronen (Fingerhutkronen) erfolgen. Der Vorteil metallkeramischer Verblendkronen besteht darin, daß die Brückenpfeiler weniger stark beschliffen werden müssen als für Fingerhutkronen. Das für Fingerhutkronen notwendige starke Beschleifen der Zähne birgt die Gefahr in sich, daß es zu Pulpenschädigungen kommt. Früher hat man deshalb vielfach die Brückenpfeiler von vornherein devitalisiert und mit Stiftaufbauten versehen. Heute kann diesem Vorgehen nicht mehr vorbehaltlos zugestimmt werden, da marktote Zähne als Ursache für Herderkrankungen in Erwägung gezogen werden müssen. Es gibt allerdings Situationen, in denen die natürliche Wirkung des Zahnersatzes höher bewertet werden muß als die Vitalerhaltung von Brückenpfeilern. So ist zum Beispiel für Schauspieler eine makellose Zahnreihe von unschätzbarem Wert. Aber auch bei jüngeren Menschen führt Frontzahnersatz, der in Form und Farbe unnatürlich wirkt, leicht zu psychischen Belastungen oder sogar Minderwertigkeitskomplexen. Wir halten daher die Devitalisierung von Brückenpfeilern auch heute noch für vertretbar, wenn ein natürliches Aussehen des Zahnersatzes nicht anders erreicht werden kann.

Marktote Zähne als Brückenpfeiler stellen besonders bei umfangreichen Brücken aus den schon erwähnten Gründen ein Risiko dar. Deshalb kommen Stiftkronen in diesen Fällen als Brückenanker nur dann in Frage, wenn die alleinige Verankerung auf vitalen Zähnen nicht möglich ist und sonst nur abnehmbarer Zahnersatz eingegliedert werden könnte.

Mit Teilkronen lassen sich die Nachteile der Verblendkronen vermeiden, da die Vestibularfläche der Brückenpfeiler erhalten bleibt. Dagegen ist die Präparation für Teilkronen schwieriger als für Verblendkronen, und häufig wird doch zuviel Gold sichtbar. Weiterhin sind Teilkronen nur im kariesresistenten Gebiß indiziert. Außerdem ist auch ihre Stabilitat gering, so daß im allgemeinen zwischen zwei Teilkronen nur ein Brückenglied befestigt werden kann. Wegen dieser Nachteile werden Verblendkronen überwiegend als vorteilhafter angesehen und Teilkronen nur selten angewendet. Teilkronen können auf unteren Frontzähnen mit im Scherenbiß okkludierenden natürlichen Antagonisten indiziert sein, wenn der für Verblendkronen erforderliche Platz nicht ohne Risiko für die Pulpa geschaffen werden kann.

Jacketkronen können als Brückenanker nur dann verwendet werden, wenn die Brücke ganz aus dentalkeramischer Masse besteht. Wegen der geringen Belastbarkeit von Jacketkronen kommen solche Brücken nur als einspannige zum Ersatz eines Schneidezahnes in Frage. Dennoch kam es häufig zum Bruch der Brücken, die aus den herkömmlichen dentalkeramischen Massen gebrannt wurden. In letzter Zeit sind daher leucit- oder aluminiumoxydverstärkte keramische Systeme mit höherer Bruchzähigkeit entwickelt worden, die entweder originär gebrannt, gepreßt oder als Glaskeramik gegossen werden.

6.14.3 Gingivale Form des Brückenkörpers

Bei der festsitzenden Brücke ist die der Gingiva zugewandte Form des Brückenkörpers für die Mundhygiene und das natürliche Aussehen von Bedeutung. Da die Brücke nur im Mund gereinigt werden kann, soll der Brückenkörper eine Form besitzen, die die Reinhaltung der der Gingiva zugewandten Teile begünstigt. Außerdem sollen die Brückenglieder so geformt sein, daß der optische Eindruck eines natürlichen Zahnes erweckt wird. Diese beiden Forderungen lassen sich jedoch nicht in allen Kieferabschnitten miteinander in Einklang bringen. Im sichtbaren Zahnbereich wird also ein notwendiger Kompromiß zugunsten der Ästhetik ausfallen; im nicht sichtbaren Bereich dagegen bestimmen hygienische Erfordernisse die Form der Zwischenglieder.

Im Molarenbereich des Unterkiefers liegen die gingivalen Anteile der Brückenglieder im nicht sichtbaren Bereich. Deshalb können dort Schwebebrücken eingegliedert werden, bei denen keine Berührung mit der Gingiva stattfindet. Man unterscheidet dabei Raumbrücken von Spaltbrücken (Abb. 6.78). Bei Raumbrücken wird ein möglichst großer Abstand zur Gingiva eingehalten. Dieser erleichtert die Zugänglichkeit zu den marginalen Parodontien. Eine bukkale Verblendung ist dann aber nicht möglich. Ein großer Nachteil der Raumbrücke liegt in der mangelhaften Abstützung von Zunge und Wange durch das Zwischenglied besonders bei großen Lücken. Dadurch kann es durch Zungen- und Wangendruck z.B. bei Parafunktionen zum seitlichen Abbau des zahnlosen Alveolarfortsatzes kommen. Ein hoher, schmaler Kieferkamm jedoch bietet ungünstige Voraussetzungen für eine spätere Eingliederung von Prothesen.

Bei Spaltbrücken hat der Brückenkörper zur Gingiva einen Abstand von ca. 1 mm. Die dadurch höheren Brückenglieder können bukkal verblendet werden. Der Spalt zur Gingiva bietet trotzdem noch gute Voraussetzungen für die Reinigung. Bei der Schwebebrücke hat der Brückenkörper eine im Querschnitt herzförmige Gestalt

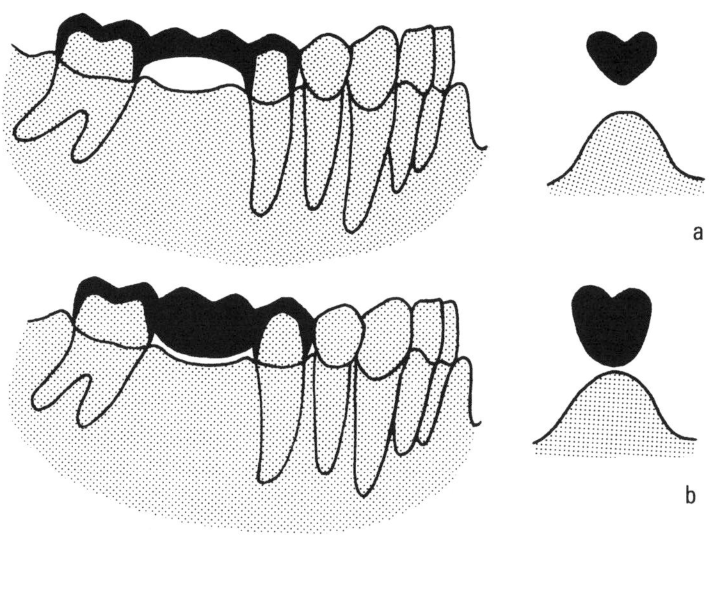

Abb. 6.78: Schwebebrücken
a) Raumbrücke
b) Spaltbrücke

und ist nicht breiter als der schmalste Brückenanker.

Im sichtbaren Bereich müssen die Brückenglieder jedoch in Dauerkontakt mit der Gingiva gebracht werden, um ein natürliches Aussehen zu erzielen. Die Berührungsflächen mit der Gingiva müssen so klein wie möglich gehalten werden. Außerdem sollen die Zwischenglieder der Gingiva drucklos aufliegen. Im Prämolarenbereich kann man diesen Forderungen nachkommen, indem man die Brückenglieder dem bukkalen Anteil des Alveolarfortsatzes tangential anlagert (Abb. 6.79 a) und zwischen den einzelnen Gliedern den Teil ausspart, in dem sich bei natürlichen Zähnen die Interdentalpapille befindet (Abb. 6.79 b).

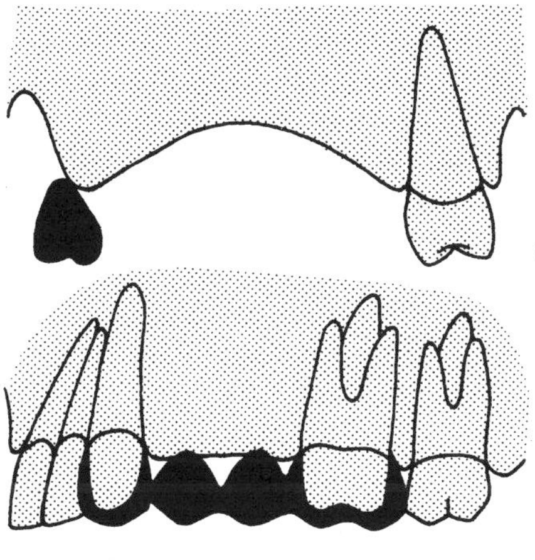

Abb. 6.79: Brückenkörper im sichtbaren Seitenzahnbereich
a) tangentiale Anlagerung
b) künstliche Interdentalraume zwischen den Brückengliedern und -ankern

Bei Frontzahnersatz ist eine solche Gestaltung der Brückenglieder nicht möglich, weil damit eine Beeinträchtigung des natürlichen Aussehens und der Sprechfunktion verbunden wäre. Der gingivale Anteil muß hier dem Alveolarfortsatz mit einer größeren Fläche aufliegen. Außerdem verbietet sich die Aussparung von Interdentalräumen (Abb. 6.80).

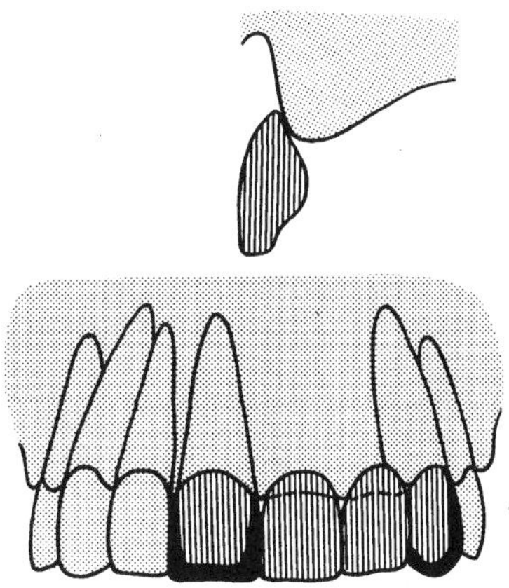

Abb. 6.80: Flächenhafte Anlagerung der Brückenglieder im Frontzahnbereich ohne Interdentalräume

6.14.4 Werkstoffe für den Brückenkörper

Bei Brückengliedern ist auch die Wahl des Werkstoffes für die Vermeidung von Dauerschäden bedeutsam. Okklusal soll der Werkstoff ähnliche Abriebseigenschaften besitzen wie der Schmelz. Deshalb verwendet man für die Okklusalflächen besonders dann Metall, wenn die Patienten zum Knirschen neigen. Kunststoffe sind nämlich auf die Dauer wegen ihrer zu geringen Abriebfestigkeit nicht geeignet. Zwecks besseren Aussehens können die Okklusalflächen auch aus Porzellan hergestellt werden, das jedoch nicht abriebfähig ist und deshalb Schäden verursachen kann. Steht das Aussehen des Patienten im Vordergrund, so bietet sich als Kompromiß an, die sichtbaren Kauflächen im Unterkiefer aus keramischer Masse, die nicht sichtbaren im Oberkiefer aus Metall anfertigen zu lassen.

Als Material für die der Gingiva zugekehrten Fläche des Brückenkörpers hat sich glasiertes Porzellan jedoch am besten bewährt (Abb. 6.81 a, b). Gute Ergebnisse sind auch mit mundbeständigen Legierungen erzielbar (Abb. 6.81 c). Kunststoffe eignen sich hierfür nicht, weil sie quellfähig sind und außerdem altern. Unter ihnen bildet sich leicht ein Belag aus abgeschilferten Epithelien, der Ulzerationen an der Gingiva hervorruft.

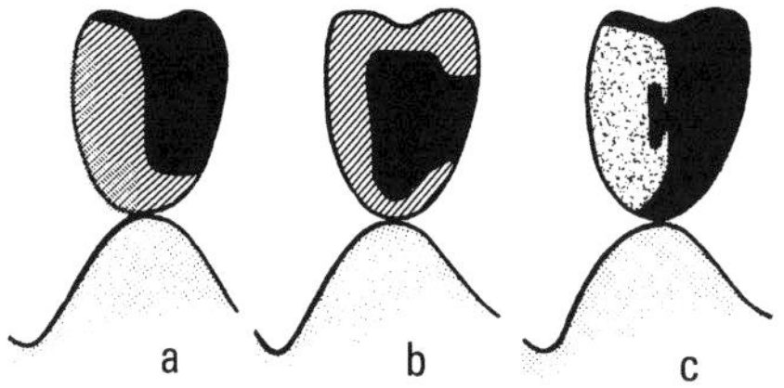

Abb. 6.81: Werkstoffabhängige Gestaltung der Brückenglieder
a) und **b)** keramisch verblendetes Brückenglied
c) kunststoffverblendetes Brückenglied

6.14.5 Okklusale Korrekturen am Restgebiß

Häufig bedarf die Okklusion des Restgebisses vor der Eingliederung von Brücken der Korrektur. In erster Linie müssen elongierte Zähne gekürzt werden, um günstigere Voraussetzungen für eine störungsfreie Okklusion zu schaffen. Die Schleifkorrekturen sollten nach Möglichkeit auf den Schmelz beschränkt bleiben und nur in Ausnahmefällen geringfügig in das Dentin ausgedehnt werden.

Darüber hinaus bedarf die Okklusion einer Korrektur, wenn durch okklusale Unstimmigkeiten Schäden verursacht worden sind. Das ist bei Patienten der Fall, die ihr Gebiß dysfunktionell durch Pressen oder Knirschen beanspruchen. Dadurch können Schäden an den Zahnhartsubstanzen, den Parodontien, den Kiefergelenken und der Kaumuskulatur entstehen. Obgleich man sich, wie eingangs erwähnt, über die günstigste Gestaltung der Okklusion noch nicht ganz einig ist, besteht weitgehende Übereinstimmung darin, daß okklusale Interferenzen in habitueller Okklusion und in der retrudierten Kontaktposition eliminiert werden sollen. In den meisten Fällen kann die Korrektur des Restgebisses durch Einschleifen erfolgen. Bei groben Unstimmigkeiten, die manchmal durch schon vorhandenen Zahnersatz bedingt sind, und bei weit fortgeschrittener Abrasion der Zähne ist jedoch die Neugestaltung mehrerer oder aller Okklusalflächen durch Onlays oder Kronen erforderlich.

6.14.6 Präparation der Brückenpfeiler

Die Präparation von Brückenpfeilern unterscheidet sich insofern von der Präparation für Einzelkronen, als zusätzlich eine Parallelisierung der Stümpfe untereinander erfolgen muß. Bei gekippten Pfeilern ist für die Parallelisierung ein zusätzlicher Substanzverlust unvermeidbar. Damit man sich dabei der Pulpa nicht zu stark nähert, muß weiterhin in Kauf genommen werden, daß die Präparationsgrenze nicht überall unter den Gingivalsaum verlegt werden kann (Abb. 6.82).

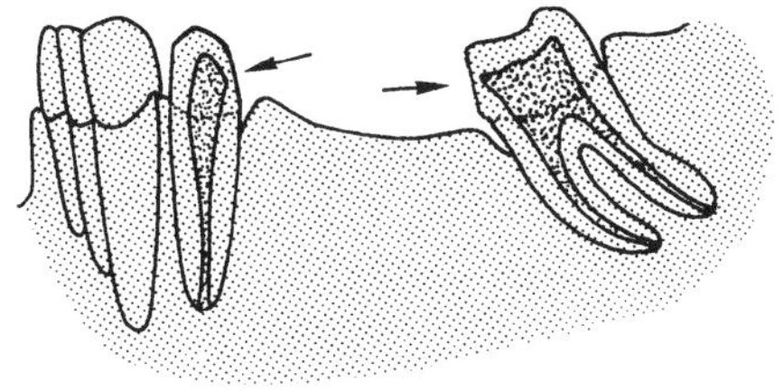

Abb. 6.82: Bei gekipptem Pfeiler kann die Präparationsgrenze ohne Gefährdung der Pulpa mesial nicht unter den Gingivalsaum verlegt werden

Diese Nachteile lassen sich durch Eingliederung von geteilten Brücken vermeiden, die nach dem Einzementieren miteinander verschraubt oder verbolzt werden

(Abb. 6.83 a). Weiterhin besteht die Möglichkeit, in solchen Fällen Doppelkronen zu verwenden (Abb 6.83 b).

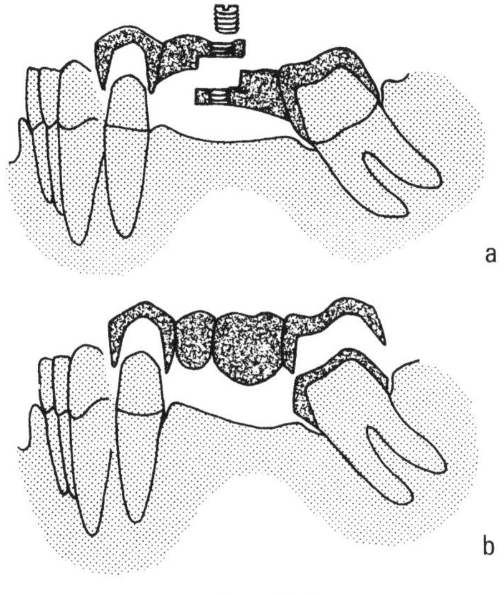

Abb. 6.83: Ausgleich einer Pfeilerkonvergenz
a) verschraubte Brücke
b) Doppelkrone auf dem zweiten Molaren

Bei Stiftkronen als Brückenanker läßt sich die Richtung der Wurzelkanäle durch Aufbohren nur geringfügig verändern. Kann man dadurch eine gemeinsame Einschubrichtung nicht erzielen, so muß ein Stiftaufbau einzementiert werden, dessen Wandneigungen der Einschubrichtung der Brücke entsprechen.

In der Praxis erfolgt die Parallelisierung der Zahnstümpfe meistens nach Augenmaß, wobei man auf eine parallele Gestaltung der axialen Stumpfwände zugunsten einer schwach konischen verzichtet. Dieses Vorgehen ist zweckmäßig, wenn die Pfeiler nur wenig gekippt sind. Bei stärkerer Kippung empfiehlt es sich, zuerst an einem Gipsmodell auszuprobieren, ob und auf welche Art sich eine gemeinsame Einschubrichtung der Anker ohne zu großen Substanzverlust erzielen läßt. Die Parallelisierung einer größeren Anzahl von Pfeilerzähnen erleichtert man sich darüber hinaus, wenn man zunächst vorsichtig nach Augenmaß präpariert. Nach Abformung der Pfeiler mit Alginat und Herstellung eines Modells aus Abdruckgips kann man nach wenigen Minuten unter einem Parallelometer die Stellen markieren, die noch nachpräpariert werden müssen. Präziser als nach Augenmaß läßt sich die Parallelisierung mit Geräten durchführen, die im Munde befestigt werden und eine parallele Führung der Schleifkörper garantieren (s. Abb. 6.71). Diese Geräte haben sich jedoch wegen ihrer Unhandlichkeit in der Praxis nicht allgemein durchsetzen können.

6.14.7 Abformung

Für Brücken kann die Abformung mit Hilfe von Kupferringen in Verbindung mit einem Schlüsselabdruck oder ringlos erfolgen. Der Vorteil der ringlosen Abformung (Abschnitt 6.5.3) besteht darin, daß das Zuschneiden und Adaptieren der Kupferringe entfällt und die Stumpfpositionen ohne Schlüsselabformung oder Lötabdruck exakt auf das Modell übertragen werden. Daher hat sich die ringlose Abformung in der Brückenprothetik weitgehend durchgesetzt. Nachteilig erweist sich dabei, daß es nicht immer gelingt, alle Stümpfe exakt bis zur Präparationsgrenze abzuformen.

Die Anwendung von Kupferringen für die Abformung von Pfeilerzähnen unterliegt den gleichen Gesichtspunkten wie bei der Abformung für Einzelkronen. Bei den Schlüsselabformverfahren, bei denen sich die Kupferringe oder Stumpfmodelle aus dem Schlüsselabdruck herausnehmen lassen, werden die Stumpfpositionen nicht mit so großer Genauigkeit auf das Modell übertragen, daß die Brücke darauf ohne Zwischenschaltung eines Lötabdruckes angefertigt werden kann. Deshalb werden bei diesem Vorgehen zunächst die

Brückenanker im Munde eingepaßt. Die Position der Anker wird dann mit Hilfe eines Lötabdruckes auf ein neues Modell übertragen, auf dem die Brücke fertiggestellt wird. Für den Lötabdruck eignet sich wegen der eindeutigen Fixierung Abdruckgips besonders gut. In neuerer Zeit werden hierfür auch gummielastische Abformmassen empfohlen. Der Lötabdruck läßt sich jedoch vermeiden, wenn die Kupferringe fest mit dem Schlüsselabdruck verbunden sind oder wenn Übertragungskäppchen verwendet werden (s. Abschnitt 6.5.2).

6.14.8 Provisorische Stumpfversorgung

Die Notwendigkeit der provisorischen Stumpfversorgung und verschiedene Herstellungsverfahren von provisorischen Kronen wurden bereits beschrieben. Darüber hinaus muß bei der Brückenplanung berücksichtigt werden, ob ein provisorischer Lückenschluß während der Wundheilunq erforderlich ist und auf welche Art er erfolgen soll. Bis zur Eingliederung der definitiven Brücke sollte ein Zeitraum von mindestens drei Monaten nach der Extraktion vergangen sein. Ein provisorischer Lückenschluß ist wegen des Aussehens im Frontzahnbereich immer indiziert. Im Seitenzahnbereich ist er dann erforderlich, wenn in der Zeit der Wundheilung sonst parodontale Schäden an den Pfeilerzähnen durch okklusale Überbelastung befürchtet werden müssen. Dies trifft besonders auf größere Lücken im parodontal insuffizienten Gebiß zu. Der provisorische Lückenschluß kann durch Kunststoffbrücken oder durch herausnehmbaren Zahnersatz erfolgen.

Provisorische Brücken fertigt man in der Regel aus Acrylat an. Hierzu werden vor der Extraktion die Pfeilerzähne präpariert, abgeformt und mit Provisorien versorgt. Zur Anfertigung der provisorischen Brücke müssen die zur Extraktion vorgesehenen Zähne auf dem Gipsmodell entfernt werden. Nach der Herstellung der provisorischen Brücke extrahiert man die entsprechenden Zähne und setzt die Brücke mit provisorischem Zement ein. Kunststoffbrücken besitzen eine geringe Festigkeit und eignen sich daher als einspannige Brücken nur zum Verschluß kleiner Lücken. Handelt es sich um mehrspannige Brücken, so lassen sich damit auch größere Lücken schließen. Bei größeren Lücken ist es vielfach vorteilhafter, eine Immediatprothese einzugliedern (s. Abschnitt 9). Bei diesem Vorgehen erfolgt die Präparation der Pfeilerzähne erst nach abgeschlossener Wundheilung.

Eine weitere Methode zur Anfertigung einer provisorischen Brücke aus Acrylat im Laboratorium ist im Abschnitt 6.9.4 beschrieben. Hierbei erspart man sich die vorläufige provisorische Versorgung der Zahnstümpfe.

6.14.9 Prophylaktische Bißnahme und Kieferrelationsbestimmung

Bei der Anfertigung von Brücken im Seitenzahnbereich führt das Abtragen der Okklusalflächen endständiger Pfeiler entweder sofort oder in der Folgezeit zur Verringerung der intermaxillären Distanz. Man erkennt diese sofortige Veränderung der Kieferrelationen daran, daß trotz Abtragens der Okklusalflächen beim Kieferschluß der okklusale Kontakt eines endständigen Pfeilers mit seinen Antagonisten zunächst erhalten bleibt. Dabei kommt es zur Verlagerung des Kiefergelenkköpfchens nach ventrokranial (Abb. 6.84). Erst durch weiteres Kürzen wird der okklusale Kontakt aufgelöst. Wie im Kapitel „Folgeschäden nach Zahnverlust" ausgeführt, können Veränderungen der Kieferrelationen zu Erkrankungen des Kausystems führen. Deshalb muß in solchen Fällen die Ausgangssituation durch eine prophylaktische Bißnahme fixiert und auf die provisorischen Kronen sowie die definitive Brücke übertragen werden. Voraussetzung dafür ist jedoch eine intakte Okklusion.

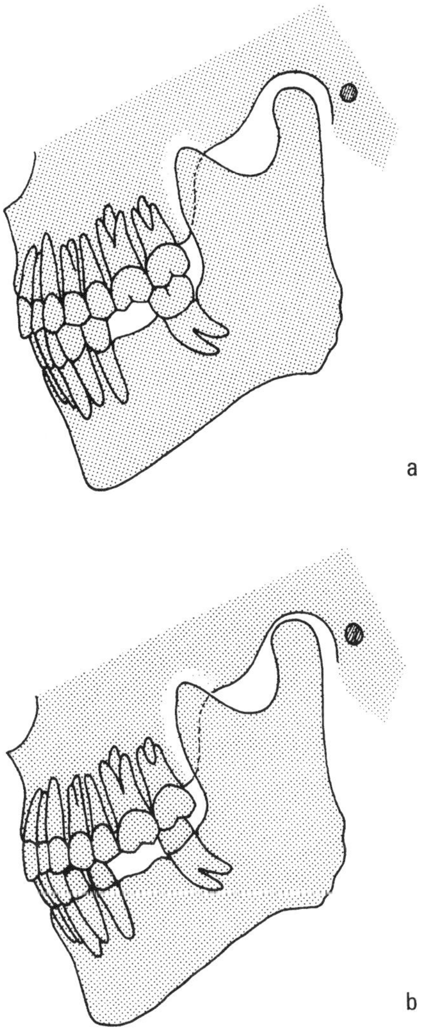

Abb. 6.84: Kondylenverlagerung nach Präparation endständiger Pfeiler
a) Situation vor der Präparation
b) Situation nach der Präparation

Zur prophylaktischen Bißnahme wird vor der Präparation eine Bißschablone mit einem Bißwall aus Autopolymerisat hergestellt. Zwischen Bißwall und Gegenbezahnung soll nur ein geringer Abstand vorhanden sein (Abb. 6.85 a). Der Bißwall wird dann im Munde mit Autopolymerisat soweit ergänzt, daß die Gegenbezahnung flächenhaft aufbeißt (Abb. 6.85 b). Das Autopolymerisat muß sich beim Kieferschluß bereits in zähplastischem Zustand befinden, damit die Kieferschleimhaut im Bereich der Lücke komprimiert wird. Die auf diese Art okklusal adjustierte Bißschablone kann nach Abtragen der Kauflächen den Unterkiefer in seiner ursprünglichen Position fixieren (Abb. 6.85 c). Die Provisorien werden dann bei eingesetzter Bißschablone okklusal einorientiert (Abb. 6.85 d). Als Provisorien eignen sich Zinnkäppchen, die mit Autopolymerisat unterfüttert werden, damit sie okklusal genügend Stabilität aufweisen. Zur Vermeidung von Pulpenirritationen durch das Autopolymerisat müssen jedoch die Zähne zuvor mit Vaseline isoliert werden. Wurden die provisorischen Kronen über einen vor der Präparation genommenen Alginatabdruck aus Kunststoff hergestellt, so müssen sie ebenfalls anhand der okklusal adjustierten Bißschablone überprüft und ggf. korrigiert werden. Nach Fertigstellung der Provisorien erweitert man den Bißwall mit zähplastischem Autopolymerisat auf die okklusalen Stumpfflächen (Abb. 6.85 e). Hierdurch werden die okklusalen Beziehungen zwischen den Stümpfen und ihren Antagonisten fixiert, damit sich die Kiefermodelle in der richtigen Position zueinander orientieren lassen. Das Zusammensetzen der Modelle ist mit der Bißschablone allein nicht möglich, weil sie der Kieferschleimhaut unter Druck anliegt, während das Kiefermodell die Schleimhautverhältnisse im Entlastungszustand wiedergibt. Deshalb muß auch die Basisplatte von dem Kunststoffwall abgetrennt werden (Abb. 6.85 f).

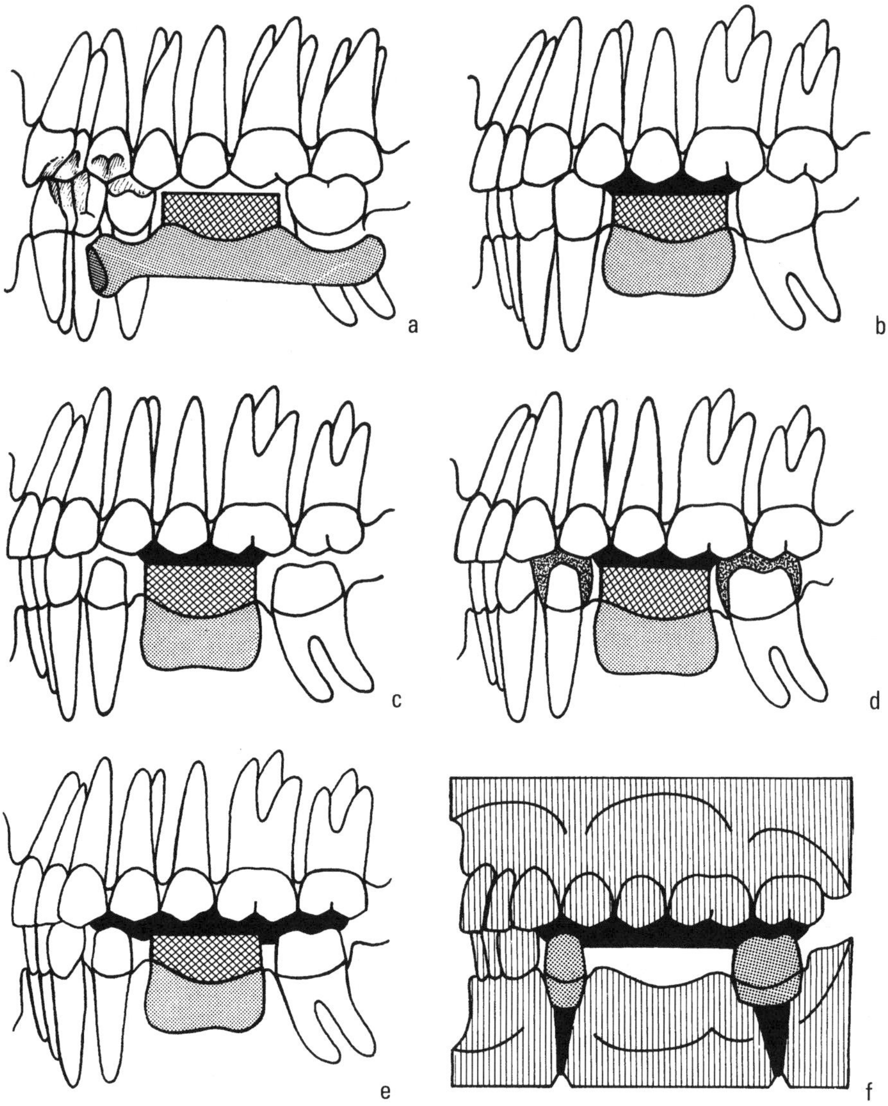

Abb. 6.85: Prophylaktische Bißnahme

a) Bißschablone mit Bißwall aus Autopolymerisat

b) Ergänzung des Bißwalles mit Autopolymerisat

c) die okklusal ergänzte Bißschablone übernimmt nach Abtragen der Kauflächen deren Stützfunktion

d) Einorientieren der Provisorien mit Hilfe der Bißschablone

e) Erweiterung des Bißwalles auf die präparierten Zähne

f) zur Übertragung der Lagebeziehungen auf das Arbeitsmodell dient nur der Bißwall

Eine Modifikation dieses Vorgehens besteht darin, von den Okklusalflächen der Brückenpfeiler zunächst nur eine Hälfte zu präparieren, so daß auf der anderen Hälfte noch natürliche okklusale Kontakte bestehen bleiben. Danach wird der Bißwall mit Autopolymerisat auf die fertig präparierten Flächen ausgedehnt (Abb. 6.86). Anschließend präpariert man die andere Hälfte der Okklusalflächen und erweitert den Bißwall dementsprechend. Dieses Verfahren ist insofern vorteilhaft, als die Genauigkeit durch die Schleimhautresilienz nicht beeinträchtigt werden kann. Die Provisorien lassen sich hierbei allerdings im Munde nicht nach der ursprünglichen okklusalen Situation adjustieren. Für ihre Anfertigung sind Kiefermodelle erforderlich, die mit Hilfe der prophylaktischen Bißnahme zueinander orientiert werden. Zur Herstellung dieser Modelle genügen Alginatabdrücke, die man mit Abdruckgips ausgießt, um Zeit zu sparen.

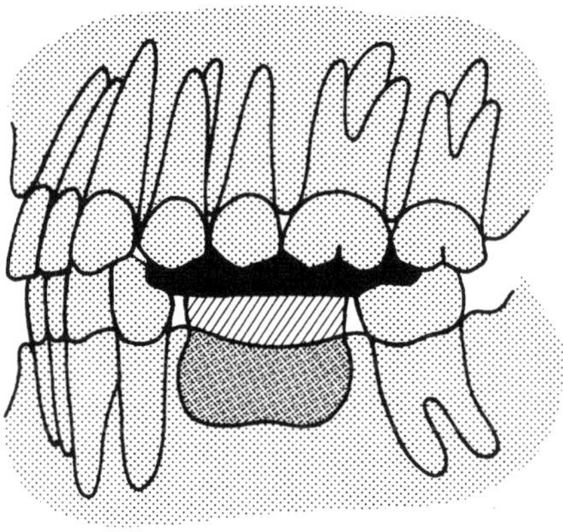

Abb. 6.86: Modifizierte prophylaktische Bißnahme (Erläuterung im Text)

Weiterhin lassen sich in Weiterentwicklung der Empfehlung von KOBES die ursprünglichen Kieferrelationen durch Okklusionssicherungsstutzen (HOFMANN) bis zum Eingliedern der Brücke erhalten. Dafür werden die zentrischen Stützkontakte mit Farbpapier markiert und bei der Präparation dann nicht abgetragen, sondern als leicht konischer Stutzen stehengelassen (Abb. 6.87). Die provisorischen Kronen müssen über den Stutzen perforiert werden. Vor dem Eingliedern der Brücke schleift man dann die Stutzen ab.

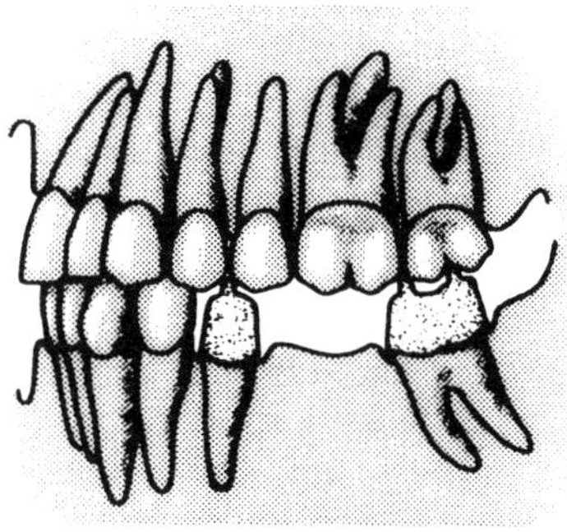

Abb. 6.87: Okklusionssicherungsstutzen nach HOFMANN

Bei okklusal bedingten Erkrankungen des Kauorgans kommt eine prophylaktische Bißnahme nicht in Frage, weil sonst okklusale Fehler auf den Zahnersatz übertragen würden. In diesen Fällen muß eine gelenkbezügliche Kieferrelationsbestimmung nach den in Abschnitt 5 beschriebenen Methoden erfolgen. Eine gelenkbezügliche Kieferrelationsbestimmung ist ebenfalls bei Brücken empfehlenswert, die sich über die gesamte Zahnreihe erstrecken.

6.14.10 Gestaltung der Okklusion

Bei kleineren Brücken ist eine Angleichung an die okklusale Situation des Restgebisses erforderlich, wobei die Anwendung eines Mittelwertartikulators als ausreichend bezeichnet werden kann, wie es bei der Formgebung von Einzelkronen (s. Abschnitt 6.7.5) beschrieben wurde.

Die Anwendung von halbindividuellen Artikulatoren empfiehlt sich bei großen Brücken dann, wenn wegen okklusal bedingter funktioneller Erkrankungen die Okklusion einer umfangreichen Korrektur bedarf. Solchen Situationen begegnet man bei fortgeschrittener Abrasion und bei Lückengebissen, die längere Zeit unversorgt oder mit unzweckmäßig konstruiertem Zahnersatz versorgt waren. In diesen Fällen handelt es sich um die gleichzeitige prothetische Versorgung von gegenüberliegenden Kieferabschnitten. Die Okklusalflächen können dann nicht durch Antagonisten vorgeformt werden, sondern sind nach funktionellen Erfordernissen neu zu gestalten. Das ist nur mit Hilfe eines Artikulators möglich, weil sich mit ihm die Funktion der Okklusalflächen schon beim Modellieren überprüfen läßt. Die Erfahrung hat gezeigt, daß mit halbindividuellen Artikulatoren, wie z.B. dem Dentatus oder Kondylator, Okklusalflächen modelliert werden können, die man im Munde meistens nur geringfügig korrigieren muß. Diese Korrekturen bereiten wenig Schwierigkeiten, weil die Okklusalflächen schon eine der Funktion angepaßte Form besitzen. Bei solchen umfangreichen Restaurationen empfiehlt sich das Modellieren der Kauflächen nach der sogenannten Aufwachstechnik.

Bei der Aufwachstechnik handelt es sich um ein schrittweises Vorgehen. Zunächst werden Höhe und Position der Zahnhöcker entsprechend ihrer Funktion durch Wachskegel festgelegt (Abb. 6.88 a). Danach modelliert man die Höckerflächen einzeln. Die mesialen und distalen Abhänge der bukkalen Höcker werden so aufgebaut, daß an ihnen Arbeitsseitenkontakte entstehen. Die übrigen Höckerabhänge müssen wulstförmig gestaltet werden, damit an den tragenden Höckern nur punktförmige Kontakte entstehen (Abb. 6.88 b). Das gilt auch für die Formung der approximalen Randleisten (Abb. 6.88 c).

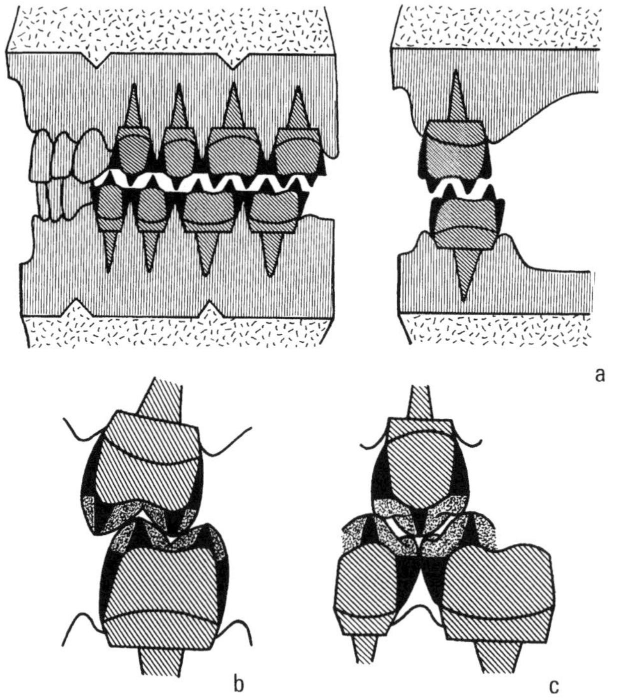

Abb. 6.88: Kauflächengestaltung nach der Aufwachstechnik
a) Festlegen von Position und Höhe der Höcker durch Wachskegel
b) und **c)** nach wulstförmiger Verkleidung der Höckerkegel entstehen an den tragenden Höckern und im Bereich der approximalen Randleisten punktförmige okklusale Kontakte

Die durch diese Technik erzielte punktförmige Abstützung der tragenden Höcker auf gegenüberliegenden Höckerschrägflächen wie im natürlichen, nicht abradierten Gebiß braucht jedoch nicht immer reproduziert zu werden. Es hat sich genau so gut bewährt und ist einfacher zu realisieren, die Höckerspitzen direkt auf Ebenen im Bereich der Fissuren okkludieren zu lassen (s. Abb. 6.32).

6.14.11 Einprobe, provisorische und definitive Befestigung

Nach Fertigstellung einer Brücke muß im Munde ihre Paßgenauigkeit im Hinblick auf Kronenränder, approximale Kontakte und Okklusion kontrolliert und erforderlichenfalls korrigiert werden. Außerdem ist zu prüfen, ob die Brückenglieder von Berührungsbrücken der Gingiva drucklos aufliegen. Ein zu starkes Aufliegen erkennt man daran, daß bei eingesetzter Brücke die Gingiva im Bereich der Brückenglieder anämisch wird. Solche Auflageflächen müssen reduziert werden, bis die Gingiva nicht mehr anämisch wird. Eine weitere Kontrolle über den richtigen Abstand der Brückenglieder zur Gingiva kann man mit einem gewachsten Seidenfaden durchführen. Dieser muß sich ohne größeren Kraftaufwand unter den Brückengliedern hin- und herbewegen lassen. Falls bei der Einprobe Schleifkorrekturen notwendig waren, ist abschließend eine Politur der beschliffenen Stellen erforderlich.

Nach Abschluß der Korrekturen steht man vor der Frage, ob die Brücke sofort definitiv oder zunächst nur provisorisch befestigt werden soll. In der Praxis hat es sich bewährt, kleine Brücken im Seitenzahnbereich mit Vollgußkronen oder Teilkronen als Brückenanker nach Abschluß der Korrekturen sofort einzuzementieren. Eine provisorische Befestigung ist empfehlenswert, wenn man bei pulpennahen Präparationen die definitive Befestigung mit Phosphatzement noch etwas hinauszögern will. Sie ist auch dann von Vorteil, wenn man sich bei der Einprobe nicht ganz sicher ist, ob alle Fehler vollständig eliminiert werden konnten. Hierbei kann es sich um okklusale Interferenzen, Druckstellen unter Brückengliedern und auch um Beanstandungen der Patienten bezüglich Form und Farbe der Kronenanker und Brückenglieder handeln.

Die provisorische Befestigung mit Calxyl® ist empfehlenswert, wenn die Brücke so fest an den Pfeilern sitzt, daß ein unbeabsichtigtes Lösen nicht zu befürchten ist. Die Verwendung von Calxyl besitzt den Vorteil, daß sich die Brücke wieder leicht abnehmen läßt. Außerdem ist die Dentinwunde in dieser Zeit mit einem bewährten Medikament versorgt. Mit Calxyl® eingesetzte Brücken sollten nicht länger als 14 Tage getragen werden, da das Calxyl® vom Speichel zumindest teilweise herausgewaschen wird. Dieser Zeitraum ist in den meisten Fällen für das provisorische Tragen völlig ausreichend. Brücken, die weniger fest auf den Pfeilern sitzen, setzt man provisorisch mit Fletscher ein, dem ein Tropfen Eugenol beigegeben wurde. Wenn bei großen Brücken und pulpennahen Präparationen jegliches Risiko bei der definitiven Befestigung mit Phosphatzement vermieden werden soll, empfiehlt sich eine provisorische Befestigung bis zu einem halben Jahr. Hierfür haben sich Zinkoxyd-Eugenol oder dementsprechende Fertigpräparate bewährt.

Provisorisch eingesetzte Brücken lassen sich mitunter durch Fingerkraft nicht mehr von den Stümpfen lösen. Dann verwendet man dazu einen Hirtenstab (s. Abb. 6.37), der mit einem hakenförmigen Ansatz jeweils zwischen Brückenglied und Brückenanker angesetzt wird. Durch vorsichtiges Klopfen mit einem Bleihammer lassen sich dann die Brückenanker nacheinander von den Stümpfen lösen. Den

Hirtenstab gibt es auch mit einem beweglichen Gewicht am Schaft (Abb. 6.89).

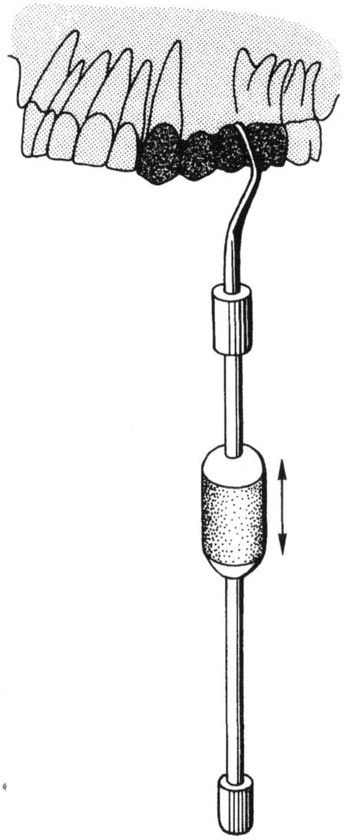

Abb. 6.89: Abnehmen einer provisorisch eingesetzten Brücke mit dem Hirtenstab

Beim Einzementieren treten häufig Schmerzen auf. Deshalb ist eine Lokal- bzw. Leitungsanaesthesie in Erwägung zu ziehen. Da diese nur kurze Zeit wirksam zu sein braucht, kann man dafür Lokalanaesthetika ohne Vasokonstringens verwenden. Zum Einzementieren müssen die Kroneninnenflächen sorgfältig gesäubert, entfettet und getrocknet werden. Da sich überschüssiger Zement unterhalb von Brückengliedern und aus Interdentalräumen nur schwer entfernen läßt, ist es vorteilhaft, diese Flächen vor dem Einsetzen mit Vaseline zu bestreichen. Zusätzlich kann man neben den Brückenankern um die Brückenglieder gewachste Seidenfäden locker knüpfen, um mit ihnen später den überschüssigen Zement zu entfernen. Die Zähnstümpfe reinigt man nach diesen Vorbereitungen grob mit dem Spray, säubert sie nach Einlegen von Watterollen mit einem Fertigpräparat (z.B. Orthos-Cavident®, Chlorhexamed®) und trocknet sie mit dem Luftbläser. Stiftaufbauten und devitale Stümpfe lassen sich ohne weiteres mit Alkohol reinigen. Bei vitalen Stümpfen sollte man damit zurückhaltend sein, weil Alkohol den Smear-Layer aus den Dentinkanälchen auswäscht und damit dessen Schutzwirkung für die Pulpa gegen die Säure des Zements zunichte macht.

Auch allzu langes Austrocknen der Stümpfe muß wegen der Gefahr einer Pulpenschädigung vermieden werden. Nach dem Einsetzen überprüft man sofort durch kurzfristiges „Zubeißenlassen" anhand der Okklusion, ob die Brücke richtig auf den Pfeilern sitzt. Stellt sich dabei heraus, daß die Brücke noch zu hoch ist, so drückt man sie solange auf die Stümpfe, bis die Okklusion stimmt. Danach wird bei geöffnetem Mund das Erhärten des Zementes abgewartet und anschließend überschüssiger Zement sorgfältig entfernt.

6.14.12 Entfernen von Brücken

Die Notwendigkeit zur teilweisen Entfernung ergibt sich, wenn Brückenpfeiler extrahiert werden müssen. Hat sich die Zementierung an einem oder mehreren Brückenankern gelöst oder ist die Erneuerung einer Brücke wegen freiliegender Kronenränder oder defekter Verblendungen vorgesehen, so wird die vollständige Entfernung notwendig.

Muß ein Brückenpfeiler extrahiert werden, durchtrennt man den Brückenkörper direkt am nächsten verbleibenden Brükkenanker mit einer Nylonscheibe oder einem Hartstahlbohrer, ohne den Brückenanker dabei zu beschädigen (Abb. 6.90).

Die Trennungsstelle am Brückenanker wird nach der Extraktion geglättet. Dabei deckt man die Extraktionswunde mit einem Tupfer ab.

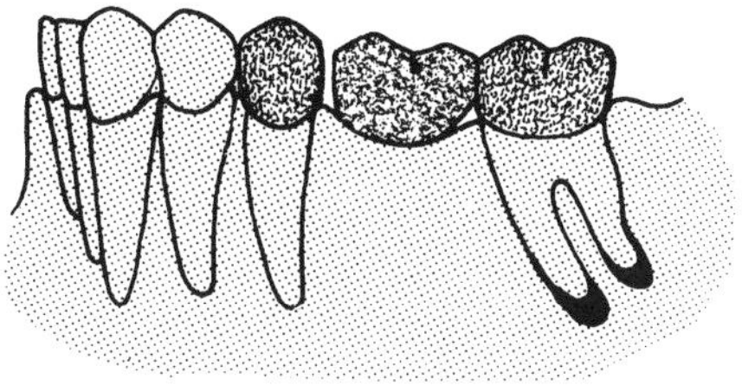

Abb. 6.90: Zur Extraktion des Molaren durchtrennte Brücke

Hat sich die Zementierung an einem Brückenanker gelöst, so kann man versuchen, die Brücke mit einem Hirtenstab durch vorsichtiges Klopfen von den übrigen Pfeilern zu lösen. Eine weitere Möglichkeit besteht darin, in die Kronenanker okklusal Löcher zu bohren und in diese Schrauben einzudrehen bis die Anker sich lösen (Abb. 6.91). Das gelingt jedoch nur, wenn die Okklusalflächen der Anker aus Metall und massiv genug sind, um ein Überdrehen des Gewindes zu verhindern.

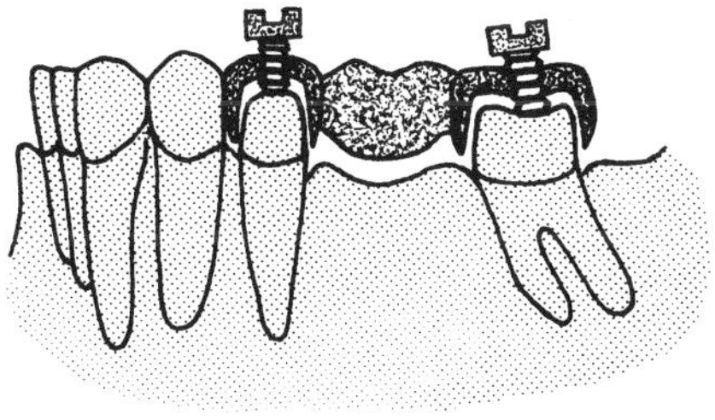

Abb. 6.91: Abnehmen einer Brücke durch Schrauben in den Okklusalflächen der Brückenanker

Am einfachsten kann jedoch eine Brücke entfernt werden, wenn man die Kronen mit einem Radbohrer oder dünnem Diamantschleifer seitlich bis in die Okklusalflächen aufschneidet und die Trennungsstellen so weit auseinanderbiegt, bis sich die Anker lösen.

6.15 Klebebrücke

Der spürbare Rückgang der Kariesmorbidität bei Jugendlichen eröffnet in zunehmendem Maße die Möglichkeit, Brücken adhäsiv zu fixieren und damit die Nachteile konventioneller Versorgungsformen weitgehend zu vermeiden (Gütschow). Bei der sogenannten Klebebrücke wird ein Brückengerüst aus Metall, dessen flügelförmige Anker Teilkronen ähneln, mit Hilfe der Säure-Ätz-Technik an den Schmelz der Brückenpfeiler angeklebt. Die Voraussetzung dafür war die Einführung der Schmelzätzung bereits im Jahre 1955 durch Buonocore. Dadurch wurde die Grundlage für einen Adhäsionsverbund zwischen Zahnschmelz und Kunststoff geschaffen. Angeregt durch die Erfolge mit der Säureätztechnik in der Füllungstherapie berichtete Rochette 1973 über die Möglichkeit, gelockerte Unterkieferzähne mit Hilfe einer angeklebten Schiene zu stabilisieren. Diese Methode wurde ein Jahr später von Howe und Denehy dahingehend modifiziert, kleine Frontzahnlücken mit angeklebten Brücken zu schließen. Wegen der Weiterentwicklung an der Universität von Maryland wird diese Art von Brücken auch als Marylandbrücke bezeichnet. Im deutschen Sprachgebrauch hat sich auch die Bezeichnung Ätz-Klebebrücke, Klebebrücke oder Adhäsiv-Brücke durchgesetzt.

6.15.1 Indikation

Der Indikationsbereich der Klebebrücke umfaßt im Front- und Seitenzahnbereich den Ersatz eines Zahnes; im Unterkiefer können auch zwei Schneidezähne ersetzt werden. Größere Konstruktionen führen leicht zum Bruch der Klebeverbindung oder sogar im Gerüst. Voraussetzung ist, daß die lückenbegrenzenden Zähne intakt sind und keine erhöhte Beweglichkeit aufweisen.

Der wesentliche Vorteil der Klebebrücke liegt darin, daß die Brückenpfeiler fast nicht oder höchstens partiell im Schmelzbereich beschliffen werden. Das ist nicht nur besonders im jugendlichen Gebiß von Bedeutung, weil die noch weiten Dentinkanälchen nicht eröffnet werden, sondern auch bei erwachsenen Patienten, wenn man sich scheut, kariesfreie Zähne zu Kronenstümpfen zu präparieren. Außerdem werden die Ränder des Brückengerüstes nicht an den marginalen Rand der Gingiva herangeführt, so daß parodontal-prophylaktischen Erfordernissen Rechnung getragen wird.

Der Verzicht auf die Präparation bedeutet aber auch, daß bei Kieferschluß genügend Platz zwischen den Brückenpfeilern und ihren Antagonisten bestehen muß, damit die flügelförmigen Anker die Okklusion nicht stören können. Während diese Voraussetzung in der unteren Front nahezu immer besteht, ist die Indikation der Klebebrücke im oberen Frontzahnbereich aufgrund der okklusalen Verhältnisse häufig nicht gegeben.

6.15.2 Vorbereitung der Pfeiler

Wie bereits erwähnt, erfolgt die Konditionierung des Schmelzes für die Verbindung mit dem Kunststoff durch Anätzen der Schmelzflächen mit 30-50%iger Phosphorsäure. Hierdurch entstehen auf der Schmelzoberfläche Mikroretentionen, an denen der Kunststoff haftet. Darüber hinaus läßt sich insbesondere an Frontzähnen der Halt der Brücken durch mechanische Retentionshilfen wie Stifte, Rillen oder Auflagen im wenig sichtbaren Bereich noch wesentlich steigern (Abb. 6.92 b).

Besonders bei Klebebrücken im Seitenzahnbereich ist für eine sichere vertikale Abstützung zu sorgen. Die dafür notwendigen Auflagen liegen meistens im Randwulstbereich und müssen dort im Schmelz eingelagert sein, wenn die Okklusion sonst gestört wird. Da die lingualen Höcker der unteren ersten Prämolaren in der Regel die Okklusionsebene nicht erreichen, läßt sich ein Brückengerüst dort ohne Einschleifen problemlos abstützen. Daher haben Klebebrücken zum Ersatz des zweiten unteren Prämolaren eine gute Prognose.

Sind an den als Brückenpfeiler vorgesehenen Zähnen kariöse Läsionen oder Füllungen vorhanden, ergeben sich nach Holste und Renk folgende Möglichkeiten:

1. Der Defekt liegt im Bereich des Brückengerüstes und kann in diesen einbezogen und vollständig bedeckt werden.
2. Der Defekt liegt außerhalb des Brückengerüstes und wird als getrennte Füllung behandelt. Zwischen Füllung und Gerüst sollte ca. 1 mm gesunde Zahnsubstanz vorhanden sein.
3. Die Kavität liegt im Randbereich des Brückengerüstes. Wird ein dem Kleber chemisch verwandter Füllungskunststoff verwendet, so kann der Metallrand über die Füllung verlaufen. Dieses gilt insbesondere bei lückenzugewandten Approximalkavitäten.

6.15.3 Konditionierung der Anker

Das größere Problem des Klebens von Brücken wird im Verbund des Kunststoffs zum Metall gesehen. Zur grobmechanischen Haftung hat man früher trichterförmige Bohrungen in den Brückenankern mit dem größten Durchmesser nach außen

Abb. 6.92: Verankerung von Klebebrücken
a) durch konische Bohrung im Metallgerüst
b) mit Retentionshilfe
c) durch netzförmige Retentionen

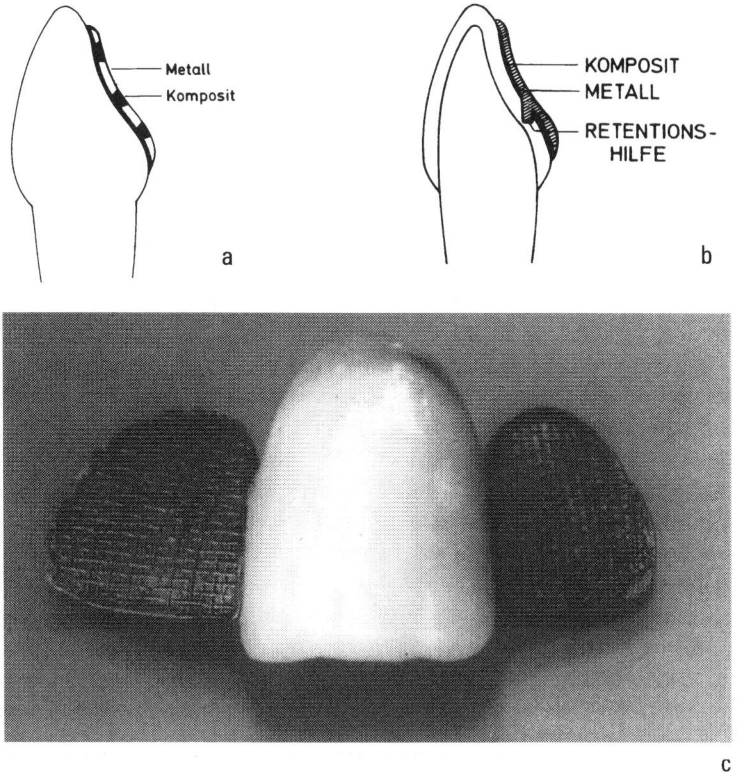

angebracht (Abb. 6.92 a). Außerdem wurden Netzretentionen verwendet (Abb. 6.92 c), wodurch allerdings die Brückenanker insgesamt dicker dimensioniert wurden. Heute hat man diese Methoden zugunsten mikromechanischer und chemischer Verfahren verlassen.

Mikromechanische Retentionen zur Haftung des Kunststoffs am Brückengerüst lassen sich je nach verwendeter Legierungsart durch Anätzen oder grobes Sandstrahlen des Metallgerüstes erzeugen. Das Sandstrahlen wird häufig auch als vorbereitendes Verfahren für die chemische Konditionierung eingesetzt, bei welcher wiederum mikromechanische Retentionsformen durch Ätzen geschaffen werden. Ausschlaggebend für das Ergebnis sind für jede ätzfähige Legierung spezifisch die Parameter Elektrolytlösung, Stromdichte, -spannung und Ätzdauer.

Ein weiteres chemisches Verfahren zur Konditionierung besonders von schlecht ätzbaren Edelmetall-Legierungen ist die Silanisierung. Darunter versteht man das Aufbringen von SiO_x- Schichten auf das Brückengerüst mit Hilfe des Silicoater-Verfahrens (Flammenpyrolyse, MUSIL). Dieses gestattet die chemische Verbindung des Kunststoffs mit der Metalloberfläche über Silizium-Sauerstoff-Brücken. Dadurch entsteht ein spaltfreier und weitgehend feuchtigkeitsstabiler Klebeverbund. Eine Weiterentwicklung dieses chemischen Verbundes ist das sogen. Rocatec®-Verfahren (Fa. Espe), bei welchem das Aufbringen der Silizium-Sauerstoff-Verbindungen über einen sandstrahlähnlichen Prozeß erfolgt.

6.16 Abnehmbare Brücke

Die abnehmbare Brücke ist dann indiziert, wenn die Brückenglieder dem Alveolarfortsatz breitflächig aufliegen müssen und damit den hygienischen Anforderungen an eine festsitzende Brücken nicht mehr entsprechen. Das ist bei Alveolarfortsatzdefekten und der prothetischen Korrektur einer Progenie, besonders der Pseudoprogenie der Fall. Defekte an den Alveolarfortsätzen können angeboren (Kieferspalten) oder die Folge von Verletzungen und Operationen sein. Bei Patienten mit Lippen-Kiefer-Gaumenspalten sind häufig Alveolarfortsatzdefekte mit einer Pseudoprogenie verbunden (Abb. 6.93).

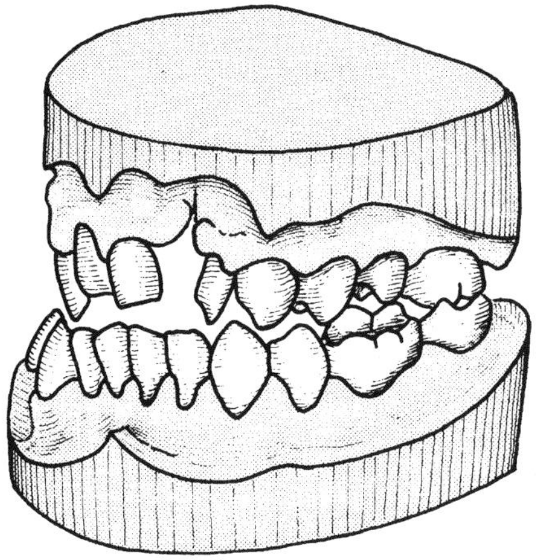

Abb. 6.93: Indikation für eine abnehmbare Brücke bei Lippen-Kiefer-Gaumenspalte und Pseudoprogenie

Bei der abnehmbaren Brücke sind die marginalen Parodontien parodontalhygienischen Maßnahmen besser zugänglich als bei der festsitzenden. Weiterhin läßt sich auf einfache Art eine polygonale Versteifung mit einem Gaumen- oder Sublingualbügel erreichen. Außerdem kann bei Verlust eines Pfeilerzahnes meistens die Funktion durch eine Reparatur bzw. Erweiterung wieder hergestellt werden. Aus diesen Gründen wird die abnehmbare Brücke häufig bei der prothetischen Versorgung des parodontal erkrankten Gebisses der festsitzenden Brücke vorgezogen, wenn alle Zähne eines Kiefers oder beide Stützzonen in die Konstruktion mit einbezogen werden (Abb. 6.94).

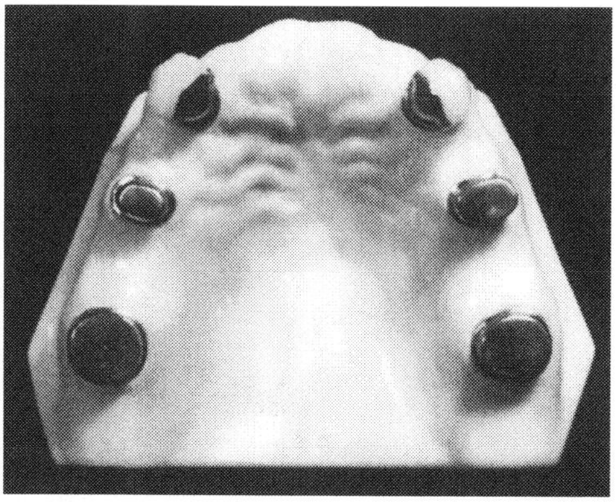

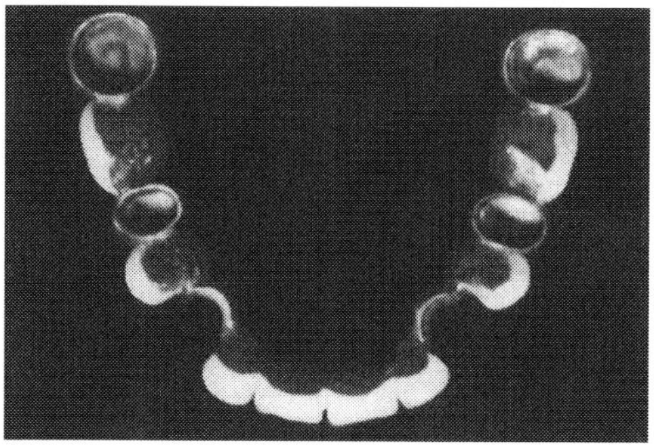

Abb. 6.94: Mit parallelwandigen Voll- und Teilteleskopen verankerte abnehmbare Brücke

Die Verankerung der abnehmbaren Brücke kann durch Vollteleskopkronen (Häupl, Böttger), Teilteleskopkronen (Steiger, Gaerny) oder Konuskronen (K. Körber) erfolgen (Abb. 6.95). Diese Kronen bestehen aus einem Primäranker, der auf den präparierten Zahn aufzementiert wird, und einem Sekundäranker, der mit den Brückengliedern fest verbunden ist. Die Primäranker können zusätzlich noch untereinander durch Stege verbunden sein.

Abb. 6.95: Doppelkronen
a) parallelwandiges Teleskop
b) Konuskrone
c) Teilteleskop

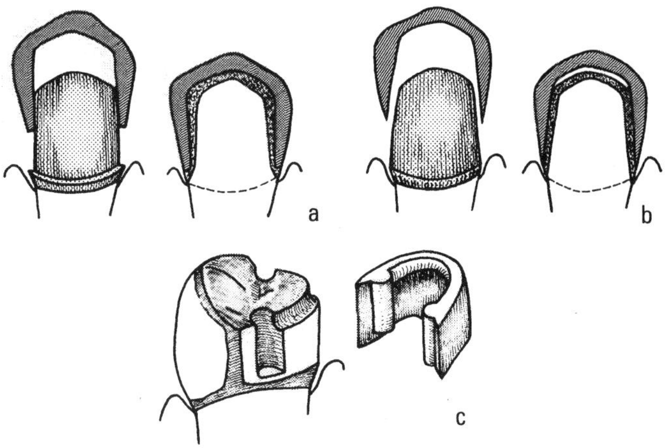

Der Halt des Sekundärankers am Primäranker kommt bei Voll- und Teilteleskopkronen durch die Parallelität ihrer Wände zustande. Die Parallelität der Kronenwände bedingt, daß die Kronen sich nur in der Einschubrichtung voneinander trennen lassen und daher das Kippen vermeiden. Die Haftung bleibt erhalten, solange die Führungsflächen in Kontakt stehen. Ein unbeabsichtigtes Lösen einer mit Teleskopkronen verankerten Brücke ist daher nicht möglich; Voraussetzung hierfür ist allerdings eine einwandfreie Herstellung der Kronen im zahntechnischen Laboratorium, so daß sie weder zu schwer- noch zu leichtgängig sind. Außerdem besteht die Möglichkeit, eine mechanische Verriegelung zwischen Primar- und Sekundäranker anzubringen, die der Patient selber betätigen kann.

Bei Konuskronen ergibt sich die Haftung aus der Verkeilung der konischen Wände. Der Konuswinkel bestimmt das Ausmaß der Haftung. Er soll so gewählt werden, daß sich die Brücke mit einer Kraft von 500 p entfernen läßt. Bei einer größeren Pfeilerzahl würde dieses Maß leicht überschritten werden, wenn die Brücke an allen Pfeilern Konushaftung aufweist. Deshalb darf die Konushaftung nur an einigen Pfeilern (Haftkoni) wirksam werden. Für die restlichen Konuskronen wird ein so großer Konuswinkel gewählt, daß sie nur Stützfunktionen aufweisen (Stützkoni). Da die Stützkoni weder Haftung noch Kippmeiderfunktion aufweisen, ist die Reparatur- und Erweiterungsmöglichkeit einer solchen Konstruktion eingeschränkt. Wenn die Zahnhälse der Frontzähne beim Lachen von der Lippe entblößt werden, läßt sich mit Konuskronen kein so günstiges Resultat erzielen wie mit Teleskopkronen. Die Innenkoni weisen nämlich im Zahnhalsbereich den größten Umfang auf, so daß verblendete Außenkoni dort nicht in der ursprünglichen Zahnform gestaltet werden können. In solchen Fällen lassen Teleskopkronen eine günstigere Gestaltung des Außenteleskopes zu, weil bei ihnen aufgrund der Stufenpräparation im Zahnhalsbereich mehr Platz zur Verfügung steht. Die besten Ergebnisse kann man jedoch mit Teilteleskopen erzielen, weil die Primäranker im sichtbaren Bereich wie Verblendkronen gestaltet werden.

7
Mit Klammern verankerte Teilprothesen

Abnehmbare Teilprothesen können am Restgebiß mit Klammern oder Geschieben befestigt werden. Am häufigsten verwendet man den einfachen, mit Klammern verankerten Zahnersatz. Der wesentliche Grund hierfür liegt im vergleichsweise geringen Aufwand, der für die Eingliederung erforderlich ist. Weitere Vorteile der Klammerprothese bestehen in der leichten Pflege des Restgebisses und Zahnersatzes sowie in den günstigen Reparatur- und Erweiterungsmöglichkeiten. Außerdem brauchen die Klammerzähne in den meisten Fällen nur geringfügig im Schmelzbereich beschliffen zu werden, so daß das Risiko einer Pulpenschädigung entfällt. Die Nachteile der Klammerverankerung liegen in der erhöhten Kariesgefahr für die Klammerzähne, im Sichtbarwerden von Klammerteilen und in dem im Vergleich zu Kronenschienen geringen Schienungseffekt sowie in Problemen der Prothesendynamik.

7.1 Klassifizierung des Lückengebisses

Als prinzipielle Lückenformen sind die Schaltlücke in der unterbrochenen Zahnreihe und die Freiendlücke distal der verkürzten Zahnreihe bekannt. Die Vielzahl der möglichen Anordnungen dieser Lückenformen hat zu mehreren Klassifizierungen geführt, um einmal eine schnelle Verständigungsmöglichkeit zu schaffen, zum anderen, um auch den die Lücke schließenden Prothesensattel zu charakterisieren und so Hilfen für die jeweilige Klammerkonstruktion zu geben. Die älteste bedeutende Einteilung der Lückengebisse stammt von Kennedy (Abb. 7.1) und ist in den USA und teilweise auch in Europa gebräuchlich. Sie umfaßt vier Hauptklassen: I. die doppelseitige Freiendlücke, II. die einseitige Freiendlücke, III. die einseitige Schaltlücke und IV. die Frontlücke mesial des Restgebisses. Die Klassen I, II und III werden je nach Zahl der hinzukommenden Schaltlücken weiter unterteilt, während die Klasse IV nicht mehr untergliedert wird, da jede hinzukommende Lücke dann als Hauptlücke die Klasseneinteilung bestimmt.

Die einfachere und damit einprägsamere Unterteilung der Lückengebisse nach Wild (Abb. 7.2) in verkürzte und unterbrochene Zahnreihe sowie eine Kombination von beiden ist bei uns vorwiegend gebräuchlich. Ebenso wird bei den Teilprothesen zwischen Freiend-, Schalt- und Kombinationsprothesen unterschieden.

Den Einteilungen von Kennedy und Wild nach Anordnung und Form der Lücken eines Zahnbogens steht die Gruppierung durch Eichner gegenüber. Diese erfolgte unter Betrachtung beider Kiefer ausschließlich nach der Abstützung des Unterkiefers durch natürliche Stützzonen. Die Gruppe A umfaßt voll- und teilbezahnte Kiefer bei voller Abstützung des Unterkiefers; in der Gruppe B finden sich Lückengebisse mit teilweiser Abstützung in drei, zwei, einer Stützzone oder antagonistischer Kontakt außerhalb der Stützzonen; in der Gruppe C fehlt jede Stützzone entweder aufgrund der Lückenanordnung oder völliger Zahnlosigkeit eines oder beider Kiefer (Abb. 7.3).

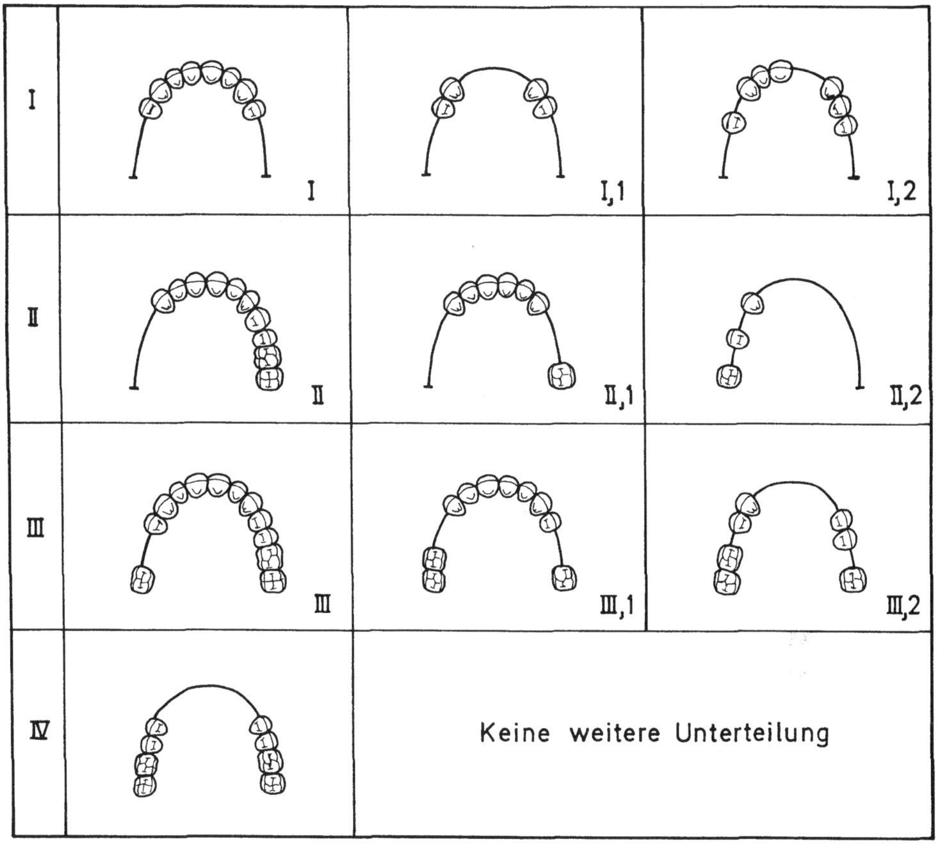

Abb. 7.1: Klasseneinteilung des Lückengebisses nach KENNEDY

Die Klassifizierung nach KENNEDY kann nur wenig befriedigen, da sie weitgehend rein schematisch geordnet ist. Hervorzuheben ist die Sonderstellung der einzelnen Frontzahnlücke (Klasse IV). Die Gruppeneinteilung nach EICHNER erweitert zwar den Blickwinkel bei den Überlegungen zu einer funktionstüchtigen Prothesenkonstruktion auf die antagonistischen Belastungsverhältnisse hin, bietet jedoch auch keine Hilfe für die Anordnung der zur Funktionstüchtigkeit einer Teilprothese notwendigen Stütz- und Halteelemente. Unter der Betrachtungsweise der unterschiedlichen Forderungen an das Verhalten der Prothesensättel während der

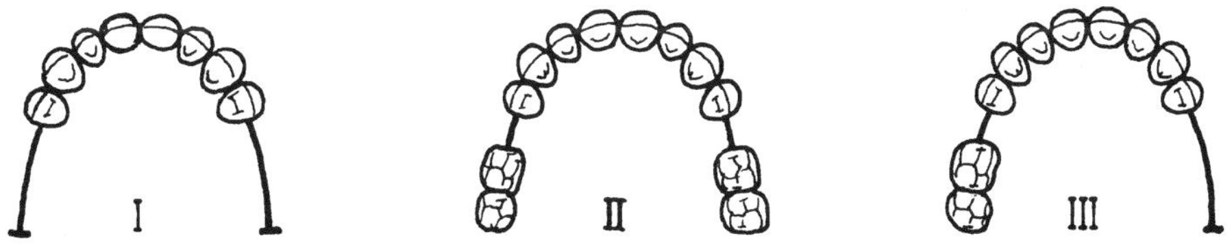

Abb. 7.2: Einteilung des Lückengebisses nach WILD

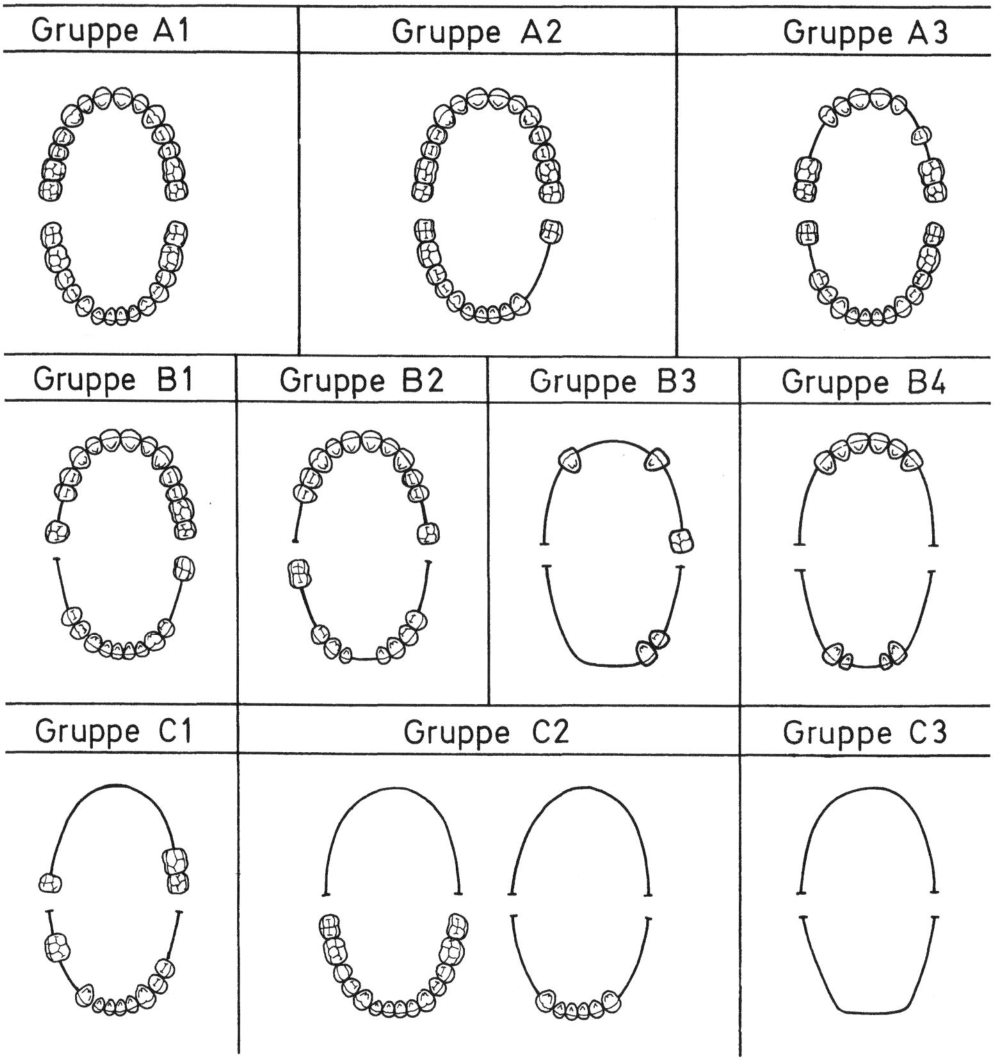

Abb. 7.3: Gruppeneinteilung des Lückengebisses nach Eichner

Funktion halten wir die Einteilung nach Wild in Freiend- und Schaltlücken für die zweckmäßigste. Jedoch ist der Begriff Schaltlücke als beiderseits von Zähnen begrenzte Lücke zu weit gefaßt. Der Schaltsattel in einer geradlinig verlaufenden Lücke unterliegt während der Funktion anderen Gesetzmäßigkeiten als derjenige, der eine bogenförmig verlaufende Schaltlücke schließt. Letzterer ähnelt unter funktioneller Belastung nahezu einem Freiendsattel und ist daher besser als funktioneller Freiendsattel zu bezeichnen.

7.2 Klammern

Die Klammern haben die Aufgabe, den Halt der partiellen Prothese am Restgebiß gegen Zugkräfte zu gewährleisten und die

Abb. 7.4: Die funktionellen Klammerelemente am Beispiel der Doppelarmauflageklammer

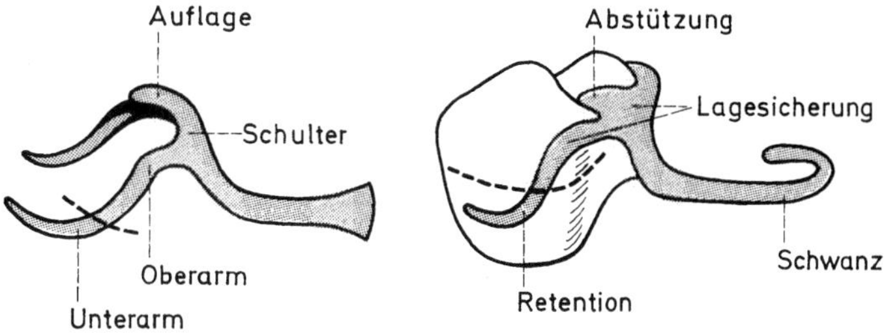

Lage des Zahnersatzes gegen horizontale Belastungen zu sichern. Weiterhin stützen sie die Teilprothese auf dem Restgebiß ab und übertragen so bei Schaltsätteln alle, bei Freiendsätteln einen Teil der auftretenden Belastungen auf die Parodontien der Klammerzähne. Die zu diesen Funktionen notwendigen Elemente können getrennt voneinander oder, wie es meistens der Fall ist, gemeinsam in einer Klammer Anwendung finden. Sie sollen am Beispiel der Doppelarmauflageklammer (Abb. 7.4), die wegen ihrer Form auch als E-Klammer bezeichnet wird, erläutert werden.

Die Klammerauflage überträgt im wesentlichen vertikal gerichtete Belastungen auf das Parodontium der Klammerzähne. Sie liegt in der Regel auf dem approximalen Randwulst des Zahnes. Klammerschulter und -oberarm dienen der Lagesicherung der Prothese in der Horizontalen. Sie dürfen daher wenig nachgiebig sein und müssen oberhalb des Zahnäquators liegen. Den Halt der Prothese gegen Abzugskräfte sichert der Klammerunterarm oder -finger, der hierzu in die Unterschnitte der Zahnkrone greifen muß. Damit der Klammerunterarm bei Aufsetzen und Abnehmen der Prothese die größte Zirkumferenz der Zahnkrone ohne bleibende Deformierung überwinden kann, muß der Klammerarm genügend federn. Zur Verankerung der Klammer im Kunststoff des Prothesensattels dient der Klammerschwanz.

Im Prinzip werden die genannten Funktionen von den gebogenen und gegossenen Klammern erfüllt, jedoch ergeben sich Unterschiede zwischen beiden Arten, die aufgrund der material- und herstellungsbedingten Formen und Eigenschaften zustande kommen

7.2.1 Gebogene Klammern

Als Vorteil der gebogenen Klammer ist das runde Profil der Klammerarme anzusehen. Die Klammerarme liegen dem Zahn punkt- oder linienförmig an, so daß die Kariesgefahr für die Klammerzähne nur gering ist. Die große Elastizität der gebogenen Klammer kann von Vorteil, aber auch von Nachteil sein. Die dadurch nur geringe Sicherung des Prothesensitzes in der Horizontalen schont das Parodontium der Klammerzähne bei seitlich gerichteten Belastungen. Die größere Beweglichkeit des Zahnersatzes kann aber auch als Triggerfaktor für Parafunktionen wirken.

Die Klammern werden aus federhartem Draht oder aus Halbfabrikaten (Klammerkreuze) gebogen. Da die Klammerkreuze unelastischer und schwerer anzupassen sind, ist die Verwendung der Drahtklammer meistens vorteilhafter. Als Werkstoffe für die Klammern werden Edelmetallegierungen, am häufigsten jedoch Edelstähle herangezogen. Die Drahtstärke sollte den Durchmesser von 0,8 mm nicht unterschreiten. Drähte aus Goldlegierungen sind wegen ihres geringen Elastizitätsmoduls stärker zu dimensionieren. Bei der

Verarbeitung von Drähten oder Klammerkreuzen aus Edelstahl ist darauf zu achten, daß dieses Material ohne werkstoffgerechte Verfahrensweise nicht verlötet werden darf, damit Mundbeständigkeit, Bruchsicherheit und Federkraft nicht verlorengehen. Zur Vermeidung von Klammerbrüchen sollten die Klammerarme in harmonischem Bogen verlaufen und nicht durch scharfe Zangenmäuler gekerbt werden.

Aufgrund ihrer Elastizität können gebogene Klammerarme meistens tief in die Unterschnitte der Zahnkronen greifen. Es muß jedoch ein genügender Abstand zum Gingivalsaum eingehalten werden, damit der Klammerarm beim Absinken der Prothese nicht auf das Zahnfleisch drückt. Außerdem ist auch bei Verwendung von Drahtklammern je nach Zahnform und -stellung auf die Einschubrichtung des Zahnersatzes zu achten. Zu tief in die Unterschnitte verlegte Klammerarme werden beim Einsetzen und Herausnehmen der Prothese häufig verbogen. Es empfiehlt sich daher, auch bei der Verwendung von Drahtklammern die größte Zirkumferenz der vorgesehenen Klammerzähne durch Vermessen festzustellen. Von weiterer Bedeutung ist das spannungsfreie Anliegen der gebogenen Klammerarme am Zahn bei unbelasteter Prothese, damit es nicht zur Dislozierung des Zahnersatzes oder zu ungewollten orthodontischen Wirkungen kommt

7.2.2 Gegossene Klammern

Gegossene Klammern umfassen den Zahn körperlich. Hierdurch ergibt sich eine bessere Abstützung und Lagesicherung der Prothese, zumal die Beweglichkeit der Klammer am Zahn auch durch die größere Paßgenauigkeit stark eingeschränkt ist. Diese Vorteile gestatten eine Verkleinerung der Prothesenbasis zur sogenannten skelettierten Prothese. Durch das flächenmäßige Anliegen der gegossenen Klammern am Zahn besteht allerdings erhöhte Kariesgefahr für die Klammerzähne.

Die Klammern werden in der Regel zusammen mit dem Basisgerüst der skelettierten Prothese in einem Stück gegossen. Man spricht daher auch von der Einstückguß-, Modellguß-, Einguß- oder Unitorprothese. Als Werkstoffe werden harte Legierungen aus Edelmetallen, meistens jedoch aus Kobalt und Chrom mit Zusätzen wie Molybdän u.a. verwendet. Vorwiegend die Kobalt-Chrom-Legierung verhalf der Modellgußprothese zum Durchbruch. Die Bezeichnung Stahlprothese oder Stahlskelett ist somit falsch und gilt heute nicht mehr, obwohl sie noch häufig zu hören ist.

Im Gegensatz zur gebogenen Klammer muß die Lage der Gußklammer aufgrund ihrer geringeren Elastizität in jedem Fall vermessen werden, um festzustellen, an welcher Stelle Klammerschulter und -oberarme angebracht werden. Weiterhin wird dabei Lokalisation und Tiefe der Klammerunterarme in den Unterschnitten der Zahnkrone exakt festgelegt, damit der Unterarm die größte Zirkumferenz der Krone überwinden kann und gleichzeitig genügend Retention für die Prothese bietet. Da alle gegossenen Klammern einer Prothese untereinander relativ starr verbunden sind, erfolgt das Vermessen einheitlich an sämtlichen zur Aufnahme von Klammern vorgesehenen Zähnen auf dem Modell, so daß gleichsam die Einschubrichtung der Prothese festgelegt wird. Die Einschubrichtung wird nach Möglichkeit so gewählt, daß an allen vorgesehenen Klammerzähnen für die gewünschten Klammern Unterschnitte an den richtigen Stellen vorhanden sind. Außerdem lassen sich durch die Auswahl der Einschubrichtung manchmal störend sichtbare Klammerarme vermeiden. Weiterhin kann man auf die Kinematik der Prothese Einfluß nehmen (s. Abb. 7.32).

Nach erster Festlegung der Einschubrichtung wird mit einem vertikal gestellten Klammerzeichner oder Parallelometer die größte horizontale Auswölbung aller Klammerzähne bestimmt und eingezeichnet (Abb. 7.5). Unterhalb dieser Kurvaturlinien, die auch Klammerführungslinien genannt werden, liegen die untersichgehenden Gebiete, in welche die Klammerunterarme eingreifen. Der Verlauf der Klammerführungslinien und damit die Form, Lage und das Ausmaß der Unterschnitte sind durch Kippungen des Modells unter dem Klammerzeichner veränderbar. Man wird also die definitive Lage des Modells und damit die Einschubrichtung der Prothese so wählen, daß sich für die gewünschten Klammern mit wenigen Kompromisssen eine günstige Klammerführungslinie ergibt.

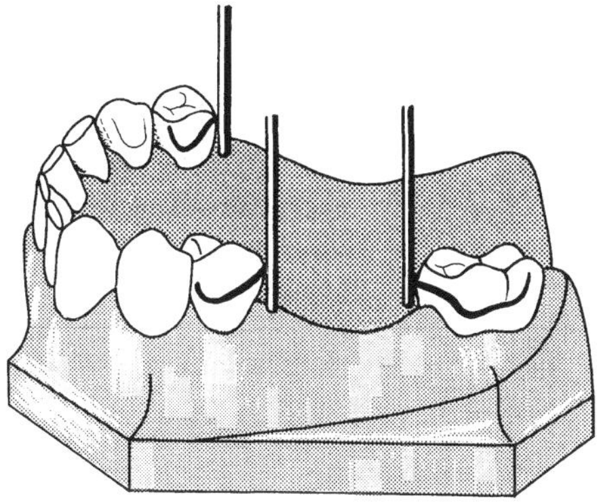

Abb. 7.5: Eingezeichnete Klammerführungslinien

7.3 Klammerkonstruktionen bei Teilprothesen

Bekanntlich sind die Zähne aufgrund des funktionellen Aufbaues ihrer Parodontien zur Aufnahme von vertikal gerichteten Belastungen weitaus besser geeignet als der zahnlose Kieferkamm. Man ist daher bemüht, die beim Kauen und bei Parafunktionen an der und durch die Prothese wirksam werdenden vertikalen Kräfte soweit wie möglich auf die Parodontien des Restgebisses zu übertragen. Je nach Restzahnbestand und konstruktionsbedingter Beanspruchung der Zähne und Kieferkämme kann man die Teilprothesen in parodontal, parodontal-gingival und gingival gelagerte Prothesen unterteilen.

7.3.1 Konstruktionsprinzipien bei Schaltlücken im Seitenzahnbereich

Abgesehen von wenigen Kontraindikationen ist die parodontale Abstützung einer Teilprothese ein erstrebenswertes Ziel. Die ausschließlich parodontale Lagerung ist bei geradlinig verlaufenden Schaltlücken ähnlich einer Brücke möglich. Um alle angreifenden Kräfte auf die Parodontien der Klammerzähne übertragen zu können, muß die Abstützung und seitliche Lagesicherung der Prothese möglichst starr sein. Daher gehen die Klammerkörper mit Schultern und Auflagen auf dem kürzesten Weg vom Prothesensattel zum Zahn. Man spricht dann von sattelnaher Abstützung. Die günstigste Klammer hierzu ist die Doppelarmauflageklammer; andere Klammerformen werden dann verwendet, wenn die Klammerführungslinie am Zahn das Anlegen der E-Klammer nicht gestattet.

Der Vorteil der Doppelarmauflageklammer liegt in der Stärke von Klammerschulter und -oberarmen, die eine sehr gute Lagesicherung der Prothese gegen transversal gerichtete Belastungen nach beiden Seiten erbringt. Die direkt von der Schulter ausgehende Auflage ermöglicht eine nahezu starre Abstützung. Um die E-Klammer anwenden zu können, muß die Klammerführungslinie am Zahn so verlaufen, daß sie im Bereich der Klammerschulter und -oberarme ausreichend tief gingivalwärts liegt, damit eine starke Dimensionierung erfolgen kann, ohne daß Störungen der Okklusion verursacht werden (Abb. 7.6). Für die Klammerunterarme müssen oral und bukkal im lückenfernen Bereich der seitlichen Kronenflächen Retentionsgebiete vorhanden sein.

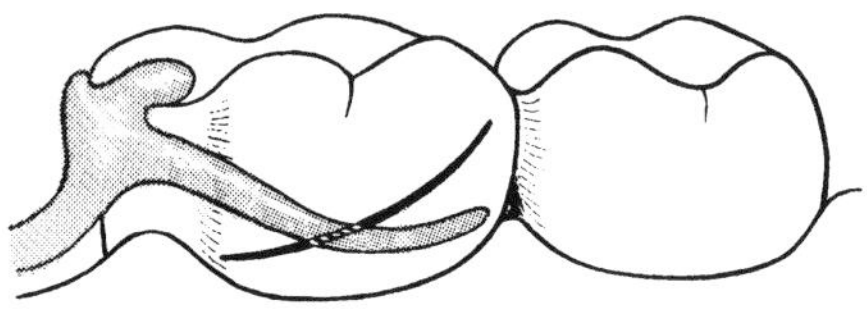

Abb. 7.6: Klammerführungslinie für eine Doppelarmauflageklammer

Häufig sind die Molaren im Oberkiefer nach bukkal und im Unterkiefer nach oral gekippt. Die Klammerführungslinie verläuft dann auf der einen Seite in Höhe der Kaufläche, auf der anderen nahezu am Gingivalsaum entlang. In solchen Fällen ist zur sattelnahen Abstützung und zur Retention die Ringklammer (Klammer Nr. 5 des Ney-Systems) indiziert. Ihr langer Klammerarm greift nach Umlaufen des Zahnes von distal her in die lückennah vorhandenen Unterschnitte. Da sie nur einen Oberarm besitzt, ist die Lagesicherung der Prothese in der Transversalen nur in einer Richtung gewährleistet. Bei der Originalform dieser Klammer (Abb. 7.7 a) ist der Oberarm mit einem zusätzlichen Bügel versteift. Wir verzichten meistens auf diesen Verstärkungsbügel, einmal aus parodontal-hygienischen Erwägungen, zum anderen, um die Zunge durch Prothesenteile so wenig wie möglich zu behindern (Abb. 7.7 b).

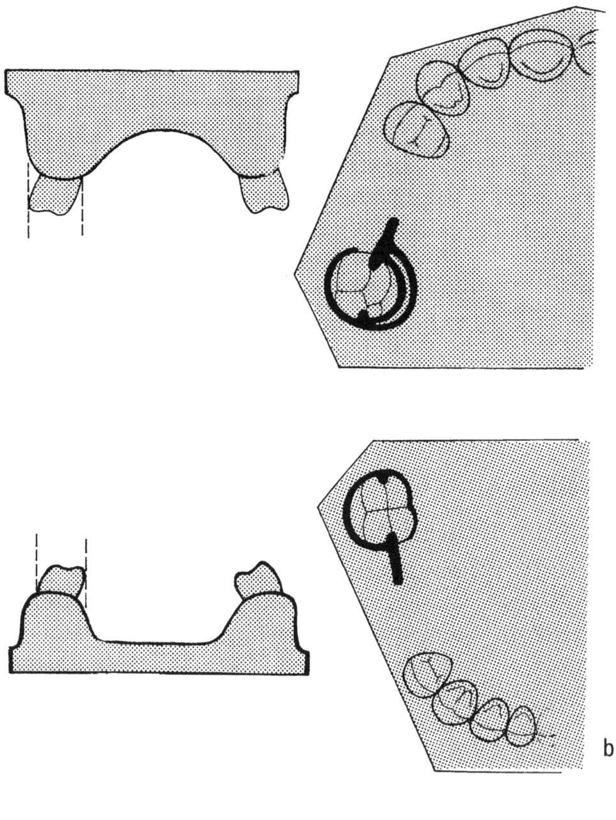

a

b

Abb. 7.7: Die Ringklammer
a) die Originalform nach dem Ney-System
b) modifizierte Form

Wenn die Klammerführungslinie im lückennahen Bereich so verläuft, daß Klammerschultern und -oberarme dort nicht angebracht werden können, ist eine geteilte Klammer (Klammer Nr. 2 des Ney-Systems) indiziert. Die Oberarme dieser geteilten Klammer (Abb. 7.8) liegen im lückenfernen Bereich der Seitenflächen des Klammerzahnes und sind über einen Stiel mit dem Sattel verbunden. Durch die Elastizität des Stieles ist die Lagesicherung der Prothese gegen transversale Belastungen nicht so groß wie bei den anderen Klammerformen.

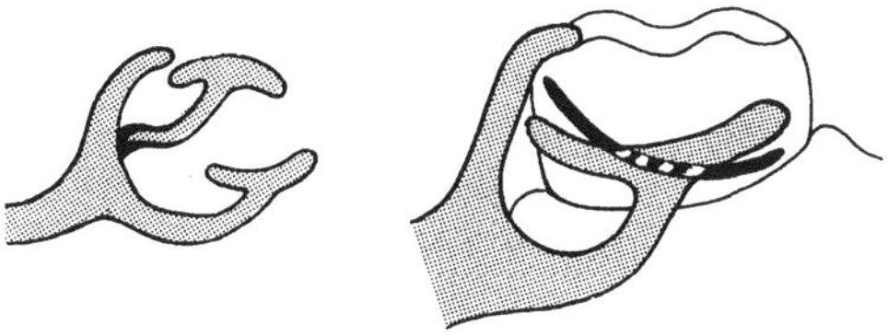

Abb. 7.8: Ney-Klammer Nr. 2

Die drei vorgestellten Klammerformen genügen für die Konstruktion von Schaltprothesen, sofern die Lücken im Seitenzahnbereich liegen. Gelegentlich kann es notwendig werden, die Doppelarmauflageklammer mit der geteilten Klammer zu kombinieren (Abb. 7.9), wenn die Klammerzähne so gekippt und gedreht sind, daß der Verlauf der Klammerführungslinie vestibulär und oral verschieden ist und so auf der einen Seite die E-Klammer und auf der anderen die geteilte Klammer verlangt.

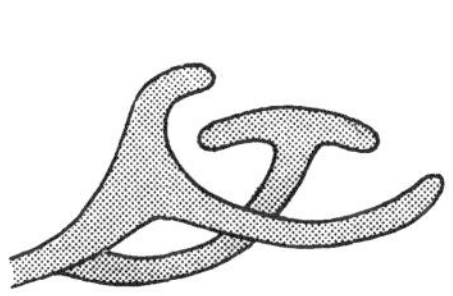

Abb. 7.9: Ney-Klammer Nr. 3

Die Prinzipien der Prothesenkonstruktion mit sattelnaher Abstützung und den der Zahnform und -stellung entsprechenden Verankerungsformen durch Klammern gelten für große und kleine Schaltlücken, sofern diese geradlinig verlaufen. Die Abb. 7.10 zeigt den Konstruktionsplan einer doppelseitigen Schaltprothese mit verschiedenen Klammerformen. Die Schaltsättel sind an ihren beiden Enden sattelnah abgestützt. Da beide Sättel über einen Sublingualbügel im Unterkiefer oder eine Gaumenplatte im Oberkiefer miteinander relativ starr verbunden sind, gleicht das statische Verhalten der Prothese einem Brett, das an seinen vier Ecken unterstützt und verankert ist. Kippungen können bei einem Kraftangriff innerhalb der von den vier Auflagen gebildeten Grenzlinien nicht auftreten. Die Lagesicherung der Prothese gegen Belastungen in transversaler Richtung bewirken die oralen Klammerarme der einen und die vestibulären der anderen Seite gemeinsam.

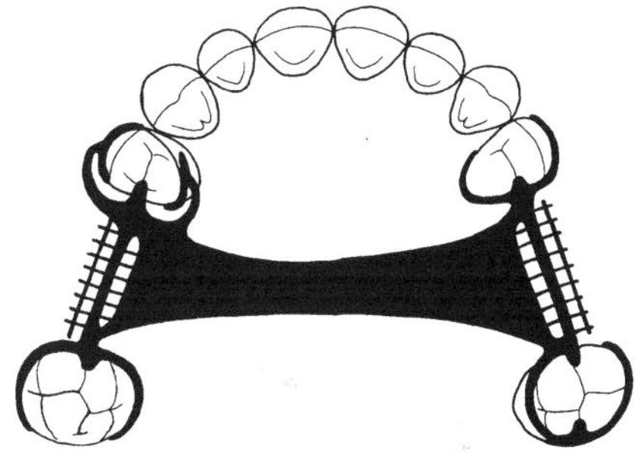

Abb. 7.10: Die Verankerung einer oberen doppelseitigen Schaltprothese durch drei verschiedene Klammern

Auch bei der Versorgung einer einseitigen Schaltlücke erfolgt die Abstützung und Verankerung der Prothese auf beiden Kieferseiten. Der Lückenschluß mit einer einseitigen Klammerprothese in der Art einer sogenannten Spinne birgt nämlich die Gefahr in sich, daß es zum Verschlucken oder noch schlimmer zur Aspiration des Zahnersatzes kommen kann. Die Verankerung auf der Gegenseite erfolgt an zwei Zähnen. Hierzu eignet sich eine Bonwill-Klammer, die sich aus zwei gegenläufig aneinandergelegten E-Klammern zusammensetzt (Abb. 7.11). Die so konstruierte Prothese ist statisch günstig an drei Punkten abgestützt.

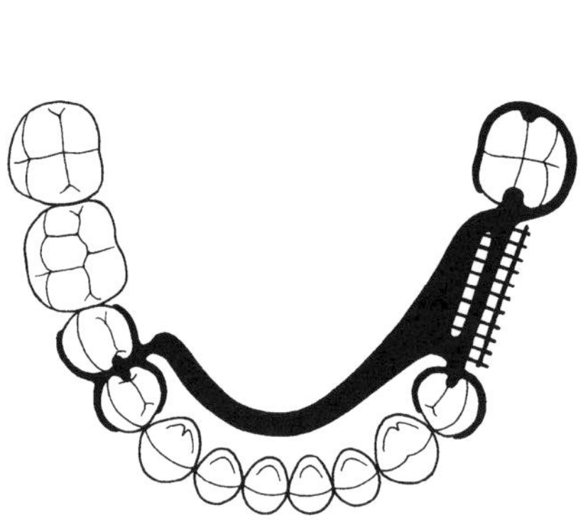

Abb. 7.11: Kontralaterale Verankerung einer unteren einseitigen Schaltprothese mit einer Bonwill-Klammer

Gelegentlich finden sich in der lückenlosen Zahnreihe nicht genügend Retentionsstellen für den Halt der Prothese mit einer Bonwill-Klammer. In solchen Fällen läßt sich die einseitige Prothese auf der Gegenseite mit zwei E-Klammern befestigen. Diese Konstruktion (Abb. 7.12) hat jedoch den Nachteil, daß ein weiterer Interdentalraum von einem Klammerstiel bedeckt wird.

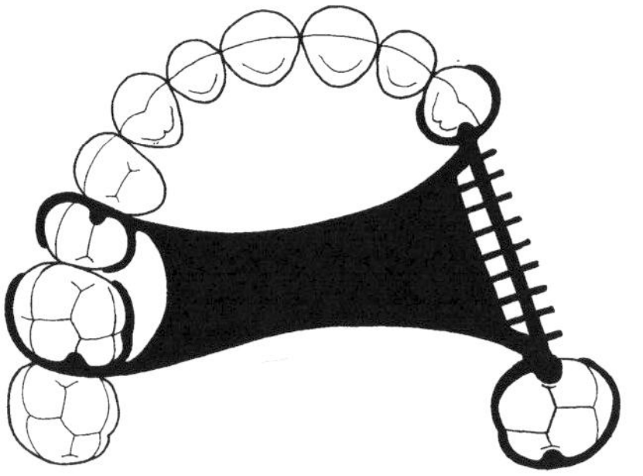

Abb. 7.12: Kontralaterale Verankerung einer oberen einseitigen Schaltprothese mit zwei gegenläufig angeordneten E-Klammern

Die sattelnahe Abstützung von Schaltsätteln ist auch dann noch ohne größere Schwierigkeiten möglich, wenn Eckzähne die vordere Lückenbegrenzung bilden (Abb. 7.12), obwohl die anatomische Form der Eckzahnkrone keinen dafür günstigen Randwulst aufweist. Problematischer jedoch ist die Kronenform für das Anlegen des vestibulären Klammeroberarmes.

Aufgrund der häufig stark unterschnittigen distalen Approximalfläche muß der Oberarm hoch nach inzisal verlegt werden. Er wird dadurch störend sichtbar. In solchen Situtationen empfiehlt es sich, die approximale und distobukkale Klammerführungslinie durch geringfügiges Beschleifen gingivalwärts zu verlegen und auf einen ausgeprägten Klammerarm zu verzichten (Abb. 7.13). Der Halt der Prothese ist durch die übrigen Klammerarme ausreichend gesichert.

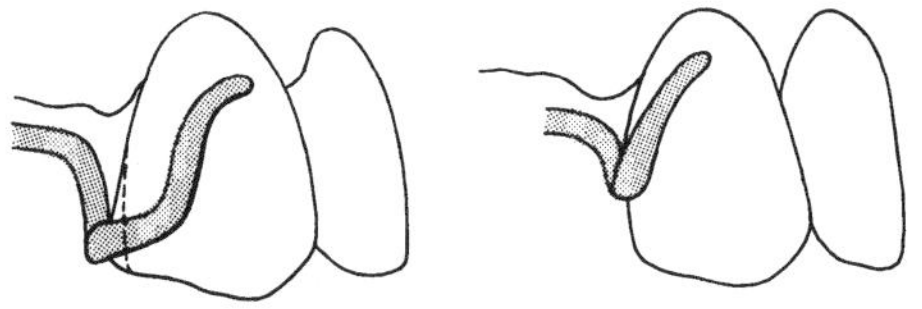

Abb. 7.13: Durch geringfügiges Beschleifen des Eckzahnes läßt sich der Verlauf eines vestibulären Klammerarms verbessern

Ist eine Schaltlücke nach Verlust des Eckzahnes von Molaren und Schneidezähnen begrenzt, so stößt die beidseitig sattelnahe Abstützung des Schaltsattels auf Schwierigkeiten, wenn auch die Lücke noch einen nahezu geradlinigen Verlauf aufweist. Die nach vestibulär geneigte Stellung der Schneidezähne, besonders aber ihre Form, läßt keine Abstützung auf palatinalen Schrägflächen zu, ohne daß der Zahn bei Belastung der Prothese einen Schub nach labial erhält. Nur ein starker vestibulärer Klammerarm verhindert, daß der Zahn im Laufe der Zeit aus dem Zahnbogen herausgedrängt wird. Solch ein

Klammerarm wird jedoch unvermeidlich sichtbar und ist dem Patienten nicht leicht zuzumuten. Da der Halt des Zahnersatzes durch die übrigen Klammern gewährleistet ist, kann man in solchen Fällen auf die Klammer am Schneidezahn verzichten (Abb. 7.14).

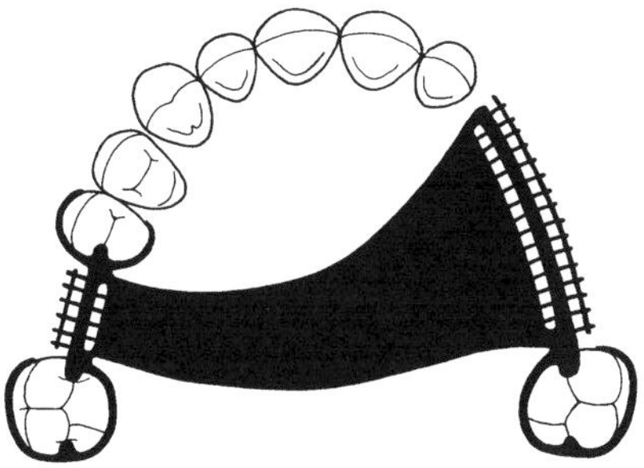

Abb. 7.14: Mit drei Klammern verankerte doppelseitige Schaltprothese (Erläuterungen im Text)

Der aus Gründen des Aussehens vorgenommene Verzicht auf die beidseitige Abstützung eines Schaltsattels bedeutet eine Abkehr von der rein parodontalen Lagerung, da eine auf den Sattel wirkende Kraft zu einer Belastung des zahnlosen Prothesenlagers unter dem nicht abgestützten Sattelende führt. Die sich aus dieser parodontal-gingivalen Lagerung eines Prothesensattels ergebenden Probleme werden im folgenden Abschnitt abgehandelt.

7.3.2 Konstruktionsprinzipien bei verkürzter Zahnreihe

Bei der Versorgung von Freiendsituationen ist eine rein parodontale Lagerung der Teilprothesen nicht mehr möglich. Es läßt sich also nicht vermeiden, daß der zahnlose Kieferkamm durch den Freiendsattel beim Kauen und bei sonstigen Krafteinwirkungen auf die Prothese belastet wird. Da die Kieferkämme nur in begrenztem Maße beanspruchbar sind, kann es zu Überbelastungen kommen, die zum Schwund der Kieferkämme führen. Es ist daher anzustreben, einen Teil der Kräfte auf die Parodontien des Restqebisses durch eine entsprechende Anordnung der Klammerauflagen zu übertragen. Die Funktionstüchtigkeit des Zahnersatzes wird bei der parodontal-gingivalen Lagerung durch die Steigerung der Belastungsfähigkeit wesentlich erhöht.

Die Belastungsverteilung auf Zähne und Kieferkamm wirft allerdings Probleme auf. Die Intrudierbarkeit eines Zahnes richtet sich nach Fläche und Zustand seines Parodontiums. Sie liegt bei einem parodontal gesunden, einwurzeligen Zahn zwischen 0,05 und 0,07 mm. Die Schleimhautresilienz dagegen wird zwischen 0,3 und 1 mm angegeben (Rehm, K. Körber und E. Körber). Sie ist in einzelnen Kieferabschnitten unterschiedlich und abhängig von der Größe des Prothesensattels. Im Vergleich zum Resilienzweg eines belasteten schleimhautgelagerten Sattels ist eine Abstützung auf dem Zahn nahezu als feste und unnachgiebige Unterlage zu betrachten. Die Folgerungen, die daraus für die Prothesenlagerung zu ziehen sind, leitet man am einfachsten zunächst vom Verhalten eines einzelnen belasteten Freiendsattels ab. Ziel der folgenden Überlegungen ist eine Sattelgestaltung und -abstützung, die zur möglichst gleichmäßigen, nicht zu starken Beanspruchung des Prothesenlagers führen.

Die Belastung des Kieferkammes erfolgt als Druck auf die Schleimhaut. Dieser Druck vermindert sich für jede einwirkende Kraftgröße umso mehr, je großflächiger der Prothesensattel gestaltet wird. Daher erhebt sich als erstes die Forderung, daß ein Prothesensattel so weit wie möglich zu extendieren ist, wenn der Kieferkamm als Lager beansprucht wird. Ein Freiendsattel muß also im Gegensatz zum rein parodontal gelagerten Schaltsattel so großflächig wie möglich gestaltet werden. Da der Ausdehnung jedoch Grenzen gesetzt sind, kommt der weitgehend gleichmäßigen Verteilung der auftretenden Belastungen am Prothesenlager große Bedeutung zu. Eine exakt gleichmäßige Schleimhautbelastung unter dem gesamten Prothesensattel ist jedoch nicht zu erreichen.

Bei den folgenden Betrachtungen gehen wir nicht von unterschiedlichen Kraftgrößen aus, zumal der Kraftentfaltung durch die Schmerzschwelle bei Kompression der Schleimhaut Grenzen gesetzt sind. Die Auswirkung der Lokalisation des Kraftangriffs auf die Sattelbewegungen ist für diese Überlegungen wichtiger. Stützt man einen Freiendsattel direkt auf dem endständigen Zahn ab, so ruft die Krafteinwirkung auf einen beliebigen Punkt im Bereich der beiden vorderen Satteldrittel immer eine Kippung des Sattels hervor (Abb. 7.15). Dabei bildet die Auflage mit Sicherheit so lange den Drehpunkt dieser Rotationsbewegung, wie die Schleimhaut unter dem Sattel nachgibt.

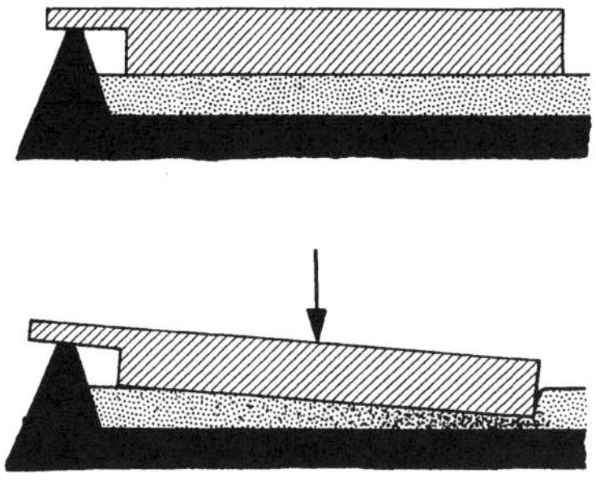

Abb. 7.15: Die Kippbewegung eines sattelnah abgestützten Freiendsattels führt zur größten Belastung unter dem distalen Sattelrand

Unter Voraussetzung gleichmäßiger Resilienz liegt die größte Schleimhautbelastung unter dem hinteren Sattelrand. Je mehr sich der Kraftangriffspunkt von der Auflage weg dem Sattelende nähert, desto weniger Kraft wird auf den Zahn übertragen und umso mehr dafür auf den hinteren Abschnitt des Kieferkammes. Dort kann es dann leicht zu einer Überbelastung kommen, während sich der vordere Sattelrand sogar von seinem Lager abhebt. Es ist also dafür zu sorgen, daß auf den hinteren Sattelabschnitt, nach den Berechnungen von Kantorowicz auf das letzte Satteldrittel, keine Kraft einwirkt. Deshalb stellt man dort keine Zähne mehr auf. Die hierbei auftretenden Probleme beim Vorhandensein natürlicher Antagonisten im Bereich des letzten Satteldrittels werden im Kapitel über die Gestaltung der Okklusion bei partiellen Prothesen angesprochen.

Es kommt jedoch auch bei Belastungen des mittleren Satteldrittels zur Kippung, so daß der Sattel einerseits auf dem Zahn, andererseits auf der Schleimhaut hauptsächlich im Bereich seines Hinterrandes gelagert ist. Die ungünstige Verteilung der Schleimhautbelastung auf dem Kieferkamm ist nur durch eine Verringerung dieser Sattelkippung zu verbessern. Bei gleichbleibender Krafteinwirkung auf den Sattel und gleichen Gegenkräften des Prothesenlagers ist die Einschränkung der Sattelkippung nur möglich, wenn man den Drehpunkt der Bewegung vom Sattel weg über den angrenzenden Zahn hinaus verlegt (Abb. 7.16). Durch diese sattelferne

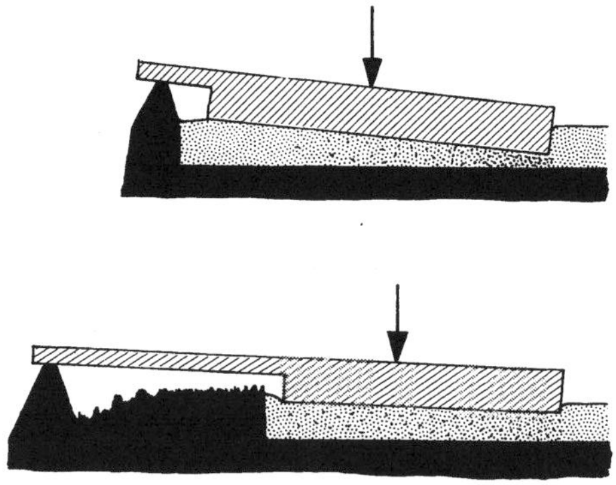

Abb. 7.16: Die sattelferne Abstützung eines Freiendsattels ermöglicht eine gleichmäßigere Belastungsverteilung auf dem Kieferkamm als eine sattelnahe Abstützung

parodontale Abstützung wird dann infolge der geringeren Kippung des Sattels eine zwar gleichmäßigere, aber auch insgesamt höhere Schleimhautbelastung erreicht; denn je weiter die Abstützung vom Sattel entfernt ist, desto weniger Kraft wird vom Sattel auf das Parodontium des Klammerzahnes geleitet. Die Schleimhautbelastung unter den einzelnen Sattelpartien ist jetzt jedoch günstiger als diejenige unter dem hinteren Sattelabschnitt bei sattelnaher Abstützung.

In welcher Entfernung zum Sattel soll nun die parodontale Abstützung des Freiendsattels erfolgen, um eine möglichst gleichmäßige Schleimhautbelastung zu erzielen und dennoch einen großen Anteil der Kräfte auf den Zahn zu leiten? Diese Frage ist generell nicht zu beantworten. Ein sehr langer großflächiger Sattel kippt aufgrund seiner Länge nur wenig und benötigt bei geringer Schleimhautresilienz daher keine sattelferne Abstützung. Ein sehr kurzer Sattel würde eine entferntere Abstützung eher benötigen, belastet allerdings aufgrund seiner kleinen Basis die Schleimhaut stärker, so daß auch bei ihm die Abstützung nicht zu weit entfernt zu legen ist, um den größeren Teil der einwirkenden Kräfte auf das Parodontium zu leiten. Bei einer großflächigen Prothesenbasis kann dagegen auch ein großer Abstand zwischen Abstützung und Freiendsattel gewählt werden. Bei den obigen Überlegungen sind wir von einer starren Verbindung zwischen Abstützung und Sattel ausgegangen. Es kommt jedoch durch die sattelferne Abstützung zu einer elastischen Deformierung im Bereich dieser Verbindung (JÜDE), die eine gewisse Federung bewirkt und dadurch bei geeigneten Okklusionsverhältnissen trotz nicht sehr weiter Entfernung der Abstützung zum Sattel zu einer gleichmäßigeren Belastung der Schleimhaut beitragen kann. Weiterhin ist auch die Größe der einwirkenden Kraft zu berücksichtigen. Sie ist bei einem vollbezahnten Gegenkiefer naturgemäß größer als diejenige, welche durch eine totale Prothese auf den Freiendsattel trifft. Bei der Frage nach der günstigsten Distanz zwischen Abstützung und Sattel sind solche im Einzelfall unterschiedlichen Gegebenheiten in die Erwägungen einzubeziehen. Die Erfahrung und Untersuchungen haben gezeigt, daß ein Abstand zwischen Freiendsattel und Abstützung von etwa einer Prämolarenbreite ausreicht, den gewünschten Erfolg zu erzielen.

Früher hat man versucht, die mit der parodontalen Abstützung von Freiendsätteln auftretenden Probleme durch Einschalten einer federnden Verbindung zwischen Auflage und Sattel zu lösen. Die federnde Abstützung hat sich jedoch nicht bewährt, da der als Feder benutzte Draht nicht genügend Federkraft besitzt, um nennenswerte Kräfte vom Sattel auf die Klammerzähne zu übertragen. Die federnd abgestützten Freiendsättel verhielten sich wie rein schleimhautgelagerte, so daß in vielen Fällen starker Kieferkammschwund aufgrund zu großer Belastung die Folge war.

Während der Halt von Schaltprothesen durch die doppelseitige Verankerung der Sättel keine Schwierigkeiten bereitet, müssen hierfür bei Freiendsätteln wegen der nur einseitig möglichen Verankerung besondere Maßnahmen getroffen werden. Das Retentionsgebiet am Klammerzahn unter dem Klammerunterarm ist im Vergleich zur Länge des Sattels nahezu als punktförmig anzusehen. Das Gewicht des Sattels sowie klebrige Speisen können ein Abkippen des Sattels vom Kiefer in Form einer Rotationsbewegung mit dem Drehpunkt im Bereich der Klammerretention bewirken (Abb. 7.17 a). Diesem Abkippen ist nur durch das Anbringen eines Kippmeiders (Widerlager) zu begegnen.

Als Kippmeider können Klammer- oder Basisteile dienen, die über den Rotationspunkt hinweg vom Sattel entfernt auf Zäh-

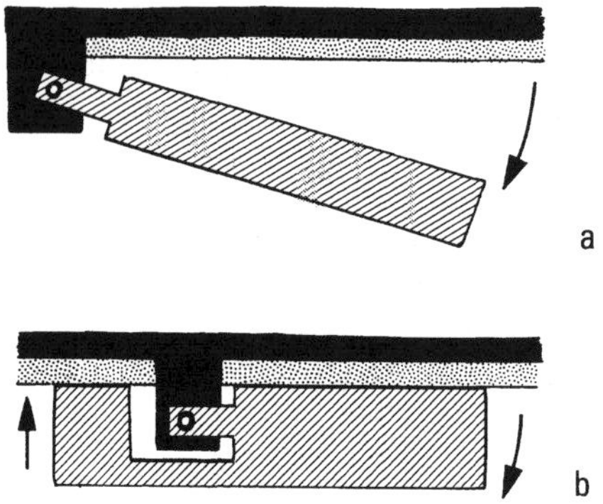

Abb. 7.17: Die Funktion eines Kippmeiders am Beispiel eines einseitig aufgehängten Balkens
a) ohne Kippmeider kippt ein Balken um die Retention als Drehachse
b) ein über die Rotationsachse hinweg angebrachter Balkenteil verhindert als Widerlager das Abkippen des Balkens

nen oder auf der Schleimhaut liegen. Diese Teile vermeiden das Kippen, da sie gegen ihre Unterlage gedrückt werden, wenn auf den Sattel Zugkräfte einwirken (Abb. 7.17 b). Auf die Gesamtkonstruktion der partiellen Prothese bezogen, ergibt sich aus der Notwendigkeit eines Kippmeiders das allgemeine Gesetz der Zugklammerlinie. Die Zugklammerlinie ist die Verbindungslinie der Retentionselemente des Zahnersatzes. Sie muß durch die Prothesenbasis verlaufen, am günstigsten durch deren Mitte. Nur so erhalten die Basisteile beiderseits der Zuglinie bei wechselseitig angreifenden Zugkräften die Funktion von Kippmeidern.

Neben Abstützung und Retention ist aufgrund des Charakters eines Freiendsattels als einarmiger Hebel die Lagesicherung gegen horizontal gerichtete Schübe von großer Wichtigkeit. Diese erfolgt auf der Seite des Restgebisses über Klammerschultern und -oberarme. Auf der Seite des Alveolarfortsatzes muß man sich der anatomischen Kieferform bedienen, indem man so weit wie möglich solche mehr vertikal geneigten Kieferpartien in die Basis einbezieht, die zum Auffangen horizontal gerichteter Kräfte geeignet sind. Je flacher allerdings der Alveolarfortsatz geworden ist, desto mehr Zähne sind in die Klammerkonstruktion einzubeziehen, um die auftretenden Kräfte auf möglichst viele Parodontien zu verteilen. Wie bei einem parodontal insuffizienten Restgebiß wird man bei sehr niedrigen Alveolarfortsätzen alle Restzähne für diese Aufgabe heranziehen (s. Abschnitt 7.5.2 und Abb. 7.54).

Zur Verankerung von Freiendprothesen mit gleichzeitig sattelferner Abstützung eignen sich die Formen der Bonwill- und der Einarmklammer, da beide mit ihrem Stiel nicht vom Sattel, sondern vom gegossenen Basisgerüst herkommen. Die Bonwill-Klammer bewährt sich bei der Verankerung einseitiger Schaltprothesen (s. Abb. 7.11) an der lückenlosen Zahnreihe. Als Klammer für Freiendprothesen kann sie angewendet werden, wenn noch beide Prämolaren vorhanden sind. Hierzu modifizieren wir die Grundform der Klammer (Abb. 7.18). Von den vier Klammerunterarmen sind für die Lagesicherung gegen Zugkräfte nur die beiden distalen, zum Sattel geöffneten Arme von Bedeutung. Da die Prämolarenkronen an ihren vestibulären und oralen Flächen häufig nur geringe Unterschnitte aufweisen, finden die

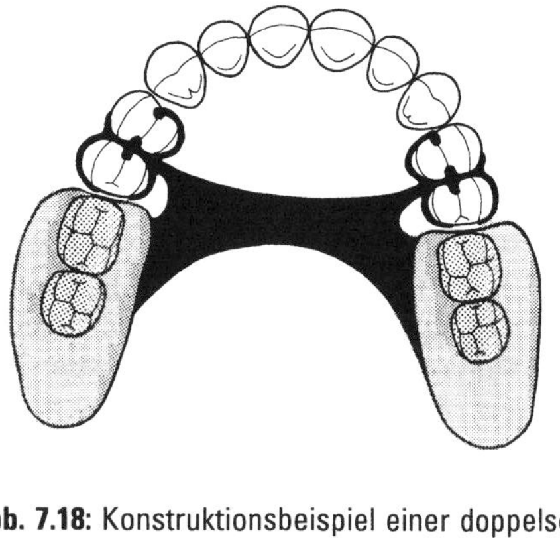

Abb. 7.18: Konstruktionsbeispiel einer doppelseitigen oberen Freiendprothese mit modifizierten Bonwill-Klammern

distalen Klammerarme die beste Retention im approximalen Gebiet des lückennahen Klammerzahnes. Bei der Originalform der Bonwill-Klammer ist jedoch die Kippmeiderwirkung gering, weil die Zugklammerlinie höchstens um eine Prämolarenbreite von der Stützklammerlinie entfernt ist. Eine bessere Kippmeiderwirkung läßt sich mit der modifizierten Klammerform erreichen, weil die beiden zusätzlichen Auflagen auf den mesialen Randleisten der ersten Prämolaren einen größeren Abstand von der Zugklammerlinie haben. Der leicht sichtbare mesio-bukkale Klammerarm kann in der Art einer Stichklammer kurz gehalten werden, so daß er lediglich seine Oberarmfunktion behält (Abb. 7.19 a). Wenn man schon beim Vermessen der Klammer darauf achtet, daß sich die bukkalen Klammerarme nicht in Höhe der Kaufläche teilen, sondern zunächst gemeinsam zwischen den Zähnen in Richtung der Gingiva ziehen, wird der Überwurf der modifizierten Bonwill-Klammer nur wenig sichtbar (Abb. 7.19 b).

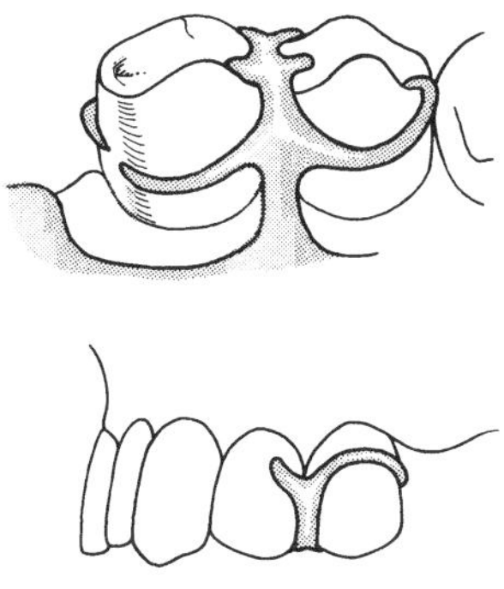

a

b

Abb. 7.19: Die modifizierte Bonwill-Klammer
a) aus oraler Sicht
b) aus vestibulärer Sicht

Die modifizierte Form der Bonwill-Klammer läßt sich auch an einem Prämolaren und Eckzahn anwenden. Hier wirken die vestibulären Klammerteile jedoch leichter störend, so daß die Einarmklammer mehr Vorteile bietet. Selbstverständlich hängt die Auswahl der Klammerform wesentlich vom Verlauf der Klammerführungslinie ab.

Im Gegensatz zur Bonwill-Klammer erfaßt die Originalform der Einarmklammer (Klammer Nr. 4 des Ney-Systems, Back-Action-Klammer) nur einen Zahn (Abb. 7.20).

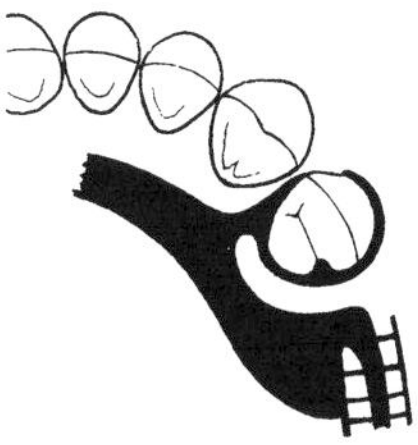

Abb. 7.20: Ney-Klammer Nr. 4 (Einarmklammer)

Ihre Auflage liegt auf dem lückennahen Approximalwulst des Klammerzahnes. Das Einschalten des Oberarms zwischen Klammerstiel und -auflage bewirkt eine fast federnde Abstützung und eine erhöhte Bruchgefahr. Deshalb modifizieren wir die Einarmklammer in der Regel so, daß die Auflage direkt vom Klammerstiel aus auf den Zahn gelangt (Abb. 7.21 a). Mit der Verwendung dieser Klammer kann die Lagesicherung des Zahnersatzes in der Transversalen nur bei Schub nach vestibulär erfolgen. Es ist also darauf zu achten, daß ein Impuls in oraler Richtung durch entsprechende Oberarme auf der anderen Kieferseite aufgefangen werden kann. Bei stark nach oral gekippten Zähnen läßt die hoch okklusalwärts liegende orale Klammerführungslinie keinen Oberarm zu. In solchen seltenen Fällen wird die umgekehrte Einarmklammer notwendig.

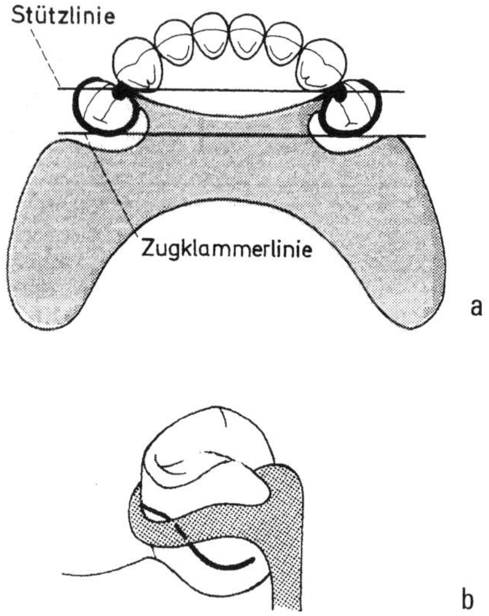

Abb. 7.21: Eine modifizierie Form der Einarmklammer. Wenn der Klammerarm disto-approximal unterhalb der Klammerführungslinie verläuft, wirkt die Auflage als Kippmeider. Erläuterungen im Text

Da Prämolaren meistens und Eckzähne häufig an ihren oralen und vestibulären Kronenflächen zu geringe Unterschnitte aufweisen, verlegt man die Einarmklammer im lückennahen Approximalbereich unterhalb der Klammerführungslinie (Abb. 7.21 b). Dadurch erhält die Klammerauflage zusätzlich die Funktion eines Kippmeiders. Eine weitere Sicherung gegen das Abkippen des Sattels kann durch einen zusätzlichen Kippmeider am mesialen Nachbarzahn in Form einer Auflage (Abb. 7.22 a) oder eines aufgelegten Klammerarms (Abb. 7.23) erfolgen. Als Gegenlager für diesen Klammerteil zur Verhinderung eines vestibulären Ausweichens der Zähne dient ein kurzer Überwurf als Kralle oder Stichklammer (Abb. 7.22 a und b).

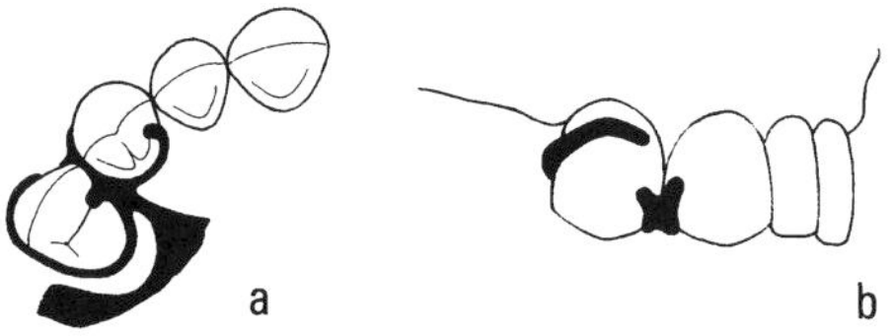

Abb. 7.22: Eine weitere Modifikation der Einarmklammer mit zusätzlichem Kippmeider
a) aus okklusaler Sicht
b) aus vestibulärer Sicht

Die in solcher Weise modifizierte Einarmklammer erfaßt jetzt ebenso wie die modifizierte Bonwill-Klammer zwei Zähne zum Auffangen transversal gerichteter Kräfte. Durch den von distal kommenden Arm hat sie den Vorteil, daß sie weniger sichtbar wird als die Bonwill-Klammer.

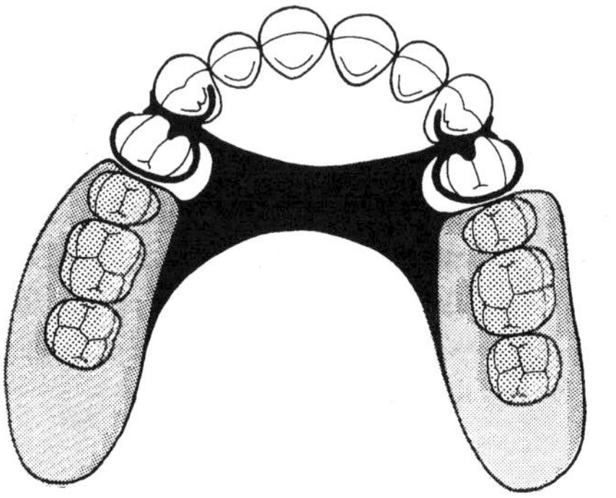

Abb. 7.23: Doppelseitige obere Freiendprothese mit modifizierten Einarmklammern

Liegt nur noch ein anteriores Restgebiß von Eckzahn zu Eckzahn vor, so kommt ohnehin nur die Einarmklammer in Betracht; denn ein von mesial über den Eckzahn verlaufender vestibulärer Klammerarm würde zu sehr stören. Bei ausgeprägten Alveolarfortsätzen und gesundem Parodontium der Eckzähne kann die einfach modifizierte Form der Einarmklammer ausreichen, alle Aufgaben allein zu übernehmen. Erfahrungsgemäß ist es jedoch günstiger, zusätzliche Kippmeider in Form von Auflagen auf den Schneidezähnen zu schaffen (Abb. 7.24). Beim Vorliegen flacher Alveolarfortsätze oder angegriffenem Parodontalzustand der Eckzähne müssen horizontal wirkende Kräfte durch eine fortlaufende Klammer auf das gesamte Restgebiß geleitet werden (s. Abb. 7.53).

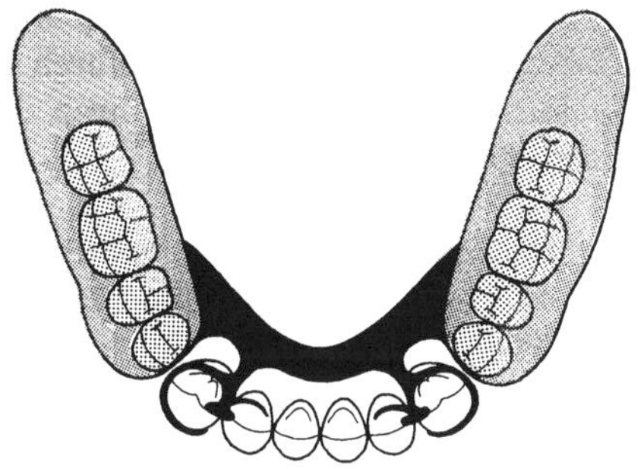

Abb. 7.24: Doppelseitige untere Freiendprothese mit modifizierten Einarmklammern

Wie bei der einseitigen Schaltprothese verankert man die einseitige Freiendprothese auf der Gegenseite an zwei Zähnen. Hierbei erfolgt diese Verankerung jedoch am zweckmäßigsten über zwei voneinander entfernt liegende Stützzugklammern, wie es als Alternative auch bei der Schaltprothese angegeben wurde. Bei der einseitigen Freiendprothese dient diese Lösung dazu, das Abkippen des Sattels zu vermeiden, ohne einen speziellen Kippmeider anbringen zu müssen. Die Zugklammerlinie verläuft durch die Retentionselemente der Klammer auf der Sattelseite und der hintersten Klammer auf der Gegenseite. Greifen Zugkräfte am Sattel an, s[illegible] Auflage der vorderen Klammer au[illegible] genseite als Kippmeider. Daher ka[illegible] bei der Klammer am Sattel auf spe[illegible] Kippmeider verzichten (Abb. 7.25).

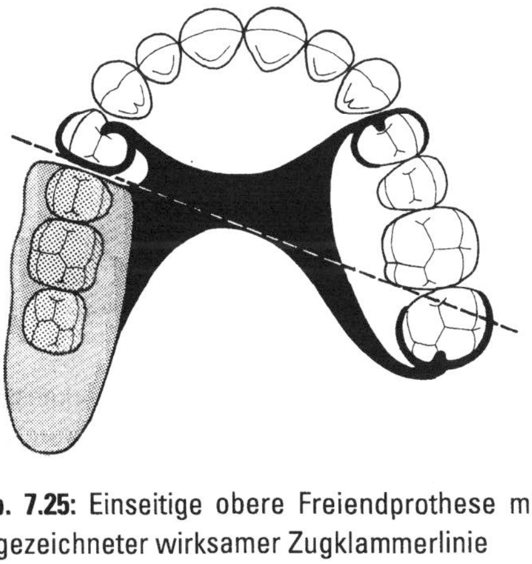

Abb. 7.25: Einseitige obere Freiendprothese mit eingezeichneter wirksamer Zugklammerlinie

Bei den vorangegangenen Beispielen zur Lagerung von Freiendsätteln wurde die sattelferne Abstützung bevorzugt. Es gibt jedoch auch Fälle, bei denen eine sattelnahe Abstützung vorteilhafter ist. Bei sattelnaher Abstützung ändert sich die Belastungsfähigkeit der Sättel. Zwar führen Kräfte, die auf die hinteren Sattelabschnitte einwirken, besonders bei großer Schleimhautresilienz schneller zu den erwähnten ungünstigen Belastungen der Kieferkämme als bei sattelferner Abstützung, die Belastungsfähigkeit des vorderen Sattelabschnittes ist jedoch durch die direkte Kraftübertragung auf den Klammerzahn wesentlich größer. Das macht man sich zunutze, wenn es bei der Versorgung von Freiendlücken besonders auch darauf ankommt, eine widerstandsfähige dentale Abstützung für die Kiefergelenke zu schaffen. Weiterhin kommt die sattelnahe Abstützung dann in Frage, wenn Form und Stellung der Klammerzähne keine günstigen Voraussetzungen für Klammern mit sattelfernen Auflagen bieten. Von einer Reihe von Autoren wird die sattelnahe Abstützung von Freiendsätteln sogar grundsätzlich bevorzugt.

Die Konstruktion einer sattelnah abgestützten doppelseitigen Freiendprothese ist auf der Abbildung 7.26 dargestellt. Bei der Verwendung von Doppelarmauflageklammern ist darauf zu achten, daß immer ein Kippmeider in Form eines Auflegers notwendig wird. Wegen der relativ kurzen Sättel beim vorliegenden Beispiel sollte nach dem ersten Molaren kein weiterer Zahn aufgestellt werden, damit die Belastung unter dem hinteren Sattelrand nicht zu groß wird.

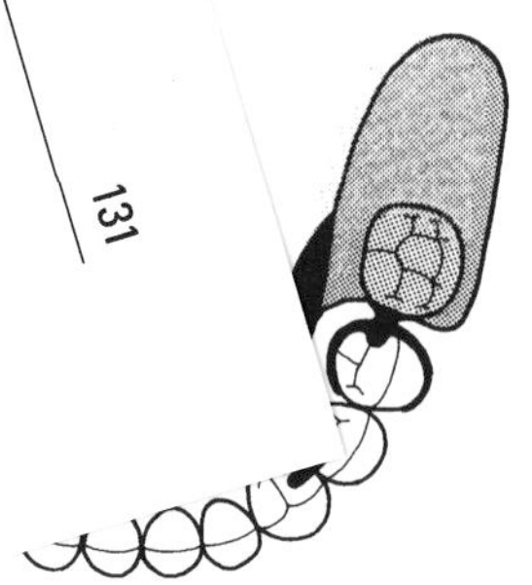

Abb. 7.26: Sattelnahe Abstützung von Freiendsätteln mit gesonderten Kippmeidern

7.3.3 Konstruktionsprinzipien bei Kombination von Schalt- und Freiendlücken im Seitenzahnbereich

Bei der Versorgung einer Freiendlücke zusammen mit einer Schaltlücke auf der Gegenseite werden die bisher aufgezeigten Konstruktionsprinzipien für Freiend- und Schaltsättel kombiniert. Den Schaltsattel lagert man rein parodontal mit sattelnaher Abstützung, den Freiendsattel parodontal-gingival, wobei die sattelferne Abstützung von uns in der Regel bevorzugt wird (Abb. 7.27). Wie bei der einseitigen Freiendprothese ist ein Kippmeider auf der Seite des Freiendsattels für dessen Halt nicht erforderlich, da die Lagerung des Schaltsattels das Abkippen verhindert. In dem ausgewählten Konstruktionsbeispiel auf der Abbildung 7.27 ist der Freiendsattel mit einer modifizierten Bonwill-Klammer verankert, um die Lage des Zahnersatzes in der Transversalen nach beiden Richtungen hin zu sichern. Das ist von den dargestellten Klammern am Schaltsattel nur durch die Doppelarmauflageklammer mit ihren zwei Oberarmen möglich.

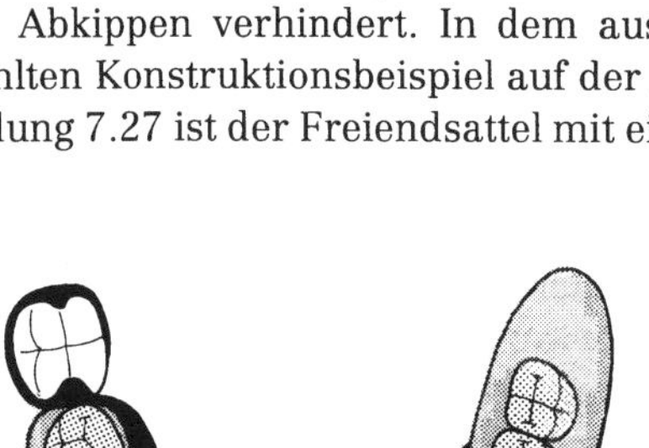

Abb. 7.27: Kombinationsprothese

Zur Versorgung doppelseitiger Schaltlücken wurde auf der Abbildung 7.14 die Konstruktion einer Kombinationsprothese dargestellt, weil die Abstützung von Sätteln an Schneidezähnen problematisch ist. Da auf dem nach vorn freiendenden Sattel zwangsläufig über seine ganze Länge Zähne aufzustellen sind, muß wegen der auftretenden ungünstigen Belastung die Prothesenbasis großflächig gestaltet und für eine feste Verankerung auf der gegenüberliegenden Kieferseite gesorgt werden. Anders dagegen ist die Situation, wenn eine große, mesial von Schneidezähnen begrenzte Schaltlücke mit einer Freiendlücke kombiniert ist. Die Versorgung einer solchen Lückenkombination durch eine parodontal-gingival gelagerte Prothese mit einem nach vorn und einem nach hinten freiendenden Sattel kann nicht zum gewünschten Erfolg führen, wie die folgenden Überlegungen anhand einer solchen Konstruktion auf der Abbildung 7.28 zeigen.

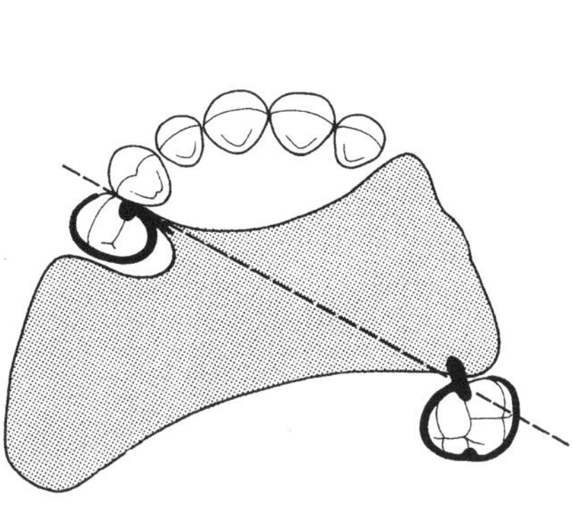

Abb. 7.28: Funktionsuntüchtige Klammerkonstruktion mit einer Stützklammerlinie, die durch die Basis verläuft

Wird einer der beiden Sättel dieser Konstruktion belastet, so senkt er sich in die Schleimhaut ein. Die Drehachse dieser Bewegung wird durch die beiden Auflagen gebildet. Die Verbindungslinie zwischen zwei Klammerauflagen bezeichnet man als Stützklammerlinie. Da die Stützklammerlinie in diesem Fall durch die Prothesenbasis verläuft, bleibt es bei Belastung eines Sattels nicht bei einer einfachen, für Freiendsättel unvermeidbaren Kippung in die Schleimhaut, sondern es kommt zum Schaukeln der gesamten Prothese. Der jenseits der Stützklammerlinie liegende Prothesenteil hebt sich von seiner Unterlage ab (Abb. 7.29). Dieses Schaukeln wirkt als Triggerfaktor für Parafunktionen, führt zur Lockerung der Klammerzähne und zu verstärkter Resorption der Kieferkämme, sofern es die Inkorporation des Zahnersatzes nicht von vornherein verhindert.

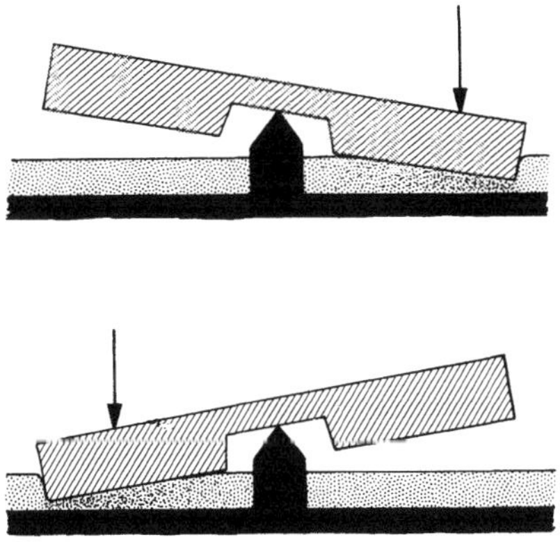

Abb. 7.29: Prinzip der Schaukelbewegung einer Prothesenbasis

Nach dem für die Funktionstüchtigkeit eines Zahnersatzes wichtigen Gesetz der Stützklammerlinie dürfen zwei Auflagen nicht so angebracht werden, daß beiderseits der Stützklammerlinie belastbare und senkbare Prothesenteile liegen. Verläuft die Stützklammerlinie an der Peripherie der Prothesenbasis, so kann sie nicht zur Schaukelachse, sondern lediglich zu einer Drehachse für die auftretende Bewegung werden. Ist ihr Verlauf an der Peripherie in einem stark reduzierten Restgebiß aufgrund der Anordnung der Zähne nicht zu erreichen, so muß man auf die parodontale Abstützung meistens verzichten und den Zahnersatz gingival lagern (s. Abschnitt 7.4).

Beim vorliegenden Beispiel kann man die ungünstige gingivale Lagerung jedoch vermeiden, wenn man den Schaltsattel an den Schneidezähnen fest verankert und abstützt. Das gelingt aber zufriedenstellend nur durch Überkronung und Verblockung von mindestens zwei Schneidezähnen, so daß ein Geschiebe als Halte- und Stützelement verwendet werden kann (Abb. 7.30). Durch diese Maßnahme erhält man zwei zusätzliche Stützklammerlinien an der Peripherie der Basis. Ein Schaukeln ist nicht mehr möglich. Da die diagonal verlaufende Stützlinie jedoch erhalten geblieben ist, könnte man annehmen, daß sich der Zahnersatz bei Belastung des Freiendsattels noch um diese Achse be-

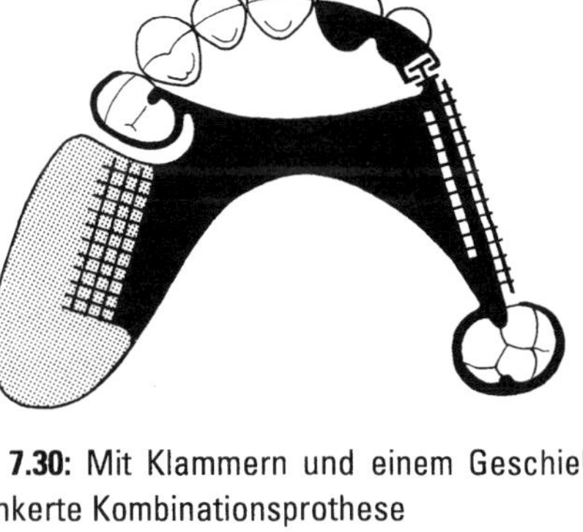

Abb. 7.30: Mit Klammern und einem Geschiebe verankerte Kombinationsprothese

wegt. Daher findet man Konstruktionsvorschläge, bei denen die Abstützung des Freiendsattels fortgelassen wurde, so daß nur noch eine Stützlinie längs der Schaltsattels vorhanden ist. Die Abstützung des Schaltsattels bildet dann gleichsam eine sattelferne Abstützung für den Freiendsattel auf der anderen Kieferseite. Das bedeutet erfahrungsgemäß für den Freiendsattel jedoch eine nahezu rein gingivale Lagerung, die sich besonders im Unterkiefer wegen des Fehlens einer großflächigen Basis in starkem Schwund des Kieferkammes auswirkt. Wie die Praxis gezeigt hat, kommt es bei sattelferner Abstützung auf der Seite des Freiendsattels dennoch nicht zu einem Schaukeln des Zahnersatzes um die diagonal verlaufende Stützklammerlinie, weil die feste Verankerung der Prothese auf der anderen Kieferseite dort ein Abheben der Basis verhindert. Die vorteilhafte parodontal-gingivale Lagerung des Freiendsattels ist weiterhin deshalb durchführbar, weil der Freiendsattel aufgrund der Elastizität im Bereich des Klammerstiels und der Basis nicht völlig starr gelagert ist.

7.3.4 Konstruktionsprinzipien bei anterioren Zahnlücken

Die besondere Problematik bei der Versorgung von Frontzahnlücken durch eine Klammerprothese ergibt sich aus mehreren Gründen. Die Abstützung des Sattels an Schneide- und Eckzähnen verursacht Schwierigkeiten, weil die Auflagen häufig auf Schrägflächen angebracht werden müssen. Die Kraftübertragung auf diese schiefen Ebenen führt zu schädlichen Horizontalbelastungen der Zähne, wenn dieser Schub nicht durch eine starke Umklammerung aufgefangen wird. Allerdings beeinträchtigen solche Klammerarme im sichtbaren Zahnbereich das Aussehen, so daß man auf sie verzichten muß, wenn sie nicht von den Lippen verdeckt werden. Weiterhin können Belastungen auf Frontsätteln dazu führen, daß es zu einer Rotationsbewegung des Sattels um die durch ihn oder hinter ihm verlaufende Stützklammerlinie kommt, wobei sich die dorsal dieser Stützklamerlinie liegenden Prothesenteile von ihrer Unterlage abheben. Diese Tendenz zur Rotationsbewegung wird dann besonders stark, wenn der Frontsattel einen bogenförmigen Verlauf aufweist und dadurch als funktioneller Freiendsattel anzusehen ist. Lokalisation und Richtung von auftretenden Kräften müssen daher bei der Konstruktionsplanung im voraus streng bedacht und auf ihre Folgen für die Prothesenkinematik analysiert werden.

Zweifellos ist eine einzelne Frontzahnlücke mit einer festsitzenden Brücke am günstigsten versorgt; bei Lücken, die mehr als die vier Schneidezähne einschließen, muß man sich meistens für eine herausnehmbare Lösung entschließen. Gelegentlich ist man jedoch auch gezwungen, kleinere Schneidezahnlücken mit einer Klammerprothese zu versorgen. Bei geradlinigen Frontzahnlücken ist die parodontale Lagerung dieses Schaltsattels stets von Vorteil. Wie bei einer Brücke zieht man mindestens zwei parodontal gesunde Zähne an jeder Lückenseite zur sattelnahen Abstützung heran, um die auftretenden Horizontalbelastungen auf mehrere Parodontien zu verteilen. Gleichzeitig können dadurch störend sichtbare Klammerteile auf den Labialflächen der Zähne kleiner gehalten werden. Jeder Klammerzahn ist dabei so weit durch die Klammer zu umfassen, daß ein Ausweichen nach labial unmöglich wird. Selbst bei einem geradlinigen Sattel kann die Belastungsrichtung auf den künstlichen Frontzähnen dazu führen, daß der Sattel um die Stützklammerlinie durch die sattelnahen Auflagen eine Rotationsbewegung ausführt. So darf trotz der Einbeziehung von zwei Zähnen an jeder Sattelseite auf eine feste Verankerung der Prothese im dorsalen Bereich der

Zahnreihen nicht verzichtet werden, weil deren Retention einer möglichen Rotation um die Stützklammer entgegensteht.

Die Konstruktion zur Versorgung einer nahezu geradlinigen Schneidezahnlücke ist auf der Abb. 7.31 dargestellt. Die Form der Klammern in der Front entspricht den modifizierten Bonwill-Klammern. Der Klammeranteil an den Eckzähnen dient mehr der direkten Abstützung und seitlichen Lagesicherung für Sattel und Zahn, der Klammerteil an den ersten Prämolaren mehr der Retention und dem zusätzlichen Abfangen horizontal wirkender Kräfte. Bei geradlinigen Lücken kann eine einseitige dorsale Verankerung ausreichen, wenn z.B. auf der anderen Seite eine Brücke vorhanden ist, an der das Anlegen von Klammern Schwierigkeiten bereiten würde.

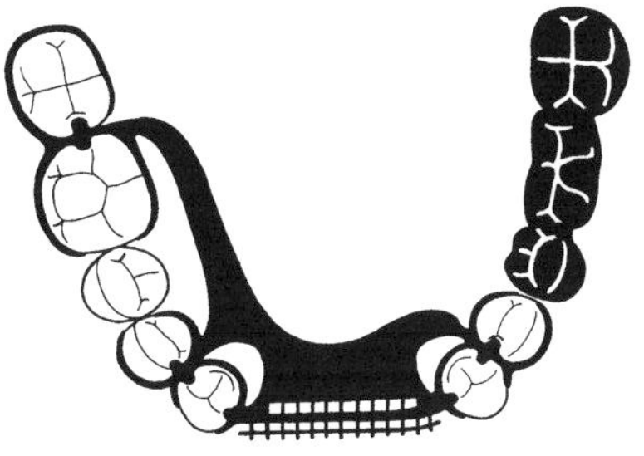

Abb. 7.31: Klammerkonstruktion bei einer Frontzahnlücke im Unterkiefer

Die Gefahr der Prothesenbewegung um die Stützklammerlinie wird wesentlich größer, wenn die Lücke einen größeren bogenförmigen Verlauf aufweist, wie es nach Verlust der Schneidezähne im Oberkiefer die Regel ist. Erschwerend kommt hinzu, daß die unteren Frontzähne auf den Oralflächen der oberen okkludieren. Dadurch tritt diese Rotationsbewegung beim Abbeißen und beim Vorschub verstärkt auf. Die rein parodontale Lagerung des funktionellen Freiendsattels ist nur sinnvoll, wenn eine kräftige dorsale Retention die Bewegung des Sattels um die durch die sattelnahen Auflagen gebildete Stützklammerlinie verhindert. Mit der Friktion der Klammerunterarme allein läßt sich der Halt erfahrungsgemäß nicht bewerkstelligen, auch nicht bei der notwendigen doppelseitigen dorsalen Verankerung. Daher muß man beim Vermessen des Modells die Einschubrichtung der Prothese so wählen, daß die disto-approximalen Flächen der hinteren Klammerzähne eine Rotationsbewegung nicht zulassen, wie es auf der Abb. 7.32 schematisch dargestellt ist. Die distale Approximalwand der endständigen Zähne muß so geneigt sein, daß sie einer kreisförmigen Bewegung des dort liegenden Klammeranteils um die Stützklammerlinie des Frontsattels entgegensteht. Die Einschubrichtung der Prothese ermöglicht dann das Verlegen des Klammerteils tief genug nach gingival.

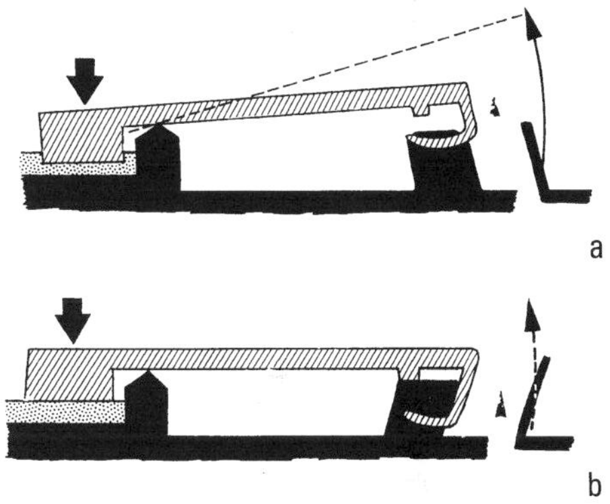

Abb. 7.32: Statik des bogenförmig verlaufenden Frontzahnsattels in Abhängigkeit von der Klammereinschubrichtung
a) diese Einschubrichtung kann das distale Abheben der Prothese bei Belastungen des Frontsattels nicht verhindern
b) diese Einschubrichtung interferiert mit der Rotationsrichtung der Prothese bei frontaler Belastung und verhindert das Abheben der distalen Klammern

Entspricht die Neigung der Kronenwand der Rotationsrichtung der Klammer, so können Vollgußkronen auf den endständigen Molaren mit der gewünschten Neigung ihrer distalen Wände zum Erfolg führen. Läßt sich jedoch die Einschubrichtung der Prothese nur in Richtung nach dorsal bewerkstelligen, so kann ein ausreichender Halt der hinteren Verankerung nicht erzielt und der Frontsattel nicht mehr rein parodontal gelagert werden.

Die Konstruktion zur parodontalen Lagerung eines bogenförmigen Frontsattels ist auf der Abb. 7.33 dargestellt. Wegen der Gefahr übermäßiger Belastungen mit horizontaler Komponente darf auf eine starke vestibuläre Umklammerung der Eckzähne und Prämolaren nicht verzichtet werden. Hier muß die Funktionstüchtigkeit des Zahnersatzes unter Schonung des Restgebisses zu Lasten sichtbarer Klammerteile gehen.

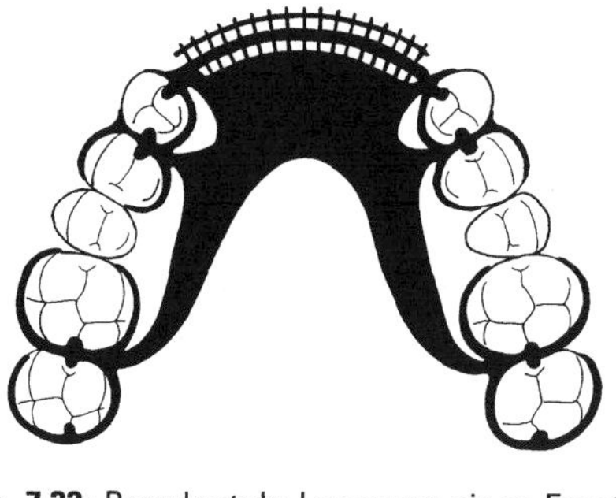

Abb. 7.33: Parodontale Lagerung eines Frontsattels im Oberkiefer

Die Schwierigkeiten bei der dorsalen Verankerung und das Problem der Umklammerung vieler Zähne sowie das Sichtbarwerden von Klammerteilen kann man durch eine parodontal-gingivale Lagerung des Zahnersatzes umgehen, wenn die Klammern an den Eckzähnen und Prämolaren entfallen und damit die als Schaukelachse wirksame Stützklammerlinie eliminiert wird.

Dieses Vorgehen kommt jedoch wegen des notwendig großen Abstandes zwischen Sattel und Abstützung an den Molaren einer gingivalen Lagerung nahe und ist wegen der geringen Lückengröße nur dann zu vertreten, wenn der Gaumen als Prothesenlager herangezogen wird. Mit einer solchen Lösung gehen die Vorteile der parodontalen Lagerung mit größerer Funktionstüchtigkeit und skelettierter Basis jedoch verloren, so daß man in der Regel die parodontal-gingivale Lagerung erst dann vornimmt, wenn man dazu nach Verlust von Eckzähnen gezwungen wird.

Nach Verlust von Eckzähnen und Prämolaren wird der Charakter eines Frontsattels als funktioneller Freiendsattel noch deutlicher. Der Bogen ist so groß geworden, daß eine rein parodontale Lagerung nicht mehr möglich ist. Die Bewegung der Prothese um die Auflagen in Sattelnähe ist nicht zu verhindern, so daß die rein parodontale Lagerung in kurzer Zeit zu Lockerung und Verlust der Klammerzähne führen würde. Daher bietet sich die parodontal-gingivale Lagerung nur in der Form an, daß die Prothesenbasis auf jeder Seite lediglich über eine einzige Verbindung zu den Klammern sattelfern abgestützt wird (Abb. 7.34). Jede weitere Verbindung zwischen Basis und Klammerauflage führt zur Bildung einer Stützklammerlinie, die zur Schaukelachse werden muß und damit den Zahnersatz funktionsuntüchtig macht.

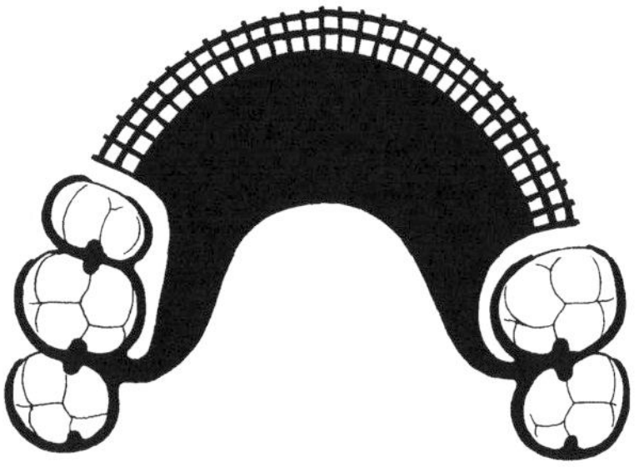

Abb. 7.34: Konstruktionsbeispiel zur Versorgung einer großen Frontzahnlücke

Je größer die Lücke ist, desto mehr Zähne des Restgebisses sind in die Konstruktion einzubeziehen, um die Belastungen an einzelnen Parodontien gering zu halten. Bei der Versorgung von großen Frontzahnlücken sind viele Klammerzähne allein schon deswegen einzubeziehen, um eine gute Retention des Zahnersatzes zu gewährleisten. Kippmeider werden dann durch Klammerauflagen geschaffen, die jenseits von Sattel und Retention liegen. Ist die Lücke so groß geworden, daß auf jeder Kieferseite nur noch ein endständiger Molar vorhanden ist, so läßt sich der Halt des Zahnersatzes besonders im Oberkiefer nur dann erreichen, wenn die Molaren mesial genügend Unterschnitte besitzen. Die günstigste Lösung wäre eine Konstruktion mit parallelwandigen Teleskopkronen, die Retention und Kippmeiderwirkung zugleich besitzen. Bei einer erfolgversprechenden Klammerkonstruktion müssen die Klammerarme von distal kommen und in die Retentionsgebiete mesial oder mesio-approximal eingreifen können (Abb. 7.35).

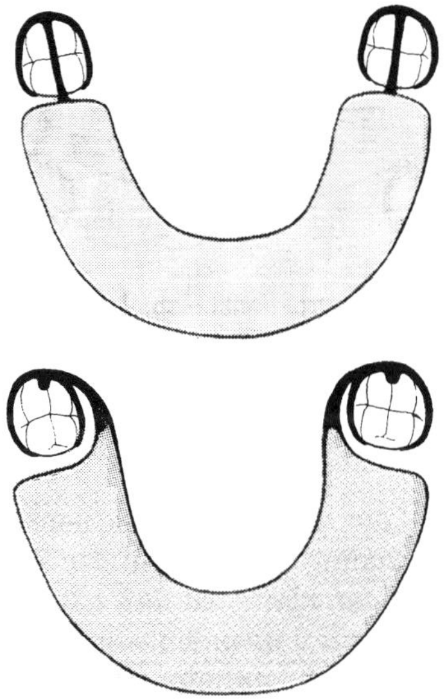

a

b

Abb. 7.35: Klammerkonstruktion bei zwei endständigen Molaren
a) mit Elbrecht-Klammern
b) mit E-Klammern

Nur bei mesial liegender Retention kann die sattelferne Abstützung gleichzeitig als Kippmeider wirken. Ist die Verbindung zwischen Sattel und sattelferner Abstützung aufgrund anatomischer Gegebenheiten mit Schwierigkeiten verbunden, so verwendet man die Klammerform nach ELBRECHT (Abb. 7.35b).

7.3.5 Konstruktionsprinzipien bei Lücken im Front- und Seitenzahnbereich

Bei der Versorgung von Lücken im Front- und Seitenzahnbereich mit einer Klammerprothese ergibt sich aus der Analyse von möglicherweise auftretenden Belastungen und deren Folgen, daß es weitaus günstiger ist, wenigstens die Frontlücken mit einem festsitzenden Zahnersatz zu schließen (s. Abb. 7.42). Neben der besseren Funktionstüchtigkeit und Kariesprophylaxe bestehen dann weiterhin die Vorteile, daß sich sichtbare Klammerteile vermeiden lassen und der Patient die Prothese ohne Beeinträchtigung seines Aussehens herausnehmen kann. Die nachfolgend aufgeführten Klammerkonstruktionen sind zwar funktionstüchtig, stellen aber keine generell empfehlenswerten Lösungen dar.

Bei der Planung der Klammerkonstruktion stehen Belastungs- und Bewegungsmöglichkeiten des Frontsattels im Vordergrund der Überlegungen. Wie bei der Versorgung einzelner Frontlücken durch Klammerprothesen ist auch bei zusätzlichen Lücken im Seitenzahnbereich darauf zu achten, daß die Verankerung im dorsalen Bereich ein Abheben der Prothese bei Belastung des Frontsattels verhindern kann. Das wird durch die Wahl einer günstigen Einschubrichtung der Prothese (s. Abb. 7.32) sowie durch die Berücksichtigung des Gesetzes der Stützklammerlinie möglich.

Liegt die Kombination von einer Schneidezahnlücke und Schaltlücken im Seitenzahnbereich vor, so erhebt sich als erstes die Forderung nach rein parodontaler Lagerung des Zahnersatzes durch sattelnahe Abstützungen mit entsprechenden Klammerarmen zur Retention und seitlichen Lagesicherung. Dazu lassen sich die für die Schaltprothese und für den einzelnen Frontsattel aufgezeigten Klammerformen so kombinieren, wie es auf den Abbildungen 7.36 und 7.37 dargestellt ist.

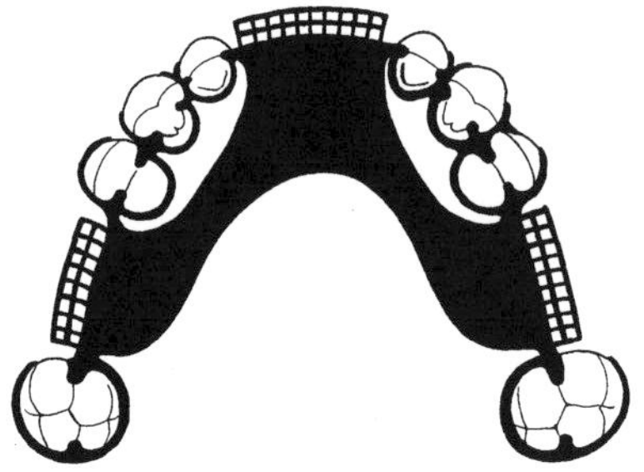

Abb. 7.36: Konstruktionsbeispiel zur parodontalen Lagerung eines Frontsattels mit zwei Schaltsätteln im Seitenzahnbereich

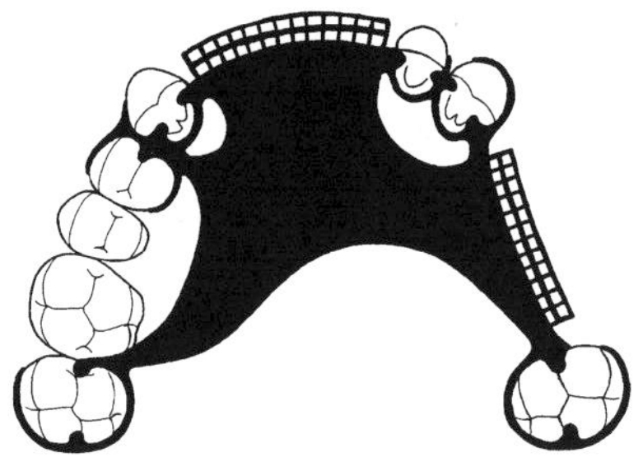

Abb. 7.37: Konstruktionsbeispiel zur parodontalen Lagerung eines Frontsattels mit einem Schaltsattel im Seitenzahnbereich

Die Konstruktion der schienungsmäßigen Umklammerung vieler, wenn nicht aller Zähne entspricht der allgemeinen Regel, daß umso mehr Zähne des Restgebisses zur Abstützung und Verankerung eines Zahnersatzes heranzuziehen sind, je stärker das Restgebiß reduziert ist. Eine solche Konstruktion wird von der Funktionstüchtigkeit her wohl befriedigen, nicht jedoch von der Kariesgefährdung und vom Aussehen her.

Die rein parodontale Abstützung in der gezeigten Form ist nur im Modellgußverfahren zu erreichen. Bei der Verwendung einer Kunststoffbasis mit gebogenen Klammern ist der Zahnersatz zur Versorgung von Schaltlücken in Verbindung mit einer Frontlücke nicht mehr parodontal, sondern nur noch parodontal-gingival zu lagern (Abb. 7.38). Diese Lösung hat zwar den Vorteil, daß die Kariesgefährdung nicht sehr groß ist und keine Klammerteile störend sichtbar werden; die Funktionstüchtigkeit ist jedoch bei weitem nicht so gut wie bei der rein parodontalen Lagerung.

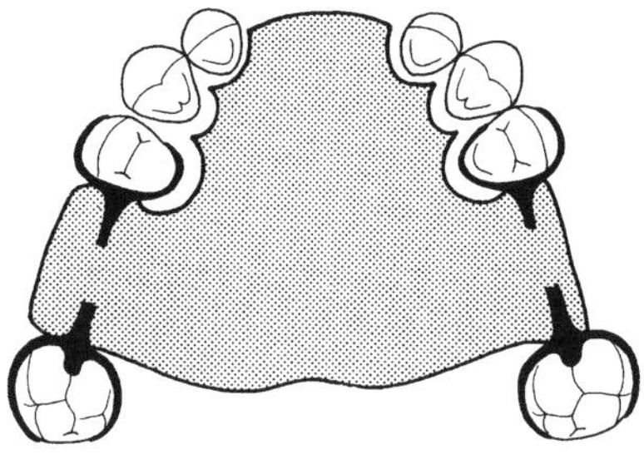

Abb. 7.38: Konstruktionsbeispiel zur parodontal-gingivalen Lagerung eines Frontsattels mit zwei Schaltsätteln im Seitenzahnbereich

Durch die weitgehende Schleimhautlagerung kommt es im Laufe der Zeit zum Absinken der Platte, so daß häufiger Unterfütterungen notwendig werden. Die Indikation für diese parodontal-gingivale Lagerung ergibt sich daher als Übergangsprothese oder dann, wenn auch im Gegenkiefer ein rein oder vorwiegend gingival gelagerter Zahnersatz getragen wird.

Sind Frontlücken mit Freiendlücken im Seitenzahnbereich kombiniert, so ist bei der parodontal-gingivalen Lagerung des Zahnersatzes wieder streng darauf zu achten, daß keine Achse konstruiert wird, um welche der Zahnersatz bei wechselseitiger Belastung schaukeln kann. Das ist nach dem Gesetz der Stützklammerlinie nur dann zu vermeiden, wenn die Verbindung zwischen Abstützung und Basis nur an zwei Stellen erfolgt und die daraus resultierende Stützklammerlinie an der Basisperipherie, in diesen Fällen also entlang der Front verläuft. Man muß daher den Frontsattel durch sattelnahe Auflagen abstützen und dazu, wie bei der Versorgung einzelner Frontlücken aufgezeigt, auf jeder Seite mindestens zwei Zähne in die Klammerkonstruktion einbeziehen. Diese parodontale Lagerung des Frontsattels dient dann für die Freiendsättel als sattelferne Abstützung (Abb. 7.39).

Abb. 7.39: Konstruktionsbeispiel zur parodontal-gingivalen Lagerung eines Frontsattels mit zwei Freiendsätteln im Unterkiefer

Bei größerer Distanz zwischen Abstützung und Freiendsattel ist es zweckmäßig, die Basis der Prothese möglichst großflächig zu halten. Eine zusätzliche Verankerung des Zahnersatzes mit Halteklammern an den endständigen Prämolaren erbringt den Vorteil, daß die Zugklammerlinie günstig durch die Prothesenbasis verläuft (Abb. 7.40). Weiterhin können die Schultern dieser Klammern bei entsprechender Einschubrichtung dafür sorgen,

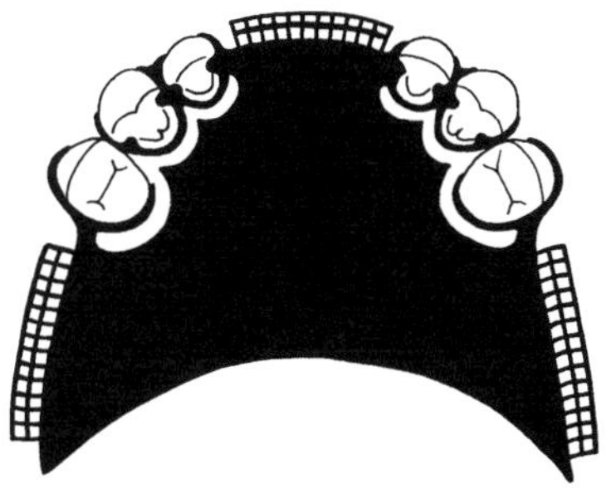

Abb. 7.40: Konstruktionsbeispiel zur parodontal-gingivalen Lagerung eines Frontsattels und zweier Freiendsättel im Oberkiefer

daß sich die Freiendsättel bei Belastung des Frontsattels nicht von ihrem Lager abheben.

Bei der Kombination einer Front-, Schalt- und Freiendlücke läßt sich der Front- und Schaltsattel rein parodontal lagern, solange die Eckzähne noch vorhanden sind (Abb. 7.41). Anhand dieses Bei-

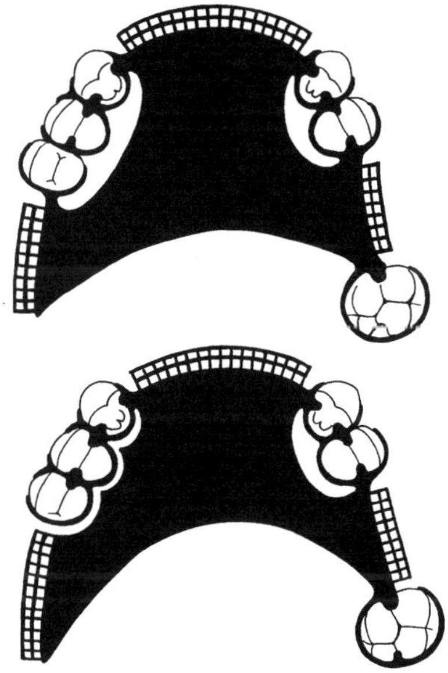

Abb. 7.41: Konstruktionsbeispiele zur parodontal-gingivalen Lagerung eines Frontsattels mit einem Schalt- und einem Freiendsattel im Seitenzahnbereich

spiels aller drei Lückenarten in einem Zahnbogen ist noch einmal zu wiederholen, daß in diesen Fällen der Lückenschluß in der Front durch eine Brücke zu weitaus besseren Ergebnissen führt und deshalb auch allgemein bevorzugt wird (Abb. 7.42).

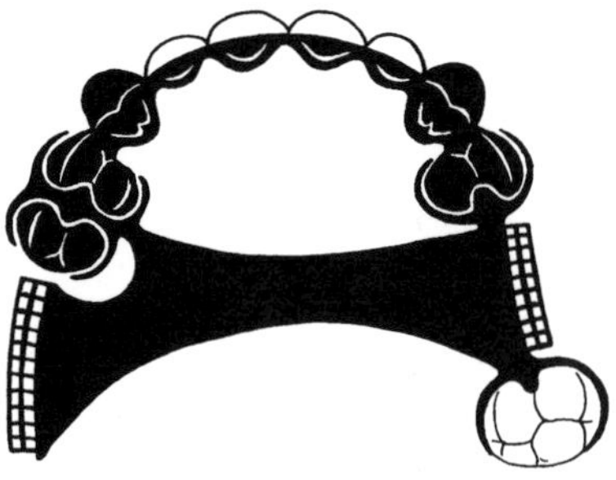

Abb. 7.42: Günstige Voraussetzungen für die Gestaltung des abnehmbaren Zahnersatzes nach Eingliederung einer Frontzahnbrücke

7.4 Gingivale Lagerung der Teilprothese und Abstützungsmöglichkeiten im stark reduzierten Restgebiß

Bei den bisherigen Erläuterungen zu den Klammerkonstruktionen von parodontal oder parodontal-gingival gelagerten partiellen Prothesen wurde immer davon ausgegangen, daß durch die Abstützung eine sinnvolle Kraftübertragung auf das Restgebiß ermöglicht werden soll, um die zahnlosen Kieferabschnitte zu entlasten, da diese gegenüber größeren Druckbelastungen auf die Dauer nicht widerstandsfähig sind. Weiterhin können durch die reine Schleimhautlagerung einer partiellen Prothese Schäden am Restgebiß entstehen. Solche destruktiven Veränderungen kommen durch Fehl- oder Überbelastung der Zähne sowie durch marginale Zahnfleischentzündungen zustande.

7.4.1 Schäden aufgrund der Schleimhautlagerung einer Teilprothese

Kräfte, die beim Kauen oder bei Parafunktionen in Form von Knirschen und Pressen auf eine gingival gelagerte Prothese wirken, werden im wesentlichen direkt auf das zahnlose Prothesenlager geleitet. Bei kleinen Lücken kommt es zu einer Überbeanspruchung der tragenden Gewebe und damit zur Alveolarkammatrophie, weil die Druckbelastung bei kleinflächiger Prothesenbasis zu hoch ist. Dieser Substanzverlust, der sich im übrigen für eine später eventuell notwendige Versorgung mit Totalprothesen ungünstig auswirken kann, führt zu einem Absinken der partiellen Prothese (Abb. 7.43). Hierbei geht die Okklusion im Bereich der ersetzten Zähne verloren, so daß den wenigen Restzähnen wieder die Führung und Stützung des Unterkiefers allein obliegt. Daraus ergibt sich leicht eine Überbelastung des Restgebis-

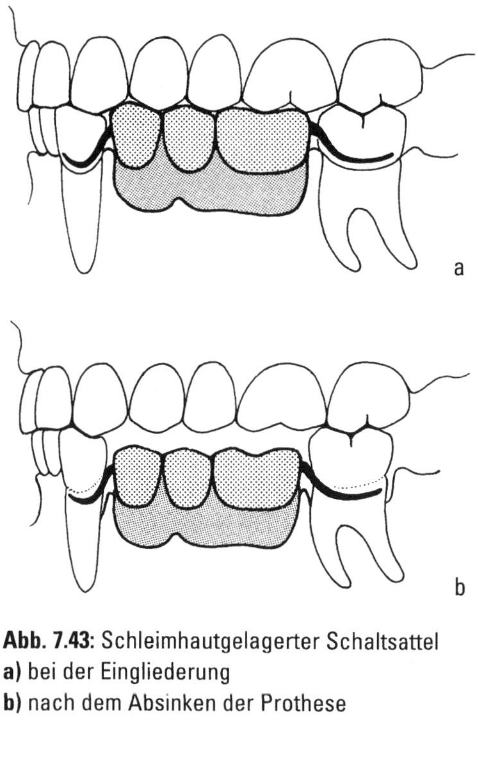

Abb. 7.43: Schleimhautgelagerter Schaltsattel
a) bei der Eingliederung
b) nach dem Absinken der Prothese

ses, da es durch die schleimhautgetragene Teilprothese nicht geschient wird. Regelmäßig wiederholte Unterfütterungen können zwar das Restgebiß entlasten und auch verhindern, daß die Antagonisten der ersetzten Zähne aufgrund fehlender okklusaler Kontakte elongieren, den Schwund der Kieferkämme können sie nicht aufhalten.

Mit dem Absinken der Prothese verlagern sich auch die Halteklammern an den Klammerzähnen apikalwärts. Während sie bei der Eingliederung der Teilprothese dem Zahn unter Einhaltung eines ausreichenden Abstandes vom Gingivalsaum anliegen (Abb. 7.44 a), entfernen sie sich bei Absinken aufgrund der Verjüngung des Zahnes nach apikal von der Zahnoberfläche und drücken sich in das Zahnfleisch (Abb 7.44 b). Dadurch vermindert sich ihre Haltefunktion. Die Klammerarme erzeugen zunächst eine marginale Gingivitis, die sich dann in die Tiefe des Parodontiums ausbreiten und unter Taschenbildung und Lockerung zum Verlust des Zahnes führen kann.

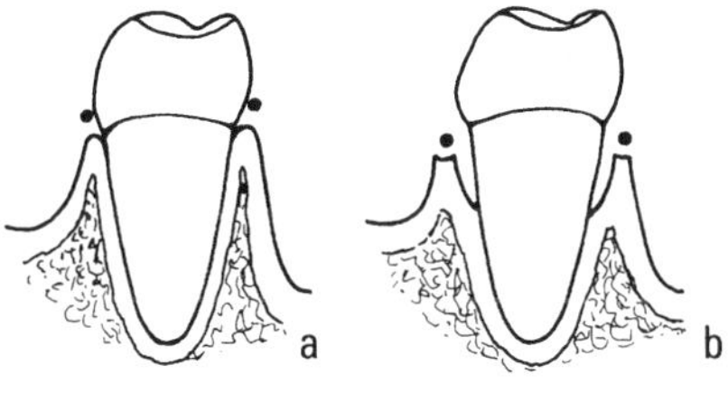

Abb. 7.44: Die Lage der Halteklammern
a) beim Eingliedern der Prothese
b) nach dem Absinken der Prothese

Schleimhautgelagerte partielle Prothesen werden in der Regel so gestaltet, daß die Basis den Oralflächen der Restzähne anliegt, die nicht als Klammerzähne dienen, um z.B. bei Freiendprothesen im Bereich des anterioren Restgebisses einen Kippmeider zu schaffen. Zur Vermeidung unnötiger Belastungen des marginalen Parodontiums wird die Basis in diesem Bereich hohlgeschliffen (Abb. 7.45 a). Die so entstandenen Nischen bilden besonders bei vernachlässigter Mundhygiene vorzügliche Retentionsstellen für Detritus mit Bakterienansammlungen, zumal die Selbstreinigung durch die Zunge nicht stattfinden kann. Es entstehen in den oralen Zahnfleischbezirken auch der nicht zur Retention der Prothese herangezogenen Zähne leicht Entzündungen. Hieraus ergibt sich einer der großen Vorteile der parodontal gelagerten Teilprothese, bei der die marginalen Parodontien nicht bedeckt zu werden brauchen.

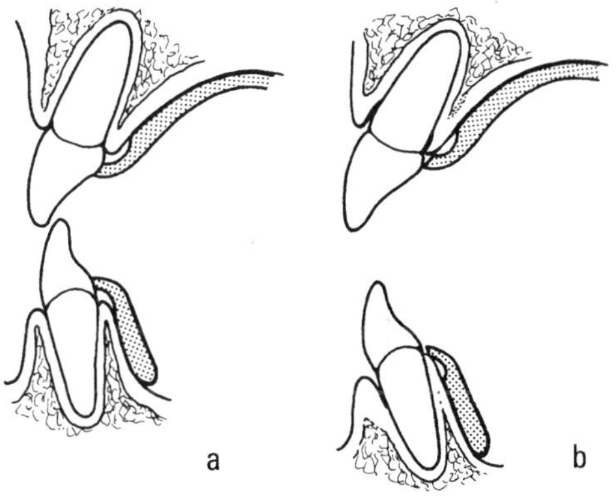

Abb. 7.45: Lage des hohlgeschliffenen Basisrandes bei gingival gelagertem Zahnersatz
a) bei Eingliederung
b) nach dem Absinken

Der hohlgelegte Plattenrand kommt beim Absinken der Prothese mit dem marginalen Zahnfleischsaum in Berührung und übt dort Druck aus (Abb. 7.45 b). Gleichzeitig kann er die Zähne nach vestibulär verdrängen. Die Folgen sind in den meisten Fällen Ulzerationen der Gingiva mit Taschenbildung und Abbau des Alveolarknochens. Im Oberkiefer können dabei auch weite Flächen der Zahnwurzeln freigelegt werden.

Von folgenschwerer Bedeutung für das Restgebiß ist der Seitschub, der durch das Absinken der schleimhautgelagerten Prothese unvermeidbar und unkontrollierbar auf die Zähne trifft. Die einem anterioren

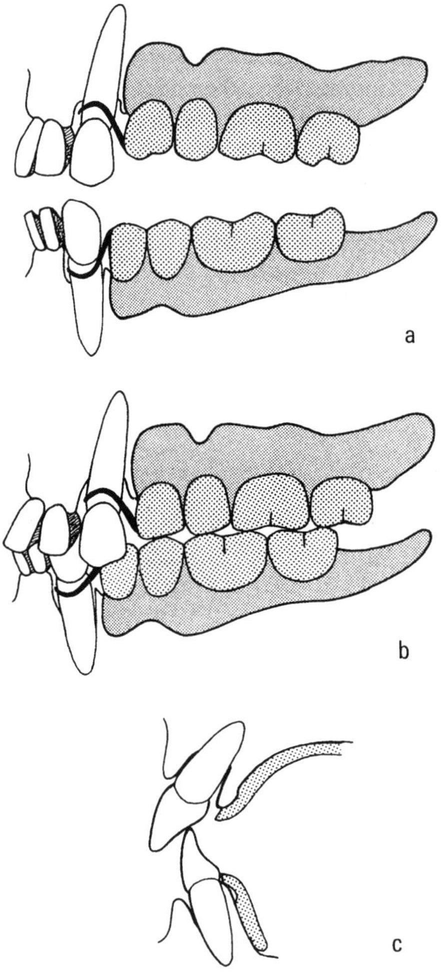

Abb. 7.46: Durch Absinken des gingival gelagerten Zahnersatzes bedingte parodontale Schädigung (Erläuterungen im Text)

Restgebiß angelegte Basis kann die gesamte Front auffächern (Abb. 7.46 a). Die Zähne kippen aus dem Zahnbogen nach vestibulär, verlieren ihre approximalen Kontakte und werden locker. Häufig tritt dieser destruktive Vorgang im stark verkürzten Restgebiß des Oberkiefers auf. Durch das Fehlen natürlicher Stützzonen kann es beim Absinken der Freiendprothese zu einer Bißsenkung kommen, weil die Frontzähne aufgrund ihrer Schaufel- oder Keilform den Unterkiefer nicht mehr stützen können. Die palatinalen Schrägflächen der oberen Zähne wirken dann wie eine schiefe Ebene, so daß die obere Front beim Zubeißen durch die unteren Schneide- und Eckzähne ständig fehlbelastet wird (Abb. 7.46 b, c). Werden solche Fälle nicht regelmäßig kontrolliert und notwendige Unterfütterungen nicht rechtzeitig vorgenommen, so führen die geschilderten Vorgänge schnell zum Verlust der Zähne, zumal mit dem Absinken der Bißhöhe zwangsläufig eine Vorverlagerung des Unterkiefers erfolgt, die den Horizontalschub auf die obere Front weiter verstärkt.

7.4.2 Indikation der gingival gelagerten Teilprothese

Die aufgeführten Beispiele zeigen, daß von rein gingival gelagerten Teilprothesen vielfach ungünstige Auswirkungen auf das Restgebiß und den Kieferkamm zu erwarten sind. Die Indikation für die Schleimhautlagerung ist daher begrenzt und muß eng gestellt werden. Von den wenigen nachfolgenden Ausnahmen abgesehen, sollten partielle Prothesen immer abgestützt werden.

Indikationen zur Schleimhautlagerung partieller Prothesen ergeben sich in erster Linie aus der Verteilung der natürlichen Zähne im stark reduzierten Restgebiß.

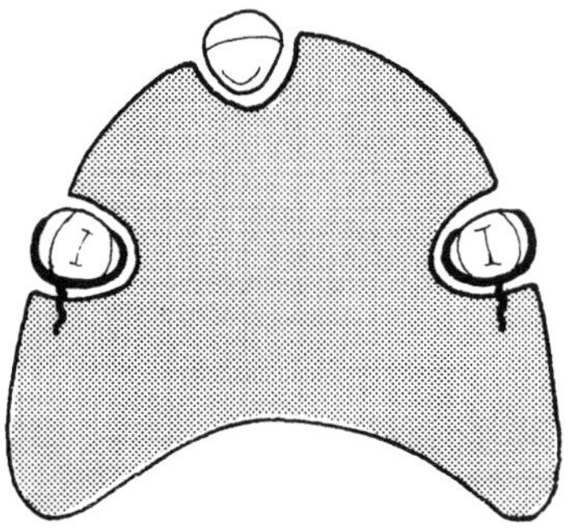

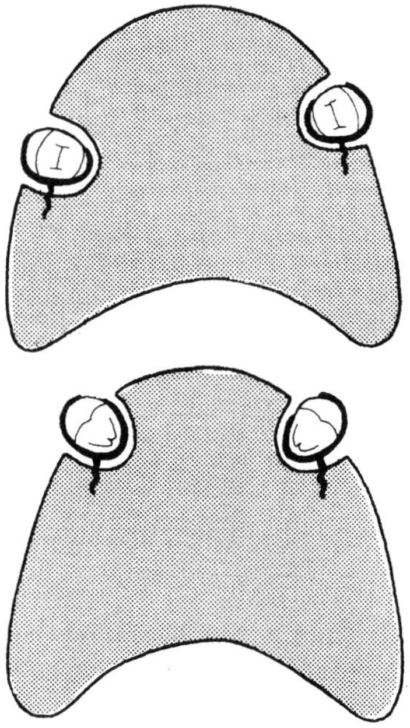

Abb. 7.47: Indikationen für die Schleimhautlagerung aufgrund ungünstiger Verteilung der Restzähne

Eine Abstützung ist dann unzweckmäßig, wenn die Stützklammerlinie so durch die Prothesenbasis verlaufen würde, daß sie zu einer Achse wird, um die der Zahnersatz bei wechselseitiger Belastung schaukelt. Auf der Abb. 7.47 sind einige Beispiele für die Indikation der Schleimhautlagerung aufgrund des Gesetzes der Stützklammerlinie aufgeführt. Dabei bildet der Halt der Teilprothesen nach den Gesetzen der Zugklammerlinie meistens keine Schwierigkeiten, da die Zugklammerlinie nahezu durch die Basismitte verläuft und damit Kippmeider in Form großer Basisflächen garantiert.

Wenn ein desolates Restgebiß nur noch für kurze Zeit erhalten werden kann und ein krasser Übergang zur Totalprothese vermieden werden soll, kommt weiterhin eine schleimhautgetragene partielle Prothese in Frage (Jung). Der Zahnersatz kann problemlos um zwischenzeitlich verlorengehende Zähne erweitert werden. Der Patient gewöhnt sich leichter an das Tragen einer großflächigen, nicht allzu fest sitzenden Prothese, wenn diese zunächst noch an eigenen Zähnen gehalten wird. So läßt sich die Inkorporation der totalen Prothese vorbereiten.

Weitere Indikationen für gingival gelagerte partielle Prothesen lassen sich unter Vorbehalt als Immediat- und Interimsprothesen und als Zahnersatz bei Jugendlichen (s. Kap. 8 und 11) stellen.

7.4.3 Abstützungsmöglichkeiten im stark reduzierten Restgebiß

Im stark reduzierten Restgebiß ist eine Abstützung häufig möglich, wenn die Auflagen auf den Zähnen so liegen, daß die Stützklammerlinie nicht zur Rotationsachse für Schaukelbewegungen werden kann. Das ist in der Regel bei Vorhandensein endständiger Molaren der Fall, wie bereits am Beispiel der größtmöglichen Frontlücke (s. Abb. 7.35) gezeigt wurde. Weitere Abstützungsmöglichkeiten auf endständigen Molaren sind auf der Abb. 7.48 dargestellt. Auch beim Fehlen endständiger Mo-

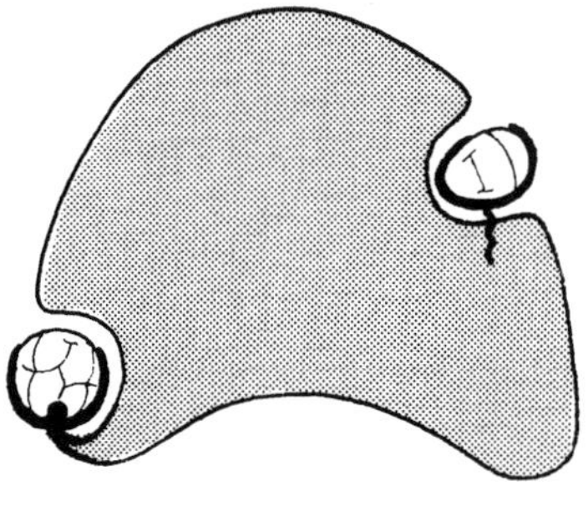
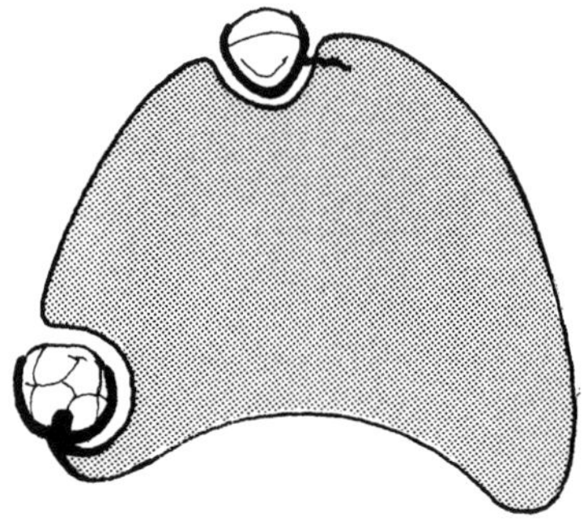
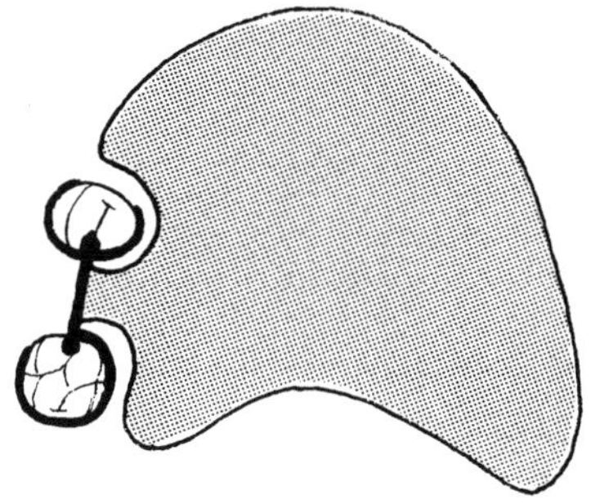

Abb. 7.48: Abstützungsmöglichkeiten im stark reduzierten Restgebiß in Verbindung mit endständigen Molaren

laren ist gelegentlich eine Abstützung der partiellen Prothese möglich. Im Unterkiefer ist der Frontzahnbogen in der Regel weniger ausgeprägt, so daß hier meistens auch bei zwei restlichen Eckzähnen abgestützt werden kann (Abb. 7.49 a). Aufgrund der für eine Abstützung ungünstigen Kronenform ist es zweckmäßig, die Zähne durch Überkronen umzuformen (s. Abschnitt 7.7.1), sie durch einen Steg miteinander zu verbinden oder Teleskopkronen anzufertigen.

Stehen auf einer Kieferseite z.B. noch die Prämolaren (Abb. 7.49 b), so ist auch dann eine Abstützung zu erwägen. In diesem Fall kommen zwei weitestmöglich getrennte Auflagen in Frage, die über lange Klammerarme mit der Basis verbunden sind. Ein Schaukeln der Prothese ist nicht zu befürchten, da die langen Verbindungen zwischen Auflagen und Prothesenbasis einer Feder gleichkommen.

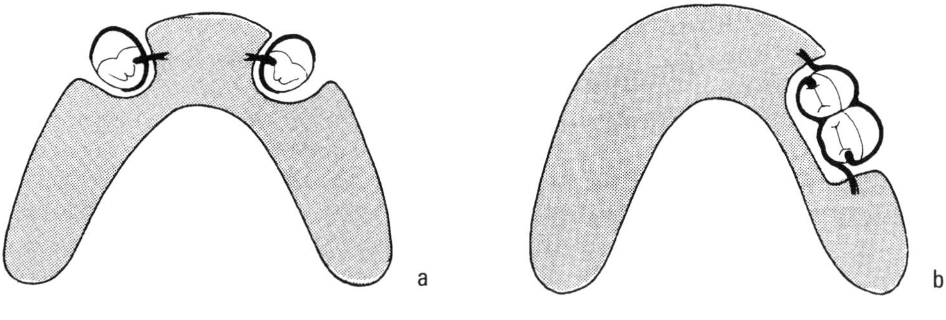

Abb. 7.49: Abstützungsmöglichkeiten an zwei unteren Eckzähnen bei gerader Frontzahnlücke **(a)** und an zwei Prämolaren einer Seite **(b)**

7.5 Basisgestaltung der Teilprothese

Als Basis wird der Teil einer Prothese bezeichnet, der auf oder an der Schleimhaut liegt. Man kann die Basis nach der Region zweifach untergliedern, und zwar in die Sattelbasis und den Teil, der Sattel und Klammern beider Kieferseiten miteinander verbindet. Letzterer wird daher auch als „Großer Verbinder“ bezeichnet, während man unter dem „Kleinen Verbinder“ den Klammerstiel versteht. Sattelbasis und Großer Verbinder haben je nach der durch die Lagerung der Teilprothese bedingten Herstellungsart getrennte oder gemeinsame Aufgaben. Sie übertragen Belastungen auf das zahnlose Prothesenlager und sichern den Sitz des Zahnersatzes durch die stabilisierende Verbindung zwischen Prothesenteilen beider Kieferhälften, die aufgrund ihrer Neigung einen Horizontalschub auffangen können.

Form und Stärke der Gesamtbasis einer partiellen Prothese hängen in erster Linie davon ab, ob die Basis mit den Klammern in einem Stück gegossen wird oder der Zahnersatz mit einer Kunststoffbasis und gebogenen, seltener auch gegossenen Klammern hergestellt wird. Die Frage nach der Zweckmäßigkeit der einen oder anderen Art beantwortet sich im wesentlichen von der Lagerung der Teilprothese her, da heute weder das Material noch das technische Verfahren und nur selten die Kostenunterschiede den Ausschlag für eine Kunststoffprothese geben. Das Schema der Abb. 7.50 stellt die Abhängigkeit der Basis- und Klammerart von der Lagerung der partiellen Prothese dar.

Rein parodontal gelagerte Teilprothesen werden meistens als Einstückgußprothesen angefertigt. Das gilt auch für die parodontal-gingival gelagerte Prothese. Je weniger Restzähne jedoch verblieben sind, je mehr sich also die Lagerung zur gingival getragenen Prothese verschiebt, desto eher wird man sich zu einer Kunststoffprothese entschließen können. Die rein gingival gelagerte Teilprothese dagegen sollte in jedem Fall mit einer Kunststoffbasis und gebogenen Klammern hergestellt werden.

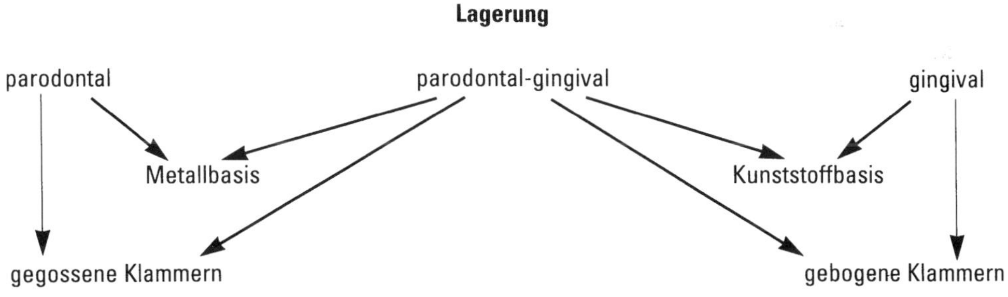

Abb. 7.50: Die Wahl der Klammerart und Basisgestaltung in Abhängigkeit von der Lagerung

7.5.1 Basis der parodontal gelagerten Teilprothese

Da bei der parodontalen Lagerung alle angreifenden Kräfte auf die Klammerzähne übertragen werden, dient die Sattelbasis, die auch bei Einstückgußprothesen aus Kunststoff besteht, lediglich dazu, die künstlichen Zähne zu tragen und den Substanzverlust am Alveolarfortsatz auszugleichen, und braucht deshalb nicht so weit wie bei parodontal-gingivaler oder gingivaler Lagerung extendiert zu werden. Wie jeder Prothesensattel muß auch er der Schleimhaut eng anliegen, damit sich keine Speisereste unter ihm ansammeln können. Dabei ist aber darauf zu achten, daß der Sattel im Bereich der den Lücken zugewandten Approximalseiten der Klammerzähne nicht auf das Zahnfleisch drücken kann. Man rundet daher diese Enden der Sattelbasis ab und schafft so einen künstlichen Interdentalraum. Sättel im Frontzahngebiet brauchen nicht in das Vestibulum zu reichen. Die Frontzähne werden dann aufgeschliffen, d.h., direkt auf die Schleimhaut aufgesetzt.

Auch der beide Kieferseiten verbindende Basisteil einer parodontal gelagerten Einstückgußprothese hat nicht die Funktion, Belastungen auf die Schleimhaut zu übertragen. Er kann daher kleinflächig gestaltet werden, muß aber so stabil sein, daß es bei Sattelbelastungen sowie beim Einsetzen und Herausnehmen des Zahnersatzes nicht zu elastischen oder bleibenden Deformierungen des Metallgerüstes kommen kann. Elastische Deformierungen führen zum Seitschub auf die Klammerzähne, bleibende zur Unbrauchbarkeit der Prothese. Die notwendige Versteifung wird durch die Form und Dimensionierung der Basis erreicht. Aus den anatomischen Verhältnissen ergeben sich für Ober- und Unterkiefer unterschiedliche Formen, da die Basis im Oberkiefer transversal über den Gaumen verlaufen kann, während die Verbindung im Unterkiefer nur als Sublingualbügel entlang der Innenfläche des Alveolarfortsatzes herzustellen ist.

Die relativ starre Abstützung der Prothese über ein gegossenes Gerüst ermöglicht die Skelettierung der Gaumenplatte entweder zu einer sogenannten Lochplatte oder zu einem schmalen Band (Abb. 7.51). Bei beiden bleiben die marginalen Parodontien aus hygienischen Gründen unbedeckt. Die bandförmige Gestaltung hat jedoch den Vorteil, daß der Bügel hinter den Gaumenfalten in einem Bezirk verlaufen kann, in den die Zungenspitze nur selten geführt wird. Ein Bügel in diesem Bereich des Gaumendaches wird sich nicht weiter störend bemerkbar machen. Auch bei der rein parodontal gelagerten Teilprothese sollte die Gaumenplatte im Bezirk der mit wenig resilienter Schleimhaut bedeckten Gaumennaht vorsorglich hohlgelegt werden. Bei Lücken im Frontzahnbereich kann man eine Bedeckung des anterioren Gaumenbereichs nicht vermeiden.

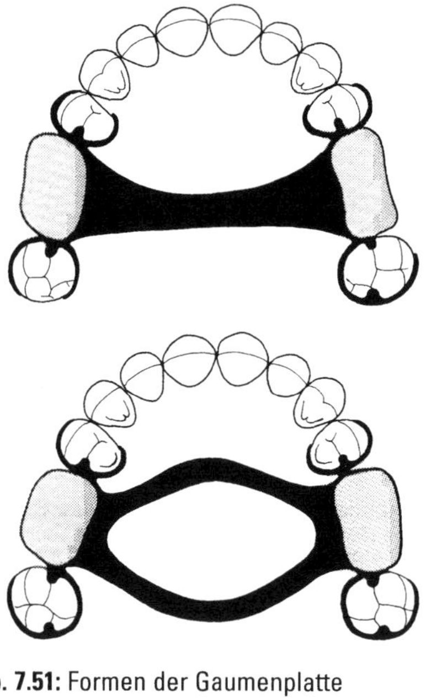
a
b

Abb. 7.51: Formen der Gaumenplatte
a) Transversalbügel
b) Lochplatte

Im Unterkiefer verbindet ein Unterzungenbügel die Prothesenteile beider Kieferseiten. Er verläuft entlang der Innenflächen des Alveolarfortsatzes, ohne der Schleimhaut direkt aufzuliegen. Durch seinen etwa tropfenförmigen Querschnitt (Abb. 7.52) erlangt er ausreichende Stabilität und ausreichende Dimensionierung (WINDECKER) gegenüber deformierenden Kräften. Gleichzeitig gewährleistet diese Form, daß er für die Zunge nach kurzer Tragezeit des Zahnersatzes nicht mehr störend empfunden wird.

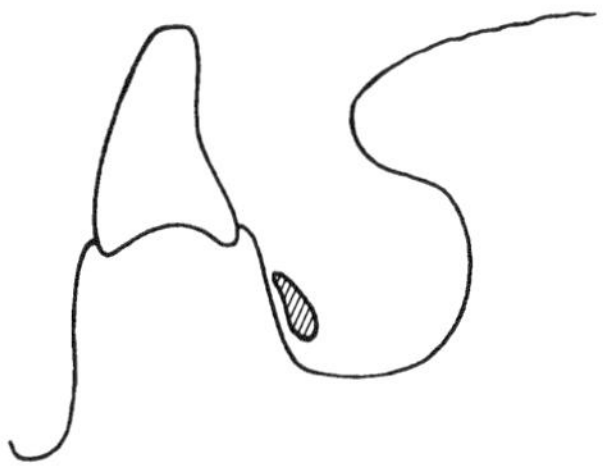

Abb. 7.52: Querschnitt und Lage des Unterzungenbügels

Der Sublingualbügel verläuft auf halber Höhe zwischen dem Gingivalsaum der Frontzähne und dem Mundboden. Die marginalen Parodontien bleiben durch ihn unbeeinflußt. Nach unten zu muß er der Schleimhaut des Mundbodens und besonders dem Zungenbändchen genügend Bewegungsfreiheit lassen.

7.5.2 Basis der parodontal-gingival gelagerten Teilprothese

Im Gegensatz zum rein parodontal gelagerten Sattel überträgt der nur einseitig abgestützte Sattel Belastungen auf das Prothesenlager. Er soll daher großflächig und möglichst lang gestaltet werden. Der Freiendsattel umfaßt also im Oberkiefer den ganzen Tuber maxillare; im Unterkiefer reicht er bis auf den derben Anteil des Tuberkulum alveolare mandibulae.

Da die Zähne horizontalen Krafteinwirkungen nur begrenzt gewachsen sind und Freiendsättel wie ein Hebelarm auf die Klammerzähne einwirken, ist das großflächige Erfassen auch solcher Kieferpartien wichtig, die zum Auffangen der Seitschübe geeignet sind. Dazu gehören im Oberkiefer die oralen und vestibularen Tuberpartien, im Unterkiefer besonders die paralingualen Flächen der Alveolarfortsätze oberhalb der Crista mylohyoidea. Das Anbringen von stabilisierenden retromolaren Flügeln an partiellen Prothesen scheitert dagegen meistens an der Einschubrichtung des Zahnersatzes. Die vestibulären Sattelränder reichen bis zum Übergang der festen zur beweglichen Schleimhaut. Sie sind von innen her abzurunden. Bei der Gestaltung der Ränder ist auf die Aussparung von Lippen- und Wangenbändchen zu achten, um Schleimhautläsionen zu vermeiden.

Wenn zu flache Alveolarfortsätze die Stabilisierung der Basis gegen Seitschübe nicht gewährleisten können, so müssen alle Zähne in die Klammerkonstruktion einbezogen werden. Im parodontal gesunden Gebiß eignet sich dafür die fortlaufende Klammer (Abb. 7.53), im parodontal insuffizienten Gebiß die Elbrecht-Schiene (Abb. 7.54).

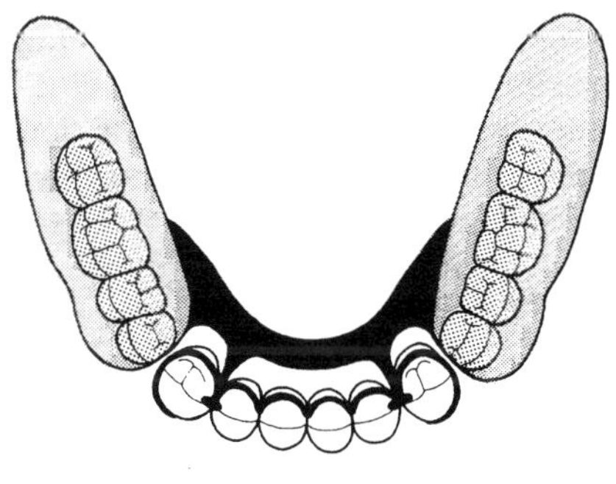

Abb. 7.53: Konstruktionsbeispiel einer doppelseitigen unteren Freiendprothese mit fortlaufender Klammer

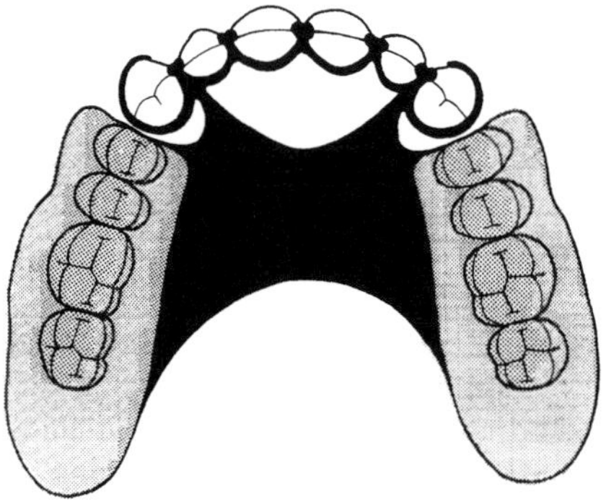

Abb. 7.54: Konstruktionsbeispiel einer doppelseitigen oberen Freiendprothese mit einer Elbrecht-Schiene

Bei der Basisgestaltung von Freiendprothesen muß man die während der Funktion unvermeidbar auftretenden Bewegungen der Prothesen berücksichtigen. Die Gaumenplatte ist im Bereich der Gaumennaht, besonders wenn diese zu einem Torus ausgebildet ist, hohlzulegen, um das Reiten der Prothese auf dieser wenig nachgiebigen Unterlage zu vermeiden. Die Basis muß stabiler als bei der rein parodontal gelagerten Teilprothese gehalten werden, da unter Belastungen elastische Deformierungen im Gerüst auftreten, die sich zwar in geringem Maße günstig für die Sattelkinematik auswirken können, in größerem Ausmaß jedoch schädliche Horizontalschübe auf die Klammerzähne bewirken (SCHWICKERATH). Die Versteifung der Basis im Oberkiefer erfolgt durch eine Verbreiterung des Transversalbügels, im Unterkiefer durch stärkere Dimensionierung des Sublingualbügels. Der Unterzungenbügel sollte bei der parodontal-gingival gelagerten Teilprothese in seiner Höhe 4 mm, in seiner Dicke 2 mm nicht unterschreiten. In Form und Verlauf des Sublingualbügels ergibt sich kein Unterschied zur rein parodontal gelagerten partiellen Prothese.

Wird das Prothesengerüst im Einstückgußverfahren hergestellt, so kann man die Gaumenplatte wie bei der Schaltprothese skelettieren. Dabei ist immer auf eine parodontienfreie Gestaltung zu achten. Die verschiedenen Formen der Oberkieferbasis sind auf den Abbildungen von Konstruktionsplänen zur parodontal-gingivalen Lagerung dargestellt.

Die Basisgestaltung der parodontal-gingival gelagerten Prothese mit einer Kunststoffbasis und gebogenen Klammern entspricht weitgehend derjenigen der schleimhautgelagerten. Abstützung und seitliche Lagesicherung mit gebogenen Klammern erreichen nicht den Effekt eines gegossenen Gerüstes. Die Basis kann deshalb nur wenig skelettiert werden. In günstigen Fällen bei Freiendlücken mit ausgeprägten Alveolarfortsätzen und ausreichender Abstützungsmöglichkeit kann die Verbindung der Prothesenteile beider Kieferseiten ähnlich wie bei einer skelettierten Platte durch gebogene Oberkiefer- und Sublingualbügel erfolgen. Diese Bügel dürfen nicht direkt der Schleimhaut anliegen, da an ihnen beim Auftreten von Druckstellen keine Korrektur mehr möglich ist.

7.5.3 Basis der schleimhautgelagerten Teilprothese

Beim Eingliedern schleimhautgelagerter partieller Prothesen muß damit gerechnet werden, daß es im Laufe der Zeit zum Absinken der Prothesen kommt. Um dadurch entstehende Schäden gering zu halten, sind häufiger Unterfütterungen notwendig. Da bei der reinen Schleimhautlagerung alle auftretenden Belastungen im wesentlichen auf das zahnlose Prothesenlager übertragen werden, verbietet sich eine Skelettierung der Prothesenbasis. Durch die Heranziehung des Gaumens als Prothesenlager ist der unterschiedlichen Schleimhautresilienz einzelner Gaumenabschnitte durch Kompressionsabformung oder entsprechendes Hohllegen der Basis besonders im Bereich des Torus palatinus

Rechnung zu tragen. Im Unterkiefer bedeckt die Basis dorsal den derben Anteil des Tuberkulum alveolare mandibulae, da dieses bindegewebige Polster zum Auffangen von Kaubelastungen gut geeignet ist. Sub- und paralingual werden die Prothesenränder so weit extendiert, wie es der Mundboden mit den Muskelursprüngen und den Drüsen erlaubt. Im Ober- und Unterkiefer reichen alle abgerundeten Basisränder ähnlich wie bei einer Totalprothese bis zur Umschlagfalte, auch wenn ein Saugeffekt wegen der Aussparungen im Bereich der Klammerzähne nicht erzielt werden kann.

Muß die Basis auf Teile des Restgebisses ausgedehnt werden, um einen Kippmeider zu erhalten, so ist der Basisrand im Bereich der marginalen Gingiva von unten her auszuschleifen (s. Abb. 7.45 a). Die Basis darf nicht in Interdentalräume reichen, um dort einen zusätzlichen Halt zu finden. Im Bereich der marginalen Parodontien der Klammerzähne jedoch wird die Basis der gingival gelagerten Teilprothese immer ausgespart (Abb. 7.55). Dieses Vorgehen vermeidet einmal wiederum eine Belastung des Zahnfleisches und zum anderen eine orthodontische Wirkung der Platte, die beim Absinken der Prothese dann eintritt, wenn die Basis den oralen Flächen der Klammerzähne anliegt. Man gestaltet deshalb auch jede Halteklammer zweiarmig.

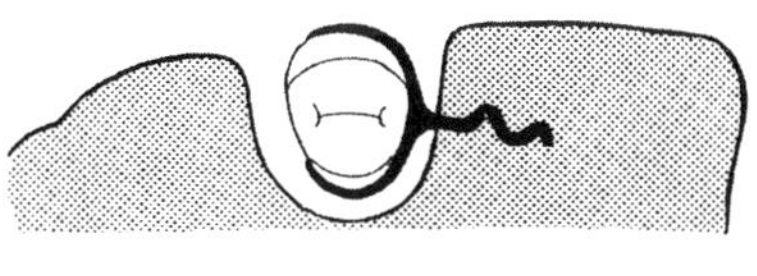

Abb. 7.55: Im Bereich des marginalen Parodontiums muß auch die Basis der gingival gelagerten Teilprothese ausgespart sein

Da die gingival gelagerte partielle Prothese unter Belastung in die Schleimhaut einsinkt, wird sie auch senkbare Teilprothese genannt. Alle seitlichen Bewegungen des Zahnersatzes führen zu einer elastischen Deformierung der Klammerarme; bei Entlastung wird der Zahnersatz durch die Klammern in seine Ausgangslage zurückgedrückt. Man verwendet daher bei rein gingivaler Lagerung der Teilprothese gebogene Klammern, um durch deren Elastizität die Klammerzähne zu schonen. Starrere Gußklammern würden nämlich die wenigen Klammerzähne zwingen, alle Prothesenbewegungen weitgehend mitzumachen. Das allerdings könnte zu Überbelastungen und damit rasch zum Verlust der Zähne führen.

7.6 Okklusion bei Teilprothesen

Neben der Klammerkonstruktion und Basisgestaltung der partiellen Prothese ist die Okklusion das dritte Element, um auftretende Belastungen so zu beeinflussen, daß keine Kräfte oder Kraftrichtungen erzeugt werden, welche die Toleranz des Prothesenlagers überschreiten. Der weitaus größte Teil der Kräfte trifft nämlich als kau- oder parafunktionelle Belastung über die Okklusalflächen der künstlichen Zähne auf die gesamte Prothese. Die künstlichen Zähne haben neben der Kaufunktion auch die Aufgabe, das Restgebiß vor okklusalen Fehlbelastungen zu schützen.

Daher ist das okklusale Relief der Zähne auf dem Prothesensattel mit dem des Restgebisses im Ober- und Unterkiefer in Übereinstimmung zu bringen. Das bedeutet bei natürlichen Antagonisten meistens, daß Höckerzähne zu verwenden sind. Bei Belastungen auf den Schrägflächen der Zahnhöcker kommen jedoch leicht Horizontalschübe zustande, die sich durch Einschleifen der okklusalen Kontakte auf den Prothesenzähnen soweit einschränken lassen, daß sie von Klammern und Basis ohne Schäden für die Parodontien der Klammerzähne oder die Kieferkämme aufgefangen werden können.

Die zweckmäßige Gestaltung der okklusalen Verhältnisse bei maximaler Interkuspidation und bei Laterotrusion hängt von der Lagerung der partiellen Prothese und von der Bezahnung des Gegenkiefers ab. Bei allen Fällen gemeinsam wird eine Belastungsreduzierung beim Kauen dadurch erreicht, daß die künstlichen Zähne in transversaler Richtung schmal gehalten werden. Auf diese Weise ist weniger Kraft notwendig, die Speisebrocken zu durchdringen. Daher sollten auch die natürlichen Antagonisten von Prothesenzähnen, die wegen Elongation gekürzt und dadurch okklusal großflächiger wurden, auf ihre ursprüngliche Breite reduziert werden. Eine weitgehende Verschmälerung der künstlichen Zähne ist jedoch unzweckmäßig, da zum Zermahlen der Speisen, zur Führung des Unterkiefers und manchmal zur Sicherung des Sitzes einer herausnehmbaren Prothese Funktionsflächen auf dem okklusalen Relief notwendig sind.

7.6.1 Okklusion der parodontal gelagerten Teilprothese

Da die rein parodontal gelagerte partielle Prothese zur Versorgung von Schaltlücken keine Belastungen auf zahnlose Kieferabschnitte überträgt, gelten bei ihr die Anforderungen an die Okklusion, wie sie auch für festsitzenden Zahnersatz gültig sind (s. Abschnitt 6.14.10). Die künstlichen Zähne auf den Schaltsätteln sollen in habitueller Interkuspidation in okklusalem Kontakt stehen. Um Horizontalschübe auf den Sattel oder die natürlichen Antagonisten zu vermeiden, dürfen die Kontakte der Stützhöcker nicht einseitig auf Schrägflächen der Antagonisten liegen. Einfacher und auch für nachträgliche Korrekturen günstiger ist es, wenn die Stützhöcker nur einen einzigen Kontakt im Bereich der Fissur ihrer Antagonisten aufweisen (Abb. 7.56).

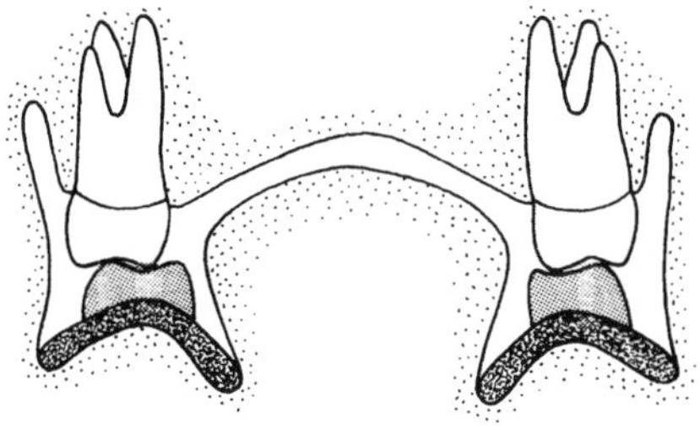

Abb. 7.56: Die Okklusion der künstlichen Zähne in habitueller Interkuspidation

Bei Laterotrusion vervollständigen die künstlichen Zähne die okklusale Führung des Unterkiefers auf der Arbeitsseite durch Schleifkontakte auf den bukkalen Zahnhöckern (Abb. 7.57). Allerdings dürfen die transversalen Höckerneigungen der Prothesenzähne nicht steiler verlaufen als die der natürlichen Zähne, da sonst die Bela-

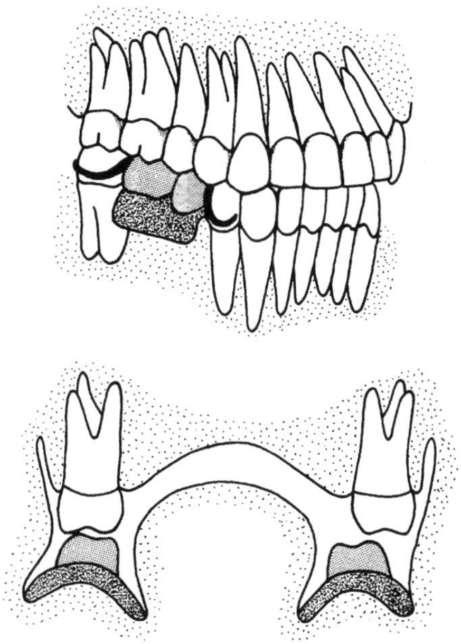

Abb. 7.57: Die Okklusion der Schaltprothese bei Laterotrusion

stungen beim Leermahlen allein auf die Prothesenzähne und ihre Antagonisten wirken. Okklusale Kontakte auf der Balanceseite sollen bei natürlicher Gegenbezahnung nicht entstehen, da sie ebenso wie zu großflächige zentrische Kontakte als Triggerfaktoren für Parafunktionen wirken können.

Steht jedoch einer Schaltprothese ein totaler Zahnersatz gegenüber, so sind Arbeits- und Balanceseitenkontakte erforderlich, um den Sitz der Totalprothese zu sichern. Da sich ein Restgebiß mit parodontal gelagertem Zahnersatz im Vergleich der Belastungsfähigkeit zur Totalprothese wie eine natürliche Zahnreihe verhält, sind bei der Gestaltung der Okklusion weitere Gesichtspunkte zu beachten, die in einem gesonderten Abschnitt (s. Abschnitt 10.14) erörtert werden.

7.6.2 Okklusion der parodontal-gingival gelagerten Teilprothese

Die Gefahr übermäßiger Belastung durch ungeeignete okklusale Verhältnisse ist bei der parodontal-gingival gelagerten Teilprothese besonders groß, da die Horizontalbewegungen der Freiendsättel bei Fehlbelastungen mit zunehmendem Abstand von den Klammerzähnen immer größer werden. Deswegen ist auch die Überprüfung der Okklusion im Munde des Patienten stark erschwert, weil sich mit einem Farbband wohl der okklusale Kontakt, also die Stelle der Kraftübertragung, darstellen läßt, nicht jedoch die Größe der einwirkenden Kraft.

Die Nachahmung natürlicher Okklusalflächen mit steilen Höckern ist deshalb unzweckmäßig, da sich Krafteinwirkungen auf diesen Schrägflächen besonders beim Leermahlen in starke Horizontalschübe umwandeln können. Dennoch ist ein Verzicht auf Höckerzähne nicht möglich, wenn die Okklusion den natürlichen Antagonisten anzupassen ist.

Bei habitueller Interkuspidation gelten für die Zähne auf den Freiendsätteln die gleichen okklusalen Gesichtpunkte wie bei der rein parodontal gelagerten Teilprothese. Hier ergeben sich häufig Konflikte aus der Forderung, daß eine Belastung des letzten Drittels eines Freiendsattels zu unterbleiben hat (s. Abschnitt 7.3.2). Werden daher auf dem Sattelende keine Zähne mehr aufgestellt, so bleibt möglicherweise der zweite Molar der natürlichen Gegenbezahnung ohne Antagonisten und kann vorzeitig wegen Elongation verloren gehen. Dieser Verlust ist vertretbar, wenn der erste Molar gesund ist. Weist dieser allerdings Schäden mit ungewisser Prognose auf, so muß ein intakter zweiter Molar erhalten werden. Das gelingt nach Extraktion des ersten Molaren, wenn der zweite als Brückenpfeiler oder Klammerzahn herangezogen und dadurch in seiner Stellung gehalten wird. Die Elongation eines antagonistenlosen zweiten Molaren kann aber auch durch Verblockung mit seinem Nachbarn über Gußfüllungen oder Kronen verhindert werden. Bei Ausschöpfung aller Extensionsmöglichkeiten für die Sattelbasis läßt sich die künstliche Zahnreihe auf dem Freiendsattel gerade noch soweit nach hinten verlängern, daß es zu einem okklusalen Kontakt kurz hinter dem mesialen Randwulst des gefährdeten zweiten Molaren kommt. Dann schleift man den letzten künstlichen Zahn distal im Bereich dieses Kontaktes sehr schmal, damit beim Kauen wenig Kraft zum Druchdringen des Speisebolus aufgewendet werden muß, so daß die Belastung auf diesem Sattelbereich geringer wird.

Stehen den Freiendsätteln natürliche oder parodontal gelagerte künstliche Antagonisten mit großer funktioneller Belastungsfähigkeit gegenüber, so bedarf die Gestaltung der Okklusion bei Laterotrusion zum Schutz der Klammerzähne und des zahnlosen Prothesenlagers besonderer Aufmerksamkeit. Bei kurzen Freiendsätteln können die natürlichen Zähne allein die Führung des Unterkiefers übernehmen (Abb. 7.58). In diesen Fällen lassen sich Horizontalschübe auf die Sättel bei Leerfunktionen dadurch vermeiden, daß die künstlichen Zähne bei allen Unterkieferbewegungen durch die Führung des Restgebisses außer Kontakt geraten (COLMANN). Das läßt sich durch die Verwendung flachhöckeriger Molaren und erforderlichenfalls durch Einschleifen der entsprechenden Antagonisten erreichen.

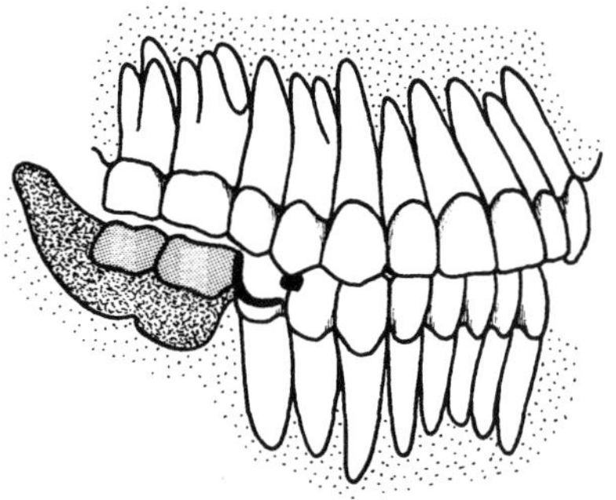

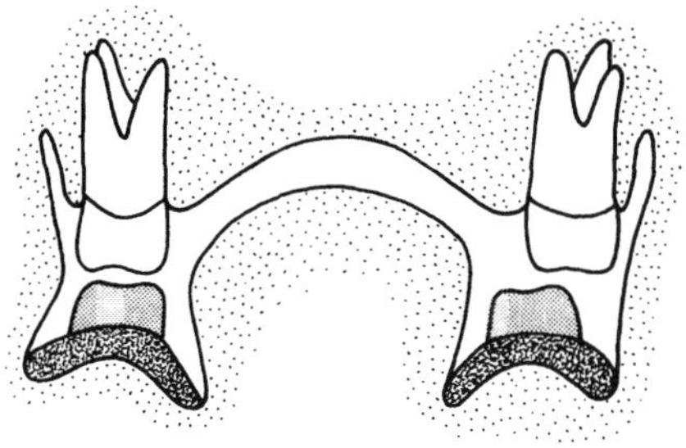

Abb. 7.58: Bei Laterotrusion werden die künstlichen Zähne auf kurzen Freiendsätteln durch die Führung des Restgebisses außer Kontakt gestellt

Liegt ein stärker reduziertes Restgebiß vor, wenn z.B. auch die Prämolaren fehlen, dann ist es zweckmäßig, die künstliche Zahnreihe auch zur Führung des Unterkiefers heranzuziehen, indem die bukkalen Höcker auf der Arbeitsseite okklusale Schleifkontakte erhalten. Diese Kontakte bewirken zwangsläufig Horizontalschübe, die um so größer werden, je weiter sie von den Sattelverankerungen entfernt auftreten. Deswegen sollen die künstlichen Zähne höchstens bis zum ersten Molaren die okklusale Führung bei der Lateralbewegung mitbestreiten (Abb. 7.59).

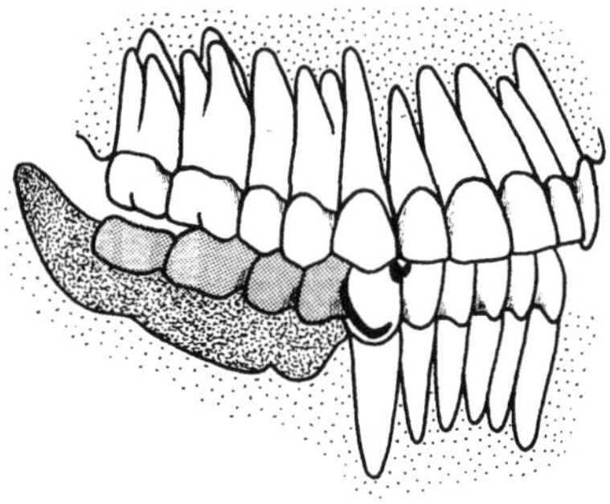

Abb. 7.59: Bei Laterotrusion werden auf langen Freiendsätteln nur die zweiten Molaren vom Restgebiß und den vorderen künstlichen Zähnen außer Kontakt gestellt

7.6.3 Okklusion der gingival gelagerten Teilprothese

Die schleimhautgelagerte Teilprothese wird bei jeder Belastung um den Betrag der Schleimhautresilienz in das Prothesenlager gedrückt. Da die Restzähne jedoch nicht im gleichen Maße intrudierbar sind, erfahren sie beim Kieferschluß und bei der Laterotrusion nur eine sehr geringe Entlastung durch den Zahnersatz. Finden sie ihren okklusalen Kontakt nur auf Schrägflächen, so machen sich solche Belastungen schnell nachteilig bemerkbar. Zur Entlastung von z.B. oberen Frontzähnen kann man die vertikale Kieferrelation so wählen, daß diese Zähne bei Kieferschluß zunächst in Nonokklusion stehen und erst dann okklusale Kontakte erhalten, wenn die Prothese bei verstärktem Kieferschluß in die Schleimhaut eingesunken ist (Abb.

7.60). Dabei ist eine Elongation der Zähne nicht zu befürchten. Die so eingestellte Okklusion sollte im halbjährlichen Abstand überprüft und gegebenenfalls durch Einschleifen an den betroffenen Zähnen oder durch Unterfütterung korrigiert werden.

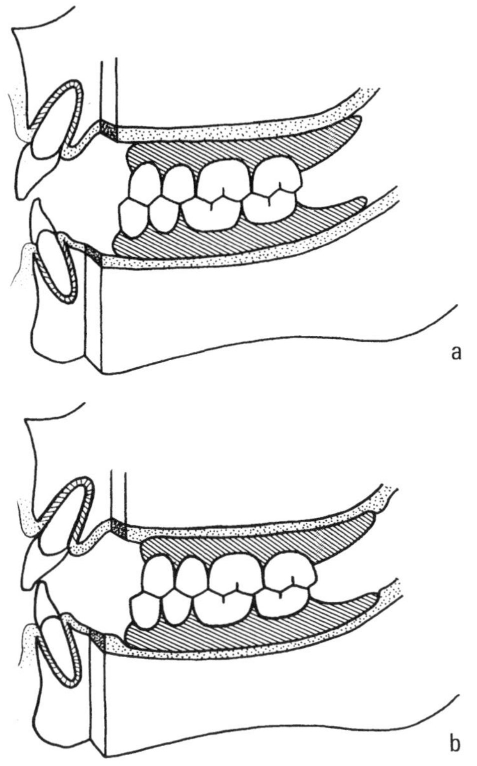

Abb. 7.60: Bei schleimhautgelagerten Teilprothesen wird die vertikale Kieferrelation so gewählt, daß natürliche Frontzähne bei Kieferschluß zunächst in Nonokklusion stehen **(a)**, bei verstärktem Kieferschluß jedoch okkludieren **(b)**

Bei Laterotrusion sollte wie bei totalen Prothesen im Interesse einer gleichmäßigen Belastung des Prothesenlagers eine balancierte Okklusion vorliegen, d.h. Kontakte auf der Arbeits- und Balanceseite. Da sich die Indikation der gingival gelagerten Teilprothese hauptsächlich bei wenigen, einzeln stehenden Restzähnen stellt, ist es zur Erhaltung der Zähne von Vorteil, wenn sie auch bei Laterotrusion durch die künstlichen Zähne außer Kontakt geraten. Bei Eckzähnen ist das häufig nicht zu realisieren, weil sie dafür zu stark gekürzt werden müßten.

7.7 Überkronung von Klammerzähnen

Die Überkronung von Klammerzähnen dient vorwiegend der Kariesprophylaxe und ist deshalb besonders im kariesanfälligen Gebiß indiziert (Voss). Im parodontal erkrankten Gebiß empfiehlt es sich manchmal, die von der Prothese herrührenden Belastungen durch Zusammenlöten von Kronen (Kronenblocks) auf mehrere Zähne zu verteilen (s. Abschnitt 9). Frontzähne können durch Überkronung so gestaltet werden, daß die Zähne über die Auflagen axial belastet werden. Weiterhin ermöglicht eine entsprechende Modellation der Kronen eine sichere Kippmeiderwirkung durch die Klammer allein. Schließlich läßt sich auch das Aussehen verbessern, indem vestibuläre Klammerarme durch die zweckmäßige Gestaltung der Retentionsgebiete in wenig sichtbare Bereiche verlegt werden.

Das Vorgehen bei der Überkronung ist davon abhängig, ob ein Klammerzahn vor oder nach der Anfertigung der Modellgußprothese mit einer künstlichen Krone versorgt wird. Ist eine nachträgliche Überkronung notwendig, so muß man sich mit der Kronenform weitgehend nach der vorhandenen Gußklammer richten. Bei der vorausgehenden Überkronung lassen sich dagegen Kronen- und dadurch auch Klammerform nach Gesichtspunkten gestalten, wie sie für die jeweiligen Verhältnisse am günstigsten erscheinen. Daher sollte man nicht zögern, solche Klammerzähne sofort mit einer Krone zu versorgen, mit deren Überkronung in absehbarer Zeit zu rechnen ist.

7.7.1 Vorausgehende Überkronung von Klammerzähnen

Bei der Präparation von Klammerzähnen im Seitenzahnbereich ist neben dem üblichen Vorgehen zusätzlich darauf zu achten, daß dort, wo Klammerauflagen angebracht werden sollen, entsprechende Mulden in den Zahnstumpf geschliffen werden. Diese Mulden sollten in der Mitte der approximalen Stumpfwand liegen.

Die Modellation der Kaufläche richtet sich nach den Antagonisten. Die Aussparung für die Klammerauflage modelliert man im rechten Winkel zur Zahnachse und ohne Kanten in den approximalen Randwulst. Die Formgebung der Kronenwände wird durch die Einschubrichtung der partiellen Prothese und durch die gewünschte Klammer beeinflußt. Sie muß daher unter Zuhilfenahme eines Vermessungsgerätes erfolgen. Man hat also die größte Zirkumferenz der Kronenwände im Verhältnis zur Einschubrichtung so anzulegen, daß gute Voraussetzungen für die Aufnahme der gewünschten Klammer entstehen. Verläuft die Klammerführungslinie im Bereich von Klammerstiel, -auflage und -oberarm in der Nähe des Zahnfleischsaumes, so werden starke, breitflächig anliegende Klammerschultern und -oberarme zur horizontalen Lagesicherung des Zahnersatzes möglich, ohne daß die Okklusion gestört wird. Hierdurch kann auf eine besondere Versteifung von Oberarmen, wie sie z.B. bei Ringklammern nach dem Ney-System angegeben sind, verzichtet werden. Gestaltet man die Kronenwände oral und lückenseitig nahezu parallel zur Einschubrichtung, so verhalten sich Klammerschulter und der orale Oberarm ähnlich wie Teleskope und gewährleisten damit eine exakte Sattelführung, die bei Freiendsätteln auch eine ausreichende Kippmeiderfunktion beinhaltet. Unterschnittige Gebiete für die Klammerunterarme wird man vestibulär so anlegen, daß sichtbare Klammerarme nur etwa 1 mm vom Zahnfleischrand entfernt verlaufen und damit weitgehend von Lippen und Wangen verdeckt werden.

Besondere Vorteile ergeben sich beim Überkronen von Eck- und Schneidezähnen, die zur Aufnahme von Klammern vorgesehen sind. Die natürlichen Formen dieser Zähne bedingen wegen ihrer Schrägflächen ungünstige Verhältnisse für die Aufnahme von Auflagen. Daher wird man sich bei der Überkronung nicht damit begnügen, die natürliche Zahnform wiederherzustellen, sondern die künstliche Krone durch Erhöhen des Tuberkulum dentale so gestalten, daß eine den Prämolaren ähnliche Form entsteht (Abb. 7.61). Eine Schrägflächenbelastung des Zahnes mit der Wirkung einer schiefen Ebene läßt sich dadurch weitgehend ausschalten, so daß man auf störend sichtbare Klammerarme im Vestibulum zum Auffangen von Labialschüben verzichten oder sie zumindest so verlegen kann, daß sie das Aussehen nicht beeinträchtgen. Begünstigt wird diese Klammergestaltung, wenn die Klammerauflage tief und geschiebeähnlich in die Krone eingreift, so daß sie allein ein Ausweichen des Zahnes nach labial verhindert.

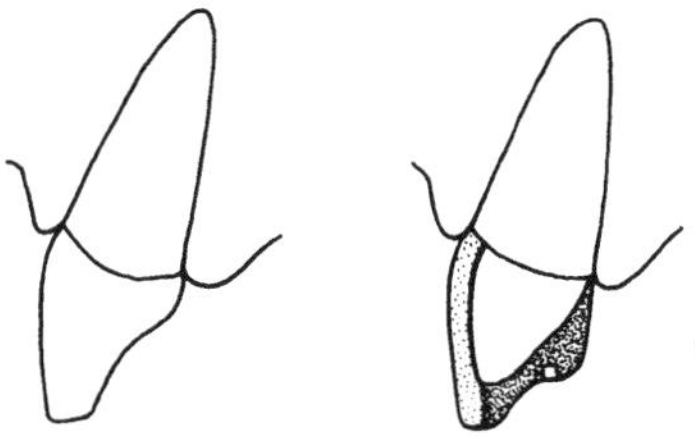

Abb. 7.61: Formänderung eines Eckzahnes bei der Überkronung zur Aufnahme von Klammern

Kann eine Klammer aufgrund der Kronenform die Kippmeiderfunktion für einen Freiendsattel allein übernehmen, so läßt sich auf einen speziellen Kippmeider verzichten. Die parodontal-hygienisch ungünstige Bedeckung eines Interdentalraumes entfällt dadurch. Der gleiche Vorteil läßt sich auch dann erzielen, wenn durch die Überkronung eines endständigen, parodontal gesunden Prämolaren eine Klammerform ermöglicht wird, bei der der Klammerstiel zur sattelfernen Auflage entfallen kann (Abb. 7.62). Bei dieser Konstruktion ist darauf zu achten, daß die orale und lückenseitige approximale Wand der Krone keine Unterschnitte aufweist, so daß dort breitflächige Klammerschultern und -arme möglich werden. Die Neigung dieser Wände sollte der Einschubrichtung entsprechen, damit eine ausreichende Kippmeiderwirkung gewährleistet ist (Teleskopklammer).

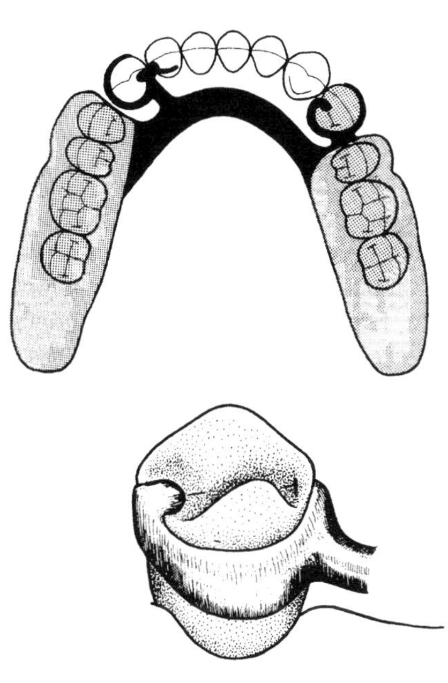

Abb. 7.62: Parodontalhygienisch günstige Klammerform an dem überkronten Klammerzahn

Bei einer der Prothesenanfertigung vorausgehenden Überkronung eines Klammerzahnes wird ein Modell mit herausnehmbarem Stumpf erstellt. An diesem Modell vermißt man als erstes die Klammerzähne, die nicht überkront werden sollen, um für sie die günstigsten Klammerführungslinien für die geplanten Klammern zu erhalten. Anhand dieser Einschubrichtung gestaltet man die Wände der künstlichen Krone unter dem Vermessungsgerät. Die Modellation der Kaufläche mit der Aussparung für die Klammerauflagen kann vor oder nach der Formung der Kronenwände anhand des okklusalen Reliefs der Antagonisten erfolgen. Es empfiehlt sich nicht, nach Guß und Politur der Krone auf demselben Modell auch die Modellgußprothese anzufertigen, da der Sitz der Krone auf diesem Modell und im Mund nicht exakt übereinzustimmen braucht. Man zementiert deshalb die Krone ein und nimmt dann erneut einen Abdruck. Beim Vermessen des neuen Modells muß die bei der Modellation der Krone eingestellte Einschubrichtung der Prothese neu aufgesucht werden. Erleichtert wird dieser Vorgang, wenn man lückenseitig approximale und orale Kronenwände parallel zur Einschubrichtung gestaltet hatte.

7.7.2 Nachträgliche Überkronung von Klammerzähnen

Wenn bei einer bereits eingegliederten Modellgußprothese die Überkronung eines Klammerzahnes notwendig wird, so ergibt sich ein anderes Vorgehen als bei der vorausgehenden Überkronung. Nach der Präparation des Zahnes kontrolliert man durch Einsetzen der Prothese, ob der beschliffene Stumpf allseits genügend Abstand von der Klammer aufweist (Abb. 7.63 a). Nun kommt es darauf an, die exakten Lageverhältnisse zwischen Zahnstumpf, Klammer und Restgebiß festzustellen. Dazu nimmt man von dem Stumpf

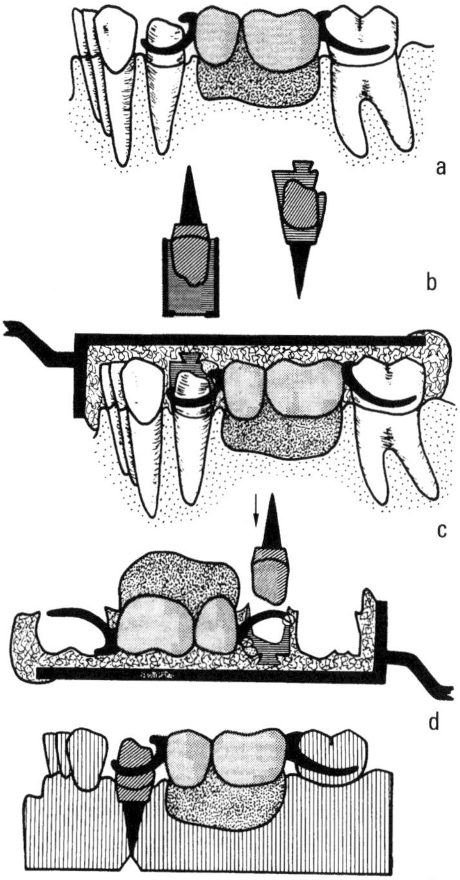

Abb. 7.63: Modellanfertigung beim nachträglichen Überkronen von Klammerzähnen
a) präparierter Klammerzahn
b) Herstellung des Übertragungskäppchens
c) Übertragungskäppchen mit Kunststoff an der Klammer befestigt; Alginatabdruck
d) und **e)** Einführen des Stumpfmodells in das Käppchen und Ausgießen des Abdruckes zum fertigen Modell

einen Ringabdruck und stellt ein Stumpfmodell mit einem Dowel-Pin her. Auf diesem Stumpfmodell wird ein Übertragungskäppchen (Coping) angefertigt (Abb. 7.63 b). Dieses Käppchen setzt man im Mund auf den Zahnstumpf. Die Wände des Käppchens dürfen nur so dick sein, daß sich keine Behinderung für die Klammer der eingesetzten Prothese ergibt. Mit autopolymerisierendem Kunststoff verbindet man das Käppchen fest mit der Klammer und nimmt darüber mit Alginat einen Abdruck des gesamten Kiefers (Abb. 7.63 c). In diesem Abdruck müssen partielle Prothese und das an seiner Klammer fixierte Übertragungskäppchen eindeutig festsitzen. Nun wird das isolierte Stumpfmodell in das Übertragungskäppchen eingesetzt und mit etwas Wachs fixiert (Abb. 7.63 d). Nach dem Ausgießen des so vorbereiteten Abdrucks erhält man ein Arbeitsmodell mit herausnehmbarem Stumpfmodell und der partiellen Prothese in der Lagebeziehung, wie sie im Mund vorliegt (Abb. 7.63 e).

Beim Modellieren der Krone in Wachs entstehen dadurch erhebliche Ungenauigkeiten, daß beim Abnehmen der partiellen Prothese vom Modell durch die Klammerunterarme Wachs von der Krone abgeschabt wird. Daher ist es zweckmäßig, die Kronen aus rückstandslos verbrennendem Kunststoff zu modellieren.

Um beim definitiven Einsetzen der Krone Lageveränderungen im Verhältnis zum Modell zu vermeiden, ist es zweckmäßig, sofort nach dem Aufsetzen der zementgefüllten Krone den partiellen Zahnersatz ebenfalls so lange einzusetzen, bis der Zement erhärtet ist.

7.8 Planung und Durchführung der Behandlung

7.8.1 Planung der Klammerkonstruktion

Zur Planung der Klammerkonstruktion sind Situationsmodelle von Ober- und Unterkiefer von großem Wert, bei komplizierten Bißverhältnissen, Zahnstellungen und Lückenanordnungen häufig sogar unerläßlich, um Gefahrenmomente für spätere Mißerfolge von vorneherein zu erkennen. Dabei hilft ein probeweises Vermessen der vorgesehenen Klammerzähne. Bei der Planung der Klammern ist immer vorausschauend zu überlegen, welche Reaktionen seitens des Zahnersatzes und des Restgebisses während funktioneller und parafunktioneller Belastungen zu erwarten sind.

Die ersten Gedanken zur Konstruktionsplanung gelten der Abstützung des Zahnersatzes. Unter Berücksichtigung der Lückenart und -größe, des Parodontalzustandes der Klammerzähne und der Belastungsmöglichkeiten durch die Gegenbezahnung muß man die aufgezeigten Gesetzmäßigkeiten für die Lokalisation der Klammerauflagen beachten. Hat man die Stellen für die Klammerauflagen bestimmt und auf dem Situationsmodell angezeichnet, so kann man anhand der Modelle feststellen, wieviel Platz für die Auflagen zu schaffen ist und ob bei sattelferner Abstützung eine ausreichend starke Verbindung zwischen Auflage und Prothesenbasis möglich ist. Ist nicht genügend Platz vorhanden, so zeichnet man die korrekturbedürftigen Stellen auf den Studienmodellen ein.

Bei der Planung der Klammerarme geht es um die Lagesicherung des Zahnersatzes gegen horizontale Schübe und um den Halt gegen Zugkräfte. Hierbei läßt es sich gelegentlich nicht umgehen, die Klammerzähne probeweise zu vermessen und so festzustellen, ob die Klammerarme in der gewünschten Form und Stärke anzubringen sind. Die Frage der Lagesicherung gegen Horizontalschub in jeder Richtung löst sich bei rein parodontal zu lagernden Schaltsätteln durch zwei Klammern pro Sattel von selbst. Bei Freiendsätteln jedoch ist einmal darauf zu achten, daß dem Schub zu jeder Seite Widerstand durch starke Klammerarme geleistet wird, zum anderen ist zu entscheiden, wie viele der Restzähne zur Lagesicherung vonnöten sind, um parondontale Schäden zu vermeiden. Je flacher der zahnlose Alveolarfortsatz ist und je weniger Seitschub von der Prothesenbasis aufgefangen werden kann, desto mehr Restzähne werden in die Konstruktion einbezogen. Das gleiche gilt auch im parodontal insuffizienten Gebiß (s. Abb. 7.53 u. 7.54). Dagegen kann ein endständiger, parodontal gesunder Prämolar bei einem wohlgeformten Alveolarfortsatz als einziger Klammerzahn einer Seite die gestellte Aufgabe übernehmen, wenn auf der anderen Seite eine ausreichende Lagesicherung gegen Horizontalschub auch in sagittaler Richtung, z.B. in Form eines Schaltsattels, vorhanden ist.

Bei Schaltsätteln bereitet auch der Halt wenig Schwierigkeiten, sofern an den Zähnen genügend Unterschnitte für die Retentionselemente der Klammern vorhanden sind. Der Halt von Freiendprothesen ist jedoch nur durch Kippmeider zu erreichen. Dabei ist zu überlegen, ob die vorgesehenen Klammern selbst oder Basisteile diese Funktion übernehmen oder ob spezielle Kippmeider anzubringen sind, die besser von einer Klammer ausgehen als von der Basis, da sonst eine parodontalhygienisch ungünstige Bedeckung eines Interdentalraumes zusätzlich zum Klammerstiel erfolgen muß.

Besondere Aufmerksamkeit wird den Klammerarmen gewidmet, die im sichtbaren Bereich verlaufen. Durch geringfügiges Beschleifen ist häufig ein für das Aussehen günstigerer Verlauf des Klammerarmes zu erreichen. Besonders die distoapproximalen Wände endständiger Eckzähne weisen in der Regel starke Unterschnitte auf, so daß Einarmklammern dann nahezu in Schneidekantenhöhe nach vestibulär ziehen. In solchen Fällen empfiehlt es sich, die Klammerführungslinie durch Beschleifen gingivalwärts zu legen (s. Abb. 7.13). Das notwendige Ausmaß kann beim probeweisen Vermessen auf dem Studienmodell angezeichnet werden. Ebenso ist anhand der Situationsmodelle zu prüfen, ob der Übergang genügend starker Klammerarme nach vestibulär ohne Störung der Okklusion möglich ist. Dieser Überwurf, z.B. bei Bonwill-Klammern, ist im Bereich der vestibulären Höckerlinie stark bruchgefährdet. Man muß ihm nötigenfalls durch Einschleifen eine ausreichende Dimensionierung ermöglichen (s. Abb. 7.67).

7.8.2 Vorbereitung des Restgebisses

Wenn notwendige generelle Behandlungsmaßnahmen nicht schon vor der Planung durchgeführt werden konnten, so sind sie nun als erste vorzunehmen. Anschließend kann die spezielle Vorbereitung des Restgebisses zur Aufnahme des partiellen Zahnersatzes erfolgen. Mit dem Einzeichnen der Stellen auf den Situationsmodellen, die einer Korrektur durch Beschleifen bedürfen, wird ein zielbewußtes und zügiges Vorgehen am Patienten ermöglicht.

Zunächst präpariert man die Mulden zur Aufnahme der Klammerauflagen. Da diese löffelförmig ohne Kanten zu gestalten sind (Abb. 7.64), empfiehlt sich hierzu ein kugelförmiger Diamantschleifkörper. Die Klammerauflagen benötigen eine Dicke von etwa 1 mm. Da man aus kariesprophylaktischen Gründen nicht bis in das Dentin präparieren darf, kann es notwendig werden, dieses erforderliche Maß durch zusätzliches Beschleifen der Antagonisten zu schaffen. Legt man ein Stück erweichtes Plattenwachs auf die Klammerzähne, so läßt sich daran nach Kieferschluß leicht feststellen, ob ausreichend Platz für Klammerauflagen, -stiele und -arme vorhanden ist.

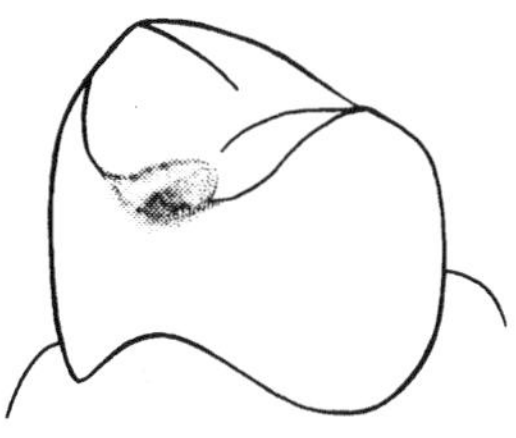

Abb. 7.64: Zweckmäßige Gestaltung einer Mulde zur Aufnahme der Klammerauflage

Besondere Überlegungen fordert das Einschleifen für Auflagen an Eck- und Schneidezähnen. Sichern Klammerarme diese Zähne gegen Schub nach vestibulär, so schleift man die Mulden für die Auflagen an den oralen Schrägflächen nur leicht ein, und zwar dort, wo die Okklusion nicht gestört wird (Abb. 7.65 a). Auflagen an den Schneidekanten können die auftretenden Belastungen zwar günstiger in Zahnachsenrichtung übertragen, stören aber das Aussehen, so daß man sie dort nur dann anbringt, wenn sie durch die Lippen weitgehend verdeckt werden (Abb. 7.65 b).

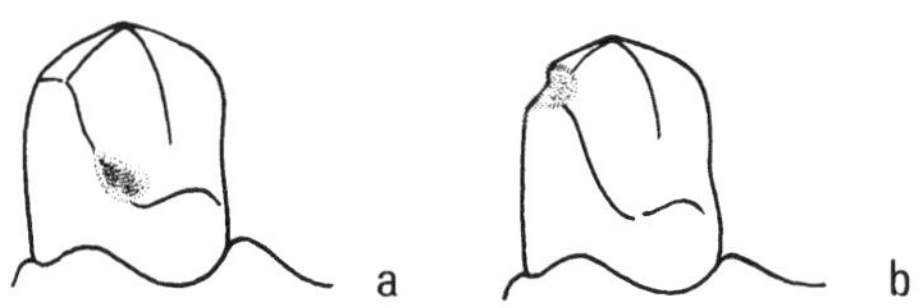

Abb. 7.65: Lokalisationsmöglichkeiten für Klammerauflagen an Frontzähnen
a) am Tuberkulum
b) an der Inzisalkante

Die Auflagen der Elbrecht-Schiene werden jedoch immer an den Schneidekanten angelegt. Um den Frontzähnen unter Verzicht auf vestibuläre Klammerarme dennoch die Möglichkeit zu nehmen, nach labial auszuweichen, präpariert man den größten Teil des Muldenbodens so, daß er nach labial-gingival geneigt ist (Abb. 7.66).

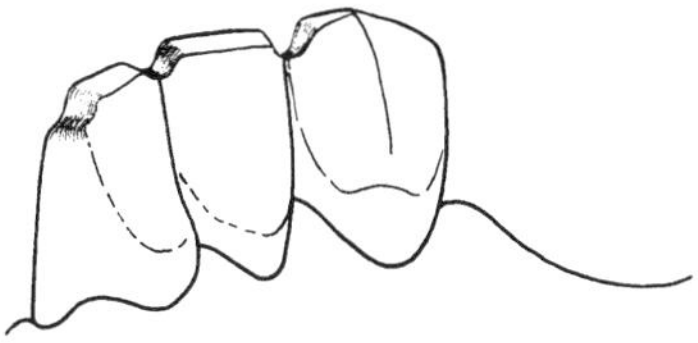

Abb. 7.66: Nach labial-gingival geneigte Auflagen verhindern bei der Elbrecht-Schiene das Ausweichen der Zähne nach vestibulär

Nach dem Anlegen der Mulden für die Auflagen verändert man erforderlichenfalls die Form der Klammerzähne ein wenig, um den Klammerarmen einen günstigeren Verlauf zu ermöglichen. Dabei handelt es sich meistens um ein geringfügiges Beschleifen der distalen Approximalflächen von lückenbegrenzenden Eckzähnen (s. Abb. 7.13) oder im Bereich des Überwurfs von Bonwill- oder modifizierten Einarmklammern (Abb. 7.67).

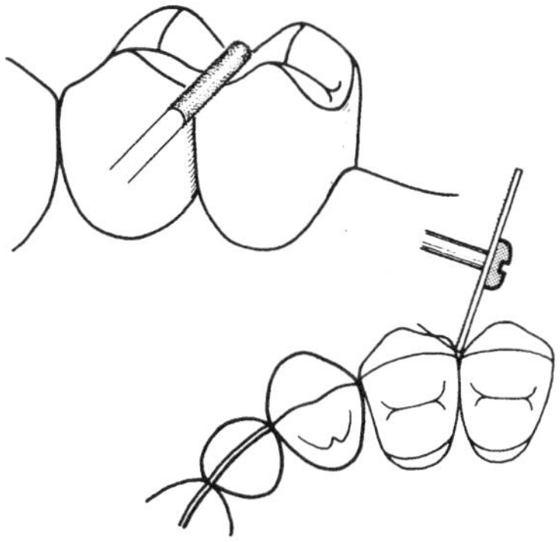

Abb. 7.67: Vorbereitung von Prämolaren zur Aufnahme einer Bonwill-Klammer

Hat man die Präparation für die Auflagen und auch die Korrektur derjenigen Stellen am Restgebiß durchgeführt, die dem günstigen Verlauf oder der ausreichenden Stärke von Klammerarmen und -stielen entgegenstehen, so werden alle beschliffenen Zahnoberflächen geglättet. Anschließend empfiehlt sich zur Kariesprophylaxe die Fluortouchierung dieser Stellen.

7.8.3 Abformung

Zur Herstellung des Modells, auf welchem der Zahnersatz fertiggestellt wird, dient im allgemeinen ein Alginatabdruck. Als Träger für die Abformmasse benutzt man konfektionierte Löffel, die es in verschiedenen Größen und Formen gibt. Die Form für teilbezahnte Kiefer gewährleistet beim Vorliegen eines anterioren Restgebisses das sichere Erfassen aller brauchbaren Flächen der zahnlosen Kieferkämme.

Wichtig für eine exakte Reproduktion ist die Haftung der abgebundenen Abformmasse am Löffel. Diese Haftung ist zwischen Alginat und glattem Metall des Löffels nicht gegeben. Daher hat man die konfektionierten Löffel auch mit Perforationen auf den Markt gebracht. Jedoch lassen sich Löffel ohne Perforationen für den Alginatabdruck mit Haftlack vorbereiten oder auch dadurch, daß man die Löffelränder und auch Teile des Löffelinnern mit Heftpflasterstreifen beklebt, an denen die Masse ausreichend haften kann. Zu kurze Abformlöffel werden mit einer thermoplastischen Kompositionsmasse verlängert.

Das Anrühren der Alginatmassen, besonders das Verhältnis zwischen Pulver und Wasser, erfolgt nach der jeweiligen Gerauchsanweisung. Da Alginatmassen ein schlechtes Fließvermögen besitzen, ergeben sich gelegentlich Schwierigkeiten bei der Abformung stark untersichgehender Stellen oder auch der Kauflächen, besonders im Bereich der eingeschliffenen Mulden. Vor Einführen des beschickten Löffels kann man daher Alginatmasse mit dem Finger auf die gefährdeten Stellen streichen. Im Unterkiefer ist es notwendig, den Abdruck bei stark zurückgebeugtem Kopf in den Mund zu bringen, damit sich der Mundboden paralingual senkt und so die Abformmasse in diese Region eindringen kann. Nach Einbringen des Abdrucks muß der Patient eine aufrechte Kopfhaltung einnehmen und die Zunge herausstrecken, damit man am Modell erkennen kann, wie tief der Sublingualbügel gelegt werden darf. Während der Abbindephase muß der Löffel im Mund ruhig liegen. Jegliche Korrektur des Sitzes hat dann zu unterbleiben. Nach dem vollständigen Abbinden erfolgt das Herausnehmen des Abdrucks mit nur sehr wenig Kraftaufwand. Unter Umständen muß man den Abdruck zunächst durch hebelartige Fingerbewegungen am Alginat im Bereich der Umschlagfalte auf beiden Seiten gleichmäßig lockern, ehe man ihn am Löffel aus dem Munde entfernt.

Der Abdruck wird nun genau geprüft. Die Prüfung erstreckt sich auf die Haftung der Alginatmasse am Löffel, auf die exakte, blasenfreie Wiedergabe aller Kauflächen, besonders auf die Mulden für die Auflagen, auf die Wiedergabe der übrigen Zahnflächen der vorgesehenen Klammerzähne und auf das ausreichende Erfassen der zahnlosen Kieferabschnitte. Ist der Abdruck gelungen, so sollte er sofort mit Hartgips ausgegossen werden, da die Alginatmasse an der Luft sehr schnell schrumpft, im Wasser dagegen quillt. Nötigenfalls kann er in einer „feuchten Kammer" aufbewahrt werden. Für den Transport in das zahntechnische Laboratorium hat sich das Einschlagen in ein feuchtes Tuch bewährt.

7.8.4 Einprobe des gegossenen Prothesengerüstes

Für die Anfertigung der Prothese erhält der Zahntechniker das Modell mit einem genauen Plan der gewünschten Klammer- und Basisform. Von der Deutschen Gesellschaft für Zahnärztliche Prothetik und Werkstoffkunde wurde dafür der Laborauftragszettel nach Voss empfohlen (Abb. 7.68).

Ist eine Modellgußprothese vorgesehen, so sollte das gegossene Prothesengerüst zunächst am Patienten einprobiert werden. Man kontrolliert dabei die Einschubrichtung, Retention und den exakten Sitz der Klammern sowie der Basis. Dann stellt man fest, ob Okklusionsstörungen durch die Klammern auftreten. Sind solche vorhanden, so markiert man sie mit einem Farbband und kann dann anhand der Dicke der störenden Klammerteile entscheiden, ob die Beseitigung an der Klammer oder an den Antagonisten erfolgen muß. Bei der Beurteilung von Gerüsten für Freiendprothesen, besonders bei doppelseitigen Freiendlücken, ist darauf zu achten, daß beim Einsetzen nur auf die Klammern gedrückt wird. Das Sattelgerüst liegt der Schleimhaut nämlich nicht auf, so daß bei Druck auf diese Stellen ein Kippen des gesamten Gerüstes möglich wird. Dadurch kann der Sitz der Klammern leicht verändert sein und es wird möglicherweise der Anschein erweckt, das Prothesengerüst passe nicht korrekt.

Wenn das Gerüst nicht paßt und sich die Ursachen dafür nicht sofort erkennen und beseitigen lassen, so stellt man über einen erneuten Abdruck ein Zweitmodell her, um das Prothesengerüst darauf noch einmal aufzupassen. Die Fehler, die die Paßgenauigkeit beeinträchtigen, liegen im Bereich der starren Klammerteile. Man markiert sie durch leichtes Auflegen des Gerüstes auf das mit Kontaktfarbe bestrichene Mo-

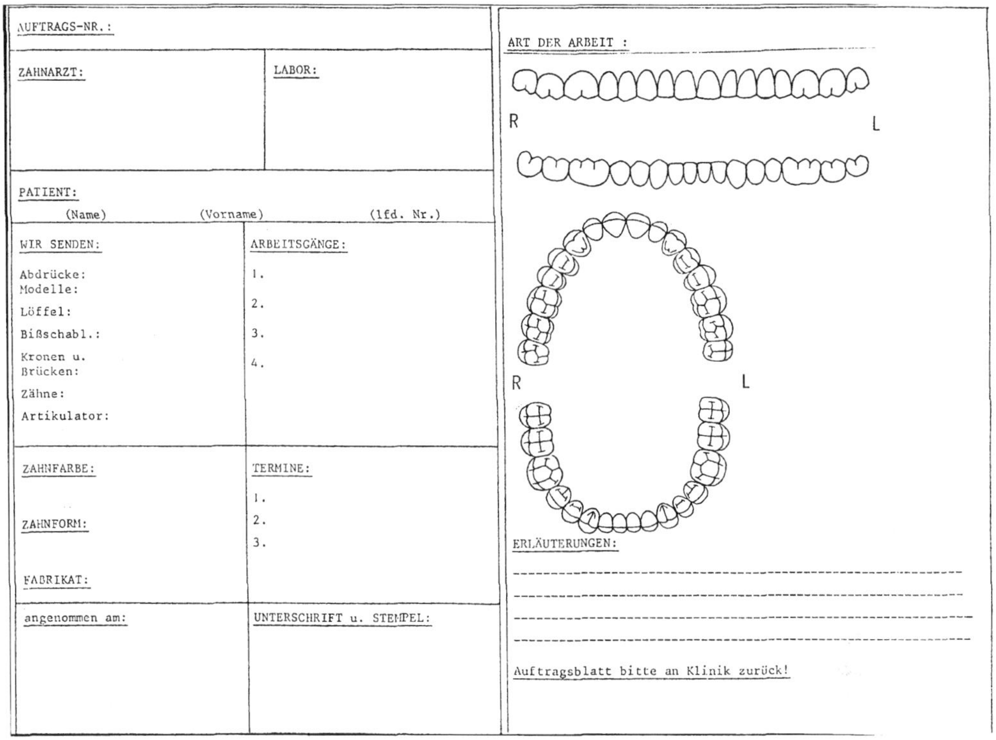
AUFTRAGS-NR.:

ZAHNARZT: LABOR:

PATIENT:
(Name) (Vorname) (lfd. Nr.)

WIR SENDEN:
Abdrücke:
Modelle:
Löffel:
Bißschabl.:
Kronen u. Brücken:
Zähne:
Artikulator:

ARBEITSGÄNGE:
1.
2.
3.
4.

ZAHNFARBE:
ZAHNFORM:
FABRIKAT:

TERMINE:
1.
2.
3.

angenommen am:
UNTERSCHRIFT u. STEMPEL:

ART DER ARBEIT :
R L
R L

ERLÄUTERUNGEN:

Auftragsblatt bitte an Klinik zurück!

Abb. 7.68: Laborauftragsformular nach Voss

dell. Vorher müssen an den Klammerzähnen die Wölbungen oberhalb der Klammerunterarme beseitigt werden, weil sonst ein druckfreies Auflegen des Gerüstes nicht möglich ist. Beim Aufpassen zeigt sich in der Regel schnell, ob der aufgetretene Fehler auf den Erstabdruck oder auf das Vermessen des Gerüstes zurückzuführen ist. Beim Vorliegen schwerwiegenderer Fehler empfiehlt sich in der Regel die Neuanfertigung des Prothesengerüstes auf einem neuen Modell.

7.8.5 Bestimmung der Kieferrelation

Für die Fertigstellung eines herausnehmbaren Zahnersatzes müssen die Modelle von Ober- und Unterkiefer in einen Artikulator eingegipst werden, um die künstlichen Zähne in Höhe und Okklusion richtig auf dem Sattel aufstellen zukönnen. Hierzu dient die Kieferrelationsbestimmung. Bei Schaltlücken kann sich diese Registrierung erübrigen, wenn die Restzähne so angeordnet sind, daß sich die Modelle anhand der noch vorhandenen Okklusalflächen eindeutig in die habituelle Interkuspidation bringen lassen. Bei Freiendlücken dagegen läßt sich nur selten auf eine Kieferrelationsbestimmung verzichten. Sofern keine Veränderung der Bißhöhe notwendig wird, genügt eine einfache Registrierung der Kieferrelation über Bißschablonen. Diese müssen den zahnlosen Kieferabschnitten genau anliegen.

Dazu empfiehlt sich die Unterfütterung der auf den Modellen adaptierten thermoplastischen Basisplatten mit Wachs. Die Ränder der Platte sollten so weit wie die spätere Prothesenbasis extendiert und abgerundet sein. Die Wachswälle auf den zahnlosen Alveolarfortsätzen haben etwa Zahnbreite, stehen möglichst über dem Kieferkamm und überragen die Restzähne um ca. 1-2 mm. Auf den Freiendsätteln enden die Wälle nach den ersten beiden Dritteln der Sattellänge.

Je nach den Verhältnissen am Patienten geht man bei der Bißnahme unterschiedlich vor. Steht den Prothesensätteln eine versorgte Zahnreihe gegenüber, so läßt man die Sattelantagonisten einfach in die erweichte Oberfläche der Wachswälle einbeißen, bis die natürlichen Antagonisten okklusalen Kontakt aufweisen. Bei manchen Patienten kann es notwendig sein, den Unterkiefer mit manueller Führung nach dorsal in die habituelle Interkuspidation zu bringen. Die richtige Stellung merkt man sich zuvor bei einigen zwanglosen Schlußbißbewegungen ohne Bißschablonen anhand der dabei eingenommenen Stellung einiger Antagonisten zueinander. Haben sich die Sattelantagonisten mit ihren Höckerspitzen in die Wachswälle eingedrückt, so setzt man die Kiefermodelle mit der Schablone nach diesen Impressionen zusammen und vergleicht noch einmal diese Stellung mit derjenigen von natürlichen Antagonisten im Mund. Ergeben sich keine Unterschiede, so können die Modelle in dieser Position in einen Artikulator gesetzt werden, um nun die künstlichen Zähne aufzustellen. Ergibt sich beim Zusammensetzen der Modelle mit der Bißschablone jedoch eine Bißsperre, dann war der Bißwall beim Einbeißen nicht weich genug, so daß sich die Bißschablone in die Schleimhaut drückte.

Bei der Bißnahme zur Versorgung von Ober- und Unterkiefer mit Freiendprothesen empfiehlt es sich, die Kauebene am Oberkieferwall festzulegen. Während der obere Bißwall mit Wasser gekühlt und dadurch erhärtet wird, erweicht man den unteren, so daß sich nur dieser beim Einnehmen der habituellen Interkuspidation verformen kann. Die Stellung beider Wachswälle zueinander wird durch eine Einkerbung markiert oder durch Drahtkrampen fixiert. Vorher sollte geprüft werden, ob beide Bißschablonen exakt der Schleimhaut aufliegen.

Im Anschluß an die Kieferrelationsbestimmung erfolgt die Bestimmung der Farbe für die künstlichen Zähne nach der Farbe vorhandener natürlicher Restzähne. Dazu bedient man sich der Farbringe, die eine Musterkollektion der von den Fabriken hergestellten einzelnen Zahnfarben darstellt. Das Aussuchen der Zahnfarbe erfolgt am günstigsten bei Tageslicht. Dabei ist einmal zu beachten, daß die natürlichen Seiten- und Eckzähne in der Regel dunkler als die Schneidezähne sind. Zum anderen wirken mehrere Zähne einer ausgesuchten Farbe nebeneinander heller als die einzelnen Zähne des Farbringes.

7.8.6 Wachseinprobe

Die Einprobe der in Wachs modellierten Prothese dient der letztmaligen Kontrolle vor der endgültigen Fertigstellung des Zahnersatzes. Man überprüft dabei Zahnform, -farbe und -stellung. Beim Ersatz von Frontzähnen läßt man den Patienten Sprechproben durchführen, wobei man besonders auf die Aussprache des Konsonanten achtet. Schwierigkeiten hierbei können häufig durch Neigungsänderung der Schneidezähne oder Abtragen von Wachs im Bereich des vorderen Gaumens behoben werden. Dabei dürfen die in Wachs modellierten Prothesen nicht zu lange im Mund verbleiben, damit ein Erweichen des Wachses und damit eine mögliche Stellungsänderung der Zähne vermieden wird.

Bei der Wachseinprobe wird weiterhin geprüft, ob gleichmäßiger okklusaler Kontakt der künstlichen und natürlichen Antagonisten auf beiden Seiten vorhanden ist und ob die Verzahnung der aufgestellten Zähne mit der habituellen Interkuspidation übereinstimmt. Kleine Stellungsänderungen der Zähne können bei der Anprobe vorgenommen werden. Bei größeren Fehlern empfiehlt sich eine neue Kieferrelationsbestimmung.

7.8.7 Eingliederung

Vor dem Einsetzen des fertiggestellten Zahnersatzes wird die Ausarbeitung im Hinblick auf die Politur, das Abrunden der Basisränder, das Freilegen der Klammerarme ohne Kontakt mit der Basis und auf Kunststoffperlen an der Unterseite der Sättel kontrolliert. Die Perlen entstehen durch Bläschen im Modell, auf dem der Kunststoff zum Polymerisieren gepreßt wurde. Sie lassen sich durch Abtasten mit den Fingerspitzen entdecken. Besonderes Augenmerk erfordern diejenigen Sattelränder, die den Approximalflächen der Restzähne zugewandt sind. Bei der Fertigstellung der Prothese auf dem Modell fließt der Kunststoff dort in unterschnittige Gebiete. Dadurch brechen die Klammerzähne beim Abnehmen der polymerisierten Prothese vom Modell meistens ab, so daß eine Überprüfung der Einschubrichtung am Modell nicht mehr möglich ist. Diese Stellen können dann das Einsetzen des Zahnersatzes im Mund verhindern. Sie sind nach gelegentlich mehrmaligem Einprobieren soweit abzuschleifen, bis die Prothese an ihren Platz gebracht werden kann, ohne daß dabei ein Druckgefühl auf die lückenbegrenzenden Zähne ausgelöst wird. Anschließend wird dieser approximale Basisrand abgerundet und geglättet, so daß dort kein Druck auf das marginale Parodontium treffen kann. Für den entsprechenden Schutz der marginalen Parodontien ist auch dort zu sorgen, wo die Basis zur Kippmeiderfunktion auf den Oralfächen von Frontzähnen aufgelegt wurde (s. Abb. 7.45). Auf einem Duplikatmodell lassen sich die Prothesen jedoch von vorneherein so anpassen, daß sich das geschilderte Nacharbeiten am Patienten erübrigt.

Liegt die Prothesenbasis der Schleimhaut auf, so überprüft man den Sitz der Klammern und den Halt des Zahnersatzes. Die Klammern müssen den Zähnen spannungslos anliegen. Bei Modellgußprothesen wurde das schon bei der Einprobe des Gerüstes kontrolliert. Bei gebogenen Klammern muß man sich jetzt auf die Aussagen des Patienten verlassen, wobei dieser nur bei starken Spannungen über ein Druckgefühl im Bereich der Klammerzähne klagen wird. In solchen Fällen biegt man die Klammern leicht auf. Läßt der Druck nicht nach, so empfiehlt es sich, die betreffende Klammer aus der Prothese zu lösen und im Mund in der spannungslosen Stellung mit einem Tropfen kaltpolymerisierenden Kunststoffes an der Basis zu fixieren und die endgültige Einarbeitung in dieser Stellung im Labor vorzunehmen.

Nachdem der Sitz und Halt des Zahnersatzes zweifelsfrei gesichert ist, wendet man sich der Okklusion zu. Zunächst wird für gleichmäßige okklusale Kontakte an natürlichen und künstlichen Zähnen gesorgt. Hierzu führt man selbst den Unterkiefer in habituelle Interkuspidation und markiert dabei die okklusalen Kontakte mit einem Farbband. Im Anschluß an diese Maßnahme erfolgt das Einschleifen der Okklusion bei Laterotrusion und Vorschub nach den bereits ausgeführten Richtlinien (s. Abschnitt 7.6).

Es sei noch einmal darauf hingewiesen, daß die mit Farbbändern markierten Kontakte zwar die Lokalisation der Kraftübertragung darstellen, bei parodontal-gingival oder rein gingival gelagerten Sätteln jedoch nicht die Größe der an diesen Stellen einwirkenden Kräfte, da sich diese Sättel in die Schleimhaut senken können. Beim Einschleifen der Okklusion ist es aber wichtig für eine günstige Sattelbelastung, daß eine gleichmäßige Belastung an allen darzustellenden okklusalen Kontakten stattfindet.

Nach der endgültigen Eingliederung des Zahnersatzes erfolgt die Unterweisung des Patienten im Umgang mit seiner partiellen Prothese. Zunächst wird das Einsetzen und Herausnehmen vor einem Spiegel geübt. Dabei zeigt man ihm, daß hierzu an den Klammern anzufassen ist und mit wenig Kraftaufwand die richtige Einschub- und Zugrichtung eingehalten werden muß. Falsch wäre es, den Zahnersatz flüchtig einzusetzen und ihn durch Kieferschluß in seinen endgültigen Sitz zu zwingen. Besonders bei erstmaliger Eingliederung eines herausnehmbaren Zahnersatzes weist man den Patienten eindringlich darauf hin, daß seine natürlichen Zähne durch die Klammern nun erhöht kariesgefährdet sind und daher vermehrter Pflege bedürfen. Auch die Prothese soll nach jeder Mahlzeit unter fließendem Wasser mit einer Bürste gereinigt werden. Im übrigen soll der Patient die Prothesen tagsüber und nachts tragen, da sonst Schäden am Restgebiß durch Fehlbelastungen zu erwarten sind.

7.8.8 Nachsorge

Einen oder spätestens zwei Tage nach der Eingliederung des partiellen Zahnersatzes wird der Patient wiederbestellt. Man kontrolliert noch einmal den Sitz der Prothese, befragt den Patienten nach aufgetretenen Schwierigkeiten und richtet das Hauptaugenmerk auf die Schleimhaut im Bereich der Prothesenränder, um beginnende Druckstellen aufzuspüren. Behandelt man Druckstellen nämlich gleich im Anfangsstadium, so bleibt häufig eine zu große Reduzierung der Sattelbasis erspart. Zu lange Prothesenränder können im allgemeinen nach Augenmaß gekürzt werden.

Zeigen sich Rötungen an der Schleimhaut unter den Prothesensätteln, so wird eine Korrektur an der Basis durchgeführt. Dazu trägt man auf die Prothesenbasis an der entsprechenden Stelle Druckstellenpaste auf, läßt zubeißen und kann dann die störenden Stellen leicht erkennen und beseitigen. Lassen sich die Beschwerden auf diese Weise nicht eindeutig beheben, so bedarf häufig die Okklusion der Korrektur. Die okklusalen Kontakte werden mit einem Farbband markiert und bis zum Verschwinden der Beschwerden reduziert. Schmerzen an Klammerzähnen können ebenfalls auf okklusalen Fehlbelastungen durch zu hohe Klammerauflagen beruhen. Manchmal ist auch ein unkorrekter Sitz der Klammerarme die Ursache. Dann kann man durch geringfügiges Aufbiegen der Klammern Abhilfe schaffen.

Routinemäßige Nachkontrollen werden im halbjährlichen Rhythmus notwendig. Lag die Extraktion von Zähnen, die zur Eingliederung des partiellen Zahnersatzes geführt hat, noch nicht lange zurück, so ist eine frühzeitige Unterfütterung der Sättel zu erwarten. Man sollte den Patienten schon jetzt darauf aufmerksam machen, damit er zur gegebener Zeit auch kommt und nicht überrascht ist, wenn eine Korrektur der fast noch neuen Prothese erforderlich wird.

7.9 Unterfütterung

Durch die Unterfütterung der Prothesensättel wird der im Laufe der Zeit durch Resorption entstandene Substanzverlust an den Alveolarfortsätzen durch Kunststoff an der Prothesenbasis ersetzt. Bei rein parodontal gelagerten Sätteln ist die Unterfütterung dann notwendig, wenn die Basis der Schleimhaut nicht mehr anliegt und Speisereste unter sie eindringen können. Bei parodontal-gingival gelagerten Freiendsätteln wird eine Unterfütterung erforderlich, wenn Klammern und Kippmeider aufgrund der durch den Alveolarfortsatzschwund bedingten Kipplage der Sättel nicht mehr in der richtigen Weise sitzen und die Okklusion eine günstige Belastung des Prothesenlagers nicht mehr gewährleistet. Die Indikation zur Unterfütterung schleimhautgelagerter Teilprothesen ist dann gegeben, wenn der Zahnersatz soweit abgesunken ist, daß die Restzähne die okklusale Abstützung des Unterkiefers wieder allein tragen müssen, weiteres Einschleifen nicht möglich ist und die Klammern auf das marginale Parodontium der Klammerzähne drücken.

Die Unterfütterung kann entweder die ganze Basis oder nur Teile davon umfassen. Man unterscheidet die direkte und indirekte Unterfütterung. Bei der direkten wird autopolymerisierender Kunststoff auf die gereinigte und angerauhte Gingivalseite der Prothesenbasis aufgetragen und abgewartet, bis er in plastischem Zustand ist. Dann setzt man die Prothese ein und bringt sie in die gewünschte Position. Sie muß vor dem endgültigen Erhärten des Kunststoffes wieder aus dem Mund genommen werden, weil der Kunststoff in untersichgehende Bezirke eingepreßt werden und dort erhärten kann, so daß sich dann die Prothese nicht mehr ohne ihre Zerstörung herausnehmen laßt. Dieses Verfahren beinhaltet einige Gefahren. Es kann dabei zu Reizungen der Schleimhaut durch das Monomer und die beim Polymerisieren entstehende Wärme kommen. Schlimmstenfalls kann überschüssiger, noch plastischer Kunststoff verschluckt oder aspiriert werden. Der im Mund polymerisierte Kunststoff ist nicht so homogen wie der im Laboratorium verarbeitete und enthält einen größeren Anteil von Restmonomer. Deshalb ist die direkte Unterfütterung in der Regel nicht indiziert. Gelegentlich kann dieses Verfahren bei Immediatprothesen angewendet werden, wenn es gilt, nach frischen Extraktionen Substanzverluste mit nur kleinem Areal auszugleichen (partielle Unterfütterung). Die indirekte Unterfütterung erfolgt über einen Abdruck, bei dem die partielle Prothese als Träger für die Abformmasse dient.

Das praktische Vorgehen bei der Unterfütterung richtet sich nach der Lagerung des Zahnersatzes. Bei rein parodontal gelagerten Prothesen beschickt man die Sattelbasis mit Abformmasse, setzt den Zahnersatz ein und drückt ihn so lange auf das Prothesenlager, bis die Klammerauflagen exakt auf den Zähnen sitzen. Die sattelnahen Auflagen verhindern ein zu tiefes Einlagern der Sättel. Die überschüssige Abformmasse preßt sich seitlich aus dem Spalt zwischen Basis und Schleimhaut. Daher ist es vorteilhaft, zur Unterfütterung von Schaltsätteln eine leichtfließende Abformmasse zu verwenden.

Zur Unterfütterung parodontal-gingival gelagerter Prothesen eignen sich Abformmassen mit zäherer Konsistenz besser als leichtfließende, da sich damit die Sättel leichter in ihre richtige Position bringen lassen, ohne daß eine Spur zuviel Kraft ein zu tiefes Einlagern bedingt. Man beschickt die Basis der Freiendsättel, setzt den Zahnersatz ein und übt nur auf die Klammerauflagen Druck so lange aus, bis die Klammerarme und Kippmeider exakt anliegen. Besonders beim Vorhandensein von speziellen Kippmeidern läßt sich der richtige Sitz leicht kontrollieren. Während des Unterfütterungsabdruckes an Freiendsätteln dürfen die Zahnreihen nicht geschlossen werden, weil die richtige Sattelposition für den exakten Sitz der Klammern dadurch nicht zu erreichen ist. Nach der Fertigstellung der Basis ergibt sich also die Notwendigkeit, die Okklusion an den künstlichen Zähnen neu einzuschleifen.

Will man bei zu kleinen Sätteln eine Vergrößerung der Basis durch funktionelle Randgestaltung erreichen, so verlängert man die Prothesenränder zunächst mit Kompositionsabformmasse. Die Masse wird in plastischem Zustand durch Funktionsbewegungen von Lippen, Wange und Zunge ausgeformt. Dann erfolgt ein Unterfütterungsabdruck mit leichtfließender Abformmasse.

Beim Unterfütterungsabdruck der rein gingival gelagerten Teilprothese überprüft man die endgültige Position des Zahnersatzes anhand der Okklusion. Die Abformmasse wird etwas überschüssig aufgetragen. Beim Einsetzen drückt man die Prothese nicht ganz auf das Prothesenlager, sondern läßt langsam zubeißen, bis die natürlichen Zähne nahezu in okklusalen Kontakt geraten. Zur Kontrolle kann dabei auch die Lage der Klammerarme dienen. Die Arme müssen ausreichenden Abstand vom marginalen Parodontium behalten. Als Abformmaterial eignet sich im Unterkiefer auch eine zähflüssige, während man im Oberkiefer wegen der großen Basis eine leichtfließende Abformmasse bevorzugt, damit die Überschüsse unter der Basis leichter an den Rändern herausquellen können. Nach Fertigstellung der neuen Basis überprüft und korrigiert man erforderlichenfalls den Sitz der Klammern an den Zähnen und die Okklusion.

7.10 Reparatur

Reparaturen an partiellen Prothesen erfolgen nach Brüchen einer Kunststoffbasis und von Klammern, nach Extraktion von Zähnen, seltener nach Deformierungen eines gegossenen Prothesengerüstes. Zur Durchführung der Reparatur benötigt der Zahntechniker ein Modell, das in einfachen Fällen mittels der Prothese selbst, sonst aber mit Hilfe eines Abdrucks zu erstellen ist. Das Vorgehen am Patienten richtet sich nach Art und Ausmaß des eingetretenen Schadens.

Beim Sprung einer Kunststoffbasis erübrigen sich vorausgehende Maßnahmen am Patienten. Das gleiche gilt auch dann, wenn die Prothese zerbrochen ist und sich die Bruchstücke außerhalb des Mundes eindeutig anhand der Bruchstellen zusammenfügen lassen. Man fixiert dann die Prothesenteile mit Klebewachs, so daß sich mit dem Zahnersatz allein das Reparaturmodell erstellen läßt.

Können die Bruchstücke außerhalb des Mundes nicht mehr in der exakten Position einander zugeordnet werden, so erfolgt das Festlegen der Lagebeziehung der einzelnen Prothesenteile zueinander im Mund. Man setzt die Bruchstücke ein, fixiert sie untereinander mit Autopolymerisat und nimmt darüber einen Abdruck. Wichtig ist, daß die Prothesensättel während der Abformung ihre ursprüngliche Lage zum Restgebiß beibehalten und anschließend im Abdruck verbleiben oder dort zu reponieren sind. Als Abformmaterial eignet sich Alginatmasse. Die Ursache für Basisbrüche ist meistens ein nicht mehr exakter Sitz der Prothesen, so daß immer überprüft werden muß, ob eine Unterfütterung notwendig ist.

Zur Reparatur eines Zahnersatzes mit abgebrochenen Klammern oder zur Erweiterung um extrahierte Zähne erfolgt in jedem Falle eine Abformung des Restgebisses mit eingesetzter Prothese, um ein Modell mit der exakten Lagebeziehung zwischen Zahnersatz und dem betreffenden Klammerzahn zu erhalten. Ist eine gegossene Klammer vollständig abgebrochen, so kann sie angelötet werden. Abgebrochene Arme von Gußklammern werden durch gebogene ersetzt, die im Kunststoff des Sattels verankert sind.

Deformierungen innerhalb eines gegossenen Prothesengerüstes sind nur schwer, meistens jedoch nicht zu reparieren, da der Aufwand nicht im richtigen Verhältnis zu einer Neuanfertigung steht. Liegt die Verbiegung innerhalb eines Sublingualbügels einer doppelseitigen Schaltprothese, so kann man den gegossenen durch einen gebogenen Bügel ersetzen. Bei allen anderen Fällen von deformierten Modellgußprothesen empfiehlt sich in der Regel eine Neuanfertigung.

Die Eingliederung des reparierten Zahnersatzes bereitet nach sachgemäßem Vorgehen keine Schwierigkeiten. Man kontrolliert den Sitz des Zahnersatzes und achtet je nach Lage des Bruchspaltes darauf, ob es zu einer Bedeckung von marginalen Parodontien gekommen ist, die nun wieder beseitigt werden muß. Das Vorgehen beim Eingliedern eines Zahnersatzes nach einer Reparatur mit Erneuerung der Basis entspricht demjenigen einer neu angefertigten Prothese. Nach einem Klammerbruch muß man sich meistens auf die Angaben des Patienten verlassen, ob es an den Klammerzähnen zu Spannungen gekommen ist.

8 Zahnersatz bei Jugendlichen

Die prothetische Versorgung bei Jugendlichen unterscheidet sich insofern von der bei Erwachsenen, als einerseits das Kieferwachstum mit dem damit verbundenen Zahnwechsel noch nicht abgeschlossen ist und andererseits die Zähne noch nicht bis zur Schmelzzementgrenze durchgebrochen sind. Deshalb muß damit gerechnet werden, daß nach Eingliederung von Kronen die Kronenränder dann freiliegen, wenn die Zähne vollständig durchgebrochen sind. Weiterhin ist der Durchmesser der Dentinkanälchen noch sehr groß und das Wurzelwachstum oft noch nicht vollständig abgeschlossen. Aus diesen Gründen ist die Frage von Bedeutung, zu welchem Zeitpunkt welche Art von Zahnersatz eingegliedert werden kann. In diesem Zusammenhang müssen 3 Stadien unterschieden werden:

1. das Milchzahngebiß bis zum Zahnwechsel,
2. das Wechselgebiß,
3. das jugendliche Gebiß nach dem Zahnwechsel.

Eine prothetische Versorgung im Milchzahngebiß ist in der Regel nicht erforderlich, da Folgeschäden nach Zahnverlust durch Überwachung und ggf. kieferorthopädische Maßnahmen vermieden werden können. Ausnahmsweise ist jedoch die Eingliederung von Prothesen und Kronen, speziell in Fällen der Hypodontie, angezeigt.

Im Wechselgebiß überwiegen die traumatisch bedingten Zahnschäden an Frontzähnen, die versorgt werden müssen. Dabei handelt es sich meistens um Kronenfrakturen mit oder ohne Eröffnung der Pulpa. In den meisten Fällen stehen konservierende Maßnahmen im Vordergrund. Wenn aber aufgrund einer Kronenfraktur eine Überkronung angezeigt ist, so handelt es sich dabei wegen der oben erwähnten Gegebenheiten des jugendlichen Gebisses immer nur um eine temporäre Versorgung. Es empfiehlt sich dann, bei vitalen Zähnen nur den Schmelzanteil abzuschleifen, um eine stufenlose Jacketkrone aus Kunststoff einzugliedern. Ein befriedigendes Aussehen läßt sich jedoch wegen der Dünnwandigkeit einer solchen Jacketkrone nicht immer erzielen. Wenn sich dadurch erhebliche psychische Belastungen ergeben, kann nach etwa einem halben Jahr eine Jacketkrone aus Porzellan mit ausreichender Wandstärke eingegliedert werden. Da in diesen Fällen aber unsicher ist, ob die Pulpa vital bleibt, sollte von vornherein in Erwägung gezogen werden, ob nicht eine Vitalamputation der Pulpa bei Zähnen mit nicht abgeschlossenem Wurzelwachstum oder eine Vitalexstirpation bei Zähnen mit abgeschlossenem Wurzelwachstum vorzuziehen ist. Nach Vitalamputation empfiehlt sich die Eingliederung einer Verblendkrone; nach Vitalexstirpation gliedert man eine Stiftkrone ein, die zweckmäßigerweise als Stiftaufbau mit Jacketkrone angefertigt wird. Auf diese Weise kann nach Zurückweichen der Gingiva der Kronenrand unter Erneuerung der Jacketkrone wieder unter den Zahnfleischrand verlegt werden.

Wenn ein Frontzahn nicht mehr erhalten werden kann und ein Lückenschluß durch kieferorthopädische Maßnahmen nicht möglich ist, wird er zunächst mit einer Platte ersetzt, die mit kieferorthopädischen Halteelementen verankert ist. Ein

Lückenschluß ist vor allem dann nicht möglich, wenn der Zahn, der an die Stelle des verlorengegangenen Zahnes bewegt werden soll, aufgrund seiner Form ein unbefriedigendes Aussehen erwarten läßt. So ist ein graziler seitlicher Schneidezahn anstelle eines mittleren Schneidezahnes ebenso ungeeignet wie ein voluminöser und spitzer Eckzahn anstelle eines seitlichen Schneidezahnes. Dabei muß auch berücksichtigt werden, daß nach kieferorthopädischem Lückenschluß einer Umformung der Zähne durch Eingliederung von Jacketkronen enge Grenzen gesetzt sind (s. Abschnitt 6.9).

Nach dem Zahnwechsel, also mit der Einstellung des zweiten Molaren, kann eine Versorgung mit Modellgußprothesen erfolgen. Dabei treten jedoch Schwierigkeiten mit der Klammerverankerung auf, wenn die Zähne noch nicht bis zur Schmelzzementgrenze durchgebrochen sind und deshalb Retentionsbezirke für Klammerarme fehlen. In diesen Fällen wurde entweder eine interdentale Klammerverankerung mit Rush-Ankern oder die Schaffung von Retentionsbezirken durch punktförmige Füllungen empfohlen. Nach unseren Erfahrungen führen aber Rush-Anker häufig zum Auseinanderweichen der Zähne. Darüber hinaus kann ihr okklusaler Überwurf einen störungsfreien Kieferschluß behindern. Daher sollte der Versuch unternommen werden, einen notwendigen Retentionsbezirk durch Aufschichten von Füllungskunststoff nach der Säure-Ätz-Technik auf der bukkalen Wand des vorgesehenen Klammerzahns zu schaffen.

Die Eingliederung von festsitzendem Zahnersatz auf vitalen Zähnen sollte aus den bereits erwähnten Gründen, wenn irgend möglich, bis zum 20. Lebensjahr hinausgezögert werden. In Ausnahmefällen ist man jedoch gezwungen, zur Vermeidung schwerwiegender psychischer Belastungen von diesem Grundsatz abzugehen.

Als probates Mittel zum Ersatz einzelner Zähne im jugendlichen Gebiß hat sich die Klebebrücke (s. Abschnitt 6.15) erwiesen, weil eine Gefährdung der Pulpa in den Brückenpfeilern nicht möglich ist und die prothetische Versorgung ohnehin als temporär anzusehen ist. Der früheste Zeitpunkt zur Eingliederung einer Klebebrücke wird jedoch erst mit dem abgeschlossenen Durchbruch der bleibenden Eckzähne erreicht.

Ein Sonderfall betrifft im jugendlichen Kiefer die Hypodontie. Ein kieferorthopädischer Lückenschluß bietet sich meistens nicht an. Wenn außerdem eine Transplantation von Zahnkeimen nicht möglich ist, so kann eine prothetische Versorgung auf enossalen Implantaten erfolgreich sein (s. Abschnitt 12.2.2). Dazu muß allerdings die vertikale Wachstumsentwicklung der Alveolarfortsätze abgeschlossen sein, was etwa im 17. Lebensjahr der Fall ist.

9
Verblockung des Restgebisses bei parodontal-gingival gelagertem Zahnersatz

Die Versorgung des Lückengebisses durch klammerverankerten Zahnersatz kann nicht immer als günstigste Lösung angesehen werden. Im kariesanfälligen Gebiß muß man mit der kariösen Zerstörung der Klammerzähne rechnen, sofern sie nicht vorher überkront wurden. Frontzähne sind wegen ihrer oralen Schrägflächen für die Klammerverankerung ohnehin nur bedingt geeignet. Sichtbare Klammerteile stellen außerdem eine Beeinträchtigung des Aussehens dar, die allerdings unterschiedlich stark empfunden wird. Eine wirksame Schienung läßt sich mit Klammern auch nur unvollkommen erzielen. Die feste Verbindung mehrerer oder aller restlichen Zähne untereinander (Verblockung) durch Kronenschienen, Brücken oder Doppelkronen führt dagegen zu einer wirksamen Stabilisierung gegen okklusale und durch die Prothese bedingte Belastungen. Weiterhin werden dadurch die Zähne für lange Zeit gegen Karies geschützt. Außerdem können durch Verwendung von Geschieben sichtbare Klammerteile vermieden werden. Die dadurch nahezu starr werdende Verbindung zwischen Restgebiß und Prothesensättel erhöht die Funktion des Zahnersatzes, weil die Rezeptoren in den Parodontien dadurch besser angesprochen und somit die neuro-muskulären Steuerungen genauer werden als bei einer Klammerverbindung. Der Einfluß der verschiedenen Faktoren auf die Indikation der Modellgußprothese bzw. der Verblockung des Restgebisses ist aus der Abb. 9.1 ersichtlich.

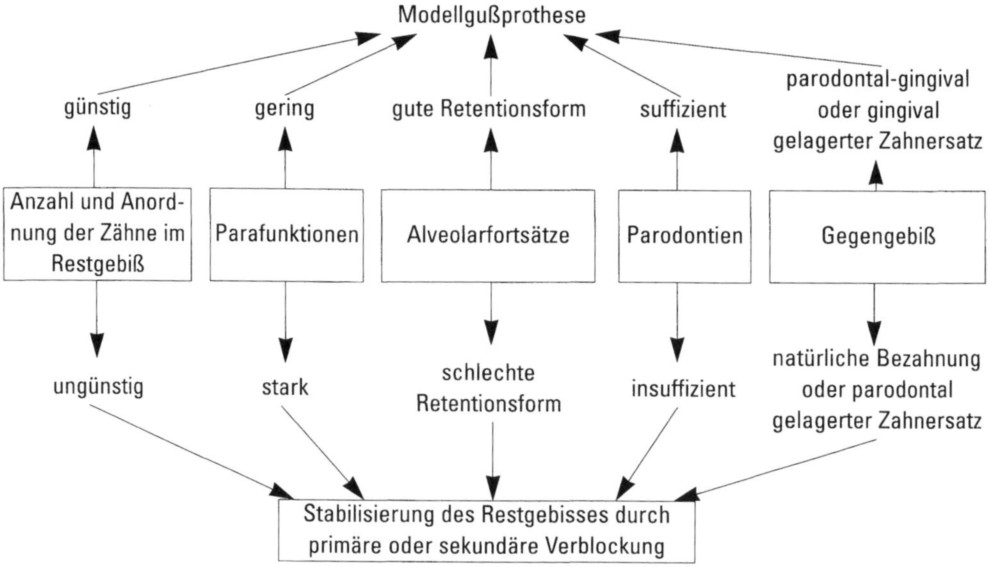

Abb. 9.1: Faktoren, welche die Indikation des Zahnersatzes beeinflussen

9.1 Primäre Verblockung des Restgebisses

Bei der primären Verblockung werden die Zähne des Restgebisses durch festsitzenden Zahnersatz geschient. Bei nebeneinanderstehenden Zähnen geschieht das durch eine Kronenschiene in Form von untereinander verlöteten Kronen. Mehr als drei nebeneinanderstehende Zähne sollten in der Regel nicht miteinander verblockt werden, da sonst für das Parodontium notwendige funktionelle Reize ausgeschaltet werden. Die Verbindung von nebeneinanderstehenden Kronenblocks kann bei vorgeschädigten Parodontien durch intrakoronale Geschiebe erfolgen, die geringe Beweglichkeit der Kronenblocks untereinander gestatten (Abb. 9.2).

Wenn die restliche Bezahnung durch Lücken unterbrochen ist, kann die primäre Verblockung durch eine Brücke erfolgen (Abb. 9.3 a) oder durch eine Kronenschiene, bei der die Kronen im Bereich der Zahnlücken durch einen Steg miteinander verbunden sind (Abb. 9.4).

Zur Befestigung des parodontal-gingival gelagerten Zahnersatzes an Brücken und Kronenschienen eignen sich anstelle von Klammern Geschiebe, die als Fertigteile im Handel erhältlich sind oder individuell angefertigt werden. Man bevorzugt sie heute wegen der präziseren Verankerung und zur Vermeidung sichtbarer Klammerteile. Sie können intrakoronal oder extrakoronal angebracht werden. Intrakoronale Geschiebe haben den Vorteil, daß der abnehmbare Zahnersatz direkt an die Kronen anschließt, so daß keine Schmutznischen entstehen (Abb. 9.2 b). Sie erfordern

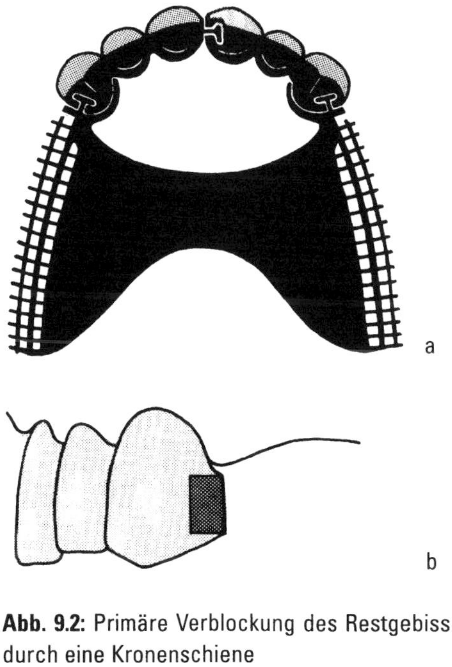

Abb. 9.2: Primäre Verblockung des Restgebisses durch eine Kronenschiene
a) Verankerung des abnehmbaren Zahnersatzes durch intrakoronale Geschiebe
b) Lagebeziehung des intrakoronalen Geschiebes zur Gingiva

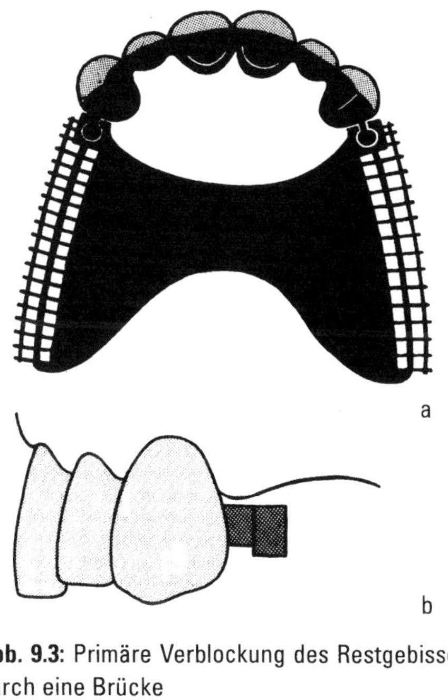

Abb. 9.3: Primäre Verblockung des Restgebisses durch eine Brücke
a) Verankerung des abnehmbaren Zahnersatzes durch extrakoronale Geschiebe
b) Lagebeziehung des extrakoronalen Geschiebes zur Gingiva

jedoch umfangreicheres Präparieren der approximalen Stumpfflächen. Für extrakoronale Geschiebe sind keine zusätzlichen Ausnehmungen in den Zahnstümpfen erforderlich. Sie können, da mehr Platz zur Verfügung steht, stärker dimensioniert werden. Nachteilig erweisen sich bei extrakoronal angebrachten Geschieben die zwischen ihnen und der Gingiva vorhandenen Nischen (Abb. 9.3 b), die zu Verschmutzung neigen und deshalb chronische Entzündungen der Gingiva und des marginalen Parodontiums hervorrufen können.

An Kronenschienen, die im Bereich von Zahnlücken durch einen Steg verbunden sind, kommt die Befestigung des parodontalgingival gelagerten Zahnersatzes durch eine auf den Steg passende Hülse zustande (Abb. 9.4). Diese Befestigungsart ist für den Patienten einfach zu handhaben und außerdem wenig reparaturanfällig. Man kann vorgefertigte, im Handel erhältliche Stege samt Steghülsen, z.B. Dolderstege, verwenden oder diese Teile individuell anfertigen. Vorgefertigte Stege haben einen geradlinigen Verlauf und eignen sich deshalb vornehmlich zur Anbringung über einem annähernd geradlinig verlaufenden Alveolarkamm (Abb. 9.5 a). Die individuelle Anfertigung von Stegen ist bei gekrümmtem oder unregelmäßigem Verlauf des Alveolarkammes indiziert (Abb. 9.5 b), weil unter einem vorgefertigten Steg ein zu großer Spalt verbleiben würde.

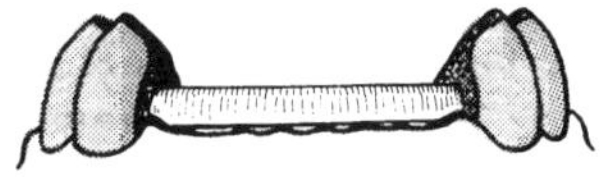

a

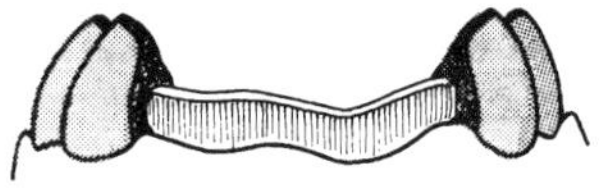

b

Abb. 9.5: Stegformen
a) vorgefertigter (Dolder)
b) individuell angefertigter (Steiger)

Bei kleinen Frontzahnlücken ist für die Stegverankerung meist zu wenig Platz. Außerdem kann der Prothesenbasis dann keine parodontalhygienisch günstige Form gegeben werden (Abb. 9.6). In solchen Fäl-

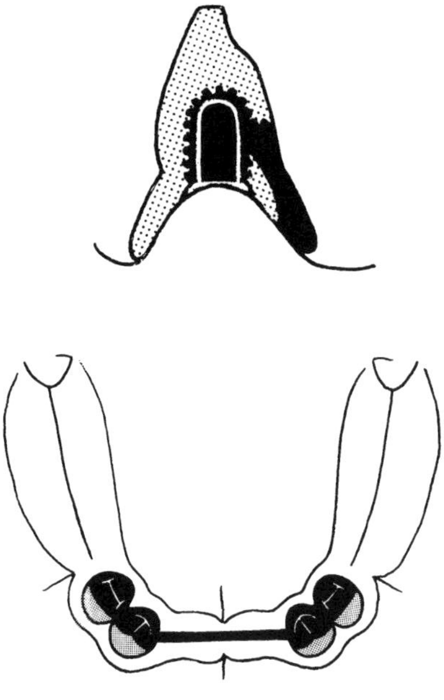

Abb. 9.4: Kronenschiene, bestehend aus Verblendkronen und einem Steg

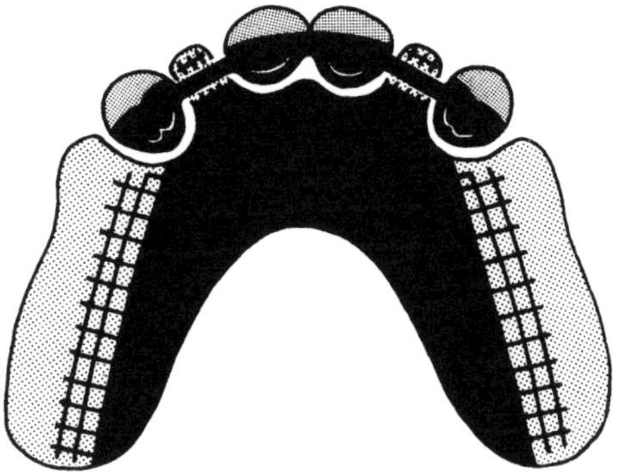

Abb. 9.6: Ungünstige Form der Prothesenbasis bei Stegverankerung über kleinen Frontzahnlücken

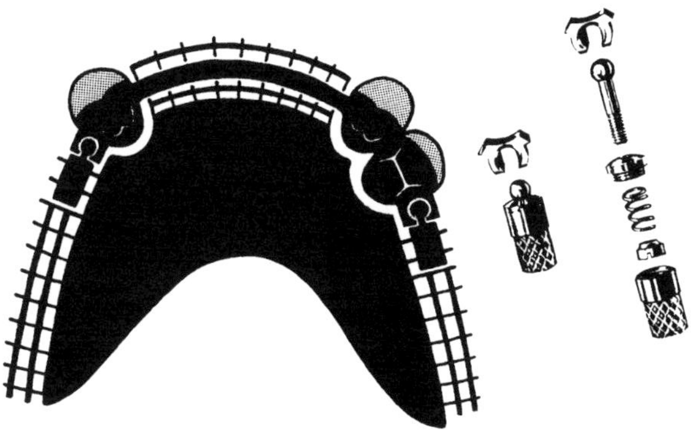

Abb. 9.7: Zusätzliche Retention bei niedrigem Steg durch Kugelschrauben-Federgelenke

len eignet sich eine Brücke mit intra- oder extrakoronalen Geschieben (s. Abb. 9.3) besser.

Bei größeren Frontzahnlücken bestehen dagegen bei Stegverbindungen diese Nachteile nicht. Im Oberkiefer muß allerdings der Steg häufig im Interesse einer anatomisch richtigen Formgebung des Zahnersatzes sehr niedrig gestaltet werden. Dann ist für eine sichere Verankerung der Prothese eine zusätzliche Retention erforderlich. Diese kann mit Halteklammern oder von außen nicht sichtbaren Retentionselementen, wie z.B. dem nur als reines Halteelement verwendeten Kugelschrauben-Federgelenk erzielt werden (Abb. 9.7).

Stege können mit anderen Geschiebeverankerungen bei geeigneter Restbezahnung in sinnvoller Weise kombiniert werden. Die Abb. 9.8 zeigt ein Beispiel dafür.

Die primäre Verblockung ist von Vorteil, weil man die Zähne für die Überkronung nicht so umfangreich beschleifen muß wie für Doppelkronen. Sie bietet deshalb die Gewähr, daß die künstlichen Kronen annähernd in ihrer ursprünglichen Form rekonstruiert werden können. Darüber hinaus ist bei einem anterioren Restgebiß die primäre Verblockung als günstig anzusehen, weil beim Herausnehmen der Prothese die Gebißverstümmelung nicht sichtbar wird. Als Nachteil erweist sich dagegen bei der primären Verblockung, daß im Interdentalraum zwischen verlöteten Kronen parodontalhygienisch ungünstige Verhältnisse entstehen können.

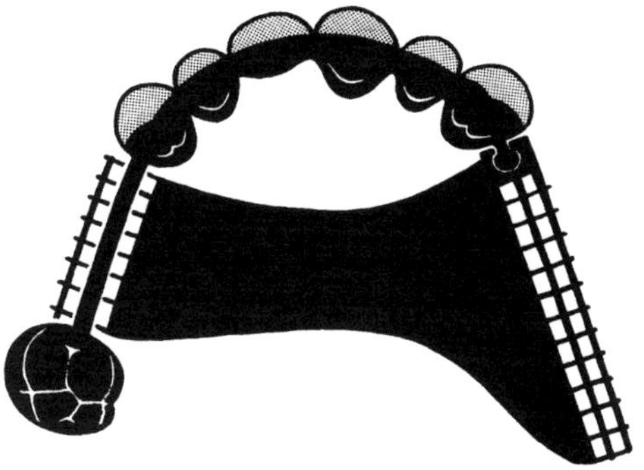

Abb. 9.8: Kombination von Steg und extrakoronaler Geschiebeverankerung

9.2 Sekundäre Verblockung

Zur sekundären Verblockung verwendet man Doppelkronen in Form von Voll- und Teilteleskopkronen (Abb. 6.94 und 9.10) oder Konuskronen (Abb. 6.94 und 9.9). Die stabilisierende Verbindung der einzelnen Zähne untereinander kommt hierbei erst beim Einsetzen der Prothese zustande. Der Vorteil der sekundären Verblockung besteht wie bei der abnehmbaren Brücke darin, daß die marginalen Parodontien gut zugängig bleiben, was besonders im parodontal erkrankten Gebiß von erheblicher Bedeutung ist. Außerdem kann eine Erweiterung des Zahnersatzes beim Verlust weiterer Zähne einfach durch Auffüllen der Außenkronen mit einem Prothesenbasismaterial bzw. durch eine partielle Unterfütterung oder Ergänzung erfolgen. Die Nachteile, die sich aus der Verwendung von Doppelkronen ergeben, sind im Kapitel „Abnehmbare Brücken" beschrieben.

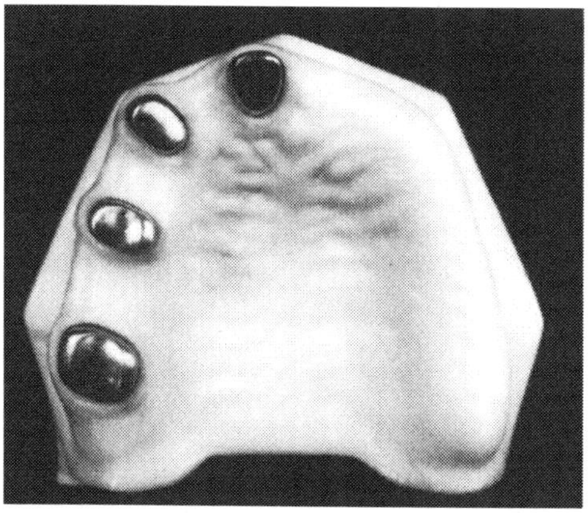

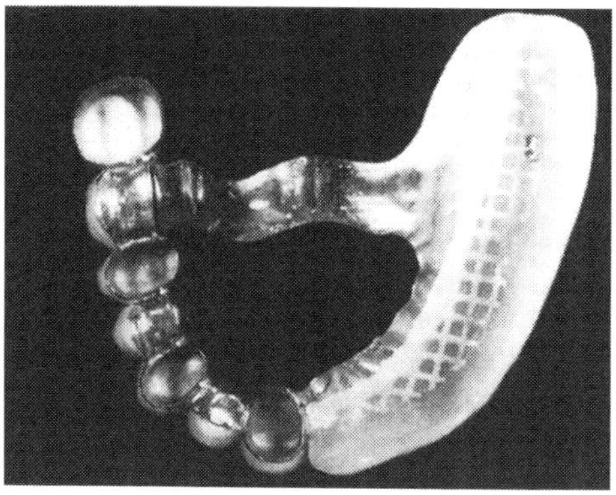

Abb. 9.9: Sekundäre Verblockung durch Konuskronen

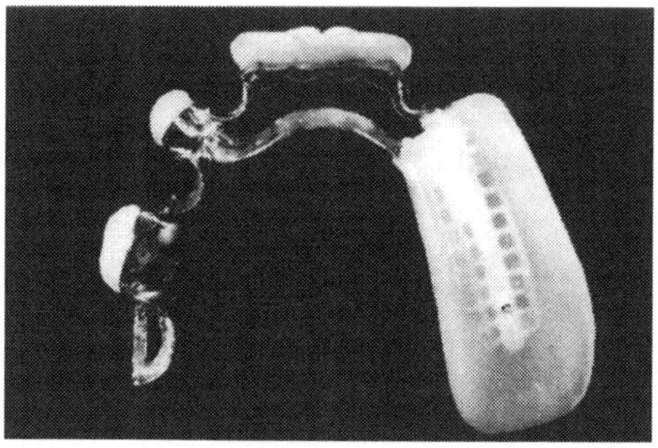

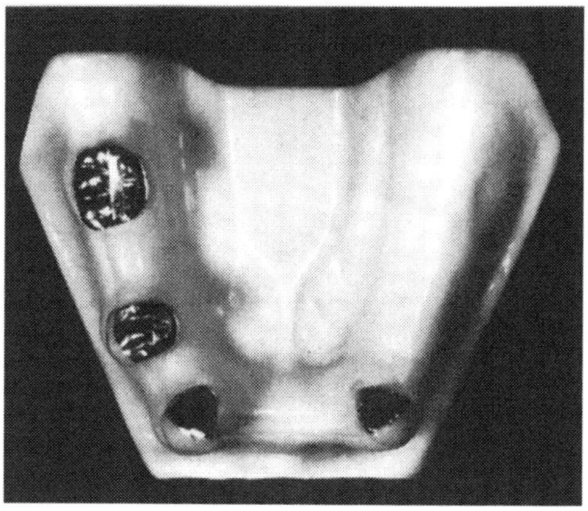

Abb. 9.10: Sekundäre Verblockung durch Teilteleskopkronen

9.3 Verblockung bei unilateralen Freiendprothesen

Zur Versorgung von unilateralen Freiendlücken sollten wenigstens ebenso viele Zähne verblockt werden wie ersetzt werden müssen. Bei hohem Alveolarfortsatz mit günstiger Retentionsform kann dann auf die bilaterale Verankerung der Prothese verzichtet werden. In solchen Fällen ist jedoch eine Sicherung gegen unbeabsichtigtes Lösen erforderlich, da sonst die Gefahr des Verschluckens oder Aspirierens besteht. Diese Sicherung läßt sich durch eine mechanische Verriegelung zwischen Primär- und Sekundäranker erreichen, die der Patient betätigen kann. Die Abb. 9.11 zeigt ein Beispiel für unilateral verankerten, durch ein Riegelgeschiebe gesicherten Freiendsattel.

Die Eingliederung einer unilateralen Freiendprothese sollte zu den Ausnahmen gehören, da die Grundvoraussetzungen dafür - wie parodontale Resistenz des Restgebisses, hoher Alveolarfortsatz und keine Parafunktionen - nur selten gemeinsam anzutreffen sind.

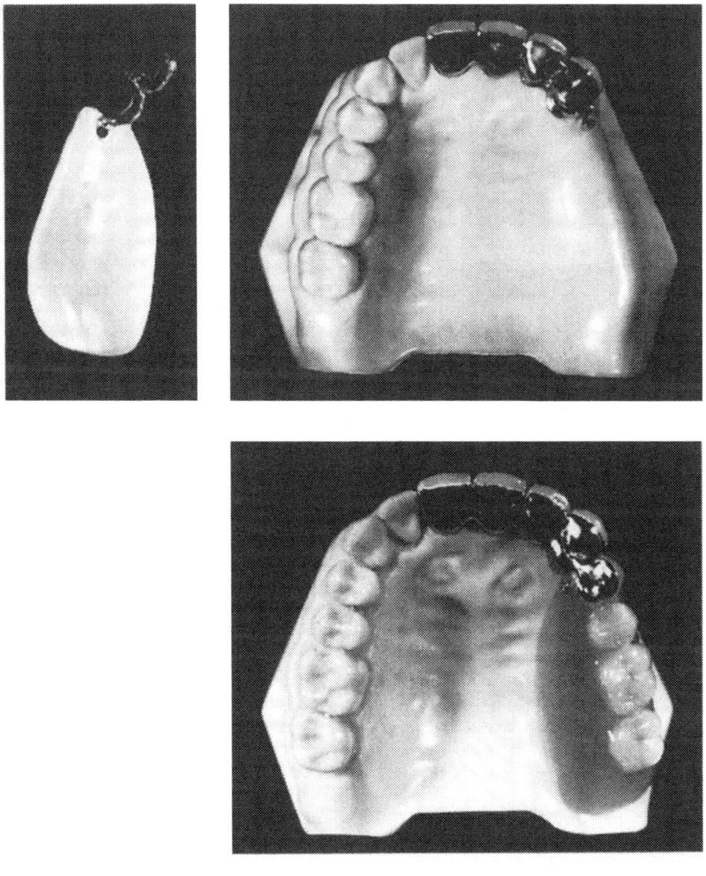

Abb. 9.11: An einem Kronenblock verankerter, durch ein Riegelgeschiebe gesicherter unilateraler Freiendsattel

9.4 Gelenkige Verbindung der Prothesensättel zu dem verblockten Restgebiß

Ein freiendender Prothesensattel läßt sich bekanntlich bei Belastung erheblich tiefer in das Prothesenlager eindrücken als ein parodontal gesunder Zahn in seine Alveole. Dieser Tatsache suchte man in früheren Zeiten durch Verwendung von Gelenken Rechnung zu tragen, die diese Bewegungsdifferenz ausgleichen sollten. Die Abb. 9.12 zeigt ein Beispiel für die gelenkige Verbindung eines Prothesensattels mit dem verblockten Restgebiß.

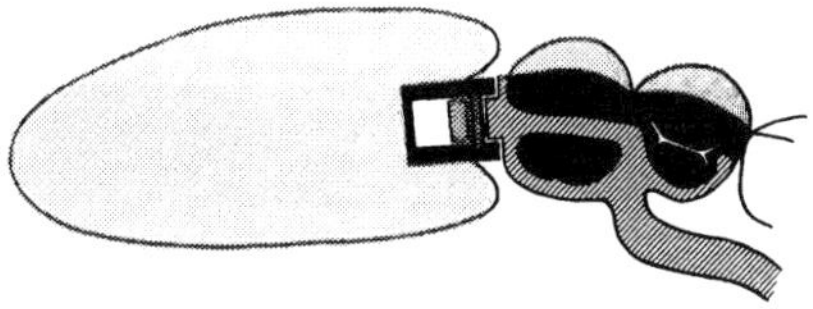

Abb. 9.12: Scharniergelenk als Verbindungselement zwischen Prothesensattel und Geschiebeverankerung (Teilteleskope)

Die Erfahrung hat jedoch gezeigt, daß gelenkig verbundene Prothesensättel im Laufe der Zeit meistens zuviel Bewegungsfreiheit bekommen und dann als Triggerfaktor für Parafunktionen wirken können. Die parafunktionell bedingten Überbelastungen treffen dann bei verblocktem Restgebiß hauptsächlich das Prothesenlager und führen zur beschleunigten Atrophie der Alveolarfortsätze. Außerdem besteht unter Beachtung der für Freiendsättel allgemeingültigen Gesetzmäßigkeiten bei starrer Verankerung keineswegs die Gefahr, daß die Zähne des Restgebisses zu starken Kippbeanspruchungen ausgesetzt werden. Die Verwendung von Gelenken kann deshalb nach den gegenwärtigen Erkenntnissen nur bei sehr kurzen Freiendsätteln mit natürlicher Gegenbezahnung sowie von der Norm abweichender Schleimhautresilienz als sinnvoll angesehen werden.

9.5 Verblockung bei fortgeschrittenem Schwund der Parodontien

Wenn die Parodontien der zu verblockenden Zähne schon soweit zerstört sind, daß ein ungünstiges Verhältnis zwischen klinischer Krone als Kraftarm und klinischer Wurzel als Lastarm entstanden ist (Abb. 9.13 a), können die ungünstigen Belastungsverhältnisse durch die Verblockung mit Kronen oder Brücken nur geringfügig verbessert werden. Eine wirksame Verbes-

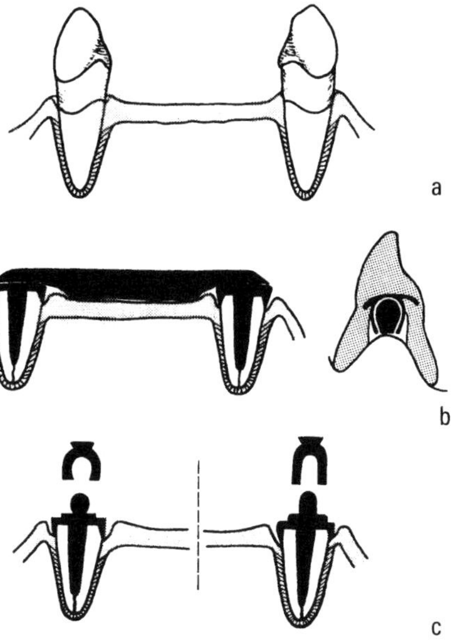

Abb. 9.13: Die Verblockung bei fortgeschrittenem Schwund der marginalen Parodontien
a) ungünstiges Längenverhältnis von klinischer Krone und Wurzel
b) primäre Verblockung durch einen Doldersteg
c) sekundäre Verblockung durch Knopf- und Zylinderanker

serung der Belastungsverhältnisse läßt sich dann nur durch eine Kürzung der Zähne bis auf das Zahnfleischniveau erzielen. Die Verblockung kann danach primär durch einen Steg (Abb. 9.13 b) oder sekundär durch Knopf- oder Zylinderanker erfolgen (Abb. 9.13 c). Voraussetzung für dieses Vorgehen ist, daß der Gesundheitszustand des Patienten das Devitalisieren der Zähne gerechtfertigt erscheinen läßt. Sind nur noch ein oder zwei Zähne vorhanden, so halten wir diese Lösung auch bei günstiger Prognose der totalen Prothese für empfehlenswert, weil die Funktion eines solchen Zahnersatzes besser und die Inkorporation erleichtert ist.

9.6 Durchführung der Behandlung

Die Behandlung beginnt häufig mit der Extraktion von nicht mehr erhaltungswürdigen Zähnen. Die definitive prothetische Versorgung wird dann erst nach Abheilung der Extraktionswunden durchgeführt. Für die endgültige Ausheilung ist ein Zeitraum von etwa einem viertel bis halben Jahr zu veranschlagen. Es ist jedoch zweckmäßig, die endgültige Versorgung schon nach 6-12 Wochen zu beginnen, wenn die verbleibenden Zähne ungünstigen okklusalen Belastungen ausgesetzt sind, die auch durch Immediat- oder Interimsersatz nicht ausreichend kompensiert werden können.

Als Immediat- oder Interimsersatz kommen aus Kostengründen meistens nur Kunststoffprothesen in Betracht. Zur Vermeidung von Schäden am Restgebiß müssen, soweit möglich, Auflageklammern verwendet werden. Außerdem ist die Basis im Bereich der marginalen Parodontien hohl zu schleifen. Weiterhin empfehlen sich häufige Kontrollen, um erforderliche Korrekturen rechtzeitig erkennen zu können. Da bei der Pfeilerpräparation alle okklusalen Kontakte verloren gehen, muß vorher entschieden werden, ob die Kieferrelationen unverändert übernommen werden können oder korrigiert werden müssen. Die bestehende Situation kann übernommen werden, wenn keine auf okklusale Fehler zurückführbaren Schäden bzw. Funktionsstörungen feststellbar sind. Dann eignet sich zur Kieferrelationsbestimmung das Vorgehen nach SINGER-SOSNOWSKI. Dabei wird vor den Pfeilerpräparationen eine Kieferrelationsbestimmung mit Hilfe von Bißschablonen durchgeführt, deren Bißwälle aus Autopolymerisat bestehen und so niedrig sind, daß sie den Zahnreihenschluß nicht behindern.

Auf diese Bißwälle wird plastisches Autopolymerisat aufgetragen, das man bei geschlossenen Zahnreihen erhärten läßt (Abb. 9.14 a). Nach den Pfeilerpräparationen erfolgt die Stumpfabformung mit Hilfe von Kupferringen. Auf den Stumpfmodellen läßt man sich Übertragungskäppchen aus Kunststoff anfertigen, die im Munde bei eingesetzter Bißschablone ebenfalls mit Autopolymerisat okklusal adjustiert werden (Abb. 9.14 b). Danach unterfüttert man die Bißschablone mit Abdruckmaterial, um das Prothesenlager genau abzuformen. Uber die Übertragungskäppchen und die Bißschablone wird dann ein Gipsabdruck genommen (Abb. 9.14 c). Anstelle von Gips wird man heute ein gummielastisches Material, z.B. Impregum®, verwenden. So gewinnt man ein Modell, das sich in der ursprünglichen Situation zum Gegenbiß orientieren läßt.

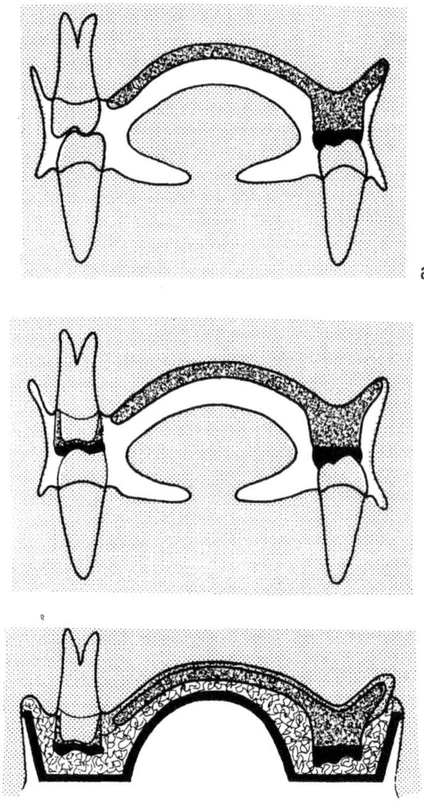

Abb. 9.14: Die biodynamische Funktionsabformung nach SINGER-SOSNOWSKI
a) im Munde vor den Präparationen okklusal adjustierte Bißschablone
b) bei eingesetzter Bißschablone okklusal adjustiertes Übertragungskäppchen
c) Gipsabdruck über Bißschablone und Übertragungskäppchen

Wenn die okklusale Situation nicht übernommen werden kann, muß eine gelenkbezügliche Kieferrelationsbestimmung erfolgen (s. Kap. 5). Sie wird nach Pfeilerpräparation, Abformung und Modellherstellung durchgeführt. Wir bevorzugen dafür eine intraorale Stützstiftregistrierung mit dem Gerber-Set (Abb. 9.15), weil durch den zentralen Stützstift eine gleichmäßige Belastung des Prothesenlagers durch die Bißschablone auf beiden Seiten gewährleistet ist. Die Registrierplatte kann außerdem mit thermoplastischer Abformmasse am Restgebiß so abgestützt werden, daß ähnliche Belastungsverhältnisse wie beim endgültigen Zahnersatz entstehen.

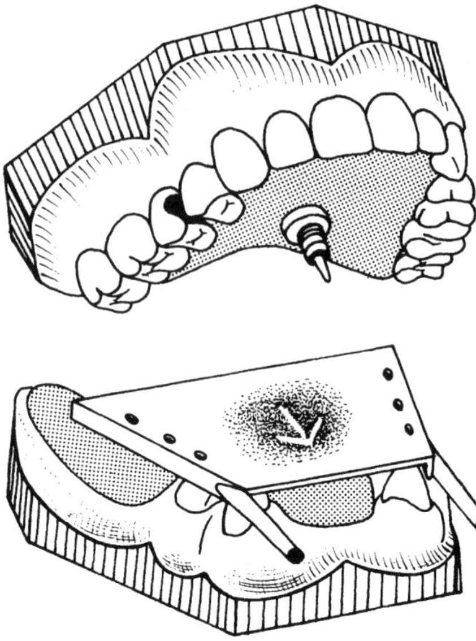

Abb. 9.15: Gerber-Set zur intraoralen Stützstiftregistrierung

Weil zur Aufzeichnung des Pfeilwinkels eine Bißsperre notwendig ist, muß man im Artikulator durch Absenken seines Oberteils die richtige vertikale Relation einstellen.

Dabei kann man sich an der Restbezahnung orientieren oder eine provisorische Krone, die über einen vor der Präparation genommenen Alginatabdruck angefertigt wurde, auf den entsprechenden Modellstumpf aufsetzen.

Die Präparation und Abformung der Pfeiler sowie die provisorische Stumpfversorgung wird heute überwiegend in einer Sitzung durchgeführt. Die Abformung kann mit Ringen oder ringlos durchgeführt werden. Wenn die Modellherstellung und Stumpforientierung mit Sorgfalt durchgeführt werden, läßt sich sowohl der festsitzende als auch der abnehmbare Teil des Zahnersatzes auf diesem Modell allein anfertigen. Nachdem der festsitzende Teil bis auf die Verblendung und das Anlöten der Geschiebe fertiggestellt ist, sollte man sich durch eine Anprobe vergewissern, ob das Modell genau genug ist. Zeigen sich hierbei Fehler, so müssen die nicht passenden Teile abgelötet oder herausgesägt werden. Lag der Fehler nur in einer falschen Stumpfposition im Modell, so können die Einzelteile im Mund mit einem Gipsabdruck in der richtigen Position fixiert werden. Außerdem besteht die Möglichkeit, die einzelnen Teile im Mund mit Autopolymerisat zu fixieren und darüber einen Abdruck mit gummielastischer Masse zu nehmen. In diesen Fällen muß mit einer auf dem neuen Modell angefertigten Registrierschablone erneut eine Kieferrelationsbestimmung durchgeführt werden.

9.6.1 Gestaltung der Okklusion

Bei dem festsitzenden Teil des Zahnersatzes sollte die Okklusion nach den Richtlinien der Brückenprothetik gestaltet werden. Wenn bei okklusalen Unstimmigkeiten eine prothetische Versorgung sowohl im Oberkiefer als auch im Unterkiefer notwendig ist, empfiehlt es sich, diese gleichzeitig durchzuführen. Nur so ist es möglich, die Okklusalflächen funktionsgerecht zu gestalten. Für die Okklusion im Bereich von Freiendsätteln gelten die in Abschnitt 7.6 ausführlich erläuterten Gesetzmäßigkeiten.

9.6.2 Eingliederung des Zahnersatzes

Nach Fertigstellung des Zahnersatzes muß im Munde die Paßgenauigkeit, insbesondere auch die Okklusion, überprüft und erforderlichenfalls korrigiert werden. Es empfiehlt sich, den Zahnersatz mit provisorisch befestigtem festsitzenden Teil für einige Tage tragen zu lassen. Zur provisorischen Befestigung eignen sich besonders gut Kalziumhydroxydpräparate. Der Patient muß mit dem Einsetzen und Herausnehmen des abnehmbaren Teiles vertraut gemacht werden. Die Stumpfprovisorien sollte man noch bis zur definitiven Befestigung aufheben. Es kommt durchaus vor, daß ein Patient mit der Form und Farbe des Zahnersatzes nicht einverstanden ist, so daß im Laboratorium noch Änderungen durchgeführt werden müssen. Wenn sich der Patient an den Ersatz gewöhnt hat und Korrekturen nicht mehr erforderlich sind, ist der Zeitpunkt für das Einzementieren des festsitzenden Teiles gekommen. Damit dabei keine Fehler unterlaufen, sollte der abnehmbare Teil mit dem festsitzenden gleichzeitig eingesetzt werden. Um zu verhindern, daß Zement in die Geschiebe gerät, bestreicht man die Teile vorher reichlich mit Vaseline.

9.6.3 Nachsorge

Um Schäden zu verhüten, sollte man den Patienten empfehlen, zumindestens zweimal im Jahr zur Nachkontrolle zu erscheinen. Wurde der Zahnersatz relativ früh nach Extraktion der Zähne eingegliedert, ist im ersten halben Jahr sogar eine monatliche Kontrolle anzuraten. Wenn durch Veränderungen des Alveolarfortsatzes die Basis des abnehmbaren Teiles nicht mehr ausreichend genau paßt, muß sie unterfüttert werden. Das kann direkt mit Autopolymerisat erfolgen. Die Prothesenbasis wird dafür gesäubert und oberflächlich abgefräst. Dann fettet man die Geschiebeteile ein, bringt Autopolymerisat auf und wartet ab, bis dieses ein plastisches Stadium erreicht hat. Nach dem Einsetzen muß durch Kieferschluß der überschüssige Kunststoff herausgepreßt werden. Die endgültige Erhärtung des Kunststoffes sollte nicht im Munde erfolgen, weil sonst Kunststoff in untersichgehenden Stellen erhärten und dadurch das Herausnehmen der Prothese unmöglich machen könnte. Außerdem ist für die Schleimhaut ein Dauerkontakt mit dem abbindenden Kunststoff wenig zuträglich. Deshalb wird die Prothese nach Kontrolle der Okklusion sofort wieder herausgenommen. Nach der Erhärtung, die möglichst in einem Drucktopf erfolgen sollte, ist ein Ausarbeiten und Polieren erforderlich. Da Autopolymerisate gegenüber der Schleimhaut manchmal weniger verträglich sind als Heißpolymerisate, bevorzugen wir die Unterfütterung im indirekten Verfahren. Die Prothese wird dazu mit einem Abformmaterial, z.B. auf der Basis des Zinkoxyd-Eugenols, bestrichen und eingesetzt. Die Abbindung des Abformmaterials muß bei geschlossenen Zahnreihen erfolgen. Da die Umarbeitung in einem zahntechnischen Laboratorium vorgenommen wird, muß der Patient bei der indirekten Unterfütterung für etwa einen Tag auf den herausnehmbaren Teil seines Zahnersatzes verzichten.

10
Totaler Zahnersatz

Der Verlust der letzten Zähne führt nicht nur zur einschneidenden Verschlechterung der Funktion des Kauorgans, sondern auch zu entstellenden Veränderungen des Aussehens. Das betrifft einmal den zahnlosen Mund beim Sprechen und Lachen, zum anderen die Proportionen des gesamten Gesichts. Die fehlende Abstützung der Lippen durch die Zahnreihen und die Annäherung des Unterkiefers an den Oberkiefer (Bißsenkung) führen zu einem Einfallen von Ober- und Unterlippe. Das Lippenrot wird schmal und kann fast völlig verschwinden. Gleichzeitig entsteht eine starke Labiomental- und Nasolabial-falte. Diese Veränderungen mit der Verkürzung der unteren Gesichtspartie und dem durch die Bißsenkung zwangsläufig erfolgenden Vorschub des Unterkiefers - wodurch der eingefallene Mund noch deutlicher wird - bedingen die Vergreisung eines Gesichtes mit völlig verändertem Ausdruck. Auf der Abb. 10.1 ist das deutlich zu erkennen, wenn man die jeweils unteren Gesichtshälften zunächst abdeckt. Die oberen Gesichtshälften sind identisch gezeichnet. Lediglich die die beschriebenen Änderungen im Bereich der unteren Gesichtshälften führen zum Anschein der Vergreisung.

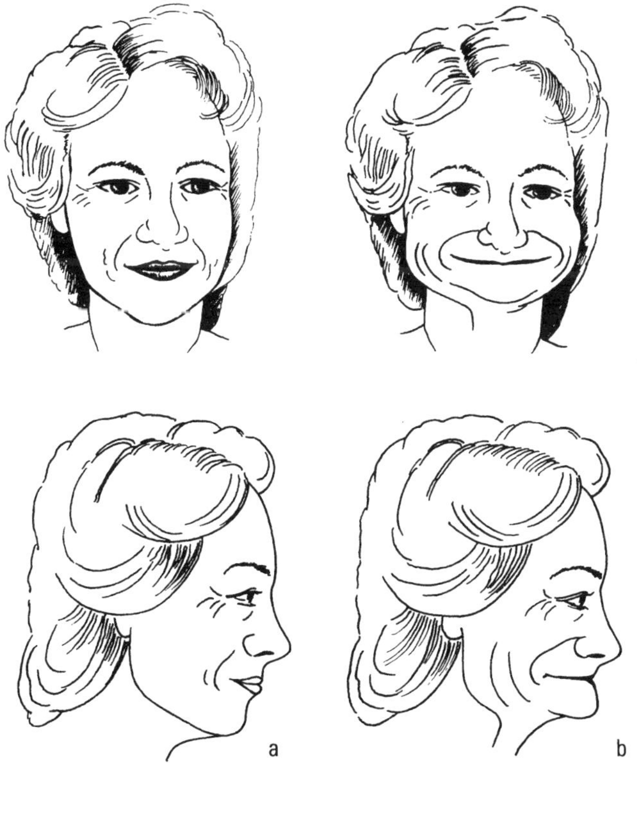

Abb. 10.1: Zeichnerische Darstellung der Vergreisung eines Gesichtes nach totalem Zahnverlust
a) jugendlich wirkendes Frauengesicht
b) greisenhafter Ausdruck nach Veränderung des Untergesichts

10.1 Anatomische Grundlagen

Die Form des totalen Zahnersatzes wird nicht nur durch das knöcherne Prothesenlager, sondern auch weitgehend durch die Wände der Mundhöhle einschließlich der Muskulatur bestimmt. Kenntnisse über Anatomie und Funktion dieser Strukturen gehören daher zu den Voraussetzungen für die Eingliederung funktionstüchtiger Prothesen.

Als Kieferkamm bezeichnet man den mit fest verwachsener Schleimhaut (Kammhaut) bedeckten Processus alveolaris. Sein Verlauf zeigt im Oberkiefer meistens die Form einer Halbellipse, seltener die prothetisch ungünstigere V- oder Dreiecksform, und im Unterkiefer etwa die Form einer Parabel (Abb. 10.2).

Je nach ursprünglicher Situation und je nach Ausmaß des Knochenabbaues ist der Kieferkamm unterschiedlich stark ausgeprägt. Die Involution kann den ganzen Alveolarfortsatz oder auch nur Teile davon erfassen. Mit zunehmendem Knochenabbau kommt es im Oberkiefer zu einer Verkleinerung des Kammbogens, im Unterkiefer dagegen zur Vergrößerung des transversalen Abstandes zwischen den Kieferkämmen beider Seiten. Aus diesem Grunde stehen sich obere und untere Kieferkämme meistens nicht direkt gegenüber. Die interalveoläre Verbindungslinie bildet mit der Kauebene dann einen Winkel, der kleiner als 90° ist (Abb. 10.3).

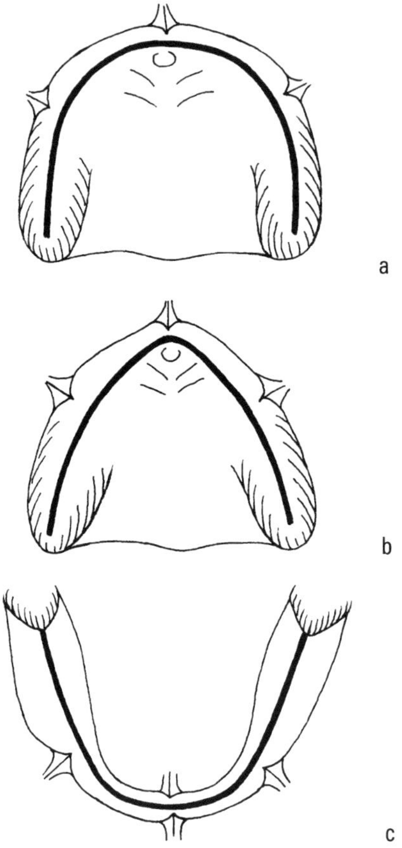

Abb. 10.2: Verlaufsformen zahnloser Kieferkämme
a) Halbellipse im Oberkiefer
b) Dreiecksform im Oberkiefer
c) Parabel im Unterkiefer

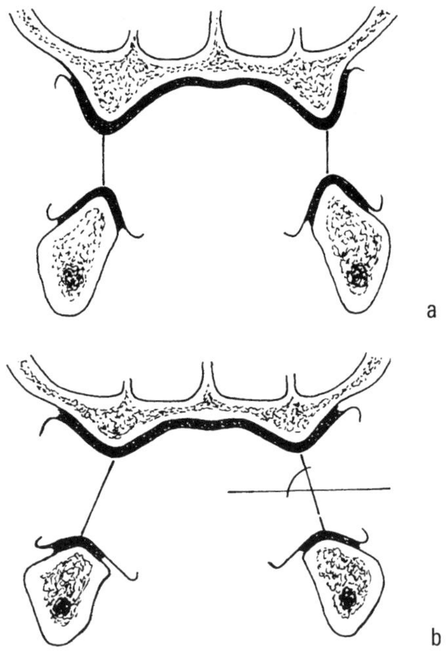

Abb. 10.3: Die interalveoläre Verbindungslinie
a) bei wenig atrophierten Alveolarfortsätzen
b) bei stark atrophierten Alvenlarfortsätzen

Infolge ungünstiger Belastungsverhältnisse durch Prothesen kann es stellenweise, häufiger im frontalen als im seitlichen Abschnitt des Kieferkammes, zum Umbau von Knochen zu Bindegewebe kommen, das dann als verschieblicher Wulst auf dem Alveolarfortsatz liegt. Diesen verschieblichen Wulst bezeichnet man als Schlotterkamm.

Das Vestibulum oris wird durch die Schleimhaut von Lippe und Wange sowie nach oral hin nur noch durch die faziale Wand der Alveolarfortsätze begrenzt. An der knöchernen Wand findet sich der Übergang der fest verwachsenen zur beweglichen Schleimhaut (Grenzhaut). In der Medianen bildet die bewegliche Schleimhaut das Lippenbändchen (Frenulum labiale), in der Region der Prämolaren die Wangenbändchen. Bei starkem Knochenschwund beginnt der Ansatz dieser Schleimhautduplikaturen häufig schon in Kammhöhe. Besonders die Frenula buccalia können stark ausgeprägt sein. Man findet in seiner Region in zahlreichen Fällen auch zusätzliche Bändchen.

Die bewegliche Schleimhaut zieht vom Alveolarfortsatz im Bogen zur Schleimhaut von Lippe und Wange und bildet dadurch die sogenannte Umschlagfalte. Die Bewegung der Schleimhaut mit ihren Frenula wird durch die Funktion der im Bereich von Lippen und Wangen liegenden mimischen Muskulatur bestimmt. Infolge der Zugrichtung dieser Muskeln werden Lippe und Wange im wesentlichen tangential zum Kieferkamm bewegt, wobei sich das Vestibulum nicht oder nur geringfügig öffnet. Wegen des Bewegungsausschlags der Frenula muß deren Ansatzgebiet am Kieferkamm im Prothesenrand ausgespart bleiben.

Die muskuläre Grundlage der Lippe wird vom M. orbicularis oris, die der Wange vom M. buccinator gebildet. Die Fasern beider Muskeln durchkreuzen sich im Bereich einer kleinen Sehnenplatte neben den Mundwinkeln. Hierhin zieht auch der M. depressor anguli oris, M. risorius, M. zygomaticus major et levator anguli oris (Abb. 10.4). Dieser Wangenmuskelknoten wird auch als Modiolus bezeichnet. Die Muskeldynamik in diesem Bereich muß bei der Aufstellung der unteren Totalprothese berücksichtigt werden.

Von den mimischen Muskeln verdienen weiterhin die oberen und unteren Mm. incisivi prothetisches Interesse. Sie verlau-

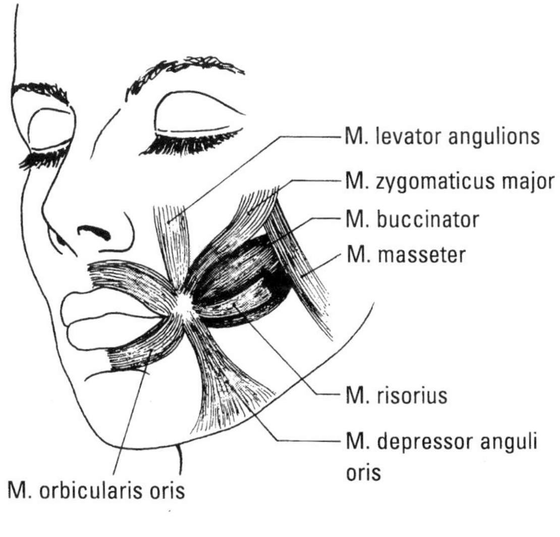

Abb. 10.4: Am Modiolus beteiligte Wangenmuskulatur

fen an der Oralseite des M. orbicularis oris in Richtung des Wangenmuskelknotens. Der obere, in seiner Größe sehr variable M. incisivus entspringt in Höhe der Umschlagfalte an der Alveolenwand des lateralen Schneidezahnes, der untere etwas seitlich im Eckzahnbereich des unteren Alveolarfortsatzes. Die Muskelfasern verflechten sich mit denen des M. orbicularis oris und des M. buccinator. Bei Schwund der frontalen Alveolarfortsätze geraten sie mit den Prothesenrändern in Kontakt. Das gilt ebenfalls für den M. mentalis, der medial und zum Teil kaudal vom M. incisivus inferior entspringt und zum Kinn zieht.

10.1.1 Oberkiefer

Der dorsale Abschnitt des oberen Kieferkammes etwa ab der Region des zweiten Molaren wird als Tuber maxillare bezeichnet, der dorsale Abschnitt des Vestibulums entsprechend als Tuberwangenspalt oder paratubärer Raum. Die vordere Begrenzung des paratubären Vestibulums wird durch die Crista zygomatico-alveolaris gebildet, die im Bereich des ersten Molaren auf den Processus alveolaris stößt (Abb. 10.5), so daß hier die knöcherne Wand des Vestibulums regelmäßig von außen oben nach unten innen verläuft. In der paratubären Region neigt sich die faziale Wand des Tubers wieder mehr vertikal oder sogar nach innen oben, so daß unter Betrachtung beider Seiten unterschnittige Gebiete entstehen können (s. auch Abb. 10.18). Der Übergang der festverwachsenen zur beweglichen Schleimhaut verlagert sich paratubär hoch in den Fornix vestibuli. Die bewegliche Schleimhaut ist weniger mit lockerem Bindegewebe unterlegt als im vorderen Vestibulum. Außerdem bewegt sich in der lateralen Wand des hinteren Abschnitts der paratubaren Region der Vorderrand des Processus muscularis mandibulae nach vorn und medial. Beim Öffnen des Mundes kann dadurch die Wangenschleimhaut im hintersten Abschnitt nach lateral gezogen werden und dadurch ein individuell unterschiedlich breiter Raum entstehen. Bei Laterotrusion dagegen verengt der Processus muscularis diesen Raum auf der Balanceseite.

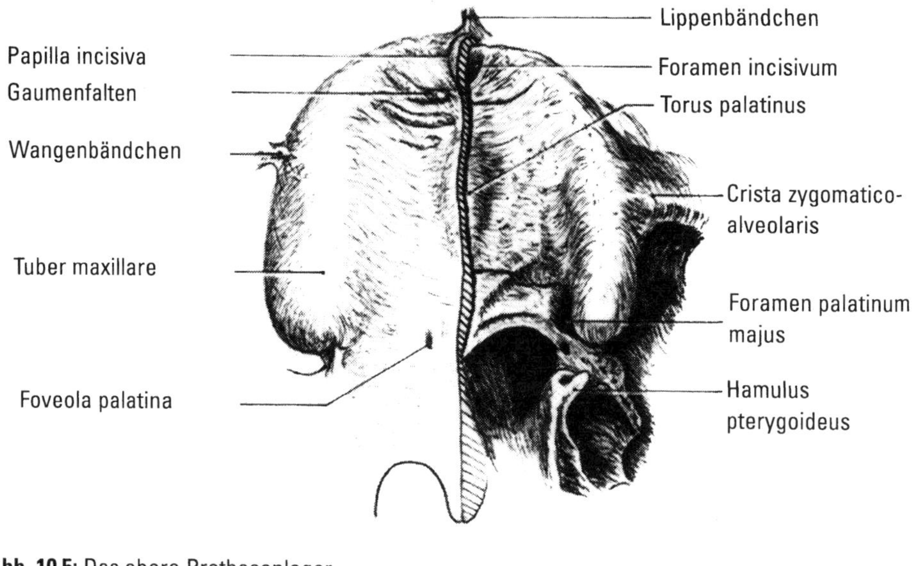

Abb. 10.5: Das obere Prothesenlager

Hinter dem Tuber maxillare wird der Tuberwangenraum etwas medial von der Verlängerung der Kammlinie häufig deutlich durch eine Schleimhautfalte abgegrenzt (Abb. 10.5), die beim Mundöffnen durch Anspannen der Schleimhaut hervorgerufen wird. Diese Falte überspannt den knöchernen Sulcus zwischen Maxilla und Processus pterygoideus, dessen Boden durch die Pars pyramidalis des Gaumenbeins gebildet wird. Im Bereich dieses Sulcus muß der Prothesenrand verlaufen.

Man unterscheidet den harten vom weichen Gaumen. Der harte Gaumen ist etwa in den vorderen zwei Dritteln von der Maxilla, im hinteren Drittel vom Gaumenbein knöchern unterlegt. Im Bereich der Sutura mediana findet sich eine häufig ausgeprägte Auftreibung des Knochens, der Torus palatinus (Abb. 10.5). Seine Form variiert zwischen spindelförmig hoch und breitflächig flach.

Die Schleimhaut des harten Gaumens zeigt unterschiedliche Resilienz (Abb. 10.6). In den seitlichen Partien ist sie meistens infolge Einlagerung von Drüsen und Fett nachgiebiger als die Kammhaut. Der Torus palatinus ist dagegen nur mit dünner Schleimhaut bedeckt. Diese weist daher hier die geringste Resilienz auf. Von topographischem Interesse ist die Papilla incisiva. Als Schleimhautverdickung liegt sie über dem Foramen incisivum. Hinter ihr befinden sich auf jeder Seite zwei bis drei transversale Gaumenfalten.

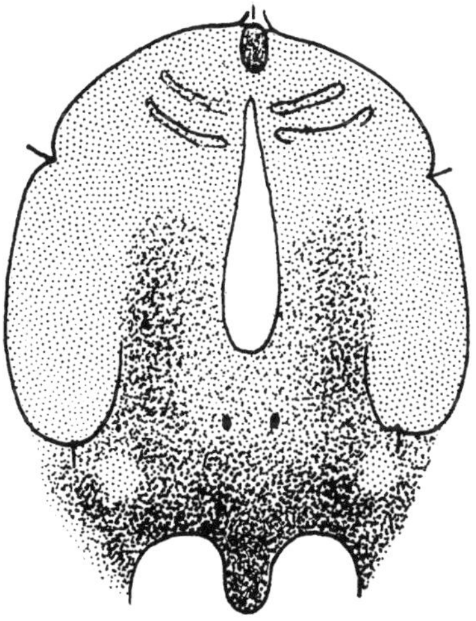

Abb. 10.6: Unterschiedlich resiliente Schleimhautzonen

Der weiche Gaumen setzt als Aponeurose an der Crista marginalis des Gaumenbeines an. Bis in seine Mitte strahlen von schräg oben her der M. levator veli palatini, von lateral her der M. tensor veli palatini ein. Letzterer läuft mit platter Sehne durch den Sulcus hamuli pterygoidei. Der Hamulus ist dorsal medial des Tuber maxillare im weichen Gaumen tastbar. Weiterhin wird das Gaumensegel vom M. palatoglossus, dem M. glossopharyngeus und dem M. uvulae bewegt.

Der Verlauf der Grenze zwischen hartem und weichem Gaumen hängt von der Form der Crista marginalis der Gaumenbeine ab, die bogenförmig verläuft und in der Medianen die Spina nasalis posterior bildet. Ist der Bogen flach, so fällt der Hinterrand des knöchernen Gaumens etwa mit der transversalen Verbindungslinie des dorsalen Endes beider Tubera maxillaria zusammen (Abb. 10.7 a). Bei ausgeprägter Spina nasalis posterior entsteht auf jeder Kieferseite ein nach vorn gewölbter Bogen (Abb. 10.7 b).

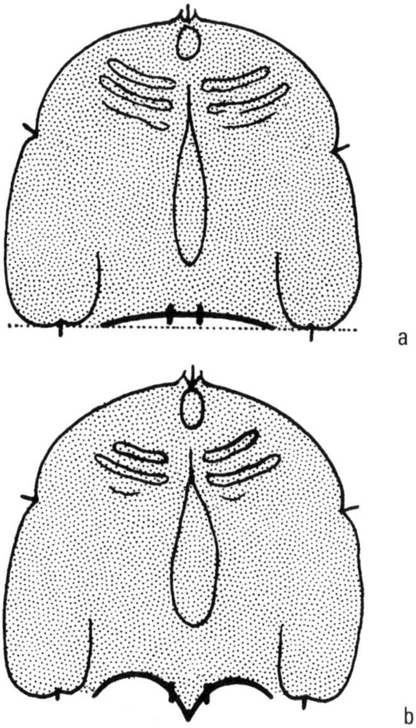

Abb. 10.7: Grenze zwischen hartem und weichem Gaumen
a) bei flachem Bogen der Crista marginalis der Gaumenbeine
b) bei ausgeprägter Spina nasalis posterior

Ohne Bewegung des Gaumensegels ist der Übergang von der Schleimhaut des harten zu der des weichen Gaumens nicht sichtbar. Als Anhaltspunkte für den Übergang dienen die Foveolae palatinae. Diese befinden sich lateral der Spina nasalis posterior als trichterförmige Einziehungen der Schleimhaut. Auch im Bereich der Spina selbst kann die Schleimhaut eingezogen wirken. Zur Darstellung der Grenze zwischen verwachsener und beweglicher Schleimhaut dient die aktive oder passive Bewegung des Gaumensegels. Beim Ah-Sagen hebt sich der weiche Gaumen aktiv. Die dabei sichtbare Beweglichkeitsgrenze wird Ah-Linie genannt. Deutlicher zeigt sich die Grenze beim Versuch, Luft durch die zugehaltene Nase zu blasen. Dabei wird das Gaumensegel passiv nach unten geklappt. Diese sogenannte Nasenblaslinie liegt etwas rostral von der Ah-Linie und wird von der Prothese um ca. 2-3 mm nach dorsal überschritten.

10.1.2 Unterkiefer

Der untere Kieferkamm wird dorsal vom bindegewebigen Tuberkulum alveolare mandibulae abgeschlossen, das in birnenförmiger Gestalt mit der Spitze nach vorn in der Region des Weisheitszahnes liegt. Das Tuberkulum kann von derber oder weicher Konsistenz sein; häufig geht ein derber rostraler Anteil in einen weichen dorsalen über. Im weichen Tuberkulum zieht die Raphe pterygo-mandibularis nach kranial und geringfügig medial zum Processus pterygoideus und bildet dadurch die gleichnamige Schleimhautfalte, die Plica pterygo-mandibularis.

Die Umschlagfalte des unteren Vestibulums ist aufgrund der nach unten außen verlaufenden Außenwand des Alveolarfortsatzes und Unterkieferkörpers zum großen Teil knöchern unterlegt. In der Region des ersten Molaren verbreitert sich das Vestibulum häufig zur sogenannten Buccinatortasche. Eine weitere, gelegentlich auftretende Besonderheit des unteren Vestibulums ist der von Kemeny beschriebene Tuberkulum-Masseter-Spalt (Abb. 10.8). Er findet sich als Einbuchtung mit knöcherner Unterlage lateral vom Tuberkulum alveolare. In der Außenwand des Vestibulums liegt hier der Vorderrand des M. masseter.

Der Mundboden läßt sich in einen sublingualen und einen paralingualen Bereich unterteilen. Der sublinguale Bereich des Mundbodens (Abb. 10.8) wird median durch das Zungenbändchen unterteilt, das gegenüber dem Lippenbändchen am Kieferkamm ansetzt. Unmittelbar beiderseits

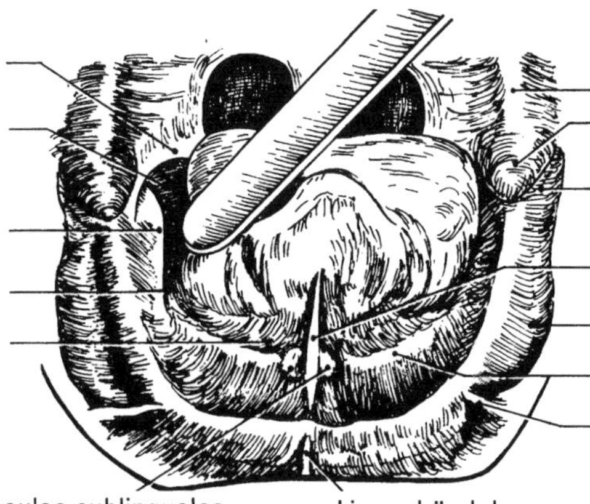

Abb. 10.8: Das untere Prothesenlager

des Zungenbändchens liegen die Anführungsgänge der Submandibular- und Sublingualdrüse als Carunculae sublinguales. Von diesen aus ziehen die Plicae sublinguales nach lateral dorsal. Diese Sublingualfalten, in denen der Ductus submandibularis verläuft, können den Alveolarfortsatz an Höhe überragen, können aber auch sehr wenig ausgeprägt sein.

In der Medianen zieht der M. genioglossus unter der sublingualen Mundbodenschleimhaut von der Spina m. genioglossi in die Zunge. Bei starker Alveolarkammatrophie ist die Spina m. genioglossi hinter dem Kamm tastbar und kann ihn sogar überragen (Abb. 10.9). In der Eckzahnregion des Mundbodens findet man gelegentlich eine rundliche Auftreibung an der

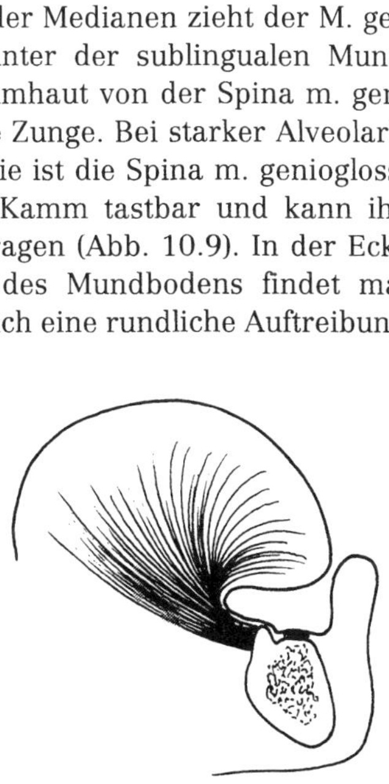

Abb. 10.9: Hochstehende Spina m. genioglossi

Oralfläche des Kiefers, den Torus mandibularis.

Der sublinguale Mundboden verschmälert sich nach dorsal zu zum paralingualen Sulcus alveolo-lingualis etwa ab der Region des ersten Molaren. Anstelle eines Sulcus kann die Schleimhaut in Fortsetzung der Plica sublingualis aber auch nach kranial aufgewölbt sein. Etwa ab der Spitze des Tuberkulum alveolare vertieft sich der paralinguale Mundboden nach dorsal zur sogenannten retromolaren Region, die bis in die untere seitliche Region des weichen Gaumens reicht.

Der Sulcus alveolo-lingualis wird medial von der Zunge und lateral vom Kieferkamm sowie vom M. mylohyoideus begrenzt. Der M. mylohyoideus entspringt entlang der Linea mylohyoidea, die beim zahnlosen Unterkiefer paralingual meistens als deutliche Crista ausgeprägt ist. Er setzt an der Raphe mediana und mit seinem hinteren Teil am Zungenbein an. In der Funktion hebt er den Mundboden und verändert dadurch die Form des Sulcus alveolo-lingualis. Dessen größte Formveränderung erfolgt jedoch durch die Bewegung der Zunge gegen die Wange der kontralateralen Seite, weil die bewegliche Schleimhaut dabei zur Seite und nach oben mitgezogen wird. Bei kleinflächiger Schleimhautauskleidung und atrophiertem Kieferkamm verschwindet der Sulcus vollständig.

Als retromolare Region des Mundbodens bezeichnet man die dorsal des Bereiches der Tuberkulumspitze gelegene Schleimhauttasche. Die hier am Unterkiefer entspringenden Muskeln sind auf Abb. 10.10 dargestellt. Die mediale Wand wird von der Zunge, insbesondere durch den vertikal ziehenden M. hyoglossus gebildet. Die muskuläre laterale Wand stellt der M. mylohyoideus, dessen Ursprung bis etwa 10 mm hinter die Tuberkulumspitze bogenförmig nach oben und lateral unter das Tuberkulum zieht. Etwa 5-10 mm vor der Tuberkulumspitze nach dorsal zu setzen die Fasern des M. mylohyoideus am Zungenbeinkörper an (JÜDE). Durch diesen mehr transversal gestellten Ansatz verlaufen sie auch im Kontraktionszustand nach dorsal zunehmend steiler nach unten. Zwischen Crista mylohyoidea und der Basis des Tuberkulums entspringt in der Region des vorderen Tuberkulumanteils der M. myloglossus (JÜDE). Er zieht in dorsal konvexem Bogen zur Zungenwurzel, wo er zusammen mit dem M. palatoglossus in das transversale Fasersystem der Zunge eingeht. Gelegentlich bildet der Muskel eine deutliche Schleimhautfalte, die Plica myloglossa. In Verlängerung des Ursprungs vom M. myloglossus entspringt noch oberhalb des Ursprungs des M. mylohyoideus die Pars mylopharyngea des oberen Schlundschnürers (Abb. 10.10).

Form und Größe der retromolaren Region werden durch die Bewegungen der Schleimhaut aufgrund von Zungenbewegungen oder Kontraktionen von M. mylohyoideus, M. myloglossus und M. palatoglossus bestimmt, welche eine vertikale und sagittale Verkürzung der Schleimhauttasche hervorrufen. Zungenbewegungen nach vorn und zur Seite führen bei kleinflächiger Schleimhautauskleidung dieses Recessus zu dessen völligem Verschwinden. Auch können Teile der Glandula submandibularis, die den Hinterrand des M. mylohyoideus umschlingen und auf diesem Muskel liegen, eine Verkleinerung des

Abb. 10.10: Die Muskulatur der retromolaren Region

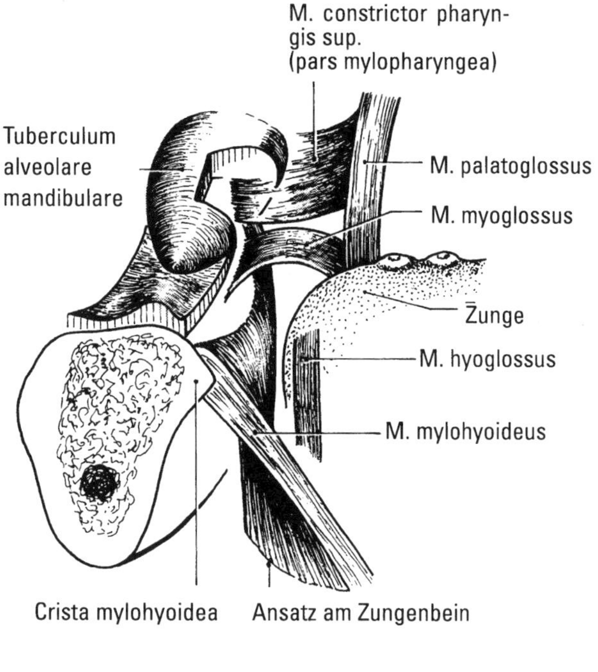

retromolaren Raumes bewirken. Bei großflächigen Schleimhautwänden bleibt meistens auch in der Funktion eine tiefe Tasche dorsal kaudal des Tuberkulum alveolare bestehen. Dort läßt sich dann die Schleimhaut nach lateral gegen den M. mylohyoideus verdrängen, so daß unter Betrachtung beider Seiten Unterschnitte entstehen, in die dann Prothesenteile einrasten können. (s. Abb. 10.19).

10.2 Halt von Zahnersatz am zahnlosen Kiefer

Bei der prothetischen Versorgung zahnloser Kiefer besteht die Problematik hauptsächlich darin, dem Zahnersatz einen für die Funktion ausreichend festen Sitz auf dem Kiefer zu geben. Es ist heute aufgrund der Fortschritte in der Totalprothetik zwar möglich, in den meisten Fällen funktionstüchtigen Zahnersatz einzugliedern; im Einzelfall können aber noch erhebliche Schwierigkeiten bestehen. Deshalb befaßt man sich zur Zeit neben chirurgischen Verfahren zur Verbesserung des Prothesenlagers erneut mit der Insertion von zahnärztlichen Implantaten in den Kiefer, an denen Zahnersatz - ähnlich wie an natürlichen Zähnen - befestigt werden kann. Die früher empfohlene Anwendung von Magneten zur Verbesserung des Prothesenhaltes hat sich nicht durchsetzen können. Die in sehr ungünstigen Fällen vereinzelt verwendeten Gebißfedern werden heute außer in der Defektprothetik nicht mehr angewandt. Normalerweise kann der Prothesenhalt ohne solche Hilfsmittel auf dreierlei Art zustande kommen: durch Saugeffekt, durch Prothesenteile, die in Unterschnitte einrasten, und durch muskelfunktionsgerechte Gestaltung der Prothesenaußenflächen.

10.2.1 Saugeffekt

Für das Zustandekommen des Saugeffektes bei totalen Prothesen werden Adhäsions-, Kohäsions- und Kapillarkräfte sowie der atmosphärische Druck diskutiert. Zwischen Prothese und Prothesenlager besteht ein mit Speichel gefüllter Spalt, wobei Adhäsionskräfte an den Grenzflächen Prothese-Speichel und Speichel-Schleimhaut und Kohäsionskräfte innerhalb des Speichels gemeinsam mit Kapillarkräften wirksam werden. Welches Ausmaß solche Kräfte besitzen können, zeigt sich, wenn man zwei angefeuchtete Glasplatten aufeinander drückt. Sie lassen sich dann durch senkrechten Zug nur noch schwer voneinander trennen.

Die Wirkung des atmosphärischen Druckes läßt sich an einem Saugnapf demonstrieren (Abb. 10.11). Er haftet an jeder glatten Oberfläche, gegen die man ihn drückt. Im Prinzip kommt das Haften dadurch zustande, daß sich unter dem Napf nach dem Andrücken ein Hohlraum mit einem geringerem als dem atmosphärischem Druck bildet. Diese Druckdifferenz entsteht, weil die Ränder des Saugnapfes beim Andrücken aus ihrer Ruheposition heraus deformiert werden und aufgrund ihrer Elastizität die Tendenz haben, wieder in die Ausgangslage zurückzukehren. Solange sie in luftdichtem Kontakt mit der Unterlage bleiben, nimmt beim Ziehen an dem Napf die Haftkraft infolge der Vergrößerung des Hohlraumes unter dem Napf und damit der Vergrößerung der Druckdifferenz zu.

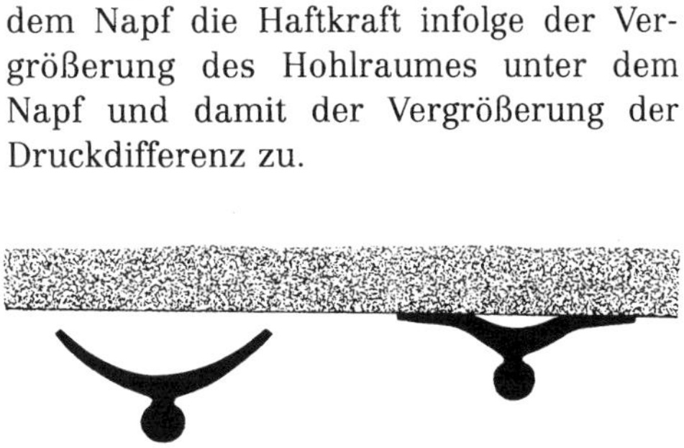

Abb. 10.11: Saugnapf vor und nach dem Andrücken

Vergleicht man das Beispiel der zwei Glasplatten mit der Situation einer Prothese auf dem zahnlosen Kiefer, so kann man feststellen, daß nur die Prothesenbasis, nicht aber die Schleimhaut aus starrem Material besteht. Wie auch die praktische Erfahrung zeigt, reichen infolge dieses Unterschiedes Adhäsions-, Kohäsions- und Kapillarkräfte allein für den Prothesenhalt nicht aus. Ein befriedigender Sitz kommt erst dann zustande, wenn durch den Rand der Prothese - ähnlich wie beim Saugnapf - ein luftdichter Abschluß erzielt wird, so daß beim Einwirken abziehender Kräfte unter der Prothese ein Unterdruck entsteht. Beim Saugnapf ist dieser Effekt durch die Elastizität seines Randes bedingt. Bei totalen Prothesen kommt eine Umkehrung dieses Prinzips zur Anwendung. Der Prothesenrand aus starrem Material wird so gestaltet, daß er etwas über die Grenze zwischen fester und beweglicher Schleimhaut hinausreicht und dabei die bewegliche Schleimhaut leicht aus ihrer Ruhelage verdrängt. Dadurch liegt die Schleimhaut dem Prothesenrand mit geringer Spannung an und bewirkt so wie beim Saugnapf einen luftdichten Abschluß, der als Innenventil (KANTOROWICZ) bezeichnet wird (Abb. 10.12). Wenn abziehende Kräfte auf die Prothese einwirken und diese sich dabei etwas vom Kiefer entfernt, behält die aus ihrer Ruheposition verdrängte Schleimhaut trotzdem Kontakt mit dem Prothesenrand, weil sie dabei in ihre Ausgangsstellung zurückkehrt. Die Verdrängung der Schleimhaut aus ihrer Ruheposition ist allerdings nur in geringem Ausmaß und mit glatten halbrunden Prothesenrändern möglich, da sonst Gewebeschäden entstehen würden.

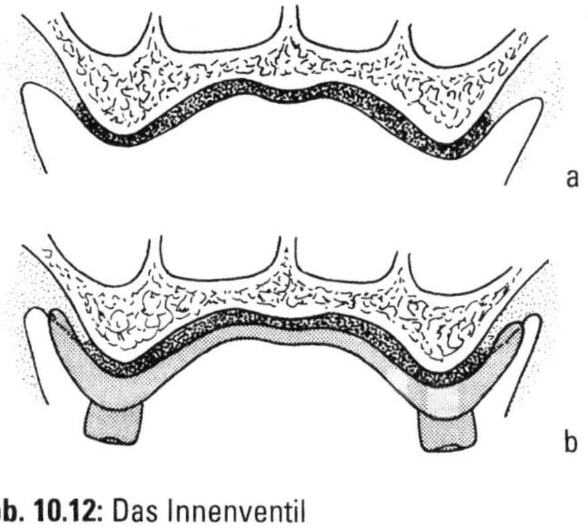

Abb. 10.12: Das Innenventil
a) bewegliche Schleimhaut in Ruhelage
b) durch den Prothesenrand aus der Ruhelage verdrängte Schleimhaut

Außer dem Innenventil kann der luftdichte Abschluß am Prothesenrand auch durch ein Außenventil (KANTOROWICZ) zustande kommen. Letzteres entsteht durch breitflächigen Kontakt der Prothesenränder mit der Schleimhaut von Wangen und Lippen (Abb. 10.13). Man ist auf die Wirkung des Außenventils angewiesen, wenn sich kein Innenventil anbringen läßt. Das ist im Oberkiefer bei ungünstigen anatomischen Verhältnissen und im Unterkiefer häufig im bukkalen Anteil des Vestibulum oris der Fall. Ob man im Oberkiefer paratubär vom Außenventil Gebrauch machen kann, hängt im Einzelfall vom Ausmaß der funktionell bedingten Verengung dieser Region durch den Processus muscularis ab. Das Außenventil wirkt weniger zuverlässig als das Innenventil, weil Wangen und Lippen dem Prothesenrand nur mit geringer Spannung anliegen.

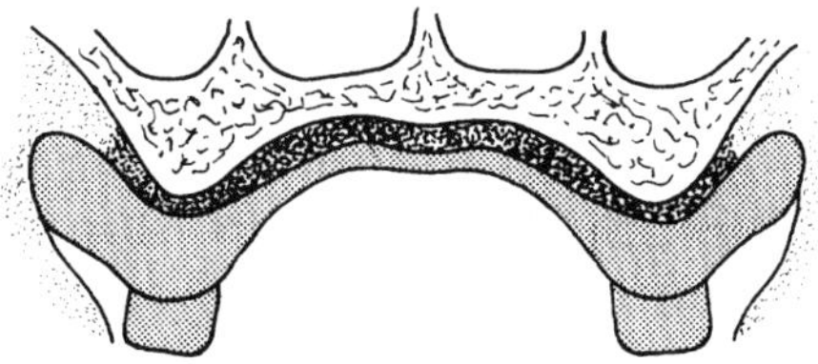

Abb. 10.13: Zur Bildung eines Außenventils paratubär verbreiterte Prothesenränder

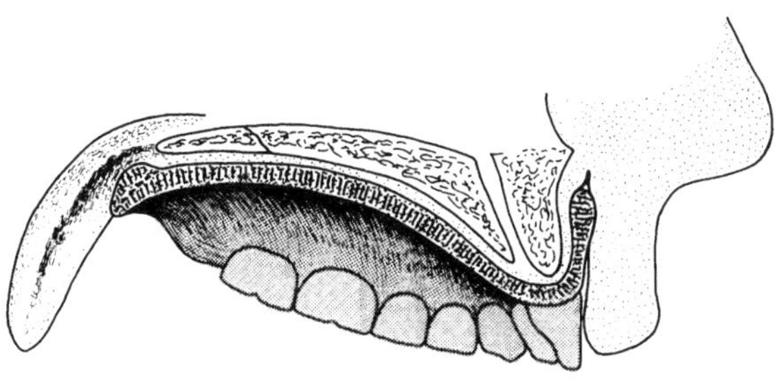

Abb. 10.14: Ventilrand am Übergang vom harten zum weichen Gaumen

Der dorsale Rand der oberen Totalprothese ist ebenfalls als Ventilrand zu gestalten. Wie die vestibulären Ränder muß er dazu die Schleimhaut etwas aus ihrer Ruhelage verdrängen. Das läßt sich am besten erreichen, wenn der Prothesenrand ca. 2-3 mm auf den weichen Gaumen ausgedehnt und mit einem ca. 1,5 mm hohen und 2-3 mm breiten Wulst versehen wird (Abb. 10.14).

Zur weiteren Verbesserung des Saugeffektes wurde das Anbringen von zusätzlichen Wülsten oder kantigen Leisten (Radierungen) im Bereich des harten Gaumens angegeben (Abb. 10.15). Die früher häufig verwendeten Gummisauger oder Saugkammern können wegen der damit verbundenen chronischen Gewebsirritation heute nicht mehr empfohlen werden.

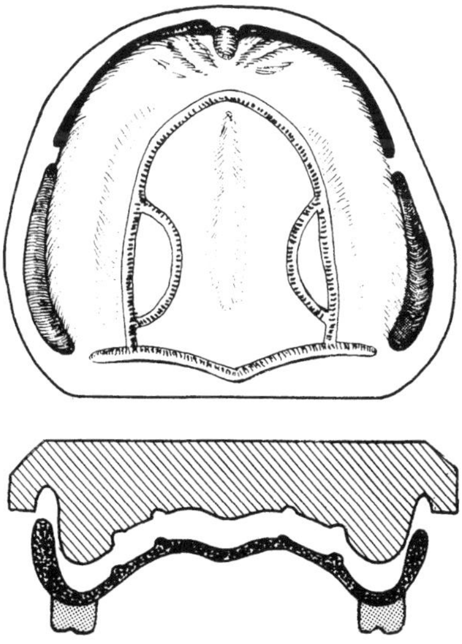

Abb. 10.15: Frankfurter Radierung

Für einen in der Funktion ausreichenden Prothesenhalt muß zusätzlich zum Saugeffekt dafür gesorgt werden, daß die Prothese gleichmäßig in das Prothesenlager einsinken kann. Da die Schleimhaut des Prothesenlagers unterschiedlich dick ist, legt man zu diesem Zweck die Prothesenbasis an Stellen mit dünner Schleimhautbedeckung hohl. Wenn zum Beispiel die Prothesenbasis im Bereich des Torus palatinus mit seiner zumeist sehr dünnen Schleimhautbedeckung nicht hohl liegt, kommt es bei Belastungen der einen Zahnreihe zu einem Abhebeln des gegenüberliegenden Prothesenrandes. In ungünstigen Fällen geht dabei der Kontakt mit der beweglichen Schleimhaut und damit der Prothesenhalt verloren (Abb. 10.16 a).

Nach Hohllegen über der Gaumenmitte kommt es dagegen bei einseitiger Belastung nicht mehr zum Abhebeln des Prothesenrandes der gegenüberliegenden Seite (Abb. 10.16 b). Die Prothese sinkt außerdem gleichmäßiger ein, wodurch ihre Belastungsfähigkeit erhöht wird.

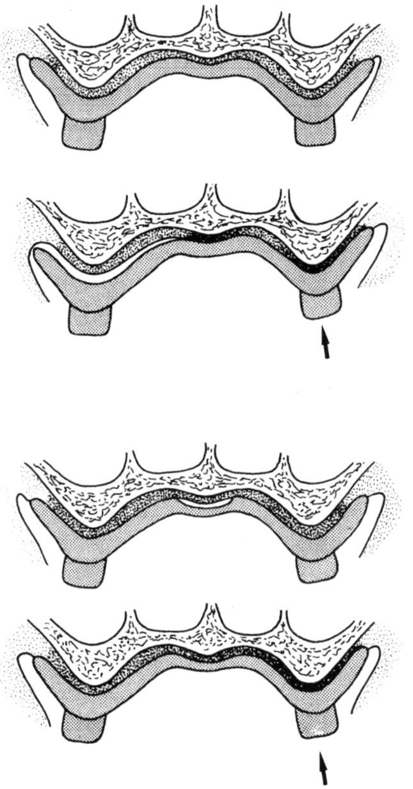

a

b

Abb. 10.16: Verhalten der oberen totalen Prothese bei einseitiger Belastung
a) über der Gaumenmitte nicht hohlgelegt
b) über der Gaumenmitte hohlgelegt

Zusätzlich zum Saugeffekt und zum Hohllegen ist für den Prothesenhalt bei funktioneller Beanspruchung noch die Kieferform von Bedeutung. Am Beispiel der Glasplatten zeigt sich, daß zwar ein senkrechtes Trennen der Platten einige Kraft erfordert, ein paralleles Verschieben aber fast widerstandslos möglich ist. Auch einen Saugnapf kann man auf einer feuchten Unterlage leicht verschieben. Entsprechend diesen Beispielen ist ein guter Prothesenhalt bei funktioneller Belastung nur zu erwarten, wenn durch die Kieferform Verschiebungen der Prothesen in der Transversalen und Sagittalen verhindert werden. Bei gut erhaltenen Kieferkämmen sind diese Bedingungen gegeben, mit zunehmendem Schwund der Kieferkämme verschlechtern sich jedoch die Voraussetzungen für den Prothesenhalt. Im Oberkiefer läßt sich dann bei V-förmigem Kiefer und flachen Tubera die Prothese leicht nach rostral, im Unterkiefer nach Schwund des frontalen Alveolarfortsatzes leicht nach dorsal verschieben (Abb. 10.17). In solchen Fällen muß versucht werden, die horizontale Lagesicherung der Prothesen durch muskelfunktionsgerechte Gestaltung der Prothesenaußenflächen, zweckentsprechende Anordnung der Kauebene und Gestaltung der Kauflächen zu verbessern. Zur Verbesserung der Situation besteht außerdem die Möglichkeit, die Schleimhautansätze durch einen chirurgischen Eingriff zu verlegen, so daß die Prothesenränder danach verlängert werden können.

Aufgrund anatomischer und funktioneller Gegebenheiten im Bereich der Prothesenränder läßt sich ein Saugeffekt bei oberen totalen Prothesen fast immer, bei unteren dagegen häufig nicht erzielen. Obwohl im unteren Vestibulum und im Bereich der Tubercula alveolaria die Gestaltung eines Ventilrandes fast ausnahmslos möglich ist, sind die Voraussetzungen dafür lingual nur gegeben, wenn die Mundbodenschleimhaut im Bereich des Ventilrandes bei Zungenbewegungen ihre Lage nur wenig ändert. Das trifft besonders bei „weichem Mundboden" und hohen Plicae sublinguales zu.

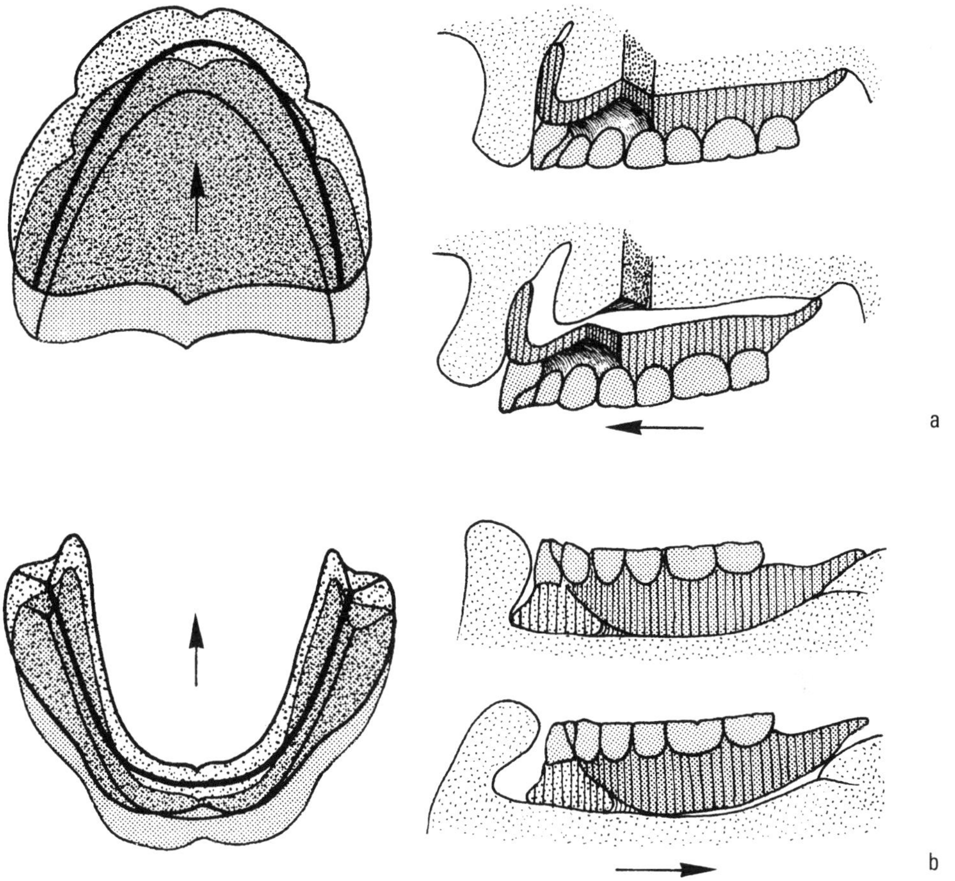

Abb. 10.17: Verschiebbarkeit der Prothesen auf dem Prothesenlager bei ungünstigen Kieferformen
a) im Oberkiefer bei flachen Tubera maxillaria nach rostal
b) im Unterkiefer bei flachem frontalen Kieferkamm nach dorsal

10.2.2 Einrasten von Prothesenteilen in untersichgehende Kieferpartien

Im Oberkiefer kommen untersichgehende Stellen hauptsächlich bei ausladenden Tubera maxillaria vor. Ihre Umfassung wäre nur mit federnd angebrachten Prothesenflügeln möglich (Abb. 10.18 a). Auf einen Saugeffekt müßte dann allerdings verzichtet werden, da wegen der Trennstelle zu den Prothesenflügeln ein luftdichter Abschluß durch Prothesenränder nicht mehr möglich ist. Deshalb zieht man es meistens vor, zu wulstige Tubera chirurgisch zu formen. Dabei darf jedoch nicht zuviel abgetragen werden, weil sonst eine für den Prothesenhalt ungünstige Kieferform entstehen würde. Wir bevorzugen es, nur eine Seite zu formen. Die Prothese läßt sich dann schräg von der anderen Seite einführen und durch eine entsprechende Drehbewegung an Ort und Stelle bringen (Abb. 10.18 b). So läßt sich zum Saugeffekt noch ein wertvoller zusätzlicher Halt erzielen.

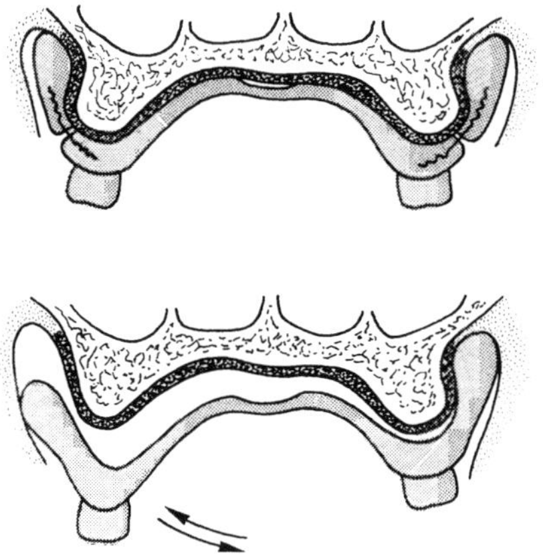

a

b

Abb. 10.18: Ausladende Tubera maxillaria
a) Umfassung mit federnden Prothesenflügeln
b) Einschubrichtung der Prothese nach chirurgischer Formung nur eines Tubers

Im Unterkiefer ist der retromolare Raum häufig unterschnittig und deshalb zum Anbringen von Prothesenflügeln geeignet. Diese lassen sich starr mit der Prothesenbasis verbinden, weil der Unterkiefer nach dorsal divergiert und deshalb die Prothesenflügel beim Einsetzen von dorsal her in die Unterschnitte eingeführt werden können. Solche Prothesenflügel verleihen der Prothese auch bei sehr flachem Kieferkamm einen ausreichend festen Sitz und sichern die Prothese außerdem gegen Verschiebungen in der Horizontalen (Abb. 10.19).

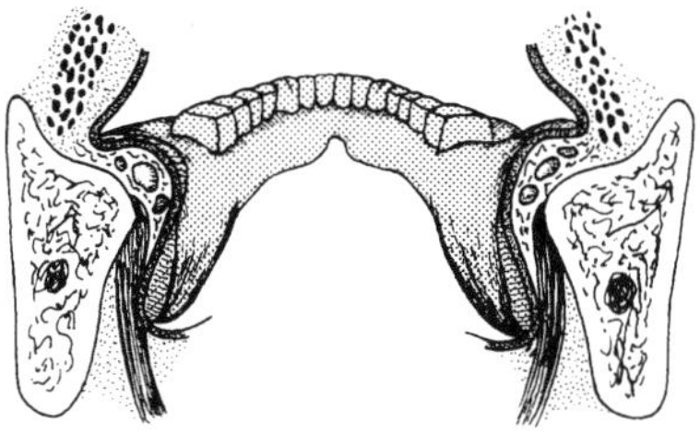

Abb. 10.19: Retromolare Prothesenflügel (Frontalschnitt im Bereich des Tuberkulum alveolare)

10.2.3 Muskelfunktionsgerechte Gestaltung der Prothesenaußenflächen

Abgesehen davon, daß die Prothesenaußenflächen immer so gestaltet werden müssen, daß Muskelfunktionen nicht dislozierend wirken, besteht auch die Möglichkeit, die Muskulatur aktiv zum Prothesenhalt heranzuziehen (Fish). Die Notwendigkeit dazu ergibt sich zwangsläufig, wenn weder ein Saugeffekt erzielt werden kann, noch eine Befestigung an untersichgehenden Kieferpartien möglich ist. Dieser Situation steht man in manchen Fällen beim zahnlosen Unterkiefer gegenüber. Zur Lagesicherung der Prothesen eignet sich dann die Muskulatur von Zunge, Wange und Lippe.

Bei der muskelfunktionsgerechten Formgebung der Prothesen geht es darum, die Außenflächen so zu gestalten, daß der Zahnersatz über Muskelkontraktionen auf seinem Lager gehalten oder dorthin zurückgedrückt werden kann. Der Erfolg hängt aber auch davon ab, inwieweit der Patient in der Lage ist, entsprechende Kontraktionen von Muskelgruppen als Automatismen zu erlernen und zu speichern (s. Kap. 1 und 4). Melden z.B. die Exterozeptoren der Schleimhaut, daß sich die Prothese in der Funktion auf ihrem Lager verschiebt oder sich sogar abhebt, so erfolgen sofort unwillkürliche Muskelkontraktionen, welche den Zahnersatz wieder in seine richtige Position zurückdrücken. Die untere Totalprothese benötigt dafür eine im Querschnitt ausgeprägte dreieckige Form. Der linguale Flügel muß zu diesem Zweck - außer der Anordnung der künstlichen Zähne im Kauschlauch - im dorsalen Bereich unter die Zunge ausgedehnt werden. Solche Prothesenflügel liegen also nicht im retromolaren, sondern im paralingualen Bereich und rasten auch nicht wie retromolare Flügel in Unterschnitte ein (Abb. 10.20).

Der M. orbicularis oris kann ebenfalls zur Lagesicherung der Prothesen herangezogen werden, wenn der frontale Alveolarfortsatz eine geeignete Form dafür besitzt. Besonders im Oberkiefer läßt sich dadurch eine Stabilisierung in der Sagittalen erreichen, wenn die Tubera dafür zu flach sind (Abb. 10.21). Auch die Zunge ist für den Halt der oberen Totalprothese häufig von großer Bedeutung (s. Abb. 10.86).

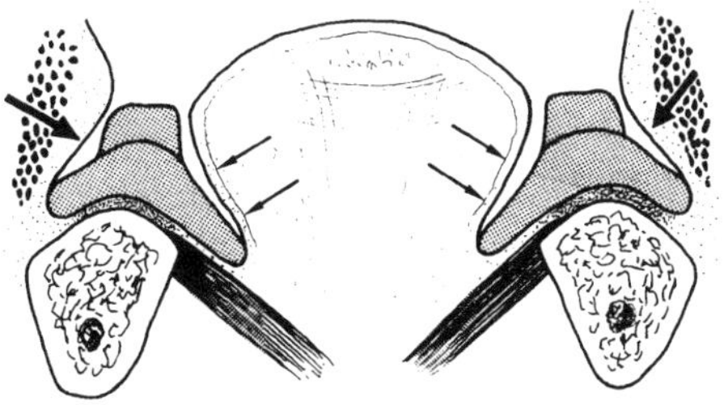

Abb. 10.20: Paralinguale Prothesenflügel

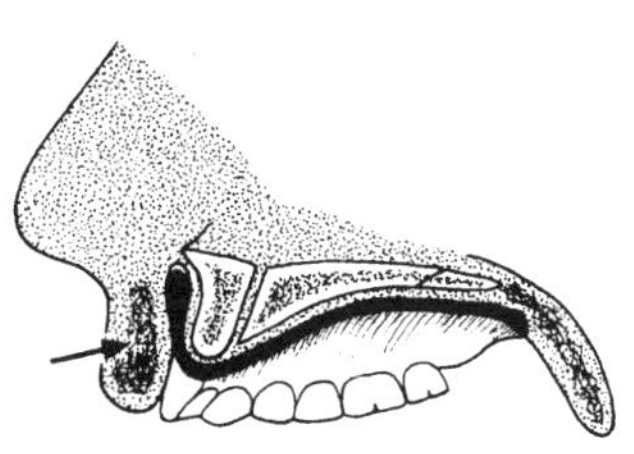

Abb. 10.21: Lagesicherung einer totalen Oberkieferprothese durch konkave Gestaltung der vestibulären Prothesenaußenfläche

10.3 Abformung des zahnlosen Oberkiefers

Der zahnlose Oberkiefer eignet sich fast ausnahmslos für die Eingliederung von Prothesen mit Saughaftung. Die dafür notwendige ventilartige Gestaltung der Prothesenränder läßt sich am sichersten über einen sogenannten Funktionsabdruck erreichen. Hierfür benötigt man einen individuellen Abformlöffel (Funktionsabformlöffel). Dieser wird auf einem Situationsmodell angefertigt, das man über einen Alginatabdruck gewinnt. Man benutzt dazu Serienlöffel oder sogenannte halbindividuelle Löffel, z.B. den Löffelsatz nach Schreinemakers. Beim Erstabdruck kommt es darauf an, daß die gesamte Umschlagfalte und der Übergang zum weichen Gaumen abgeformt werden (Abb. 10.22).

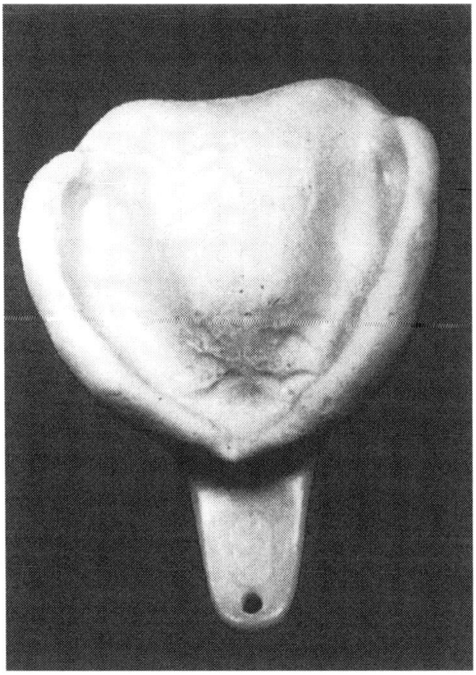

Abb. 10.22: Alginatabdruck vom zahnlosen Oberkiefer

Auf dem Situationsmodell wird dann der individuelle Abformlöffel aus Schellack, Kunststoffplatten oder Autopolymerisat angefertigt. Seine Ränder sollen den Übergang von der festen zur beweglichen Schleimhaut ca. 3 mm überschreiten und an den Bänderansätzen ausgespart werden. Diese Grenze ist auf dem Gipsmodell zwar nicht zu erkennen, eine annähernd richtige Länge des Löffelrandes ergibt sich jedoch, wenn man ihn etwas unterhalb der höchsten Stelle der Umschlagsfalte enden läßt. Am Übergang vom harten zum weichen Gaumen verläuft die Löffelgrenze bogenförmig von Tuberende zu Tuberende ca. 3 mm dorsal der Foveolae palatinae (Abb. 10.23).

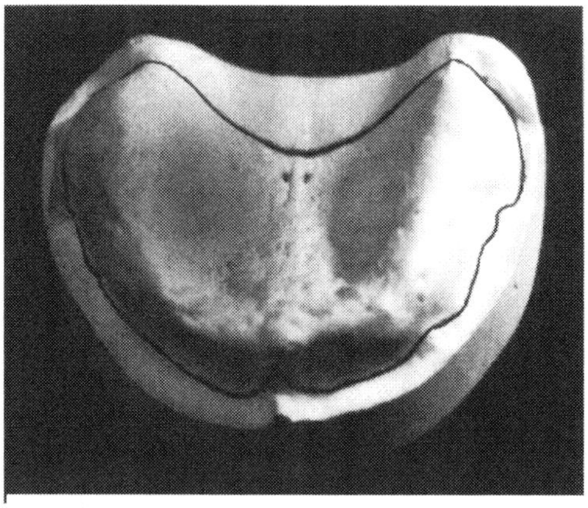

Abb. 10.23: Eingezeichnete Begrenzung des oberen individuellen Abformlöffels

Die Ränder des Funktionsabformlöffels werden in Gegenwart des Patienten auf die richtige Länge gebracht. Dazu stellt man durch leichtes Ziehen an Lippe und Wange die Grenze zwischen fester und beweglicher Schleimhaut dar (Abb. 10.24).

Abb. 10.24: Darstellen der Grenze zwischen fester und beweglicher Schleimhaut

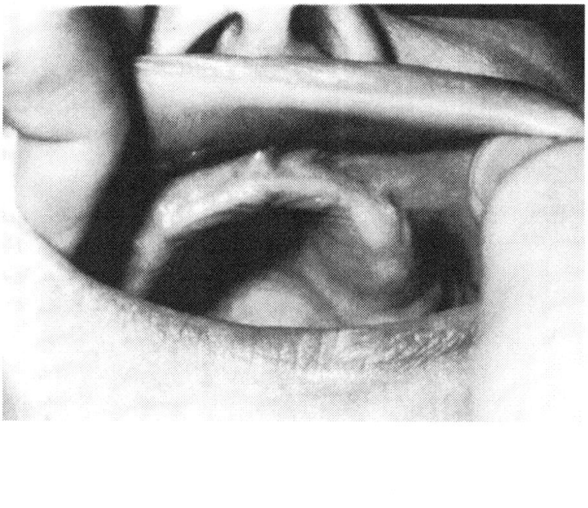

Abb. 10.25: Der Löffelrand überschreitet die Grenze zwischen fester und beweglicher Schleimhaut

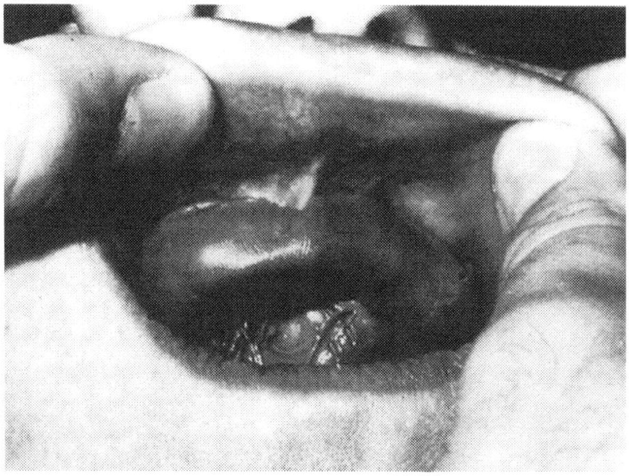

Nach Einsetzen des Löffels kann man die Lage seiner vestibulären Ränder zu dieser Grenze erkennen. Sie sollen die Grenze unter Aussparung der Bänderansätze etwas überschreiten (Abb. 10.25).

Zu lange Ränder werden gekürzt und zu kurze mit Kerrmasse aufgebaut. Da sich die beweglichen Schleimhäute während der Funktion in individuell unterschiedlichem Maße verlagern, muß anschließend geprüft werden, ob die richtige Länge erreicht ist. Bei dieser Prüfung drückt man den Löffel leicht auf den Kiefer und läßt gleichzeitig den Mund weit öffnen und die Oberlippe nach unten bewegen. Ist der Rand noch zu lang, spürt man, daß der Löffel durch die bewegliche Schleimhaut etwas vom Kiefer abgehoben wird. Man kann die Verlagerung der beweglichen Schleimhaut auch passiv durch leichtes Ziehen an Lippe und Wange hervorrufen (Abb. 10.26). Zu starkes Ziehen muß man dabei vermeiden, weil die Löffelränder sonst zu kurz werden.

Abb. 10.26: Bestimmen der Länge des bukkalen Löffelrandes durch leichtes Ziehen an der Wange

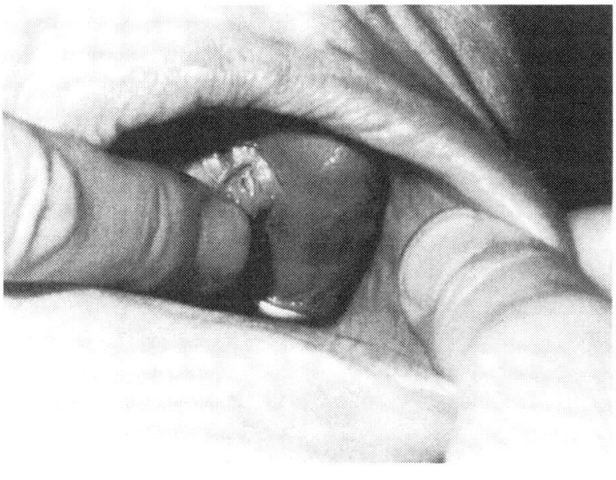

Bei breiten paratubären Räumen werden die Ränder dort durch Auftragen von Kerr®-Masse so breit gemacht, daß durch den Kontakt mit der Wangenschleimhaut ein Außenventil entsteht (Abb. 10.27).

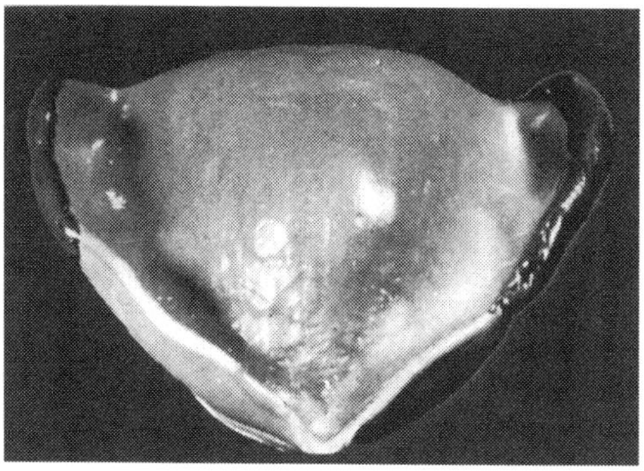

Abb. 10.27: Durch Kerr®-Masse paratubär verbreiteter Löffelrand

Bei der Gestaltung des Löffelrandes geht man abschnittsweise vor, indem man z.B. links und rechts mit dem Bereich zwischen Lippenbändchen und Wangenbändchen beginnt und darauf etwa gleich große Abschnitte zwischen Wangenbändchen und Tuber folgen läßt. Nach jedem Abschnitt wird der korrigierte Löffelrand etwas erwärmt und auf dem Situationsmodell angedrückt (Abb. 10.28). Wenn der Löffelrand jedoch verlängert wurde, läßt er sich nicht mehr auf das Modell zurücksetzen.

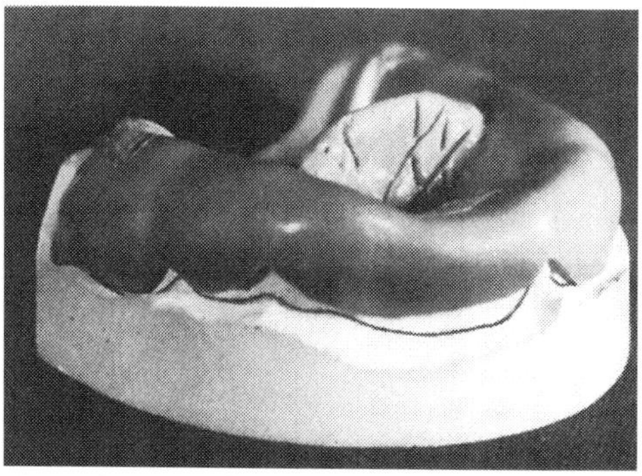

Abb. 10.28: Der teilweise im Mund korrigierte Abformlöffel auf dem Modell

Der Löffel soll sich ca. 2-3 mm auf den weichen Gaumen erstrecken. Um seine Länge darauf abzustimmen, färbt man seinen dorsalen Rand mit einem ungiftigen Farbstift an und überträgt diese Farbe durch Einsetzen des Löffels auf den Gaumen. Zuvor muß der Speichel vom Gaumen mit einer Watterolle abgewischt werden. Damit dabei kein Brechreiz entsteht, bittet man den Patienten, durch die Nase zu atmen. Nach Herausnehmen des Löffels aus dem Munde kann man an der Farbmarkierung die Lage des dorsalen Randes erkennen (Abb. 10.29).

Abb. 10.29: Bestimmen der dorsalen Löffelgrenze
a) Anfärben des dorsalen Löffelrandes
b) Trockenlegen der Schleimhaut
c) auf der Schleimhaut abgezeichnete Löffelgrenze

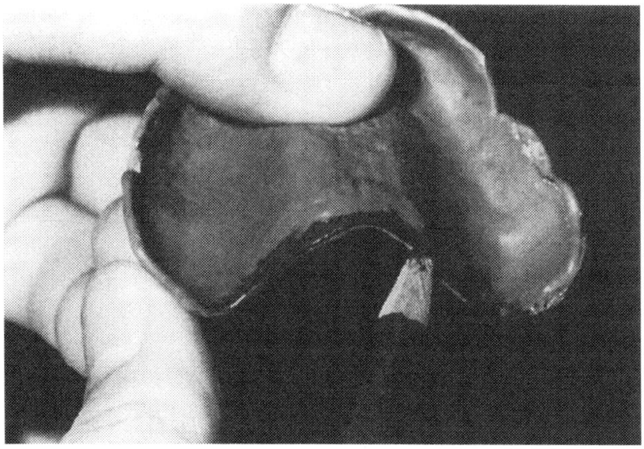

a

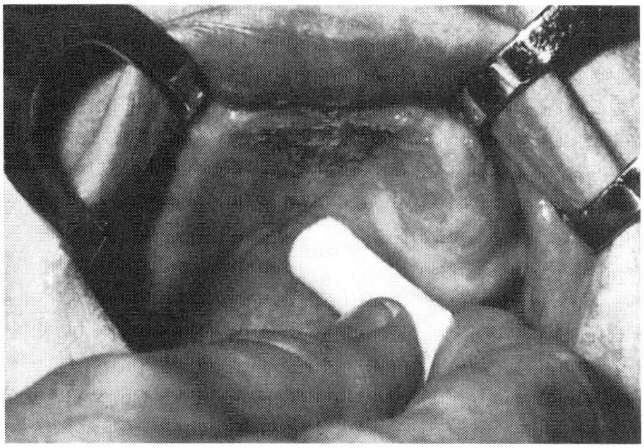

b

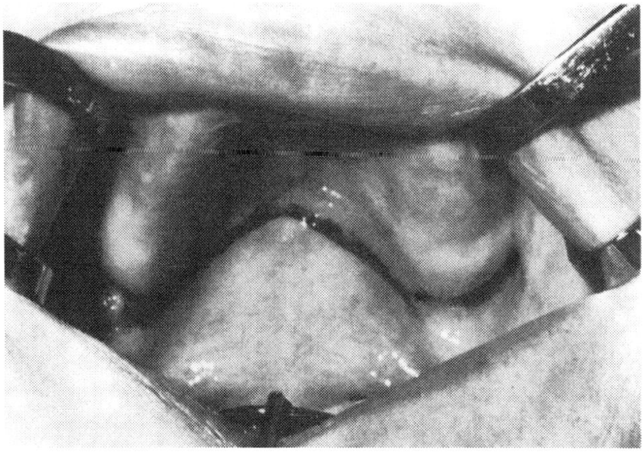

c

Anschließend wird dem Patienten die Nase zugehalten und mit einem Mundspiegel die Zunge etwas heruntergedrückt. Er wird dann aufgefordert, Luft durch die Nase zu blasen. Dabei wölbt sich der weiche Gaumen nach unten vor (Nasenblaseffekt), so daß die Grenze zwischen fester und beweglicher Schleimhaut sichtbar wird. Die Lage des dorsalen Löffelrandes zu dieser Grenze läßt sich nun durch Übertragen der Farbe auf die Schleimhaut erkennen und erforderlichenfalls korrigieren.

Nach dieser Randgestaltung beschickt man den Löffel in dünner Schicht mit einer leichtfließenden Abformmasse. Wir bevorzugen hierfür Pasten auf Zinkoxyd-Eugenol-Basis. Der Löffel wird mit leichtem Druck auf den Kiefer gesetzt. Durch wiederholtes Anheben der Lippe in kurzen Abständen kann dann im Bereich des Lippenbändchens die fortschreitende Abbindung der Paste kontrolliert werden. Sobald sie nicht mehr an der Schleimhaut klebt, fordert man den Patienten auf, den Mund weit zu öffnen und danach wieder zu schließen, den Mund zu spitzen sowie die Lippen herunter- und wie beim Lachen hochzuziehen. Dadurch wird die noch plastische Abformmasse im Bereich der Umschlagfalte endgültig ausgeformt. Anschließend wartet man die Erhärtung ab und nimmt danach den Löffel aus dem Mund. Dazu hebt man die Lippe so weit hoch, daß Luft zwischen Schleimhaut und Abdruck eindringen kann.

Der Abformlöffel muß überall von der Abformmasse bedeckt sein und im Bereich des vestibulären Randes ein abgerundetes Profil aufweisen. Die Stellen, an denen die Abformmasse vom Löffel verdrängt wurde, müssen am Löffel reduziert und durch erneutes Auftragen von Paste korrigiert werden. Besitzt der vestibuläre Rand stellenweise kein abgerundetes Profil, so war dort zu wenig Abformmasse vorhanden (Abb. 10.30 a). Durch nachträgliches Auftragen von Paste und erneutes Einbringen in den Mund lassen sich solche Stellen ebenfalls korrigieren (Abb. 10.30 b).

Dorsal wird die überschüssige Abformmasse mit einem scharfen Messer bis zum Löffelrand abgeschnitten. In dieser Form weist der Abdruck meist nur geringe oder gar keine Saughaftung auf. Das liegt daran, daß im Bereich des weichen Gaumens die Schleimhaut durch den Löffelrand noch nicht aus der Ruhelage verdrängt wird. Deshalb trägt man dort ein ca. 3 mm

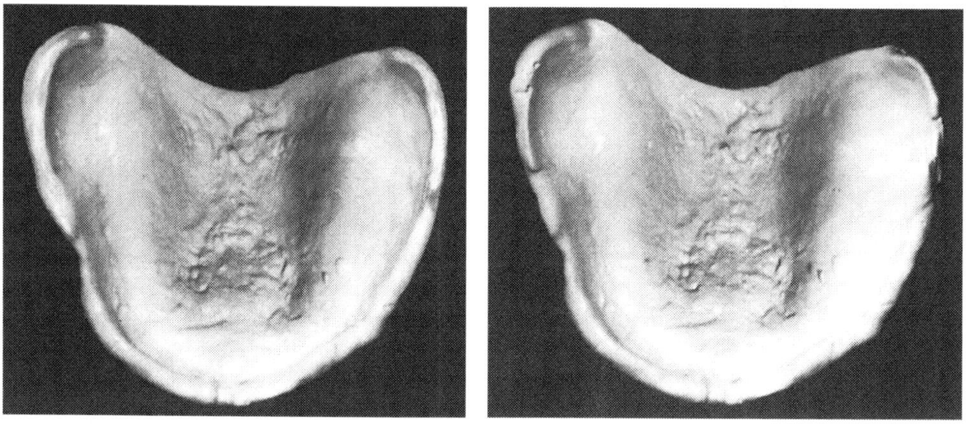

Abb. 10.30: Der Abdruck vor dem Anbringen der dorsalen Abdämmung, links vor, rechts nach Randkorrektur

breites und 1,5 mm hohes abgerundetes Profil (dorsale Abdämmung) auf (Abb. 10.31). Hierfür eignet sich z.B. „Schwarzwachs“ oder das bei Mundtemperatur zähplastische Ex-3-N®.

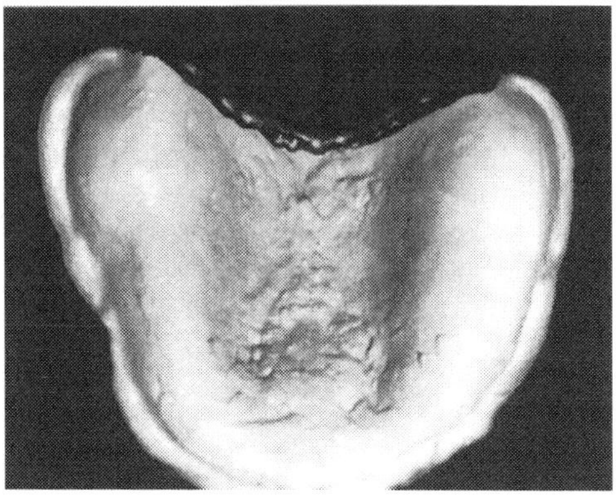

Abb. 10.31: Der Abdruck mit dorsaler Abdämmung

Beim nachfolgenden Einsetzen in den Mund darf der Abdruck nur kurze Zeit leicht angedrückt werden, weil das Abdämmaterial sonst zu stark verformt werden würde. Unter Anhebung der Oberlippe nimmt man den Abdruck dann heraus und legt ihn zum Abkühlen in kaltes Wasser. Nach erneutem Einsetzen kann dann die Saughaftung überprüft werden. Dazu zieht man am Löffelgriff und versucht dabei, den Abdruck am dorsalen Rand durch Kippbewegungen zu lösen. Bei diesen Prüfungen darf der Abdruck nicht zu lange im Mund verbleiben, wenn bei Mundtemperatur plastisch werdende Massen zur dorsalen Abdämmung verwendet wurden.

Zeigt der Funktionsabdruck keine ausreichende Saughaftung, so ist das durch eine fehlerhafte Randgestaltung bedingt. Häufig liegt die Ursache dafür in einem zu kurzen und im Profil fehlerhaften dorsalen Prothesenrand sowie bei breiten paratubären Räumen in einem unvollkommenen Außenventil. Aber auch die labialen und bukkalen Prothesenränder können eine ungenügende Abdichtung aufweisen. Die Abformung muß dann entsprechend korrigiert oder wiederholt werden.

Bei der Herstellung des Gipsmodells kommt es besonders auf eine einwandfreie Wiedergabe der funktionell ausgeformten Ränder an. Deshalb schmilzt man an dem Abdruck etwa 3 mm unterhalb des Funktionsrandes und gleichlaufend mit ihm einen Profilstreifen aus Wachs an, bis zu dem dann der Abdruck in den Gips versenkt werden soll (Abb. 10.32). Der dorsale Rand muß dabei ebenfalls genügend in Gips gebettet werden.

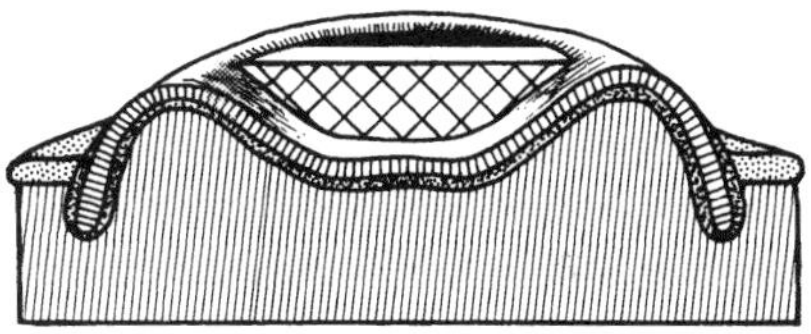

Abb. 10.32: Modellherstellung unter Erhaltung des Funktionsrandes

10.4 Abformung des zahnlosen Unterkiefers

Vor der Abformung des zahnlosen Unterkiefers muß durch eine Untersuchung festgestellt werden, ob der Prothesenhalt durch Saugeffekt, retromolare Prothesenflügel oder im wesentlichen durch muskelfunktionsgerechte Gestaltung der Prothesenaußenflächen bewerkstelligt werden kann. Nach dem jeweiligen Befund richtet sich das weitere Vorgehen.

Die Voraussetzungen für die Saughaftung sind im Unterkiefer meistens ungünstiger als im Oberkiefer, weil sich die Lage der Mundbodenschleimhaut bei Zungenbewegungen erheblich ändert und deshalb

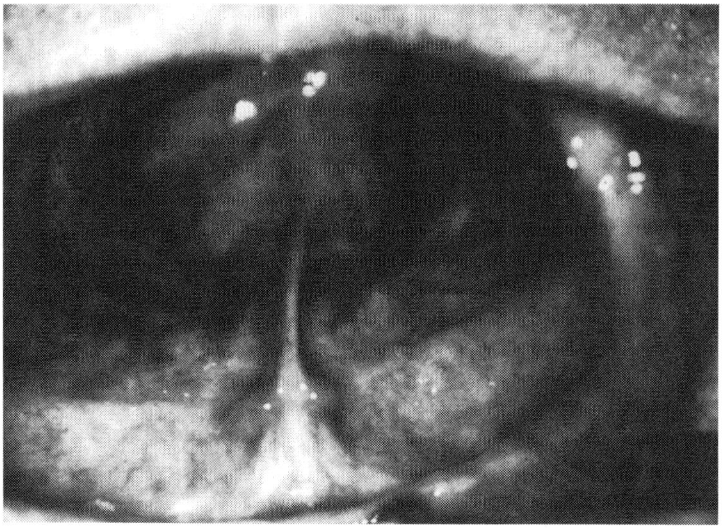

Abb. 10.33: „Weicher Mundboden"

nicht so günstige Bedingungen für die Gestaltung eines oralen Ventilrandes bestehen. Die Untersuchung gilt daher dem Verhalten der sublingualen und paralingualen Mundbodenschleimhaut bei verschiedenen Zungenhaltungen. Wenn sie sich bei geöffnetem Mund und etwas angehobener Zunge vorwölbt (Abb. 10.33) und durch leichten Druck mit dem Finger oder Mundspiegel nach kaudal verdrängen läßt, dann bestehen gute Voraussetzungen für die Saughaftung, weil sich wegen des „weichen Mundbodens" ein Innen- und Außenventil am lingualen Prothesenrand ermöglichen läßt.

Bestehen solche guten Voraussetzungen nicht, so muß man bei der Untersuchung die Lageveränderungen der Mundbodenschleimhaut bei gewohnheitsmäßig eingenommener Zungenhaltung und beim Herausstrecken der Zunge bis zum Lippenrot beobachten. Erscheint dabei der Bewegungsausschlag für die Gestaltung eines Ventilrandes zu groß, führt man einen Mundspiegel bei der gewohnheitsmäßig eingenommenen Zungenhaltung in den Sublingualraum ein. Läßt sich dort die Schleimhaut der Plica sublingualis beim Vorstrecken der Zunge bis zum Lippenrot durch leichten Druck fixieren, so besteht ebenfalls berechtigte Aussicht, eine Saughaftung erzielen zu können. Wird der Spiegel herausgedrückt, dann kann man nicht erwarten, daß sich lingual ein Ventilrand realisieren läßt.

Die Frage, ob eine Lagesicherung der Prothesen durch retromolare Flügel möglich ist, kann ebenfalls durch eine einfache Untersuchung geklärt werden. Man führt bei der gewohnheitsmäßig eingenommenen Zungenhaltung einen Mundspiegel in den Recessus retromolaris ein. Wenn dieser sich dort mit geringem Kraftaufwand beim Vorstrecken der Zunge und bei seitlichen Zungenbewegungen festhalten läßt (Abb. 10.34), dann bestehen günstige Voraussetzungen für die Anbringung von retromolaren Prothesenflügeln. Die Zungenbewegungen dürfen dabei vom Patienten nicht zu intensiv ausgeführt werden, weil sich die Zunge beim Kauen und Sprechen, also in Funktion, auch nur in gewissen Grenzen bewegt. Die Zunge soll deshalb nur so weit herausgestreckt werden, bis die Zungenspitze das Lippenrot bestreichen kann. Bei den seitlichen Bewegungen genügt ein leichtes Drücken der Zungenspitze gegen die Wange. Man prüft auf diese Art nacheinander den Recessus retromolaris auf beiden Seiten.

Abb. 10.34: In den Recessus retromolaris eingeführter Mundspiegel

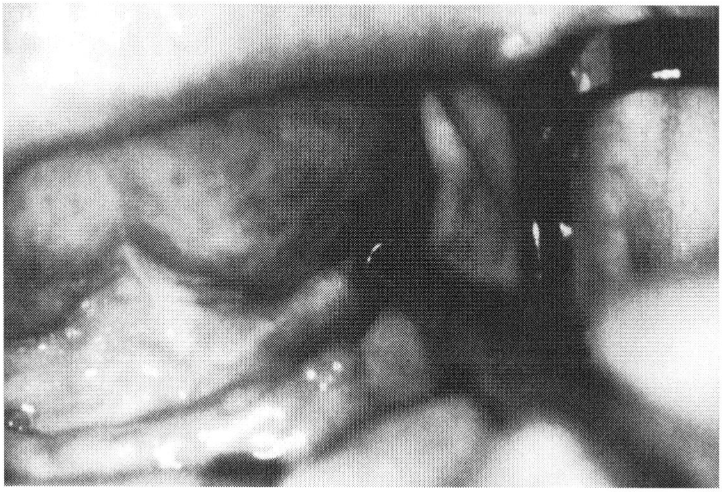

Wird der Spiegel bei den Zungenbewegungen jedoch von der Mundbodenschleimhaut nur angehoben, so besteht trotzdem die Möglichkeit zur Anbringung von retromolaren Prothesenflügeln. Wenn die Zungenbeweglichkeit nicht eingeschränkt werden soll, müssen die Prothesenflügel in diesen Fällen etwas kleiner gestaltet werden. Ist dadurch kein ausreichender Prothesenhalt gewährleistet, so empfiehlt es sich, einen Versuch mit größeren Prothesenflügeln zu machen, die die Zungenbeweglichkeit etwas einschränken. Erfahrungsgemäß gewöhnt sich ein großer Teil der Patienten daran, wenn die Prothese dafür genügend Halt aufweist.

Wenn der Spiegel bei den Zungenbewegungen zu stark aus dem Recessus retromolaris verdrängt wird, können keine retromolaren Prothesenflügel zur Lagesicherung der Prothese herangezogen werden.

Zeigt die Untersuchung, daß lingual wegen eines „harten Mundbodens“ die Voraussetzungen zur Gestaltung eines Ventilrandes nicht gegeben sind und retromolare Prothesenflügel ebenfalls nicht ange-

Abb. 10.35: „Harter Mundboden“

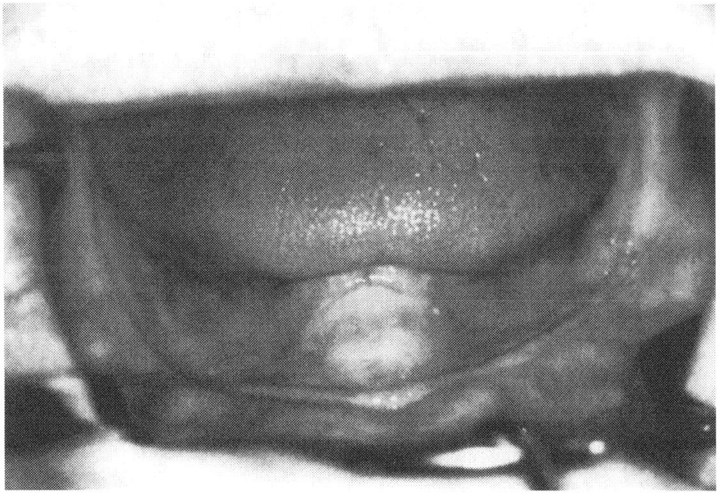

bracht werden können (Abb. 10.35), besteht nur noch die Möglichkeit, den Prothesenhalt durch Gestaltung der bukkalen und lingualen Prothesenaußenflächen als Auflage für Zunge und Wange zu erzielen.

10.4.1 Abformung für Prothesen mit Saugeffekt

Zur Gewinnung eines Situationsmodelles, auf dem ein individueller Abformlöffel angefertigt werden kann, wird zunächst ein Alginatabdruck genommen. Das Alginat sollte eine feste Konsistenz aufweisen und langsam abbinden. Die feste Konsistenz des Alginats ist erforderlich, damit das Alginat durch die Rückstellkraft der Schleimhaut nicht so leicht verdrängt werden kann. Langsames Abbinden ist notwendig, weil die Abformung des zahnlosen Unterkiefers mehr Zeit in Anspruch nimmt als die Abformung des zahnlosen Oberkiefers. Die Verwendung von handelsüblichen Serienlöffeln ist bei dieser Erstabformung möglich; vorteilhafter sind jedoch halbindividuelle Abformlöffel, z.B. der Löffelsatz nach Schreinemakers oder nach Hofmann (All-Oral-Verfahren).

Der Patient muß bei der Abformung entspannt im Behandlungsstuhl sitzen. Der mit Alginat gefüllte Abformlöffel wird in den Mund gebracht und leicht auf den Kiefer gedrückt, bis das überschüssige Alginat an den Rändern hervorquillt. Der Abformlöffel darf dabei nicht in direkten Kontakt mit dem Kiefer geraten. Das vestibulär hervorgequollene Alginat wird dann durch leichtes Ziehen an Wange und Lippe ausgeformt. Anschließend muß der Patient die Zunge locker vorstrecken, bis die Zungenspitze das Unterlippenrot von Mundwinkel zu Mundwinkel bestreichen kann. Danach wartet man das Abbinden des Alginats ab und nimmt den Abdruck aus dem Mund. Er entspricht den Anforderungen, wenn er vollständig von Alginat bedeckt und der Kiefer überall bis über den Ansatz der beweglichen Schleimhaut hinaus abgeformt worden ist.

Auf dem Situationsmodell wird aus Schellack- oder Kunststoffplatten ein individueller Abformlöffel angefertigt. Sein vestibulärer Rand soll von der auf dem Situationsmodell wiedergegebenen Begrenzung des Vestibulums einen Abstand von ca. 1 mm aufweisen und dorsal die retromolaren Tubercula bedecken. Der sublinguale Rand reicht so tief, wie es das Modell gestattet.

Paralingual soll der Löffelrand parallel zur Kammlinie verlaufen und dorsal dabei die Linea mylohyoidea ca. 1 mm überschreiten (Abb. 10.36).

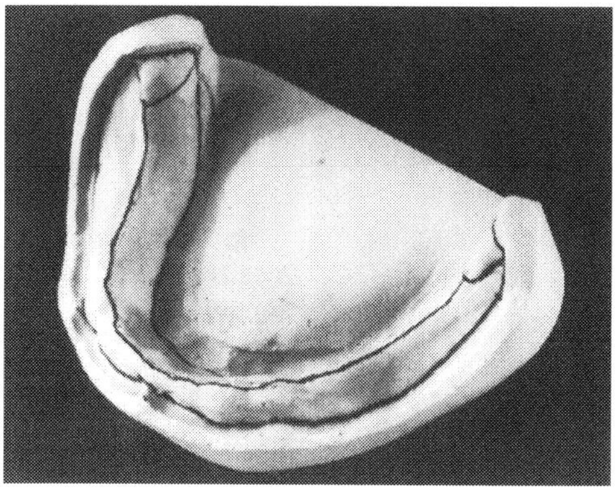

Abb. 10.36: Eingezeichnete Löffelgrenzen für einen Abdruck mit Saugeffekt

Die Ränder dieses individuellen Löffels werden nun in Gegenwart des Patienten überprüft und erforderlichenfalls korrigiert. Vestibulär verfährt man dabei nach den schon bei der Abformung des zahnlosen Oberkiefers geschilderten Prinzipien. Dorsal soll der Löffelrand bis in die bewegliche Schleimhaut der retromolaren Tubercula reichen. Der sublinguale Rand muß bei weit geöffnetem Mund und zurückgesunkener Zunge die sublinguale Schleimhaut gerade berühren. Falls dies nicht zutrifft, kürzt man den Rand zunächst noch etwas und trägt dann eine ca. 3 cm lange und 3 mm breite, sich an den Enden verjüngende sogenannte Sublingualrolle aus thermoplastischer Abformmasse, z.B. grüner Kerr®-Masse, auf (Abb. 10.37). Nachdem die Sublingualrolle gut erweicht ist, wird sie im Munde so geformt, daß sie bei Rücklage der Zunge gerade in Kontakt mit der Schleimhaut steht. Danach müßte der Abformlöffel schon einen geringen Saugeffekt aufweisen. Wenn das nicht der Fall ist, muß noch einmal überprüft werden, ob die Löffelränder der Schleimhaut mit der erforderlichen Genauigkeit anliegen. Mitunter ist es auch zweckmäßig, die vestibulären, dorsalen und paralingualen Ränder in diesem Stadium probeweise mit einem Abformmaterial zu unterfüttern, um damit ein genaues Anliegen an der Schleimhaut zu erreichen. Falls dann immer noch kein Saugeffekt zustande kommt, versucht man durch Verlängern oder Verdicken der sublingualen Rolle die erforderliche Abdichtung zu erzielen. Wenn ein Saugeffekt zustande kommt, kontrolliert man das Verhalten des Löffels beim Vorstrecken der Zungenspitze bis zum Lippenrot. Wird der Löffel dabei abgehoben, so muß die sublinguale Rolle vorsichtig reduziert werden, bis die notwendige Zungenfreiheit erreicht ist. Vielfach weist dann der Löffel - und dementsprechend auch später die Prothese - bei Zungenrücklage keinen Saugeffekt mehr auf. Dieser ist während der Funktion trotzdem in ausreichendem Maße vorhanden, weil die Zunge beim Kauen und Sprechen nicht zurücksinkt. Nach den notwendigen Korrekturen soll die sublinguale Rolle einen abgerundeten, ca. 3 mm dicken Rand aufweisen, der sich zum paralingualen Bereich hin verjüngt.

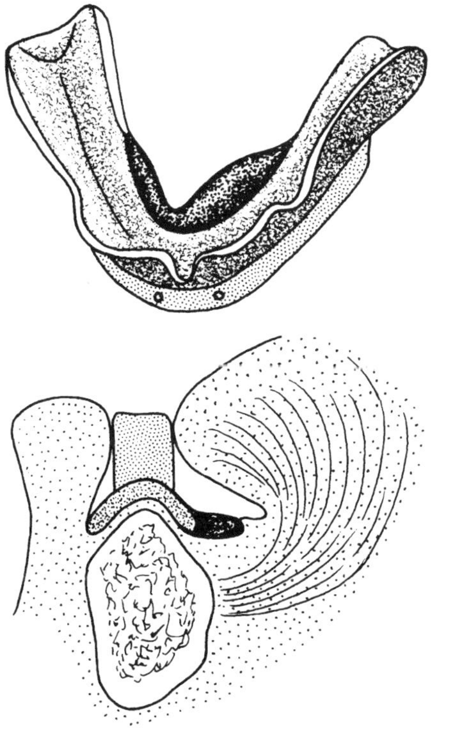

Abb. 10.37: Die Lage der sublingualen Rolle (SLACK, PEUTSCH)

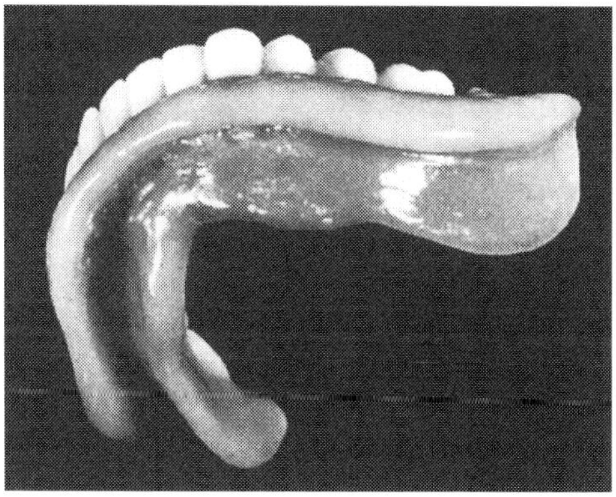

Abb. 10.38: Totale untere Prothese mit Sublingualrolle

Es folgt nun die Überprüfung der paralingualen Ränder. Dazu muß der Patient mit der Zungenspitze die rechte und linke Wangenschleimhaut leicht berühren. Löst sich der Abformlöffel bei der Zungenbewegung nach rechts, ist der linke Rand zu lang. Sinngemäßes gilt für den rechten Löffelrand. Durch vorsichtiges Kürzen der

Ränder kann dafür gesorgt werden, daß der Löffel bei diesen leicht ausgeführten Zungenbewegungen nicht mehr abgehebelt wird.

Wurden die Löffelränder mit elastischem Abformmaterial provisorisch unterfüttert, so entfernt man dieses vor der endgültigen Abformung. Dann trägt man auf den Löffel eine annähernd gleichmäßig dicke Schicht Abformmasse auf, bringt den Löffel in den Mund, drückt ihn an, bis die überschüssige Abformmasse an den Rändern hervorgequollen ist, und hält ihn dort während der folgenden Funktionsbewegungen fest. Man läßt den Mund schließen und die Lippen spitzen, wodurch der vestibuläre Rand seine endgültige Form bekommt. Bei geöffnetem Mund soll der Patient die Zunge herausstrecken und mit der Zungenspitze rechts und links über die Wangenschleimhaut fahren. Bis zum Abbinden der Abformmasse kann man die Bewegungen noch einmal wiederholen lassen. Als Abformmaterial eignen sich Pasten auf der Basis des Zinkoxyd-Eugenols sowie Abformmassen mit mittlerer Fließfähigkeit. Bei der Modellherstellung kommt es - wie auch beim Oberkiefer - besonders darauf an, daß die im Munde ausgeformten Ränder exakt vom Gips wiedergegeben werden.

10.4.2 Abformung für Prothesen mit retromolaren Flügeln

Beim Erstabdruck beschicken wir einen gut passenden Abformlöffel mit Alginat und führen diesen - einem Vorschlag KEMENYS folgend - bei stark zurückgebeugtem Kopf in den Mund ein (Abb. 10.39). Durch

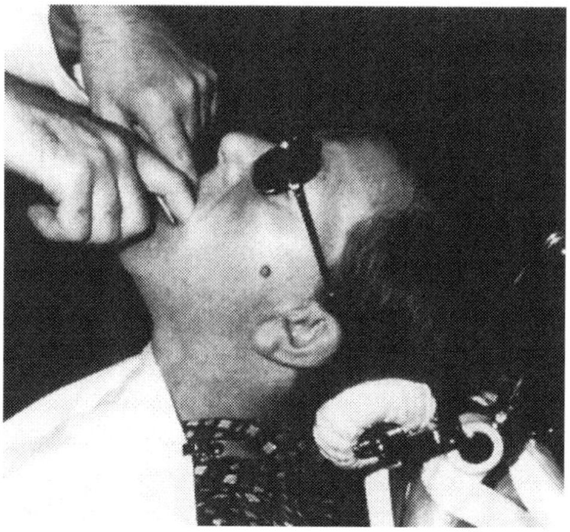

Abb. 10.39: Kopfhaltung bei der Erstabformung für Prothesen mit retromolaren Flügeln

die Dorsalflexion des Kopfes kommt es zum Zurücksinken der Zunge und damit zur Vertiefung des retromolaren Raumes, so daß das Abformmaterial hier leicht eindringen kann. Sitzt der Löffel auf dem Kiefer, so muß der Patient wieder die normale Kopfhaltung einnehmen und die Zunge bis zum Lippenrot vorstrecken.

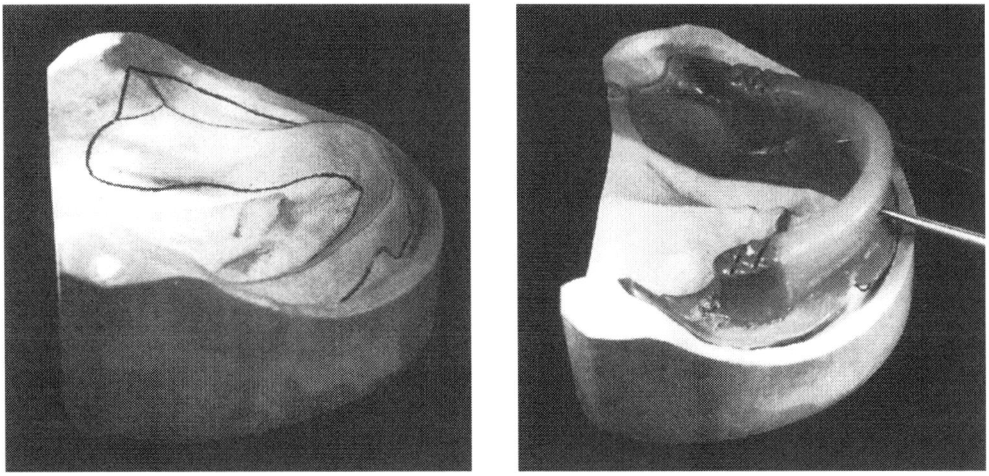

Abb. 10.40: Eingezeichnete Löffelgrenzen und Funktionsabformlöffel auf dem Modell

Auf dem Situationsmodell wird dann der individuelle Abformlöffel mit Ausnahme des retromolaren Raumes nach üblichen Gesichtspunkten gestaltet. Er soll im retromolaren Raum unter Aussparung des Ursprungs vom M. myloglossus so weit ausgedehnt werden, wie es das Situationsmodell gestattet. Außerdem wird zur Stabilisierung des Löffels ein Bißwall angebracht. Frontal befinden sich in dem Bißwall zwei Bohrungen, durch die sich die Branchen einer Pinzette einführen lassen. Dadurch läßt sich der Löffel leichter handhaben (Abb. 10.40). Die vestibuläre Randgestaltung erfolgt nach den schon erläuterten Gesichtspunkten. Zur Gestaltung der oralen Löffelränder verwenden wir eine weiche Paste, die bei uns eigens für diesen Zweck entwickelt wurde (Frank: Zusammensetzung der Paste: Zinc. oxyd 13,0, Cetaceum 13,0, Cera alba 16,0, Vaselin. alb. 38,0, Paraff. liqu. ad 100,0). Man kann dafür auch eine Druckstellenermittlungspaste (z.B. Kerr-Disclosing-Wax®) verwenden. Zunächst werden die pharyngealen und sublingualen Ränder mit der Paste beschickt (Abb. 10.41).

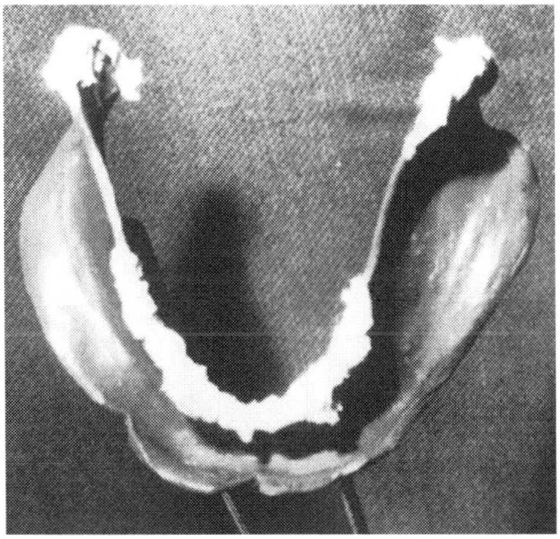

Abb. 10.41: Abformlöffel mit sublingual und pharyngeal auf getragener Druckstellenpaste

Den Löffel führt man dann so in den Mund ein, daß er etwas zu weit nach pharyngeal gerät und seine Flügel von dort aus ohne Abstreifen der Paste in die untersichgehenden Partien eingeführt werden können. Nachdem der Patient die Zunge bis zum Lippenrot herausgestreckt hat, wird der Löffel frontal vom Kiefer abgehoben und etwas nach pharyngeal geschoben, so daß sich dann die Flügel herausheben lassen, ohne daß die Paste dabei abgestreift wird. Zu lange Löffelränder sind nun dadurch erkennbar, daß die Paste von ihnen verdrängt wurde (Abb. 10.42).

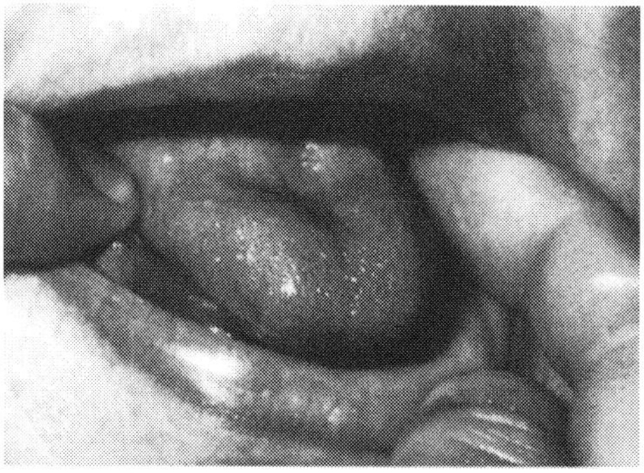

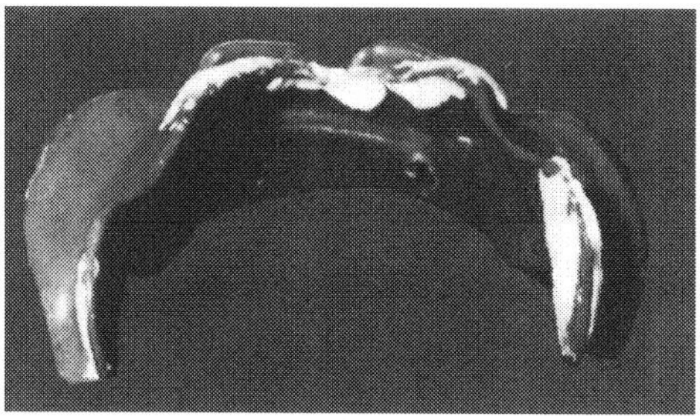

Abb. 10.42: Die beim Vorstrecken der Zunge teilweise von Paste entblößten Löffelränder

Anschließend trägt man die Paste paralingual auf und läßt leichte seitliche Zungenbewegungen durchführen. Dabei hält man den Löffel auf der jeweils gegenüberliegenden Seite fest (Abb. 10.43). Auch

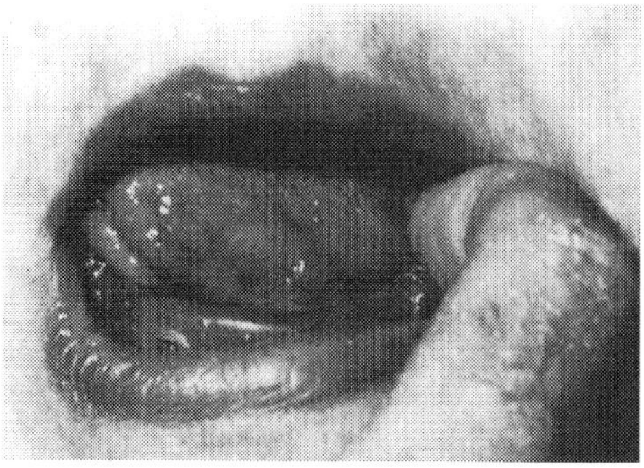

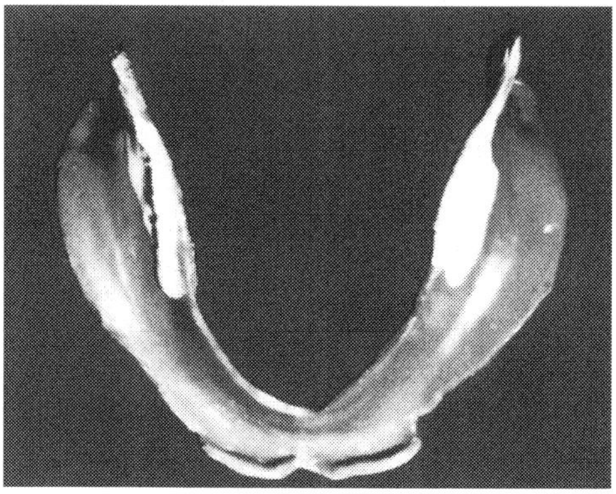

Abb. 10.43: Der bei seitlichen Zungenbewegungen nach rechts paralingual, links teilweise von Paste entblößte Löffelrand

hierbei sind zu lange Löffelränder leicht zu erkennen. Diese Arbeitsgänge werden wiederholt, bis die Löffelränder von Paste bedeckt bleiben.

Nach der Bestimmung der Löffelgrenzen entfernt man die Pastenreste sorgfältig und nimmt den endgültigen Abdruck. Hierfür bevorzugen wir als Abformmaterial Zinkoxyd-Eugenol-Pasten. Die Ausformung der Ränder soll erst erfolgen, wenn die Paste nicht mehr an der Schleimhaut kleben bleibt. Außer den beschriebenen Zungenbewegungen kann man zur Ausformung der oralen Ränder noch den Schluckakt (HROMATKA) heranziehen.

Haben sich die Löffelränder bei diesem endgültigen Abdruck noch durchgedrückt, so werden sie gekürzt und durch Neuauftragen von Abformpaste korrigiert.

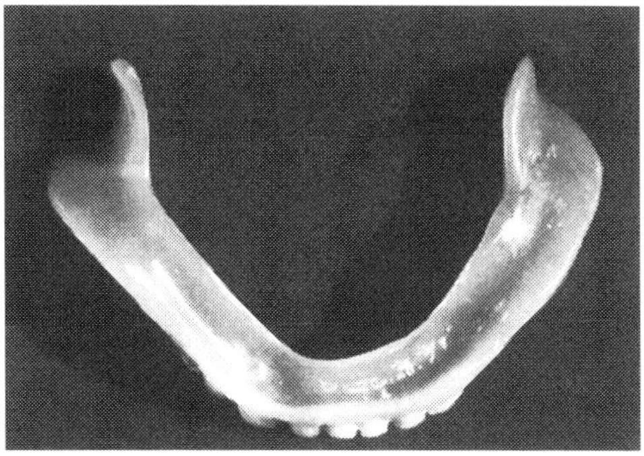

Abb. 10.44: Prothese mit retromolaren Flügeln

Wenn zur Erzielung genügend großer Prothesenflügel die Zungenbeweglichkeit etwas eingeschränkt werden muß, ist bei der Bestimmung der oralen Löffelgrenzen darauf zu achten, daß nur ganz leichte Zungenbewegungen durchgeführt werden. Außerdem müssen die Flügelränder ca. 3 mm dick und allseits abgerundet gestaltet werden (Abb. 10.45). In diesen Fällen muß zusätzlich die Kauebene etwas unter den Zungenäquator verlegt werden, damit die Zunge trotz eingeschränkter Beweglichkeit das untere Vestibulum erreichen kann.

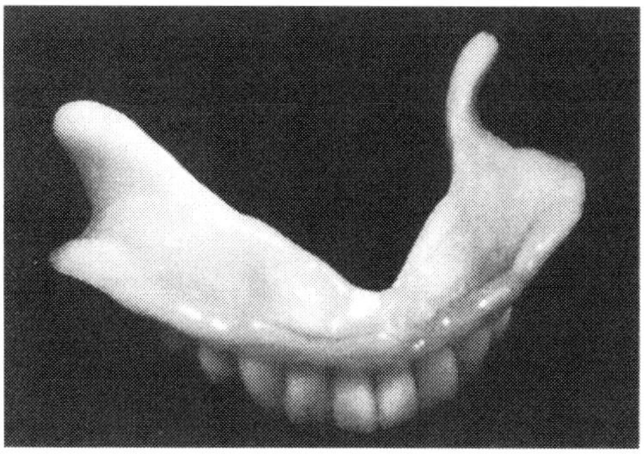

Abb. 10.45: Allseits abgerundete, ca. 3 mm dicke retromolare Flügelränder

10.4.3 Abformung für Prothesen mit Stützflächen für Zunge und Wange

Das Situationsmodell wird auch bei dieser Art der Abformung mit Hilfe eines Alginatabdruckes gewonnen, bei dem der Patient die Zungenspitze bis zum Lippenrot vorstreckt. Der individuelle Abformlöffel aus Schellack- oder Kunststoffplatten besitzt vestibulär die übliche Randlänge. Der linguale Rand soll die Linea mylohyoidea nach kaudal nicht überschreiten. Außerdem muß der Löffel einen Bißwall aus Wachs besitzen.

Die vestibulären Löffelränder werden wiederum so weit gekürzt, bis ein leichtes Ziehen an Lippe und Wange den Löffel nicht mehr bewegt. Danach modelliert man den Bißwall durch Auf- oder Abtragen von Wachs derart, daß er der Wange anliegt und die Zunge nicht behindert. Anschließend trägt man nacheinander links und rechts grüne Kerr®-Masse auf den dorsalen Bereich der lingualen Ränder auf und formt daraus Flügel, die sich unter die Zunge schieben lassen (Abb. 10.46).

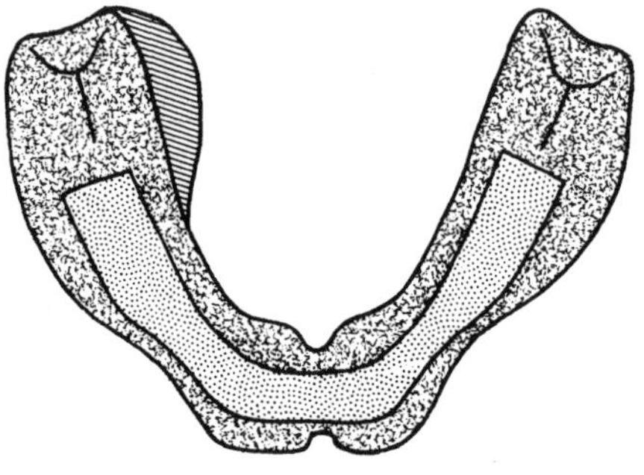

Abb. 10.46: Lokalisation und Form paralingualer Flügel am Abdrucklöffel

Der Löffel wird dann mit jeweils einem leicht erweichten Flügel eingesetzt, worauf der Patient die Zungenspitze bis zum Rot der Unterlippe vorstrecken muß. Da sich der noch weiche Flügel beim Einführen in den Mund leicht verformen kann, führt man mit dem Abdrucklöffel gleichzeitig einen Zeigefinger unter die Zunge ein und drückt den Flügel dort in die richtige Lage. Der Zeigefinger kann auch beim Vorstrecken der Zunge auf dem Flügel mit ganz leichtem Druck liegen bleiben, um ein zu starkes Verformen der Kerr®-Masse zu verhindern, falls der Patient die Zunge zu weit herausstreckt. Bei richtigem Vorgehen entstehen dadurch Schrägflächen, die der Prothese durch den Druck der anliegenden Zungenunterseite Halt verleihen, ohne die Zungenfreiheit zu sehr einzuschränken.

Diese Flügel sind richtig geformt, wenn der Abformlöffel bei mäßig geöffnetem Mund und leicht vorgestreckter Zunge ruhig auf dem Kiefer liegen bleibt. Wird er dabei angehoben, so muß man die Flügel erneut in erweichtem Zustand in den Mund bringen und durch leichtes Anheben der Zunge ausformen lassen. Wenn alle Löffelränder so ausgeformt sind, daß der Abdrucklöffel genügend stabilen Sitz erhalten hat, nimmt man den definitiven Abdruck. Dafür wird der Löffel auf der Innen- und Außenseite mit einem Abformmaterial beschickt und in den Mund eingesetzt. Durch Mundspitzen und leichte Zungenbewegungen werden die Stützflächen für Wange und Zunge dann endgültig ausgeformt. Wir bevorzugen als Abformmaterial Pasten auf der Basis des Zinkoxyd-Eugenols. Bei der Herstellung des Modells müssen diese Stützflächen ebenfalls reproduziert werden. Das kann nach Ausgießen des Abdrucks durch Herstellen von Gipsschlüsseln erfolgen.

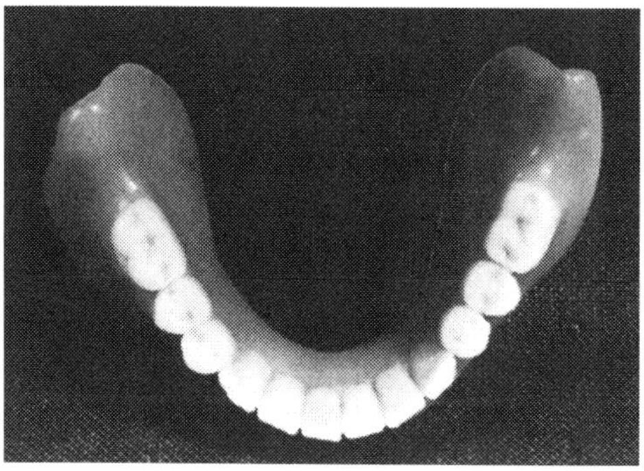

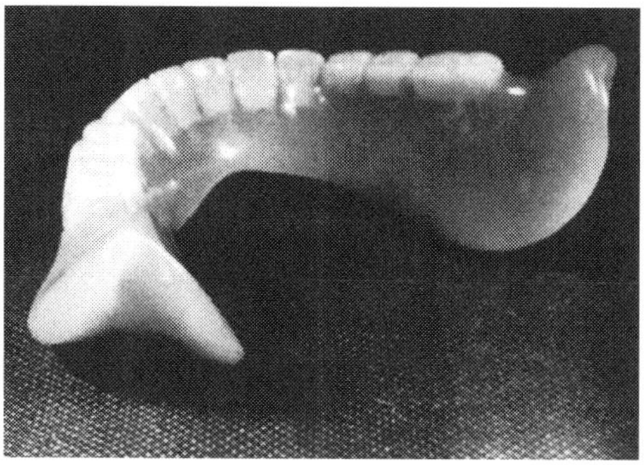

Abb. 10.47: Untere Totalprothese mit paralingualen Flügeln und muskelfunktionsgerechter Gestaltung der Prothesenaußenflächen

10.5 Abformmaterialien

Die Abformung kann drucklos (Entlastungsabdruck) oder unter Druck (Kompressionsabdruck) erfolgen, wofür verschiedene Abformmaterialien zur Verfügung stehen. Für die drucklose Abformung eignen sich Gips, Pasten auf der Basis des Zinkoxyd-Eugenols und leichtfließende elastische Abformmassen. Elastische Abformmassen sind ohnehin notwendig, wenn am Kieferkamm untersichgehende Partien vorhanden sind. Die drucklose Abformung ist bei annähernd gleichmäßiger Schleimhautresilienz, also in den meisten Fällen, indiziert. Stellen mit sehr unnachgiebiger Schleimhaut, wie z.B. über der Gaumennaht oder der Crista mylohyoidea, können auf dem Modell mit Zinnfolie bedeckt werden, so daß die Prothese später dort hohl liegt.

Beim Kompressionsabdruck verwendet man zähflüssige Abformmaterialien, z.B. Abdruckguttapercha, thermoplastische Abformmassen oder zähflüssige elastische Abformmassen. In die unter Druck gesetzte, zähflüssige Abformmasse prägen sich die Stellen mit geringer Schleimhautresilienz tiefer ein als diejenigen mit normaler. Der Kompressionsabdruck ist indiziert, wenn viele Stellen eine unterschiedlich dicke Schleimhautbedeckung aufweisen, deren Berücksichtigung durch Hohllegen mit Zinnfolie zu aufwendig wäre. Weisen jedoch größere Gebiete eine abnorme Schleimhautnachgiebigkeit auf, wie z.B. beim Schlotterkamm, so ist der Kompressionsabdruck kontraindiziert, weil er die Weichgewebe zu stark verformen würde.

Der Kompressionsabdruck kann auch unter Ausnutzung des Kaudruckes (Kauabdruck nach Spreng) angewendet werden. Zu diesem Zweck müssen die Situationsmodelle schon mit Hilfe einer Kieferrelationsbestimmung in einen Artikulator eingegipst werden, so daß der individuel formlöffel aus Kunststoff mit einem passenden Bißwall aus thermoplastische Masse versehen werden kann. Vor Anfertigung des Abformlöffels wird das Situationsmodell mit einer Schicht Wachs bedeckt, damit später die zähplastische Abformmasse genügend Platz innerhalb des Löffels findet. Mit dieser Wachsschicht und nach oberflächlicher Erwärmung des Bißwalls setzt man dann den Löffel in den Mund und läßt Kaubewegungen ausführen. Nachdem die Kaubahnen sich in den Bißwall eingeprägt haben, entfernt man die Wachsschicht und ersetzt sie durch erwärmte Abdruckguttapercha. Darauf werden dann wieder Kaubewegungen unter Druck ausgeführt, bis alle Partien gut abgeformt sind und der Löffel gut am Kiefer haftet. Dabei ist es meistens notwendig, überschüssige Guttapercha abzuschneiden und fehlende neu aufzutragen.

10.6 Bestimmung der Kieferrelationen

Die Kieferrelationsbestimmung dient zur Festlegung der Lagebeziehungen zahnloser Kiefer in der Position, in der die Prothesen okkludieren sollen. Dabei muß die Unterkieferposition in der Vertikalen und Horizontalen bestimmt werden. Bei der vertikalen Kieferrelation handelt es sich um den richtigen Abstand des Unterkiefers zum Oberkiefer und bei den horizontalen Kieferrelationen um die richtige transversale und sagittale Position des Unterkiefers. Außerdem wird bei der Kieferrelationsbestimmung durch Formung der Wachswälle die spätere Stellung der künstlichen Zähne festgelegt.

… im Laboratorium

…bestimmung benötigt …lonen, welche diesel- … Funktionsabdrücke …, um ihren Halt am Kiefer und gleiche Belastungsverhältnisse wie später durch die Prothesenbasis zu gewährleisten. Werden zur Anfertigung von Registrierschablonen thermoplastisch verformbare Basisplatten auf dem Gipsmodell lediglich manuell adaptiert, so liegen sie nur an wenigen Stellen punktförmig an (Abb. 10.48 a). Obwohl der Sitz solcher Basisplatten auf dem Gipsmodell exakt erscheint, sinken sie unter Belastung wegen der Schleimhautresilienz zu tief in das Prothesenlager ein, weil die Schleimhaut bei punktförmiger Belastung nachgiebiger ist als bei flächenhafter. Als Folge entsteht dann zwischen den Kiefermodellen eine andere Lagebeziehung als die Kiefer bei der Kieferrelationsbestimmung zueinander eingenommen haben. Um die erforderliche Genauigkeit zu erzielen, lassen wir thermoplastisch adaptierte Basisplatten mit Wachs unterfüttern (SCHLAMPP) (Abb. 10.48 b). Hierzu pinselt man auf das gut isolierte Gipsmodell und auf die Unterseite der bis zu den Funktionsrändern reichenden Basisplatte eine dünne Wachsschicht auf. Nach nochmaligem Erwärmen wird dann die Platte auf das Modell gedrückt, damit sich beide Wachsschichten verbinden. Dabei muß auch der Prothesenrand ausgeformt werden. Anschließend werden die Basisplatten mit Wachswällen versehen.

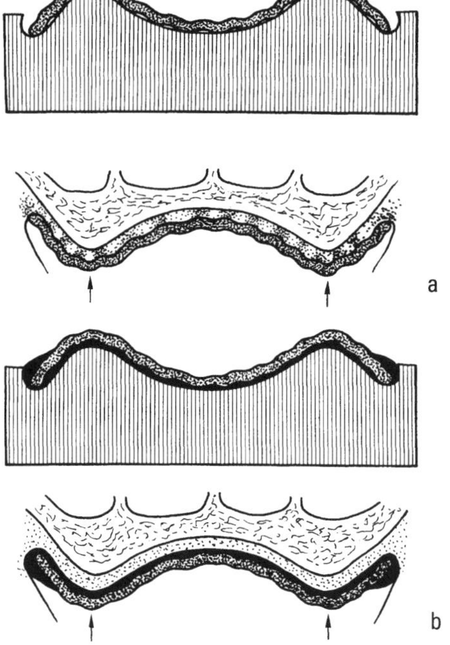

Abb. 10.48: Eine manuell adaptierte Basisplatte **(a)** sinkt unter Belastung stärker in das Prothesenlager ein als eine mit Wachs unterfütterte **(b)**.

Es empfiehlt sich, die Wachswälle nach Mittelwerten vorzuformen. Nach MCGRANE beträgt der senkrechte Abstand zwischen den Umschlagfalten des Ober- und Unterkiefers 1 cm neben den Lippenbändchen im Mittelwert 40 mm. Davon entfallen auf den Oberkiefer 22 mm und auf den Unterkiefer 18 mm (Abb. 10.49). Nach MARXKORS und SETZ soll der senkrechte Abstand zwischen den Umschlagfalten im Mittelwert jedoch nur 36 mm betragen.

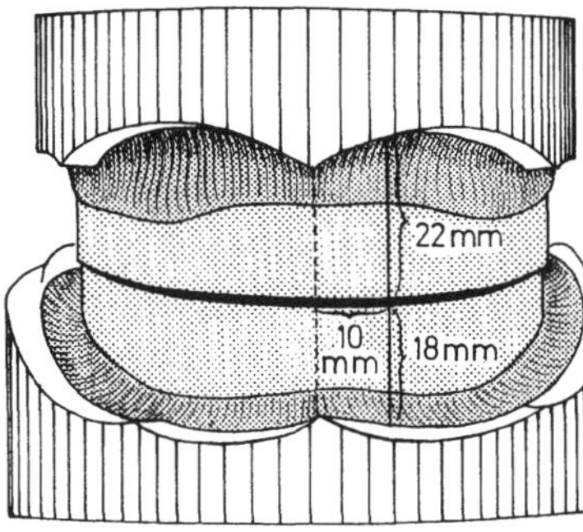

Abb. 10.49: Durchschnittliche Höhe der Registrierschablonen nach MCGRANE

Im Oberkiefer gestaltet man den Wachswall halbellipsenförmig. Seine labiale Begrenzung liegt ca. 7 mm von der Mitte der

Papilla incisiva und im Eckzahnbereich ca. 9 mm vom Ende der ersten Gaumenquerfalte entfernt (Abb. 10.50). Außerdem ist es zweckmäßig, den Wachswall hinter der Region des ersten Molaren enden zu lassen.

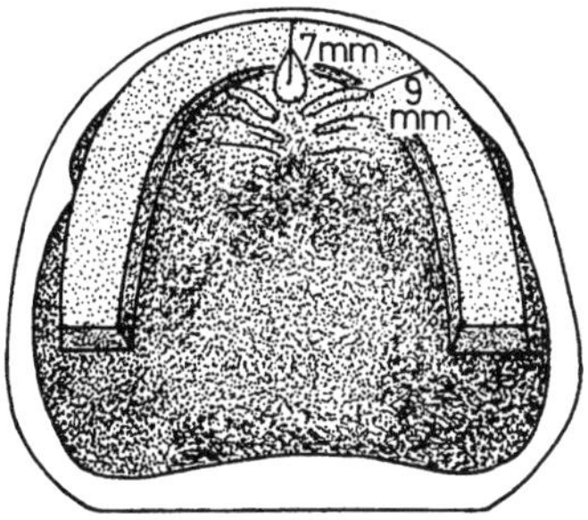

Abb. 10.50: Begrenzung des oberen Wachswalles nach vestibulär und dorsal (McGee, Wersig)

Im Unterkiefer wird der Bißwall parabelförmig gestaltet. Er darf nach lingual die Poundsche Linie nicht überschreiten. Bei der Poundschen Linie handelt es sich um eine gedachte Verbindung zwischen der mesialen Approximalfläche des Eckzahnes und der medialen Begrenzung des Tuberkulum alveolare mandibulae (Abb. 10.51).

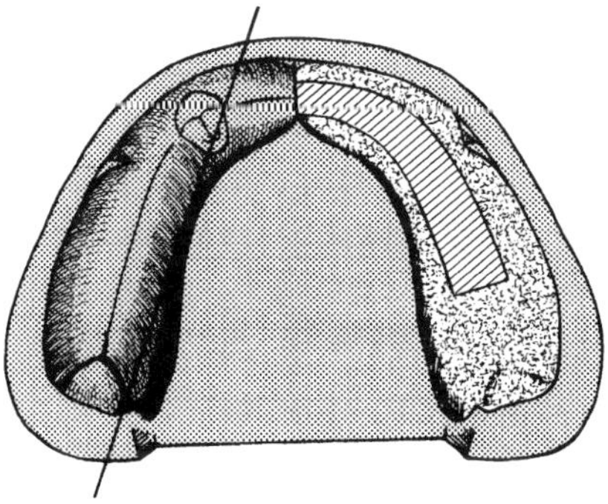

Abb. 10.51: Begrenzung des unteren Wachswalles entsprechend der Poundschen Linie

Der untere Wachswall reicht ebenfalls nur bis in die Region des ersten Molaren. Dort soll die Höhe des Wachswalles das Niveau der ersten Hälfte vom Tuberkulum erreichen (Abb. 10.52).

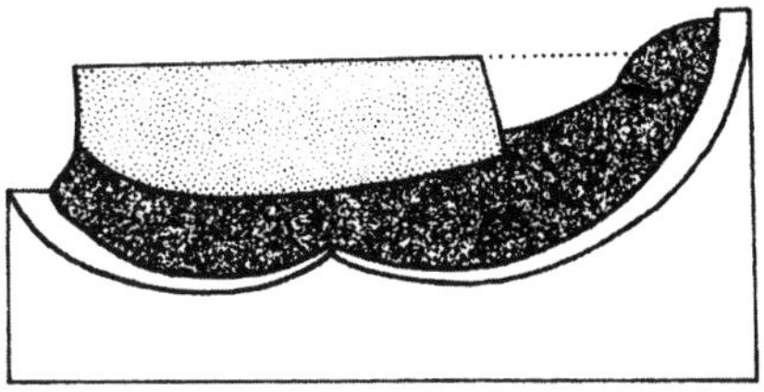

Abb. 10.52: Lagebezeichnung des unteren Wachswalles zum Tuberkulum alveolare mandibulae nach Pound

10.6.2 Maßnahmen am Patienten

Die Maßnahmen am Patienten bei der Kieferrelationsbestimmung gliedern sich in vier Abschnitte:

1. Vorläufige Formung des oberen Wachswalles,
2. Vorläufige Formung des unteren Wachswalles,
3. Bestimmung der vertikalen Kieferrelation und endgültige Formung beider Wachswälle,
4. Bestimmung der terminalen Scharnierachsenposition (zentrale Relation).

10.6.2.1 Vorläufige Formung des oberen Wachswalles

Die vorläufige Formung des oberen Wachswalles umfaßt die Festlegung der Kauebene und der vestibulären Begrenzung des künstlichen Zahnbogens. Im allgemeinen soll der Wachswall die entspannt hängende Oberlippe um ca. 1 mm überragen. Da aber beim Lachen später nur die künstlichen Zähne und nicht die Kunststoffbasis zu sehen sein sollen, überprüft man, wie weit die Lippe beim Lachen

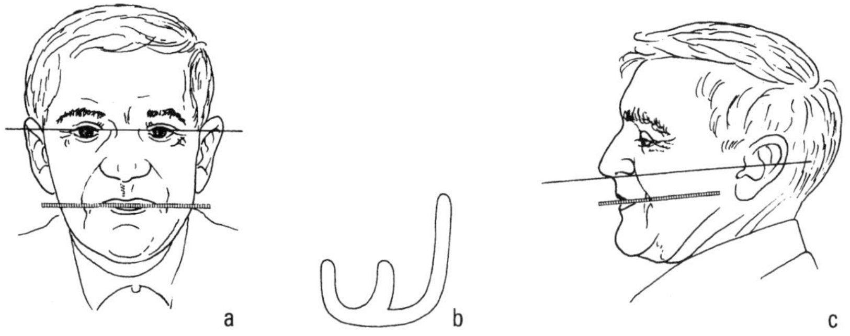

Abb. 10.53: Ausrichtung des oberen Wachswalles
a) Lineal in situ parallel zur Bipupillarlinie
b) Okklusionom nach HEMPEL in der Aufsicht
c) Okklusionom in situ parallel zur Camperschen Ebene

hochgezogen wird. Ist dann vom Wachswall mehr zu sehen, als es der Länge oberer Schneidezähne entspricht, so muß er dementsprechend gekürzt werden. Anschließend richtet man den Wachswall in der festgelegten Höhe parallel zur Bipupillarlinie und zur Camperschen Ebene aus. Die Parallelität zur Bipupillarlinie läßt sich leicht mit einem Lineal feststellen; zur Ausrichtung nach der Camperschen Ebene hat sich bei uns das Okklusionom nach HEMPEL bewährt (Abb. 10.53).

Das Gesichtsprofil bestimmt die Ausdehnung des oberen Wachswalles nach labial. Dieser soll die Oberlippe so weit stützen, daß sie weder aufgeworfen noch eingefallen wirkt (Abb. 10.54).

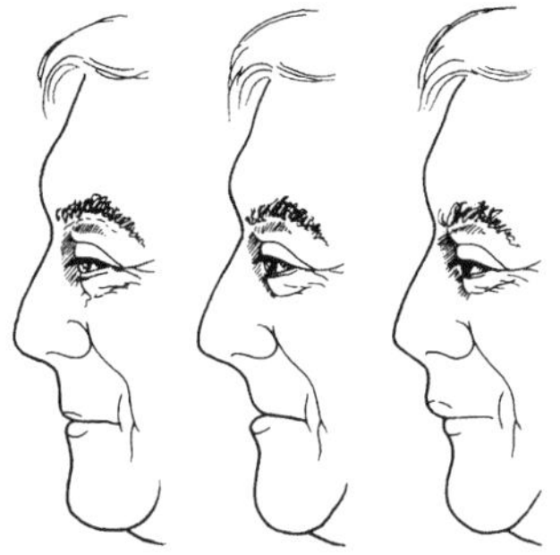

Abb. 10.54: Gesichtsprofil in Abhängigkeit der vestibulären Ausdehnung des oberen Wachswalles

Im Seitenzahnbereich müssen die Wachswälle so geformt werden, daß ihre bukkalen Flächen wie die natürlichen Zähne in lockerem Kontakt mit der Wangenschleimhaut stehen (Abb. 10.55).

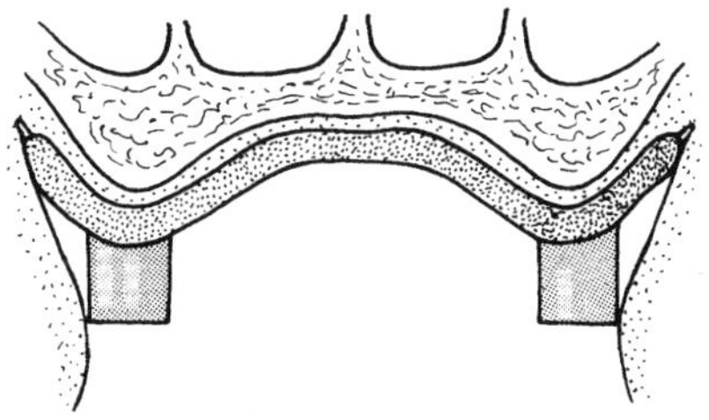

Abb. 10.55: Der obere Wachswall in lockerem Wangenkontakt

10.6.2.2 Vorläufige Formung des unteren Wachswalles

Mit der Formung des unteren Wachswalles will man erreichen, daß sich später die künstliche Zahnreihe im Muskelgleichgewicht zwischen Zunge und Wange befindet. Dazu muß oral vom unteren Wachswall im Seitenzahnbereich so viel abgetragen werden, bis die Zunge nicht mehr eingeengt ist. Anschließend richtet man die

Oberkante des Wachswalles so aus, daß sie in Höhe des Zungenäquators liegt, wenn sich die Zunge in der Ruhelage befindet (Abb. 10.56 a). Wie der obere Wachswall soll auch der untere in lockerem Kontakt mit Wangen und Lippen stehen. Wegen der Dynamik der Wangenmuskulatur muß die vestibuläre Begrenzung des Wachswalles im Prämolarenbereich häufig nach oral eingezogen werden (Abb. 10.56 b).

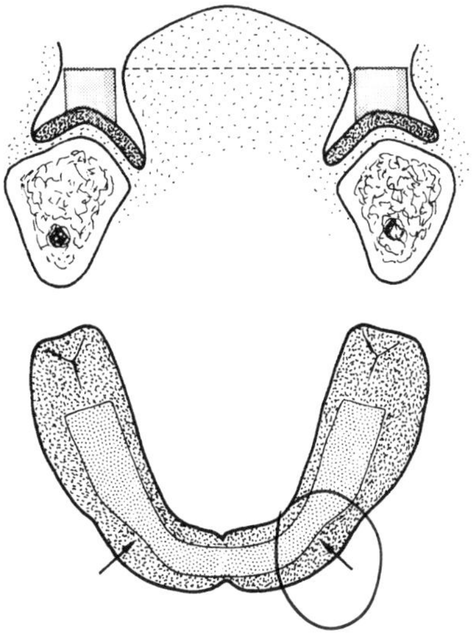

Abb. 10.56: Vorläufige Gestaltung des unteren Wachswalles
a) nach Zungenäquator und lockerem Wangenkontakt
b) Einziehung des Walles im Bereich des Modiolus

10.6.2.3 Bestimmung der vertikalen Kieferrelation und endgültige Formung der Wachswälle

Für die Festlegung der vertikalen Kieferrelation orientiert man sich an der Ruhelage (Ruheschwebe) des Unterkiefers. Die Ruhelage ist die unbewußt eingenommene Haltung des Unterkiefers bei aufrechter Körper- und gerader Kopfhaltung. Im natürlichen Gebiß haben die Zahnreihen dabei einen Abstand von ca. 3 mm. Die vertikale Kieferrelation entspricht demnach der Ruhelage des Unterkiefers abzüglich 3 mm interokklusalen Abstands (free-way-space). Dieselbe Unterkieferhaltung wie in der Ruheschwebe wird auch eingenommen, wenn man bei locker geschlossenen Lippen den Konsonanten „M“ summt.

Zur Festlegung der vertikalen Kieferrelation markiert man die Haut auf dem Nasalpunkt oder dem Subnasale und dem Weichteilpogonion. Man wählt diese Stellen, weil sie von der mimischen Muskulatur weniger bewegt werden als die Lippen. Mit einem Bißnahmezirkel oder einer Schublehre greift man den Abstand zwischen beiden Markierungen ab (Abb. 10.57 a), während der Patient mit locker geschlossenen Lippen den Konsonanten „M“ summt. Danach setzt man die Registrierschablonen ein und prüft den Abstand der beiden Hautpunkte bei Kieferschluß. Er soll dem Zirkelabstand abzüglich 3 mm interokklusalen Abstands entsprechen (Abb. 10.57 b).

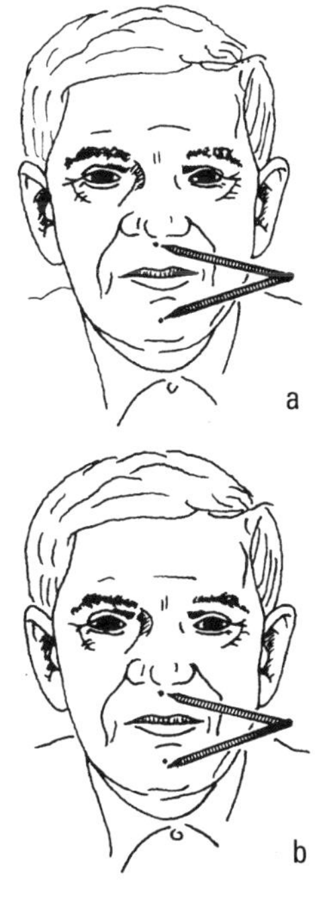

Abb. 10.57: Festlegen des vertikalen Kieferabstandes mit einem Bißnahmezirkel
a) Ruheschwebe des Unterkiefers
b) Kieferschluß

In den meisten Fällen zeigt sich, daß die vorläufig geformten Wachswälle noch in ihrer Höhe korrigiert werden müssen, damit sie in der richtigen vertikalen Kieferrelation aufeinander passen. Bei allen Korrekturen ist darauf zu achten, daß die Parallelität der rekonstruierten Kauebene zur Camperschen Ebene und zur Bipupillarlinie erhalten bleibt. Weiterhin darf keiner der Wachswälle so niedrig werden, daß für die künstlichen Zähne nicht genügend Platz bleibt.

Muß dazu von den Wachswällen abgetragen werden, so kann die Korrektur an beiden Wachswällen oder auch nur an einem erfolgen. Bei gleichmäßigem Erhaltungszustand des oberen und unteren Kieferkammes sollen nach der Korrektur beide Wachswälle annähernd gleich hoch sein (Abb. 10.58 a). Ist einer der Kieferkämme stärker atrophiert, so kann dessen Wachswall etwas höher sein (Abb. 10.58 b).

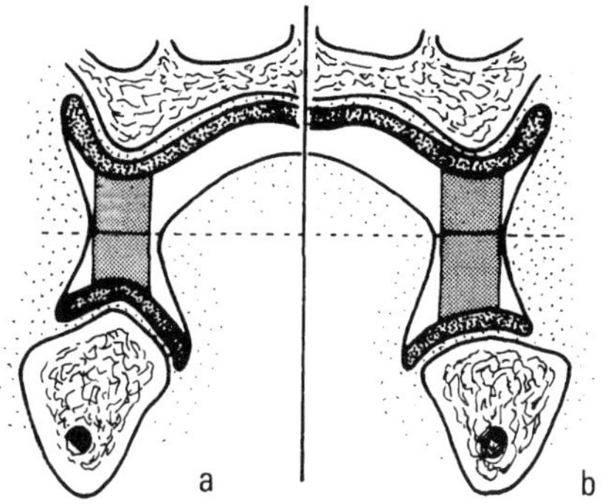

Abb. 10.58: Höhe der Wachswälle in Abhängigkeit vom Schwund des Alveolarfortsatzes
a) gleich hohe Wachswälle bei gleichmäßigem Erhaltungszustand der Kieferkämme
b) ungleich hohe Wälle bei starker Atrophie eines Kieferkammes

Wenn mit eingesetzten Registrierschablonen der Abstand zwischen den Hautmarkierungen zu gering ist, so empfiehlt es sich im allgemeinen, den oberen Wachswall aufzubauen, weil eine Erhöhung des unteren die Zungenfreiheit einschränken würde. Bei stark atrophierten oberen und gut ausgeprägten unteren Alveolarfortsätzen sollte man jedoch den unteren Wachswall erhöhen (Abb. 10.59 a), weil sonst die Hebelwirkung auf die obere Prothese zu groß wird (Abb. 10.59 b). Sind dagegen beide Alveolarfortsätze stark atrophiert, so ist es in Zweifelsfällen zweckmäßig, die vertikale Kieferrelation um einige Millimeter niedriger zu belassen, um dadurch die Statik beider Prothesen zu verbessern.

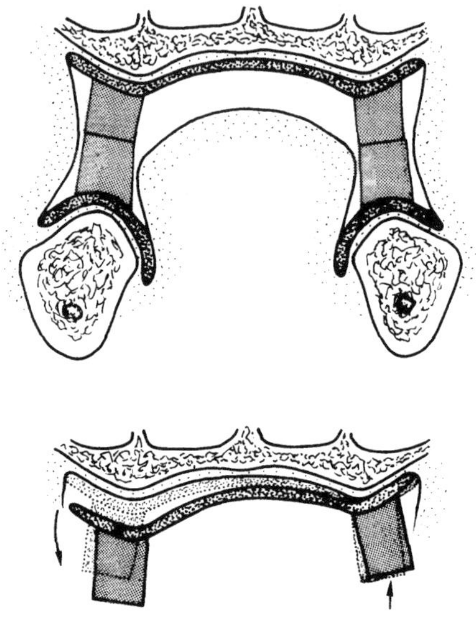

Abb. 10.59: Erhöhung eines unteren Wachswalles bei stark atrophiertem oberen Kieferkamm **(a)**, um die Hebelkräfte möglichst gering zu halten **(b)**

Diese Höhenkorrekturen der Wachswälle werden zunächst provisorisch durchgeführt, weil die Bestimmung der vertikalen Kieferrelation lediglich anhand der Ruhelage nicht immer zum richtigen Ergebnis führt. Deshalb überprüft man anschließend den Abstand der Wachswälle beim Sprechen des Vokals „O" und des Konsonanten „S". Der Abstand soll bei „O" etwa 5 mm und bei „S" mindestens 1 mm betragen. Hierzu wurde von GYSI empfohlen, die Worte „Ohio“ und „Mississippi“ sprechen zu lassen. Von besonderer Bedeutung ist dabei, daß sich die Wachswälle beim Konsonanten „S“ nicht berühren (SILVERMAN), da sich später die Berührung der Zähne beim Sprechen als Triggerfaktor für Parafunktionen (DRUM) auswirkt. Stellt sich heraus, daß die Wachswälle beim Sprechen des Konsonanten „S“ in Kontakt geraten, so versucht man, den erforderlichen Zwischenraum durch Abtragen der Wachswälle zu erzielen. Dabei darf jedoch nicht so viel abgetragen werden, daß im Bereich der Tubera zu wenig Platz für die Prothesenbasen bleibt oder eine nachteilige Veränderung des Aussehens im Sinne der Altersphysiognomie eintreten würde.

Läßt sich der erforderliche Abstand der Wachswälle beim Sprechen des Konsonanten „S“ durch Abtragen nicht erreichen, so versucht man, ihn durch Veränderung des sog. S-Kanals zu erzielen (CLEMENÇON). Bei dem S-Kanal handelt es sich um einen trichterförmigen Raum, der beim Sprechen des Konsonanten „S“ zwischen Gaumen und Zungenrücken gebildet wird. Verstärkt man die obere Registrierschablone durch Auftragen von Wachs, so braucht der Unterkiefer zur Bildung des S-Kanals nicht so weit an den Oberkiefer herangeführt zu werden, weil die Zunge früher in Kontakt mit der Gaumenplatte gerät (Abb. 10.60). Das Auftragen von Wachs wird so lange durchgeführt, bis sich die Wachswälle beim Sprechen des Konsonanten „S“ nicht mehr berühren.

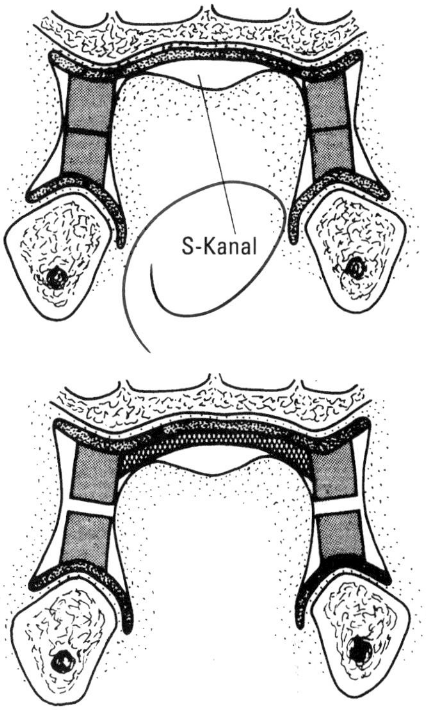

a

b

Abb. 10.60: Veränderung des S-Kanals zur Erzielung eines interokklusalen Abstandes beim Sprechen des Konsonanten"S"
a) Ausgangssituation
b) nach Verstärkung der oberen Basis

Nachdem die Wachswälle auf die richtige Höhe gebracht worden sind, müssen sie auch in der Horizontalen aufeinander abgestimmt werden, damit sie beim Kieferschluß aufeinanderpassen. Im allgemeinen reichen dazu geringfügige Korrekturen an beiden Wachswällen aus, wobei die orale Fläche des unteren Wachswalles nicht aufgebaut werden darf, damit der Zungenraum nicht eingeengt wird. Normalerweise passen die Wachswälle auch in der Front nach leichten Korrekturen aufeinander.

Das läßt sich auch bei ausgeprägter progener Stellung der zahnlosen Kieferkämme meistens erreichen, wenn man vestibulär den unteren Wachswall abträgt und den oberen aufbaut (Abb. 10.61 a). Lediglich bei prognather Stellung der Kieferkämme müssen auch die Wachswälle eine sagittale Stufe aufweisen (Abb. 10.61 b).

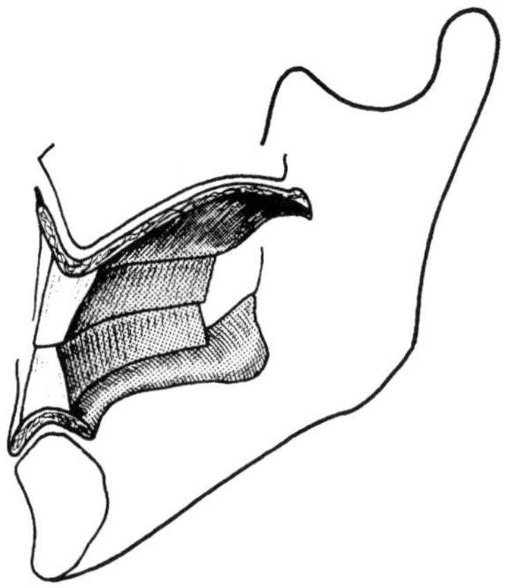

a

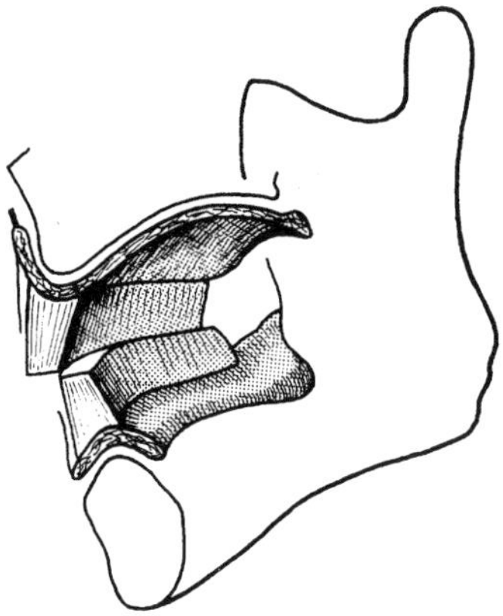

b

Abb. 10.61: Frontale Ausrichtung der Wachswälle
a) bei progener Stellung der Kieferkämme
b) bei prognather Stellung der Kieferkämme

10.6.2.4 Bestimmung der terminalen Scharnierachsenposition (zentrale Relation)

Bei der Bestimmung der terminalen Scharnierachsenposition (zentrale Relation) handelt es sich darum, die rückwärtigste Position des Unterkiefers zu ermitteln, aus der noch zwanglos Lateralbewegungen durchgeführt werden können. Hierzu werden verschiedene Methoden angegeben.

Das einfachste Vorgehen besteht darin, den Unterkiefer manuell in die terminale Scharnierachsenposition zu führen und die Registrierschablonen dort zu verschlüsseln. Viele Patienten neigen dazu, den Unterkiefer vorzuschieben, wenn man versucht, ihn in seine Dorsalposition zu führen. Deshalb empfahl WALKHOFF, am hinteren Rand der Oberkieferschablone eine Wachskugel anzubringen, die der Patient bei Kieferschluß mit der Zungenspitze berühren soll (Abb. 10.62).

Eine weitere Methode besteht in der sogenannten Schluckbißnahme (SPRENG,

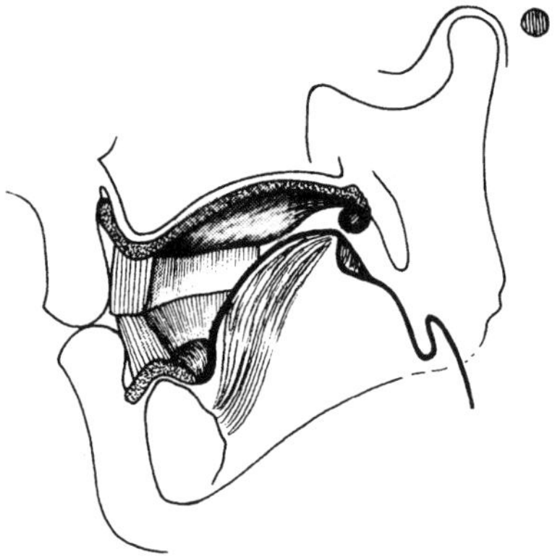

Abb. 10.62: Bestimmung der terminalen Scharnierachsenposition mit der Wachskugel nach WALKHOFF

HROMATKA). Dabei macht man sich zunutze, daß normalerweise die Zahnreihen während des Schluckvorgangs kurzfristig in habitueller Interkuspidation okkludieren. Zur Schluckbißnahme werden nach der endgültigen Formung der Wachswälle auf dem unteren Wachswall im Bereich der Seitenzähne Profilplatten angebracht (Abb. 10.63 a). Nach oberflächlichem Erwärmen des oberen Wachswalles im Seitenzahnbereich werden die Registrierschablonen in den Mund eingesetzt. Der Patient wird aufgefordert zu schlucken. Dabei drücken sich die Profilplatten in den oberen Wachswall ein und führen damit zur Verschlüsselung der Registrierschablonen (Abb. 10.63 b). Beim Schlucken geraten jedoch die Registrierschablonen nicht immer in der gewünschten Position in Kontakt (HUPFAUF, KÜHL, ROßBACH, MARXKORS).

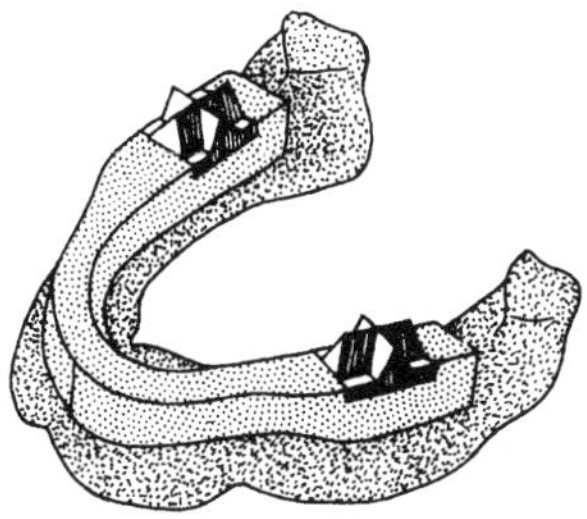

a

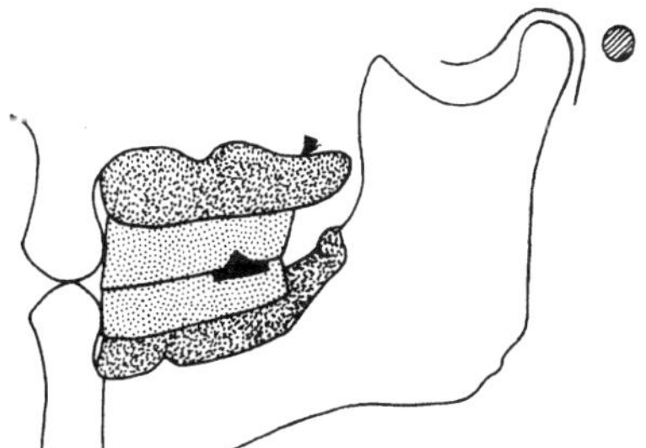

b

Abb. 10.63: Prinzip der Schluckbißnahme nach HROMATKA
a) Profilplatte auf dem unteren Wachswall
b) Verschlüsselung der Schablonen beim Schluckakt

Von GYSI wurde zur Bestimmung des „Schlußbisses“ (terminale Scharnierachsenposition) die Aufzeichnung des lateralen Symphysenbahnwinkels empfohlen. Hierzu wurden extraoral an der oberen Registrierschablone ein Schreibstift und an der unteren eine Schreibplatte angebracht. Bei Lateralbewegungen aus der rückwärtigen Unterkieferposition zeichnet der Schreibstift auf der Platte den lateralen Symphysenbahnwinkel auf, der bei der Vorschubbewegung zum Pfeilwinkel ergänzt wird. Dessen Spitze markiert dann die gesuchte Unterkieferposition (Abb. 10.64).

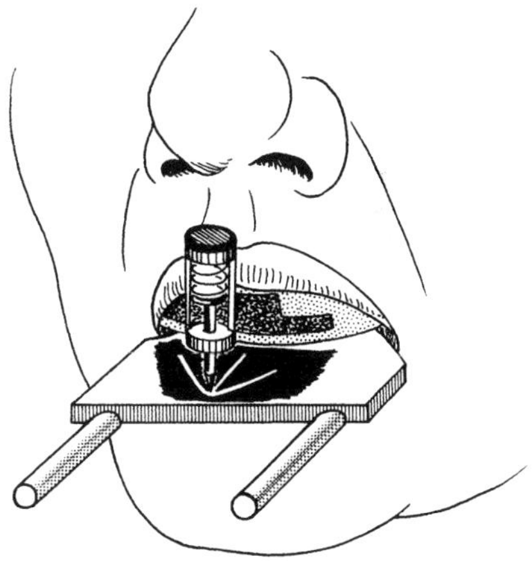

Abb. 10.64: Extraorale Aufzeichnung des Symphysenbahnwinkels nach GYSI

Für eine einwandfreie Okklusion des totalen Zahnersatzes ist Voraussetzung, daß beide Prothesenlager bei der Bestimmung der terminalen Scharnierachsenposition durch die Registrierschablonen gleichmäßig belastet werden. Beim Vorgehen mit Bißwällen können dabei unkontrollierbare Fehler bis zu einer Größenordnung von ca. 2 mm entstehen. Bißwälle, die um diesen Betrag ungleichmäßig hoch sind, berühren sich beim Kieferschluß nämlich dann nur einseitig, wenn die Schleimhaut des Prothesenlagers nur sehr geringe Resilienz aufweist und kein Schlottergelenk vorliegt (Abb. 10.65).

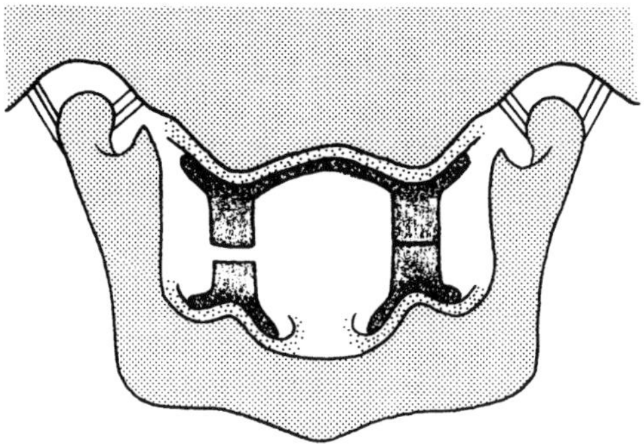

Abb. 10.65: Einseitig zu hoher Wachswall bei geringer Schleimhautresilienz

Bei normaler Schleimhautresilienz geraten auch ungleichmäßig hohe Bißwälle beim Kieferschluß in vollständigen Kontakt. Das Prothesenlager wird dann auf der Seite der höheren Bißwälle stark komprimiert, während die andere Seite nahezu unbelastet bleibt (Abb. 10.66).

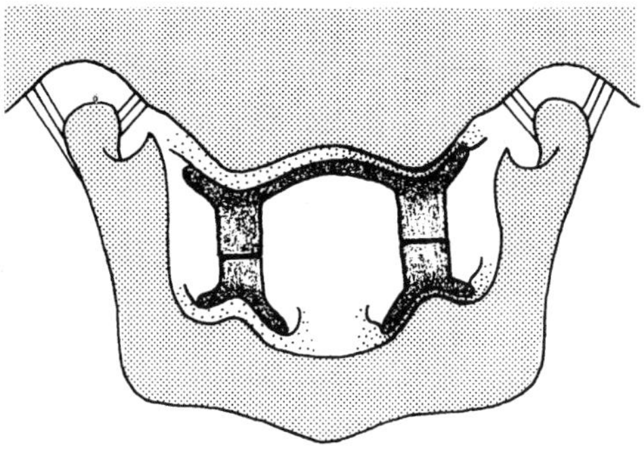

Abb. 10.66: Einseitig zu hoher Wachswall bei normaler Schleimhautresilienz

Beim Vorliegen eines Schlottergelenks kommt es durch eine unilaterale Gelenkdistraktion ebenfalls zur vollständigen Berührung ungleichmäßig hoher Bißwälle (Abb. 10.67).

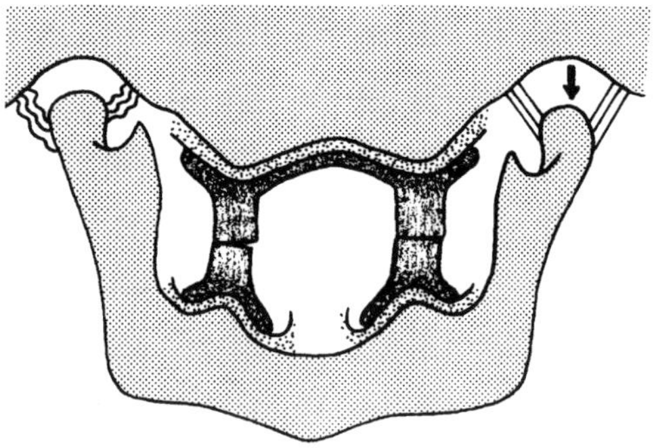

Abb. 10.67: Einseitig zu hoher Wachswall bei Schlottergelenk

Diese Fehler lassen sich ausschalten, wenn man zur Bestimmung der terminalen Scharnierachsenposition den Pfeilwinkel mit einem im Zentrum der Registrierschablonen angebrachten Stützstiftsystem aufzeichnet (McGrane, Gerber). Durch den zentral angebrachten Stützstift werden die Registrierschablonen gleichmäßig belastet. Außerdem kann keine unilaterale Gelenkdistraktion zustande kommen (Abb. 10.68). Wird jedoch der Stützstift nicht zentral angebracht, so sind wiederum die Bedingungen für eine ungleichmäßige Belastung der Prothesenlager (Rossbach) und für eine unilaterale Gelenkdistraktion gegeben, weil dann die Kaumuskulatur an ungleichen Hebelarmen angreift (Kühl).

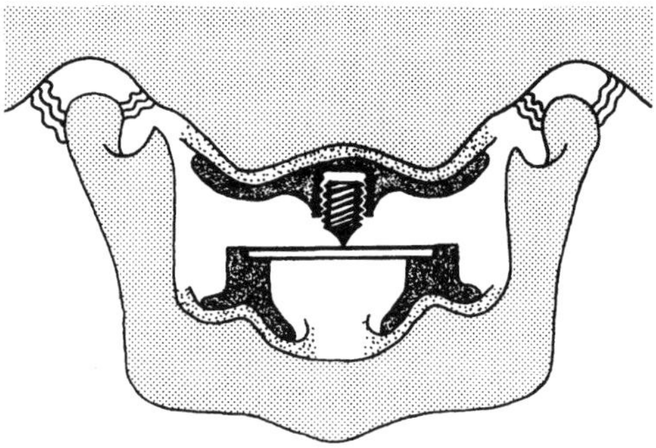

Abb. 10.68: Zentral angebrachter Stützstift zur Vermeidung von ungleichmäßiger Belastung des Prothesenlagers und Distraktion eines Kiefergelenkes

Abb. 10.69: Einzeichnen der Lach- und Mittellinie

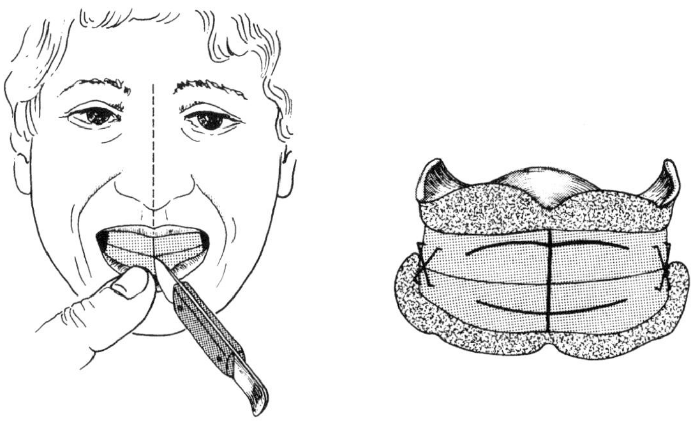

Die Folgen sind umso gravierender, je größer die bei der Verschlüsselung ausgeübte Kraft ist (Jüde et al.). Der Patient sollte ohnehin bei der Stützstiftregistrierung stets Kräfte von weniger als 10 N aufwenden.

Wir bevorzugen zur Bestimmung der terminalen Scharnierachsenposition die intraorale Stützstiftregistrierung, um die okklusalen Fehler, die bei alleiniger Verwendung von Bißwällen auftreten können, mit Sicherheit zu vermeiden. Dazu verwenden wir das von Gerber entwickelte Registrierbesteck.

Nach endgültiger Formung der Wachswälle und manueller Führung des Unterkiefers in die terminale Scharnierachsenposition werden die Registrierschablonen im Munde durch Heftklammern fixiert. Nun erfolgt das Einzeichnen der Mittellinie und der Lachlinie (Abb 10.69).

Mit den verschlüsselten Registrierschablonen gipst man dann die Kiefermodelle in einen Okkludator oder Artikulator ein. Bei Verwendung von Okkludatoren muß vor dem Entfernen der Registrierschablonen die Höhenarretierung zur Sicherung der vertikalen Kieferrelation eingestellt werden (Abb. 10.70 a). Auf dem unteren Wachswall wird dann die Registrierplatte mit Ansätzen für einen Gesichtsbogen festgewachst. Zum Einbau des Stützstiftes wird von der oberen Registrierschablone der Wachswall im ganzen entfernt (Abb. 10.70 b), so daß er sich später in der ursprünglichen Situation wieder befestigen läßt.

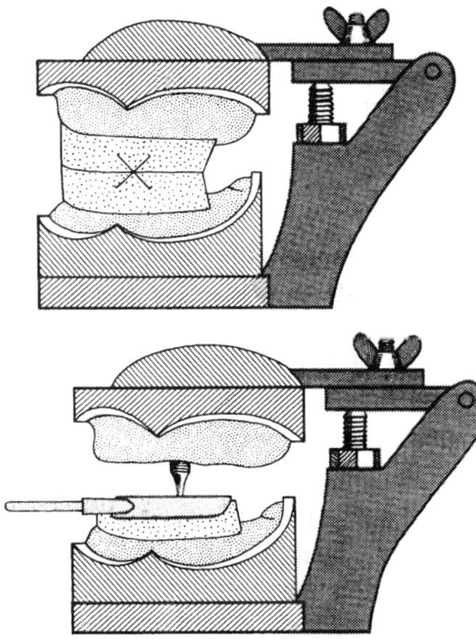

a

b

Abb. 10.70: Okkludator mit Höhenarretierung zum Einbau eines zentral angebrachten Stützstiftes

Der Stützstift muß an der oberen Registrierschablone so befestigt werden, daß er über dem Belastungszentrum des Unterkiefers auf der Schreibplatte aufsteht. Seine Position wird zunächst auf dem unteren Modell, wie in Abb. 10.71 a erläutert, eingezeichnet.

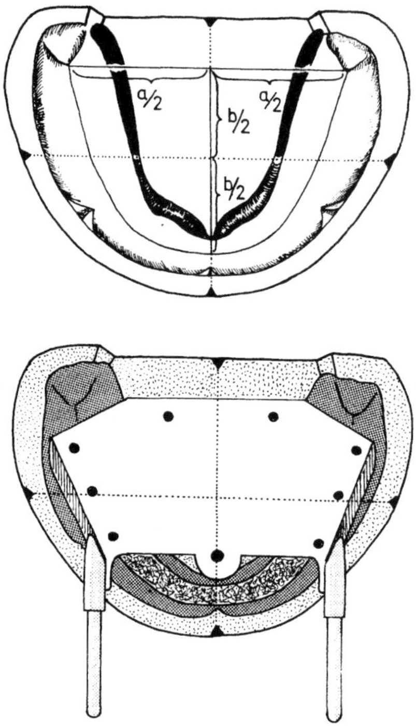

a

b

Abb. 10.71: Festlegen der Stützstiftposition nach den eingezeichneten Maßen auf dem Unterkiefermodell **(a)** und Übertragung der Position auf die Registrierschablone **(b)**

Danach überträgt man diese Position durch Koordinaten auf die Modellränder, so daß sie sich auf den aufgesetzten Schreibplatten wiederfinden läßt (Abb. 10.71 b). In der endgültigen Stellung des Stiftes blockiert man sein Gewinde mit einem Tropfen Klebewachs, damit sich seine Länge bei der nachfolgenden Registrierung nicht unbeabsichtigt ändern kann.

Zur Registrierung wird das Zentrum der Platte mit einem Fettstift angefärbt. Mit eingesetzten Registrierschablonen läßt man dann unter Kontakt des Stiftes mit der Platte den Unterkiefer maximal vorschieben und zurückziehen. Dadurch wird die Vor- und Rückgleitbahn aufgezeichnet (Abb. 8.72 a). Aus der rückwärtigsten Position muß dann der Patient den Unterkiefer nach einer Seite verschieben. Wurde diese Lateralbewegung einwandfrei aufgezeichnet (Abb. 10.72 b), so erfolgt nach erneuter Vor- und Rückbewegung die Aufzeichnung der Lateralbewegung zur anderen Seite (Abb. 10.72 c).

Für Patienten, die Schwierigkeiten haben, gezielte Bewegungen durchzuführen, empfiehlt sich die Anweisung, mit dem Unterkiefer Kreise zu malen. Insgesamt sollten bei solchen Patienten keine Einzelanweisungen gegeben werden, da dieses eine Erhöhung der aufgewendeten Kraft bewirkt und damit eine ungünstige Belastung des Prothesenlagers und der Kiefergelenke zur Folge hat (JAKSTAT, GÜTSCHOW).

Nach Aufzeichnung des Pfeilwinkels oder der Grenzbewegungen fixiert man mit Klebewachs ein durchsichtiges gelochtes Kunststoffplättchen auf der Registrierplatte, so daß das Zentrum des Loches ca. 1 mm hinter der Spitze des Pfeilwinkels steht (Abb. 10.72 d). Das ist erforderlich, wenn man die Okklusion so gestalten will, daß eine Retralbewegung möglich ist. Danach wird mit Hilfe eines Gesichtsbogens die Scharnierachse nach Mittelwerten bestimmt. Diese Maßnahme ermöglicht es, im Artikulator Korrekturen der vertikalen Kieferrelation bis zu einigen Millimetern durchzuführen. Die Notwendigkeit hierzu ergibt sich, wenn sich bei der Wachseinprobe erweist, daß die vertikale Kieferrelation nicht richtig bestimmt wurde.

Zum Verschlüsseln der Registrierschablonen kann man Abdruckgips verwenden. Dieser haftet jedoch nur wenig an den

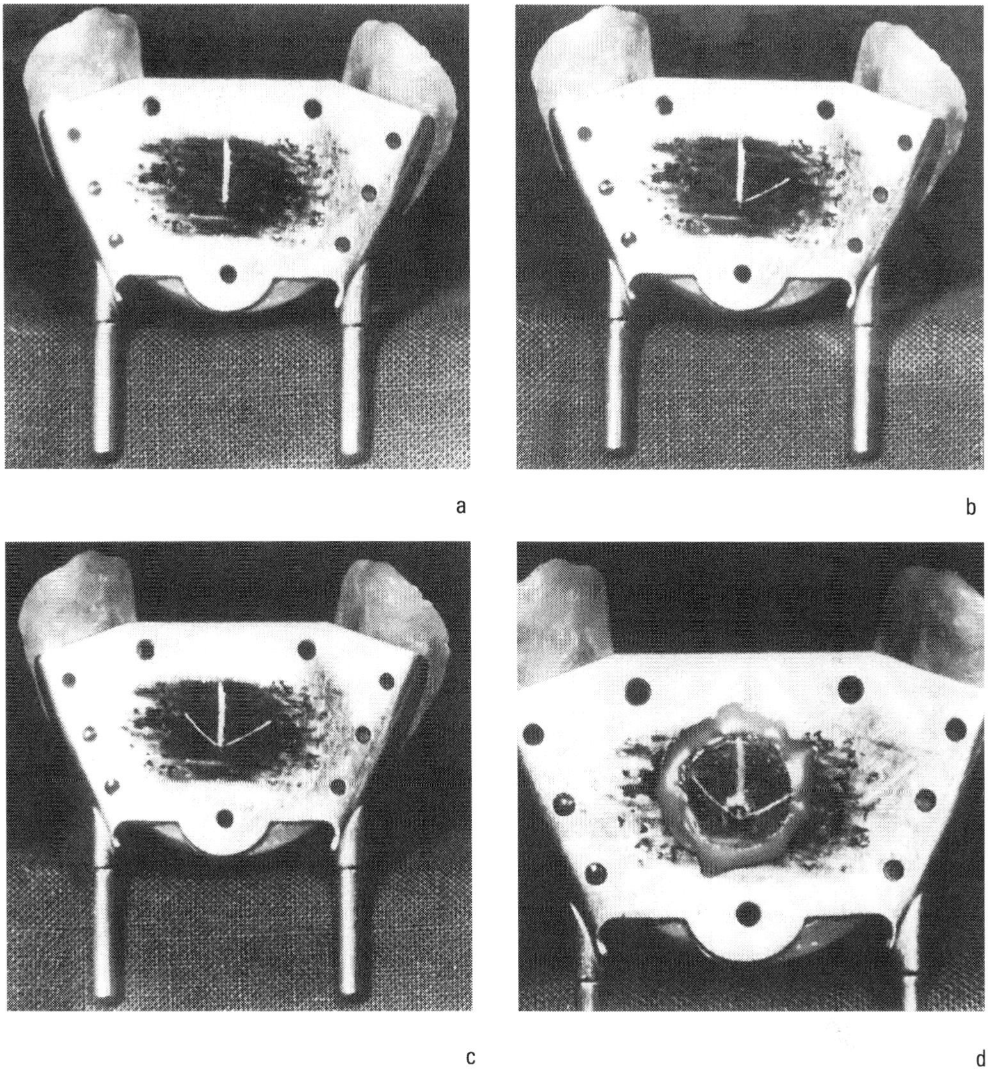

Abb. 10.72: Intraorale Aufzeichnung des Pfeilwinkels
a) Vor- und Rückgleitbahn
b) Lateralbewegung nach rechts
c) Lateralbewegung nach links
d) fixiertes Lochplättchen

Schablonen, so daß sich die Verschlüsselung leicht lösen kann. Deshalb empfiehlt es sich, die Gipsschlüssel vor dem Eingipsen der Kiefermodelle zusätzlich mit Klebewachs an den Registrierschablonen zu fixieren. Trotzdem besteht besonders dann, wenn der Zahnersatz nicht im eigenen Laboratorium angefertigt wird, die Gefahr, daß sich die Gipsschlüssel unbeabsichtigt lösen und Ungenauigkeiten beim Zusammensetzen entstehen. Sicherer als mit Gips ist unserer Erfahrung nach die Verschlüsselung mit Impregum® (Fa. Espe). Dieses elastische Abformmaterial haftet sowohl auf der metallenen Registrierplatte als auch auf dem Basisplattenmaterial ausreichend fest und ist nach dem Abbinden von so steifer Konsistenz, daß beim Eingipsen der Modelle in den Artikulator keine Ungenauigkeiten infolge einer elastischen Deformierung auftreten können.

Wenn Höckerzähne in einem individuellen Artikulator aufgestellt werden sollen, so wird die Bestimmung der Scharnierachse und die extraorale Aufzeichnung der Gelenkbahnen vor der Verschlüsselung der Registrierschablonen vorgenommen.

10.7 Auswahl der Frontzähne

Im Anschluß an die Kieferrelationsbestimmung erfolgt die Auswahl von Form und Farbe der Frontzähne. Am einfachsten ist diese Aufgabe zu lösen, wenn Unterlagen über das ursprüngliche Aussehen der natürlichen Zähne vorliegen. Deshalb ist es empfehlenswert, vor der Extraktion die Zahnfarbe zu notieren und Form und Stellung der Frontzähne durch ein Gipsmodell festzuhalten. Das ursprüngliche Aussehen kann dann weitgehend wieder hergestellt werden. Wenn bereits Prothesen vorhanden sind, deren Aussehen dem Patienten zusagt, sollte man Zahnform, -farbe und -stellung dieser Prothesen nachahmen. Gelegentlich kann man sich auch anhand von Fotografien über die ursprüngliche Form und Stellung der Zähne orientieren. Fehlen jedoch solche Unterlagen, so ist es weitaus schwieriger, die künstlichen Zähne so auszuwählen, daß sie mit der äußeren Erscheinung des Patienten harmonieren.

Zur Farbbestimmung verwendet man üblicherweise Farbringe, die eine Musterkollektion der von den Fabriken hergestellten Zähne in ihren unterschiedlichen Farben und Helligkeitsgraden darstellen. Dabei ist zu beachten, daß der einzelne Zahn des Farbringes etwas dunkler wirkt als die vollständige Frontzahngarnitur der gleichen Farbe. In Zweifelsfällen empfiehlt es sich deshalb, die Zahnfarbe anhand vollständiger Frontzahngarnituren zu bestimmen.

Die Farbauswahl trifft man am günstigsten bei Tageslicht. Dabei probiert man zunächst aus, welche Zahnfarben am geeignetsten erscheinen. Danach muß sich der Patient vor dem Spiegel für die ihm zusagende Zahnfarbe entscheiden. Häufig wird dabei der Wunsch nach einer zu hellen Zahnfarbe geäußert. Abgesehen von einzelnen Ausnahmen sollte man jedoch die Patienten davon überzeugen, daß eine zu helle Zahnfarbe leicht unnatürlich wirkt. Neben diesem einfachen und bewährten Vorgehen besteht darüber hinaus noch die Möglichkeit, die Zahnfarbe nach Haar-, Haut- und Augenfarbe auszuwählen (TANZER).

Außer der Farbbestimmung muß festgelegt werden, welche Zahnform verwendet werden soll und wie die Frontzähne aufzustellen sind. Hierzu wurde eine Reihe von Vorschlägen gemacht, von denen die bekanntesten von WILLIAMS, GYSI sowie von HÖRAUF stammen.

WILLIAMS und GYSI haben vorgeschlagen, die Auswahl der oberen mittleren Schneidezähne nach der Gesichtsform zu treffen. Bei rechteckigem Gesicht und breitem Kiefer empfahlen sie rechteckige Zähne, bei dreieckigem Gesicht gedrängt aufgestellte dreieckige Zähne und bei ovalem Gesicht ovale Zähne, die bei genügend großem Kiefer lückig aufgestellt werden sollten (Abb. 10.73).

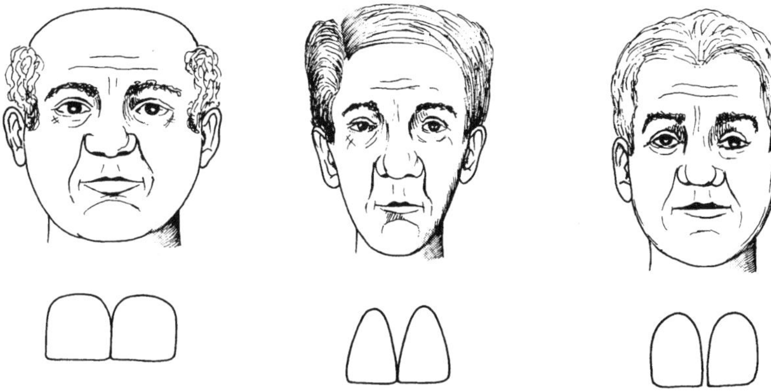

Abb. 10.73: Auswahl der mittleren oberen Frontzähne nach der Gesichtsform (WILLIAMS, GYSI)

Nach HÖRAUF sind für die verschiedenen Körperbautypen nach KRETSCHMER (Abb. 10.74) unterschiedliche Formen und Stellungen der oberen Frontzähne charakteristisch. Der leptosome einschließlich des asthenischen Typus mit seiner ovalen Gesichtsform hat neben breiten und schaufelförmigen mittleren oberen Schneidezähnen kleinere, häufig abgerundete und am Zahnhals schlankere seitliche Schneidezähne, die außerdem höher stehen als die mittleren. Vielfach hat der leptosome Typus einen kleinen Kiefer, so daß die Frontzähne aus Platzgründen eng gedrängt stehen (Abb. 10.74 a). Der athletische Typus weist große und wuchtige, häufig quadratische Schneidezähne auf. Dabei sind die seitlichen Schneidezähne oft ein kleineres Abbild der mittleren. Da bei diesem Typus in der Regel für die Zähne genügend Platz vorhanden ist, stehen sie leicht im Bogen mit normaler Stellung. Im Ausehen dominieren jedoch die mittleren Schneidezähne und die kräftigen Eckzähne (Abb. 10.74 b).

Beim pyknischen Typus sind die Frontzähne sehr unterschiedlich geformt. Sie können dreieckig oder breit und gedrungen sein. Auffällig sind dabei allerdings die grazilen seitlichen Schneidezähne. Nicht selten findet man Lücken zwischen den Zähnen (Abb. 10.74 c).

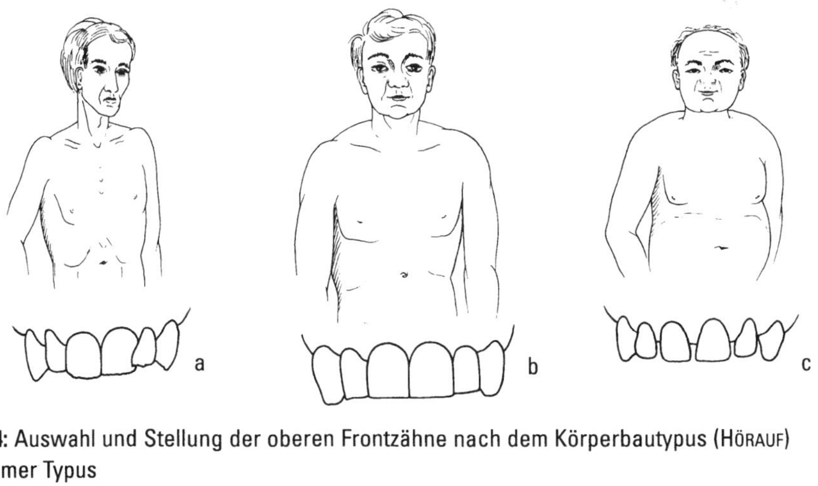

Abb. 10.74: Auswahl und Stellung der oberen Frontzähne nach dem Körperbautypus (HÖRAUF)
a) leptosomer Typus
b) athletischer Typus
c) pyknischer Typus

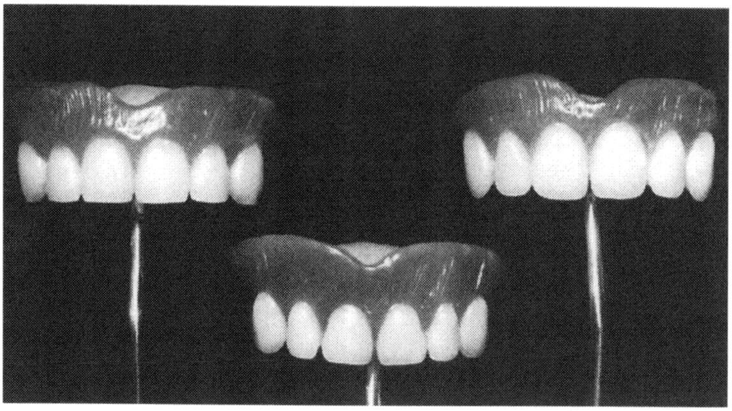

Abb. 10.75: Frontzahnattrappen auf Kunststoffhalterungen

Der leptosome, athletische und pyknische Körperbautyp tritt in reiner Form weniger häufig auf als Mischformen zwischen diesen Körperbautypen. In diesen Fällen bereitet die Formenauswahl oft Schwierigkeiten. Wir haben uns deshalb für die Haupt- und Mischtypen nach Kretschmer die nach Hörauf charakteristischen Aufstellungen auf Kunststoffhalterungen herstellen lassen (Abb. 10.75). Diese Attrappen erlauben nun nach Einführung in den Mund, sich ein ungefähres Bild über den zu erwartenden physiognomischen Effekt zu machen.

Die Größenbestimmung der künstlichen oberen Frontzähne und deren Relation ist für das spätere Aussehen von großer Bedeutung. Gerber entwickelte für die Festlegung dieser Relation Richtlinien, die sich aus der embryologischen Entwicklung des sog. Stirn-Nasen-Fortsatzes ableiten lassen. Da sich die oberen vier Frontzähne aus dem Stirn-Nasen-Fortsatz entwickeln, leitet er die Breite und Relation der oberen Schneidezähne aus dem Breitenverhältnis der Nasenbasis zur Nasenwurzel ab (Abb. 10.77). Überträgt man diese Proportionen auf die zentralen und lateralen Schneidezähne, so soll sich eine harmonische Angleichung ergeben.

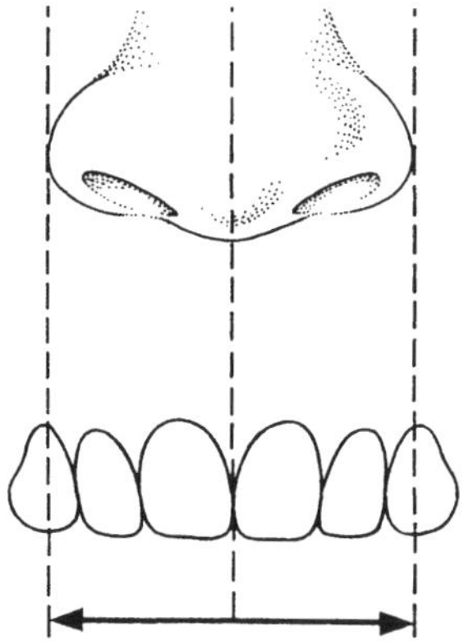

Abb. 10.76: Die Proportionen der oberen Frontzähne ergeben sich aus der Breite der Nasenbasis zur Nasenwurzel (Lee)

Eine weitere Möglichkeit zur Breitenbestimmung der oberen Fronztzähne wird von Lee angegeben. Demnach läßt sich eine ästhetisch ansprechende Frontzahnaufstellung erzielen, wenn die Entfernung zwischen den Eckzahnspitzen mit der Breite der Nasenbasis übereinstimmt (Abb. 10.76). Als Hilfsmittel zur Bestimmung der Nasenbasisbreite benutzt man ein Alameter, mit dem man eine Frontzahngarnitur auswählen kann (Horn).

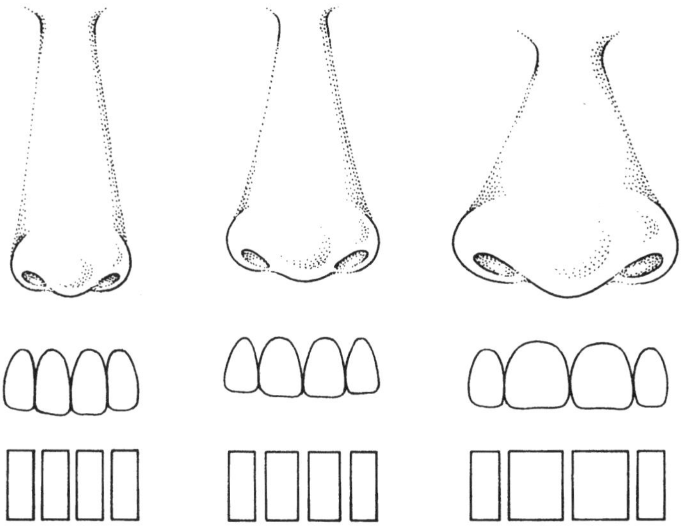

Abb. 10.77: Bestimmung der Frontzahnbreite nach GERBER.

10.8 Einsetzen der Kiefermodelle nach der Reokklusionstechnik

Die Kiefermodelle werden nach der Reokklusionstechnik (WILD und NAEHER) in den Artikulator eingesetzt. Hierfür werden sie an ihrer Unterseite facettenartig zugeschliffen (Abb. 10.78). Anschließend wachst man sie an den verschlüsselten Registrierschablonen fest. Nach Isolieren der facettierten Unterseiten wird zunächst das untere Modell mit Hilfe des Gesichtsbogens in den Artikulator einorientiert und mit einem Gipssockel versehen. Danach erfolgt das Festgipsen des oberen Modells. Nach Erhärten der Gipssockel lassen sich die Kiefermodelle durch leichtes Klopfen aus diesen herauslösen (Abb. 10.78). Zum Aufstellen der Zähne werden die Modelle in ihren Sockeln mit Klebewachs fixiert.

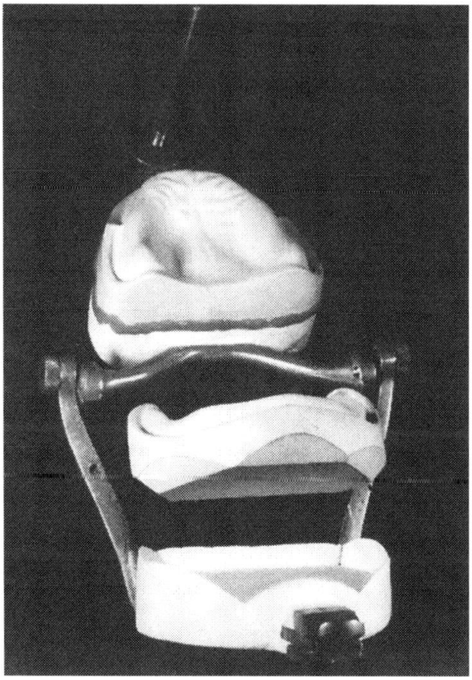

Abb. 10.78: Reokklusionstechnik nach WILD und NAEHER

Dieses Verfahren ermöglicht es, die polymerisierten Prothesen mit ihren Modellen in ihre ursprüngliche Position in den Artikulator zurückzusetzen, so daß laborbedingte Okklusionsfehler einwandfrei erkannt und beseitigt werden können. Das ist nämlich nur im Artikulator mit der erforderlichen Genauigkeit möglich, weil sich okklusale Fehler wegen der Schleimhautresilienz und der Verschieblichkeit der Prothesen auf dem Prothesenlager im Munde nicht exakt genug feststellen lassen.

10.9 Statik und Okklusion bei totalem Zahnersatz

Die Voraussetzungen für die Funktion der Zähne unterscheiden sich bei totalem Zahnersatz grundsätzlich vom natürlichen Gebiß. Der wesentlichste Unterschied besteht darin, daß die natürlichen Zähne über die Parodontien im Kiefer verankert sind, während die künstlichen Zähne fest mit der Prothesenbasis verbunden sind, wobei der Halt der Prothesenbasis am Kiefer relativ gering ist (Schröder, Fish). Bei funktioneller Beanspruchung wirken über die künstlichen Zähne Hebelkräfte auf die Basis ein, die den Prothesenhalt überwinden können. Das Ausmaß dieser Hebelkräfte hängt von der Stellung der künstlichen Zähne und deren okklusalem Relief ab. Die Stellung der Zähne zum Kieferkamm ist hauptsächlich für die Kaufunktion von Bedeutung, das okklusale Relief der Zahnreihen dagegen für Leer- oder Parafunktionen, insbesondere bei Knirschern.

Beim Kauen wird der Zahnersatz nur auf der Kauseite (Arbeitsseite, Laterotrusionsseite) über die dort zwischen den Zähnen befindliche Nahrung belastet. Wegen dieser einseitigen Belastung besteht die Gefahr, daß die dabei auftretenden Hebelkräfte die Prothese auf der Nichtkauseite (Balanceseite, Mediotrusionsseite) vom Prothesenlager lösen (Abb. 10.79).

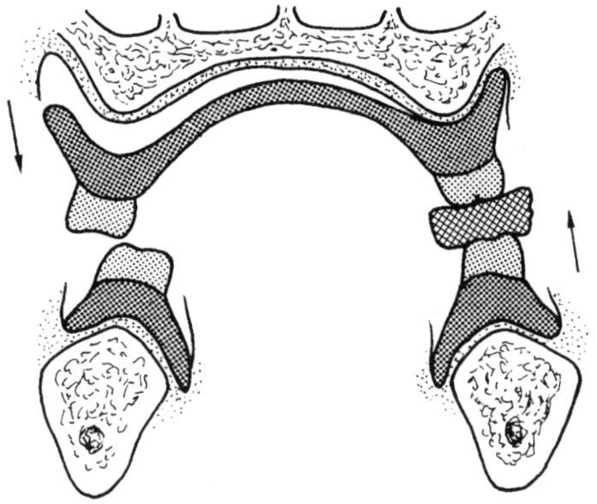

Abb. 10.79: Verlust des Prothesenhaltes bei einseitiger Kaubelastung und ungünstiger Statik

Um beim Kauen auftretende Hebelkräfte so gering wie möglich zu halten, müssen die Seitenzähne statisch günstig zu den Kieferkämmen aufgestellt werden. Nach dem Kammliniengesetz von Gysi trifft das zu, wenn die Zähne mit ihren Längsachsen in der interalveolären Linie stehen. Eine über die Höcker gelegte Ebene bildet dann mit der interalveolären Linie einen rechten Winkel (Abb. 10.80).

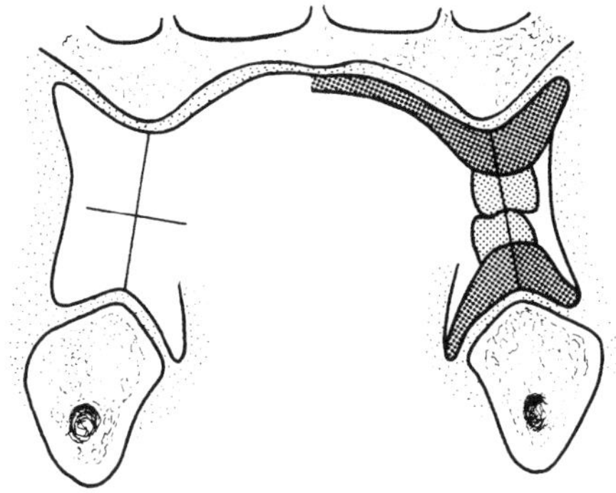

Abb. 10.80: Aufstellung der Seitenzähne in der interalveolären Linie nach Gysi

Wie schon erwähnt, kommt es bei Atrophie der Alveolarfortsätze zur Verkleinerung des oberen Kammbogens (zentripetale Resorption) und zu einer Vergrößerung des unteren Kammbogens (zentrifugale Resorption). Wird dabei der Winkel, den die interalveoläre Linie mit der Kauebene bildet, kleiner als 80°, so sollen nach GYSI die Seitenzähne im Kreuzbiß aufgestellt werden (Abb. 10.81).

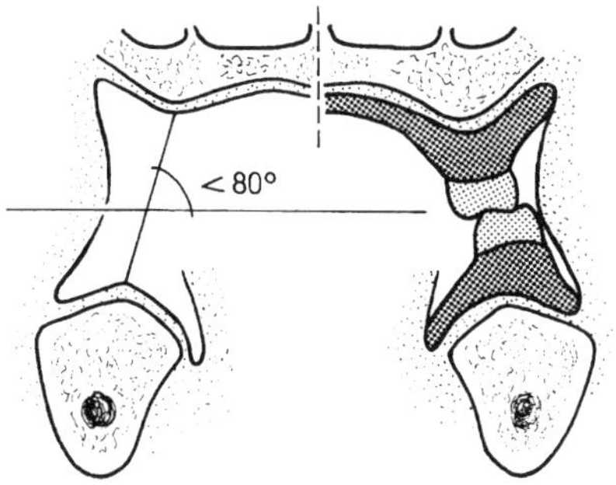

Abb. 10.81: Indikation für eine Kreuzbißaufstellung nach GYSI bei einem interalveolären Winkel unter 80°

FISCHER stellte fest, daß die interalveoläre Linie nicht in habitueller Okklusion, sondern bei Laterotrusion von statischer Bedeutung ist. Durch Verschiebung des Unterkiefers zur Arbeitsseite verkleinert sich dort der Winkel zwischen der interalveolären Linie und der Kauebene um etwa 10° (Abb. 10.82 a). Deshalb muß nach FISCHER die Höckerebene der Seitenzähne senkrecht zu derjenigen interalveolären Linie stehen, die bei Laterotrusion auf der Arbeitsseite entsteht (Abb. 10.82 b). Dieses Prinzip der „statisch-artikulären" Aufstellung wurde später auch von GYSI anerkannt.

Bei fortgeschrittener Atrophie der Alveolarfortsätze führt die Aufstellung der Zähne in der interalveolären Linie zu einer Einengung des Cavum oris, weil die künstlichen Zähne dann weiter oral stehen als die natürlichen ehemals gestanden haben

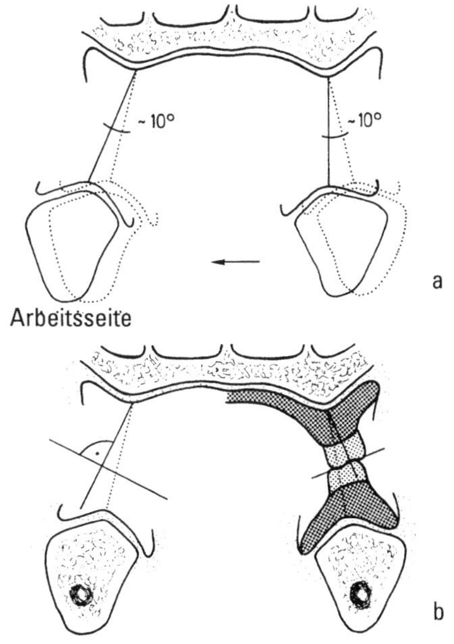

Abb. 10.82: Prinzip der statisch-artikulären Aufstellung nach FISCHER
a) Neigungsunterschied der interalveolären Linie bei Schlußbiß und bei Laterotrusion
b) Stellung der Seitenzähne zur interalveolären Linie

(Abb. 10.83). Die daraus resultierende Behinderung der Zungenfunktion kann dann so schwerwiegend sein, daß die Inkorporation der Prothesen verhindert wird.

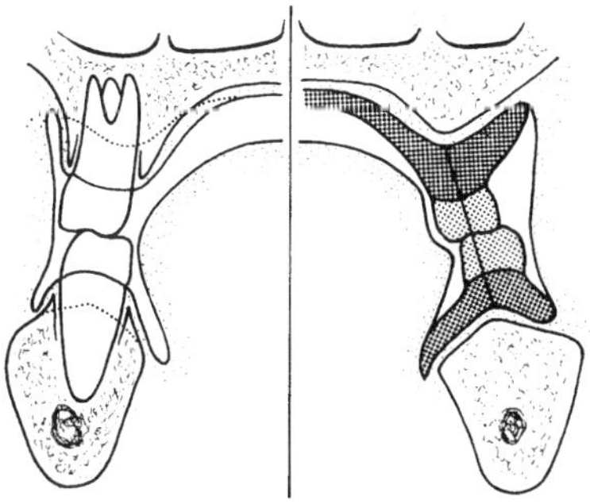

Abb. 10.83: Einengung des Zungenraumes durch die in der interalveolären Linie aufgestellten künstlichen Seitenzähne bei atrophierten Kieferkämmen

Nach Fish sollen die künstlichen Zähne annähernd dort hingestellt werden, wo früher die natürlichen gestanden haben. Dann befinden sich die Zahnreihen im Gleichgewicht der Muskelkräfte von Zunge und Wange. Bei diesem Vorgehen steht der obere zweite Molar häufig und manchmal auch der erste Molar etwas außerhalb des Kieferkammes (Abb. 10.84). Gerät der zweite Molar zu weit außerhalb des Kieferkammes, so soll man ihn außer Okklusion stellen oder auf seine Aufstellung ganz verzichten.

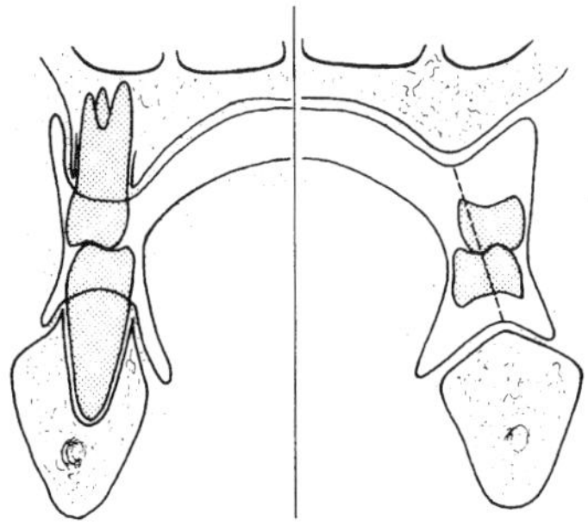

Abb. 10.84: Aufstellung der Molaren im Gleichgewicht von Zunge

Auch wir bevorzugen es, die künstlichen Zähne in das Gleichgewicht der Muskelkräfte von Zunge und Wange (Kauschlauch) zu stellen. Daher richten wir die Wachswälle bei der Kieferrelationsbestimmung so aus, daß sie in lockerem Wangenkontakt stehen. Geraten die oberen Molaren dadurch außerhalb des Kieferkammes, so ist die Belastbarkeit in diesem Bereich der Prothese beim Kauen geringer als bei der Aufstellung der Molaren in der interalveolären Linie. Dieser Nachteil erweist sich jedoch nicht als schwerwiegend, weil meistens eine statisch günstige Aufstellung im Bereich der zweiten Prämolaren und der ersten Molaren (Kauzentrum) möglich ist, da die interalveolären Linien dort annähernd senkrecht zur Kauebene stehen (Abb. 10.85). Außerdem ist die Inkorporation der Prothese durch die nicht behinderte Zungenfunktion erleichtert. Auf eine Aufstellung der Seitenzähne im Kreuzbiß kann bei diesem Vorgehen verzichtet werden.

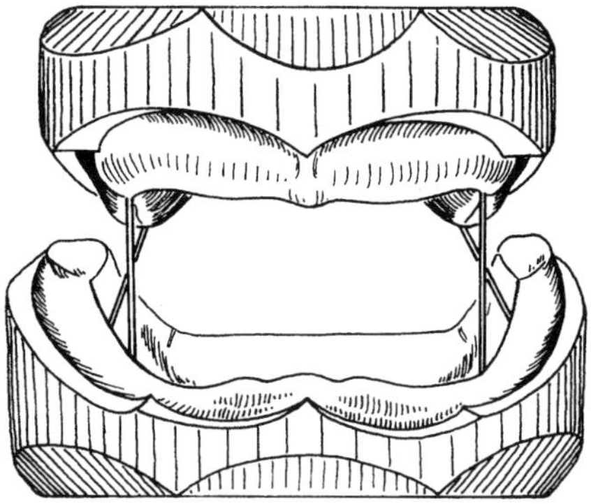

Abb. 10.85: Unterschiedliche Neigung der interalveolären Linien im Bereich des zweiten Prämolaren und zweiten Molaren und Wange (nach Fish)

Die oberen Frontzähne bei totalen Prothesen übertragen beim Abbeißen ein starkes Kippmoment auf die Prothese (Abb. 10.86 a).

Ein Abbeißen wie mit natürlichen Frontzähnen gelingt deshalb zunächst nur den Patienten, bei denen der Prothesenhalt aufgrund günstiger anatomischer Voraussetzungen besonders gut ist. Der Halt der oberen Totalprothesen läßt jedoch nach wenigen Monaten deutlich nach. Daher sollte den Patienten sofort empfohlen werden, beim Abbeißen die Zunge gegen den Prothesenhinterrand zu wölben und somit ein Widerlager gegen die auftretenden Kippkräfte zu schaffen (Abb. 10.86 b). Wenn die Steuerung solcher Zungenkontraktionen mit der Zeit als Bewegungsschema im ZNS gespeichert wird, erfolgt die Zungenbewegung automatisch; der Patient kann dann trotz nachlassenden Prothesenhalts weiterhin gut abbeißen, besonders, wenn das im Eckzahnbereich geschieht.

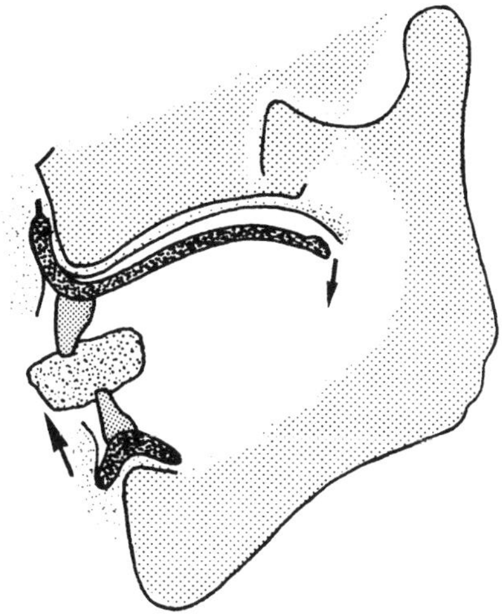
a

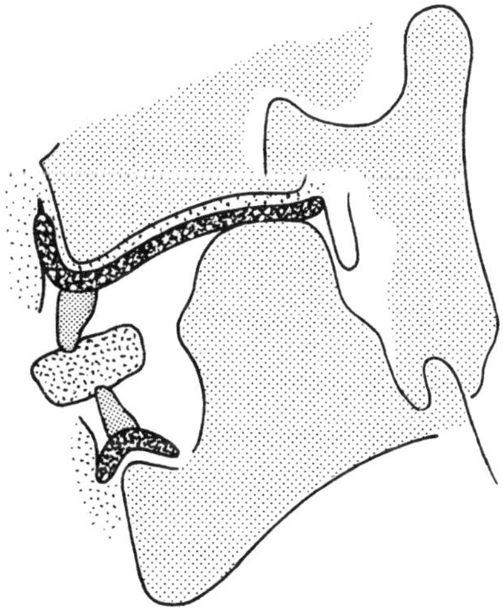
b

Abb. 10.86: a) Abkippen der oberen Prothese beim Abbeißen mit den Schneidezähnen
b) Verhinderung des Abkippens durch die Zunge

Auch bei atrophierten Alveolarfortsätzen läßt sich die Belastbarkeit durch Aufstellen der Frontzähne nach statischen Gesichtspunkten nicht wesentlich verbessern. Außerdem führt eine solche Aufstellung der Frontzähne zur Behinderung der Sprechfunktion und zur Beeinträchtigung des Aussehens durch eine eingefallene Oberlippe. Es bereitet also heute keine Probleme, die oberen künstlichen Frontzähne dort hinzustellen, wo die natürlichen gestanden haben (Abb. 10.87), wie es Fish bereits in den dreißiger Jahren gefordert hat.

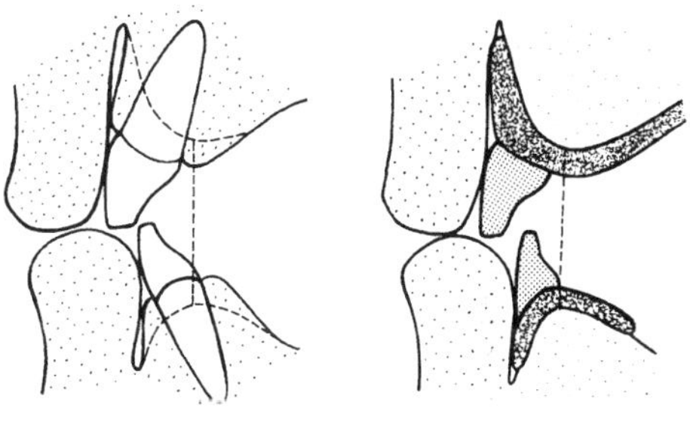

Abb. 10.87: Aufstellung oberer Frontzähne in der Position der natürlichen Zähne

Die oberen Frontzähne sollen die Oberlippe soweit stützen, daß das obere Lippenrot in vollem Umfang sichtbar wird (Abb. 10.88 a). Versucht man, eine eingefallene Oberlippe durch eine konvexe Verdickung des vestibulären Prothesenrandes (sog. Aufpolstern) zu korrigieren, so wird das Aussehen aufgrund des zu schmal werdenden Lippenrots und durch die vorgewölbte Lippe eher verschlechtert als verbessert (Abb. 10.88 b). Auch stark hervortretende vertikal verlaufende Falten auf der Oberlippe lassen sich auf diese Weise nicht beseitigen.

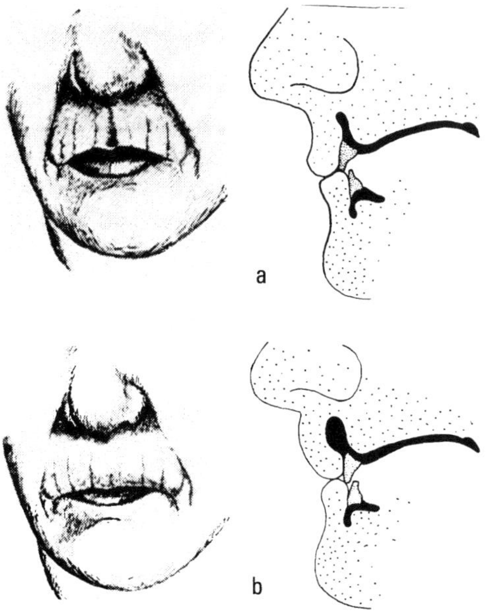

Abb. 10.88: Verschlechterung des Aussehens durch übertriebene Aufpolsterung. Erläuterungen im Text

Für die Funktion des totalen Zahnersatzes ist nicht nur der Prothesenhalt und eine statisch günstige Zahnaufstellung, sondern auch das okklusale Relief der Zahnreihen von erheblicher Bedeutung. Durch die Form des Kauflächenkomplexes wird in erster Linie die Belastung des Prothesenlagers bei Leer- und Parafunktionen bestimmt. Welchen Einfluß das okklusale Relief außerdem für den Zerkleinerungsgrad der Nahrung (Kaueffekt) besitzt, ist bisher noch nicht endgültig geklärt. Die Entwicklung auf dem Gebiet der Kauflächengestaltung führte zu den unterschiedlichsten Zahnformen, die sich stark vereinfacht in Höckerzähne und höckerlose Zähne unterteilen lassen.

Bei Höckerzähnen kann man Zähne mit steiler oder flacher Höckerneigung von solchen unterscheiden, deren okklusales Relief demjenigen von abradierten Zähnen ähnelt. Außerdem wurden Höckerzähne entwickelt, deren Kauflächen den besonderen Erfordernissen der Totalprothetik angepaßt sind.

Die bekanntesten Höckerzähne stammen von GYSI, der als Begründer der Artikulationslehre gilt. Sein Ziel war es, die Unterkieferbewegungen in einem Artikulator exakt zu reproduzieren und die Kauflächen der künstlichen Zähne diesen Bewegungen anzupassen. Die von GYSI entwickelten Zähne waren den natürlichen Zähnen sehr ähnlich, weil er seine Untersuchungen über die Unterkieferbewegungen an Vollbezahnten und nicht an Zahnlosen durchgeführt hatte. Die Zähne besaßen zur Kauebene eine Höckerneigung in der Sagittalen von 30° und in der Transversalen von 15° (30°-Molaren). Da sich aber zeigte, daß die steilen Höcker während der Funktion eine zu starke Horizontalbelastung der totalen Prothesen bewirkten, reduzierte GYSI später die Höckerneigungen auf 20° und 5° (20°-Molaren).

Bei der Zahnaufstellung nach GYSI wird die sagittale und transversale Verwindungskurve (SPEE, MONSON) berücksichtigt. Um bei Leerbewegungen des Unterkiefers eine möglichst gleichmäßige Belastung des Prothesenlagers zu erzielen, sollen die Zahnreihen bei Protrusion und Laterotrusion sowohl in der Front als auch beiderseits im Seitenzahnbereich an jeweils möglichst vielen, mindestens aber einem Punkt in Kontakt geraten. Dieses heute als balancierte Okklusion bezeichnete Prinzip (Abb. 10.89) stammt in seiner Minimalforderung als „Dreipunktkontakt" bereits von BONWILL.

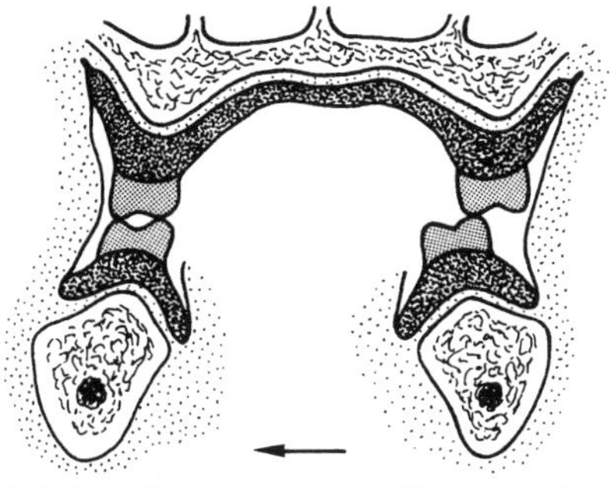

Abb. 10.89: Prinzip der balancierten Okklusion

GYSI hielt die Verschlüsselung der künstlichen Seitenzähne wie im natürlichen Gebiß für erforderlich, um ein Vorgleiten des Unterkiefers in eine progene Stellung (sekundäre Progenie) zu verhindern. Eine strenge Verschlüsselung der künstlichen Zahnreihen führt jedoch zu ungünstigen Belastungen des Prothesenlagers. Totale Prothesen besitzen nämlich eine größere Bewegungsfreiheit auf dem Prothesenlager als natürliche Zähne im Kiefer; deshalb treffen die künstlichen Zähne beim Kieferschluß nicht so exakt aufeinander wie natürliche Zähne (GERBER). Durch den Verlust der Parodontalrezeptoren ist die neuro-muskuläre Steuerung des Unterkiefers schlechter geworden. Weiterhin ist die für das Raum- und Orientierungsgefühl sowie für die Regulierung okklusaler Kräfte verantwortliche taktile Sensibilität des Kieferteguments geringer als die der Parodontien (KRAFT). Schwerwiegender ist jedoch, daß verschlüsselte Zahnreihen mit zunehmender Atrophie der Alveolarfortsätze beim Kieferschluß in der Sagittalen immer schlechter aufeinanderpassen. Bei der mit der Atrophie der Alveolarfortsätze einhergehenden Verringerung der vertikalen Kieferrelation kommt nämlich der Unterkiefer beim Kieferschluß nicht nur näher an den Oberkiefer heran, sondern er gerät infolge seiner Rotation um die Scharnierachse dabei auch immer mehr nach ventral (THIELEMANN, VAN DER VEN, TALLGREN).

Die nachteiligen Folgen einer strengen Verschlüsselung der künstlichen Zahnreihen lassen sich durch Höckerzähne mit einem „Okklusionsfeld" (HILTEBRANDT) oder durch eine „polyvalente Okklusion" (GERBER) vermeiden. Dazu müssen die Okklusalflächen der Seitenzähne ein Plateau besitzen, auf dem die Höcker der Antagonisten okkludieren und die Frontzähne mit einer sagittalen Stufe (HILTEBRANDT) aufgestellt werden (Abb. 10.90). Dann können die künstlichen Zahnreihen um einige Millimeter in transversaler und sagittaler Richtung gegeneinander verschoben werden, ohne daß dabei Schrägflächenkontakte auftreten. Ein Beispiel für einen auf die Erfordernisse der Totalprothetik abgestimmten Höckerzahn ist der Kondyloformzahn nach Gerber. Von GERBER wurde auch ein auf die Aufstellung der Zähne abgestimmter Artikulator (Kondylator) entwickelt.

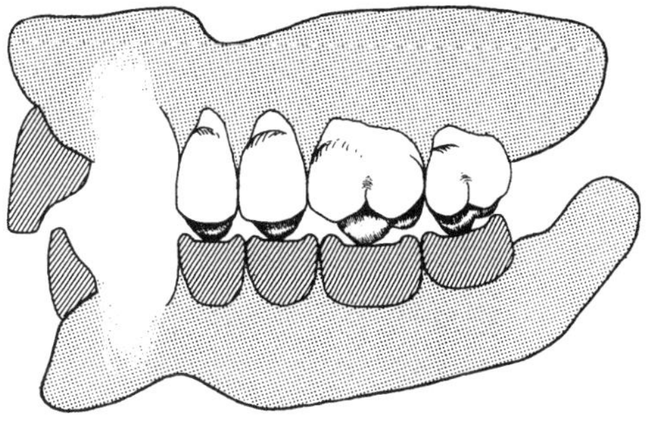

Abb. 10.90: Eine sagittale Frontzahnstufe und Seitenzähne mit einem Okklusionsfeld ermöglichen die Gleitfreiheit in der Sagittalen und Transversalen

Im Gegensatz zur Artikulationslehre GYSIS steht die Theorie, daß die Bahnen der Kieferbewegungen auf einer Kugeloberfläche ablaufen. SPEE veröffentlichte eine anatomische Studie, nach der die Verbindungslinie der bukkalen Höcker von Prämolaren und Molaren einem Kreisbogen entspricht, der die Führungsflächen des Kiefergelenks tangiert und dessen Zentrum in einer Paramedianebene in Höhe der Orbita liegt (Abb. 10.91).

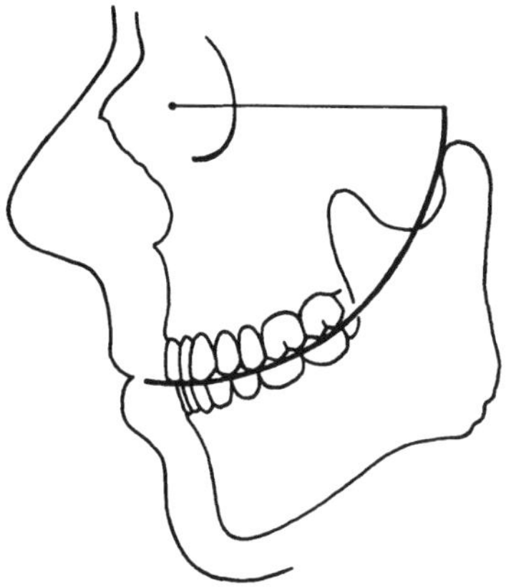

Abb. 10.91: Speesche Kurve

Angeregt durch die Studien SPEES vermutete MONSON, daß die Zähne auch in der Transversalen auf Kreisbogen (Wilsonkurve) und somit bei dreidimensionaler Betrachtung auf einer Kugeloberfläche (Kalotte) stehen. Er konnte dann auch zeigen, daß sich im Unterkiefer alle auf den Kauflächen errichteten Senkrechten in einem Punkt treffen (Abb. 10.92). MONSON empfahl daher, die künstlichen Zähne in dem von ihm konstruierten „Kugelartikulator" (Abb. 10.93) aufzustellen.

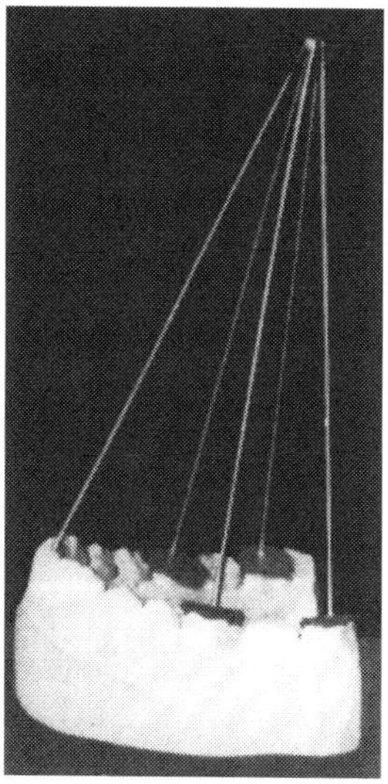

Abb. 10.92: Auf den Kauflächen errichtete Senkrechten treffen sich in einem Punkt (MONSON)

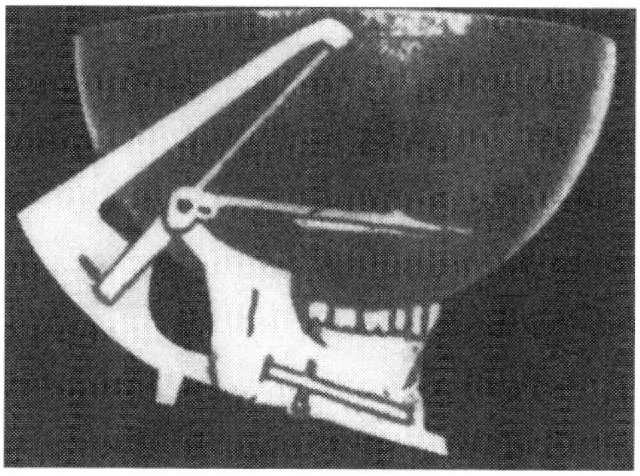

Abb. 10.93: Das Prinzip des Monson-Mittelwert-Kugelartikulators (nach ACKERMANN)

FEHR und EICHNER entwickelten die kalottenförmige Aufstellung von Höckerzähnen weiter. Der Kalottenradius wird bei der Kieferrelationsbestimmung individuell festgelegt (Kalottenbißnahme nach FEHR). Die von FEHR entwickelten Zähne waren transversal plan, während sie in der Sagittalen Höcker aufwiesen. In den vergangenen Jahren erschienen erneut Geräte zur Aufstellung von Höckerzähnen auf Kalotten im Handel (Biokop-Orthomat, New Simplex Artikulator). Diese Aufstellgeräte konnten sich aber nicht durchsetzen.

Von den Höckerzähnen unterscheiden sich die höckerlosen Zähne dadurch, daß der Teil ihrer Kauflächen, an dem okklusale Kontakte stattfinden, in einer Ebene liegt (Abb. 10.94). Höckerlose Zähne wurden entwickelt, um höckerbedingte Fehlbelastungen des Prothesenlagers weitestgehend auszuschalten.

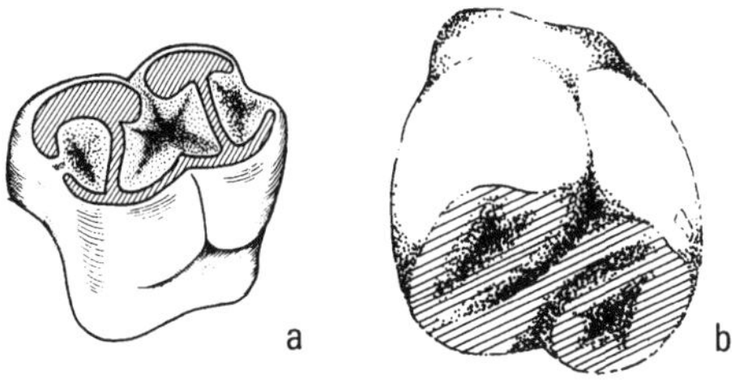

Abb. 10.94: Höckerlose Seitenzähne
a) nach Myerson
b) Orthocal®

Christensen, Williams, Washburn u.a. fanden bei ihren Untersuchungen heraus, daß sich die Oberflächen von Bißwällen durch Unterkieferbewegungen zu einer Kalotte ausformen ließen. Daraus schlossen sie, daß die Bewegungen des zahnlosen Kiefers bei Protrusion und Laterotrusion anders ablaufen als die des bezahnten. Die Okklusalflächen von höckerlosen Zähnen sollten deshalb auf einer Kalotte aufgestellt werden, um eine balancierte Okklusion zu erzielen (Abb. 10.95). Die Aufstellung höckerloser Zähne nach dem Kalottenprinzip wurde von van der Ven und Faber weiterentwickelt.

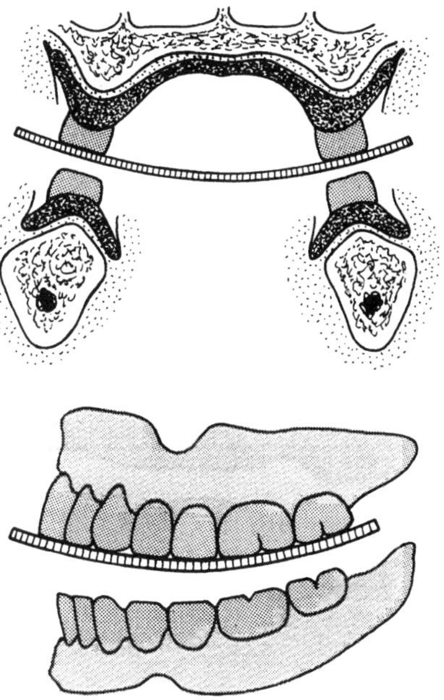

Abb. 10.95: Kalottenförmige Aufstellung höckerloser Zähne

Hall empfahl dagegen, seine höckerlosen Zähne im Okkludator mit Hilfe einer „Kauebenenschablone“ aufzustellen, die dem Mantelausschnitt eines Kegels entsprach (Abb. 10.96).

Abb. 10.96: Aufstellschablonen nach Hall

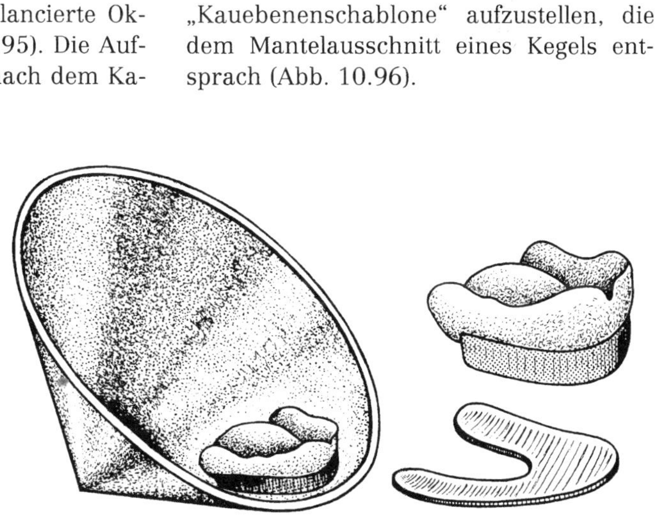

Von SEARS wurden ebenfalls höckerlose Zähne entwickelt, die im Artikulator aufgestellt werden sollen. Die Prämolaren und die ersten Molaren werden mit ihren planen Okklusalflächen in der Kauebene angeordnet. Die Frontzähne und die zweiten Molaren sind so aufzustellen, daß sie eine balancierte Okklusion zulassen (Abb. 10.97).

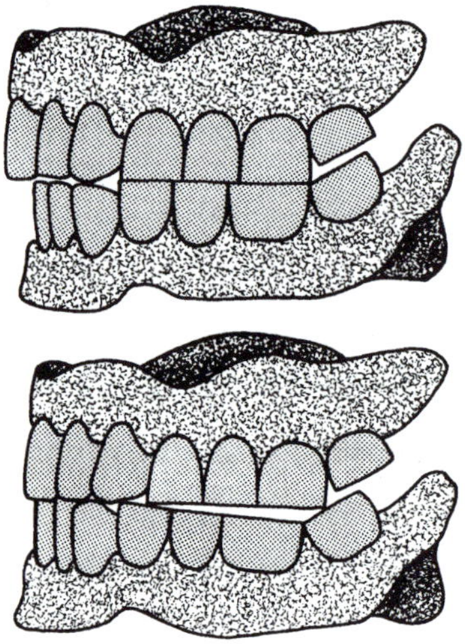

Abb. 10.97: Prinzip der monoplanen Okklusion nach SEARS

Bis heute konnte noch keine Einigkeit über das zweckmäßigste Okklusionskonzept erzielt werden. Wir verwenden für Totalprothesen höckerlose Zähne und stellen sie mit Hilfe einer kalottenförmigen Schablone auf, deren Radius 16 cm beträgt. Die Frontzähne sollen eine sagittale Stufe von ca. 2 mm aufweisen. Für dieses Vorgehen haben wir uns entschieden, weil sich auf diese Weise Fehlbelastungen des Prothesenlagers, die infolge Atrophie der Alveolarfortsätze sowie bei Leer- und Parafunktionen auftreten können, weitgehend ausschalten lassen.

Beim Schlucken und Pressen okkludieren die Zähne in habitueller Interkuspidation, wobei wegen der gleichzeitigen Belastung auf beiden Kieferseiten das okklusale Relief eine untergeordnete Rolle spielt. Im natürlichen Gebiß sind die Zähne in dieser Position verschlüsselt. Bei totalem Zahnersatz ist eine Verschlüsselung nicht wünschenswert, weil sich, wie schon erwähnt, die Prothesenbasis leicht auf ihrer Unterlage verschieben läßt und sich im Laufe der Zeit infolge Atrophie der Alveolarfortsätze die Unterkieferposition bei Kieferschluß verändert. Der Unterkiefer gerät dabei nicht nur näher an den Oberkiefer heran, sondern wandert auch infolge Rotation um die Scharnierachse um etwa die Hälfte des Höhenverlustes nach ventral (VAN DER VEN) (Abb. 10.98).

Abb. 10.98: Vorwärtsbewegung des Unterkiefers bei Bißsenkung infolge Rotation um die Scharnierachse

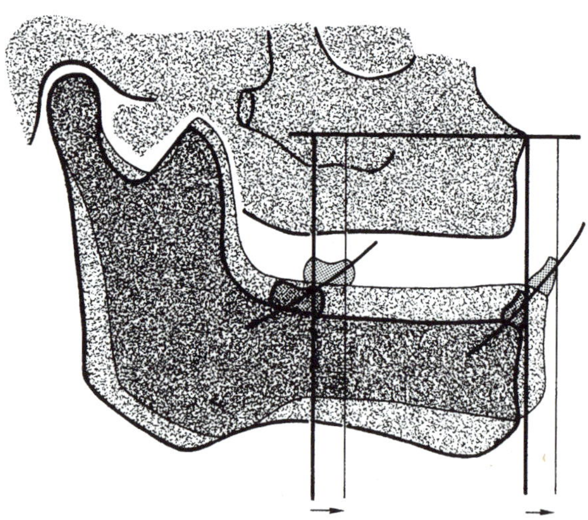

Sind die Zähne in der ursprünglichen Unterkieferposition durch Höcker verschlüsselt, so kommt es nun beim Kieferschluß zur höckerbedingten Fehlbelastung am Prothesenlager. Das Vorgleiten des Unterkiefers wird nämlich durch die Propulsionsfacetten behindert, so daß ein Horizontalschub entsteht, der im Oberkiefer nach ventral und im Unterkiefer nach dorsal gerichtet ist (Abb. 10.99). Diesen Fehlbelastungen ist das Prothesenlager auf die Dauer nicht gewachsen. In der Regel geht zunächst der Prothesenhalt verloren. Im Oberkiefer kann sich im Laufe der Zeit ein Schlotterkamm bilden; im Unterkiefer kommt es dabei meistens zur raschen Einebnung des frontalen Alveolarfortsatzes.

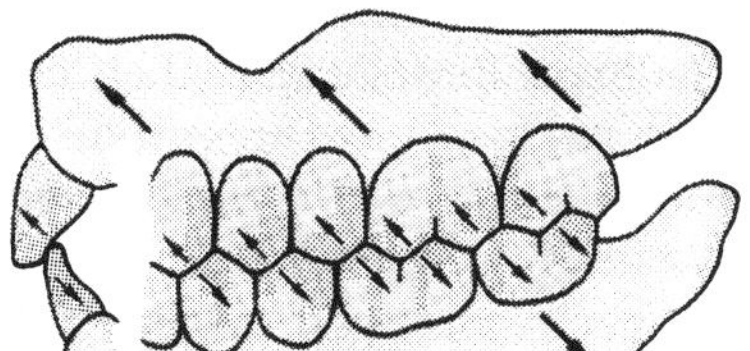

Abb. 10.99: Richtung der Fehlbelastungen am Prothesenlager bei Ventralwanderung des Unterkiefers

Da höckerbedingte Schäden am Prothesenlager häufig anzutreffen sind, halten wir es für erforderlich, daß weder die Frontzähne noch die Seitenzähne die atrophiebedingte Positionsänderung des Unterkiefers nach ventral behindern. Diese Behinderung kann im Frontzahnbereich durch eine sagittale Stufe vermieden werden. Höckerzähne kommen dieser Forderung nur dann nach, wenn sie ein ausreichend großes Okklusionsfeld aufweisen (z.B. Kondyloformzahn nach GERBER) oder wenn die Propulsionsfacetten freigeschliffen werden (FISH; Abb. 10.100 a). Am einfachsten läßt sich diese Behinderung im Seitenzahnbereich durch die Verwendung höckerloser Zähne vermeiden (Abb. 10.100 b).

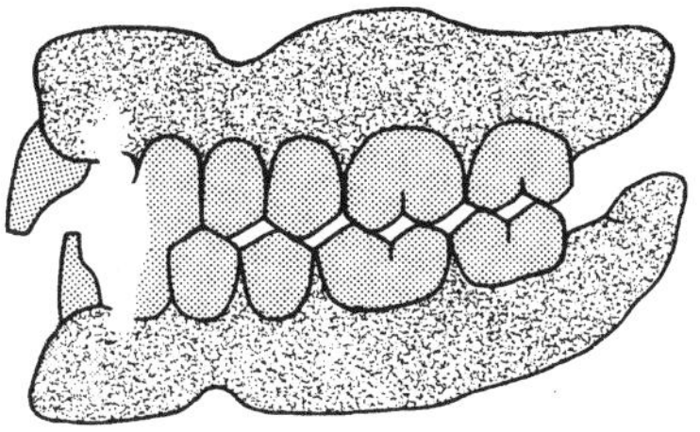

a

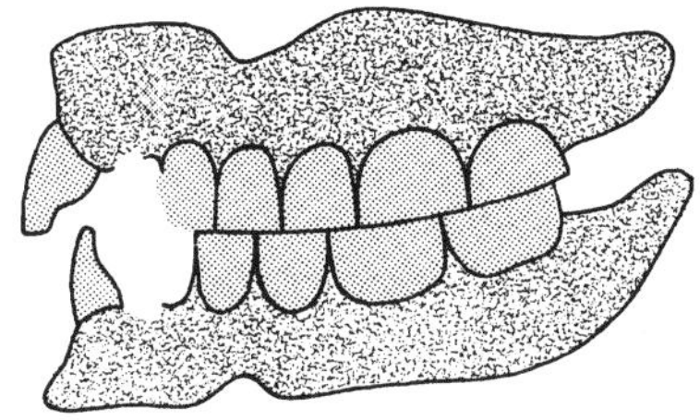

b

Abb. 10.100: Gleitfreiheit in der Sagittalen
a) durch eine sagittale Frontzahnstufe in Verbindung mit freigeschliffenen Propulsionsfacetten
b) durch eine sagittale Frontzahnstufe in Verbindung mit höckerlosen Seitenzähnen in kalottenförmiger Anordnung

Parafunktionelle Belastungen, besonders das Knirschen, führen bereits im natürlichen Gebiß zu erheblichen Schäden, die als exzessive Abrasion, Parodontopathien oder Myo-Arthropathien in Erscheinung treten. Diese Parafunktionen sind bei Totalprothesen mit Höckerzähnen im Vergleich zu höckerlosen Seitenzähnen eher zu erwarten, weil beim Verschieben der Zahnreihen durch die Höckerzähne neben der Transversalbewegung zusätzlich eine Vertikalbewegung zur Bißöffnung führt. Diese Vertikalbewegung provoziert eine zusätzliche Erhöhung des Muskeltonus bei der Kaumuskulatur, was wiederum die parafunktionelle Belastung des Prothesenlagers verstärkt (ROSSBACH, TSCHERNITSCHEK). Bei totalem Zahnersatz wirken sich diese parafunktionellen Überbelastungen am Prothesenlager aus. Sie führen zum Verlust des Prothesenhaltes, zu vorzeitiger Atrophie der Alveolarfortsätze und zu rezidivierenden Druckstellen. Dadurch kann die Inkorporation erheblich behindert sein oder sogar unmöglich werden.

Zur Minderung parafunktioneller Belastungen ist allgemein eine hindernisfreie Okklusion erforderlich. Bei totalem Zahnersatz muß außerdem dafür gesorgt werden, daß bei Laterotrusion eine gleichmäßige Belastung des Prothesenlagers erfolgt. Das versucht man dadurch zu erzielen, daß okklusale Kontakte nicht nur auf der Arbeitsseite, sondern auch auf der Balanceseite zustande kommen (balancierte Okklusion). Eine balancierte Okklusion läßt sich sowohl mit Höckerzähnen als auch mit höckerlosen Zähnen in kalottenförmiger Anordnung erreichen.

Aufgrund eigener Untersuchungen (Kühl, Rossbach) konnten wir uns überzeugen, daß höckerlose Zähne in kalottenförmiger Aufstellung (Kalottenradius 16 cm) beim Knirschen zu einer wesentlich gleichmäßigeren Belastung des Prothesenlagers führen als Höckerzähne (Abb. 10.101).

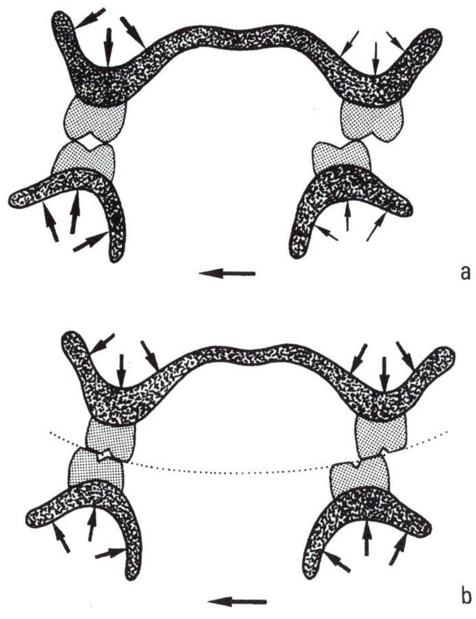

Abb. 10.101: Unterschiedliche Prothesenlagerbelastung beim Knirschen
a) mit Höckerzähnen
b) mit höckerlosen Seitenzähnen in kalottenförmiger Anordnung

Eine Erklärung hierfür liegt unseres Erachtens darin, daß die durch das Gelenk bedingte Bewegungsfreiheit des Unterkiefers erheblich größer ist als die durch Zahnhöcker bedingte Bewegungsfreiheit. Für das Kiefergelenk muß man deshalb den Höckern der natürlichen Zähne bei gesunden Parodontien insofern eine Schutzfunktion zuschreiben, als sie die Bewegungsfreiheit des Gelenkes stark einschränken. Eine solche Schutzfunktion können Höckerzähne an totalen Prothesen jedoch nicht übernehmen, weil die Höckerschrägflächen beim Knirschen eine so große Horizontalbelastung hervorrufen, daß der Prothesenhalt dabei verlorengeht.

Diese Horizontalbelastung läßt sich nur ausschalten, wenn man die durch das Gelenk bedingte Bewegungsfreiheit des Unterkiefers okklusal nicht einschränkt. Nach unseren bisherigen Untersuchungen ist das nur mit höckerlosen Zähnen in kalottenförmiger Anordnung möglich. Die okklusalen Kontakte der Antagonisten müssen dabei jedoch kleinflächig und die Okklusalflächen der Zähne glatt poliert sein. Die vielleicht naheliegende Vermutung, daß kalottenförmig angeordnete höckerlose Zähne deshalb Kiefergelenkbeschwerden hervorrufen, weil sie die Bewegungsfreiheit des Unterkiefers nicht einschränken, entbehrt nach unseren Erfahrungen jeglicher Grundlage. Das liegt unseres Erachtens unter anderem daran, daß der Kraftentfaltung beim Knirschen durch die geringe Belastungsfähigkeit des Prothesenlagers Grenzen gesetzt sind.

Gegen die kalottenförmige Anordnung der Seitenzähne wurde der Einwand vorgebracht, daß im natürlichen Gebiß bei Abrasion keineswegs immer eine Kalottenform entsteht (Ackermann). Dementsprechend ließ sich auch bei Abrasionsversuchen mit Bißwällen aus einem Gips-Carborund-Gemisch zeigen, daß unterschiedliche Abrasionsformen entstehen können (Körber, Reumuth u.a.). Das Entstehen der

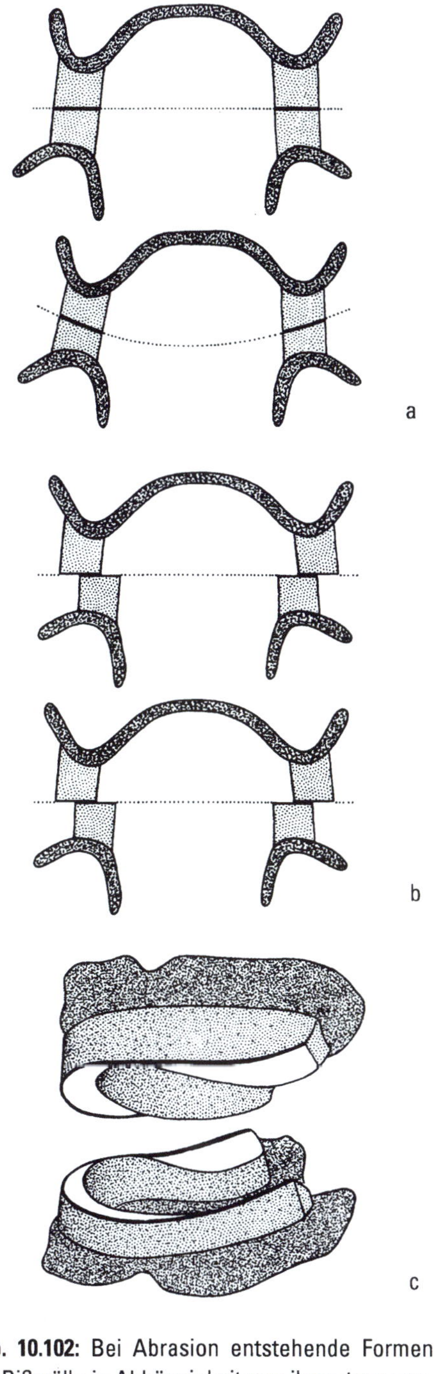

Abb. 10.102: Bei Abrasion entstehende Formen der Bißwälle in Abhängigkeit von ihren transversalen Lagebeziehungen
a) Abrasio ad linguam (Kalottenform)
b) Abrasio ad palatum (umgekehrte Kalottenform)
c) helicoidale Verwindung

unterschiedlichen Abrasionsformen hängt jedoch von der Lagebeziehung der Zahnreihen bzw. Bißwälle zueinander ab.

Stehen die Bißwälle direkt übereinander, so erfolgt die Abrasion kalottenförmig (abrasio ad linguam). Überragt der obere Bißwall den unteren nach vestibulär, dann entsteht eine umgekehrte Kalotte (abrasio ad palatum). Eine helicoidale Verwindungskurve (ACKERMANN) entsteht, wenn sich die Bißwälle überschneiden (Abb. 10.102).

Wir stellen daher, um eine kalottenförmige Abrasion sicherzustellen, die höckerlosen Zähne mit einem transversalen Überbiß von nur ca. 1 mm auf und runden die oralen und vestibulären Kanten so ab, daß die okkludierenden Flächen direkt übereinander stehen (Abb. 10.103). Wenn sich das bei den zweiten Molaren nicht realisieren läßt, verzichten wir entweder auf ihre Aufstellung oder stellen sie ohne okklusalen Kontakt auf.

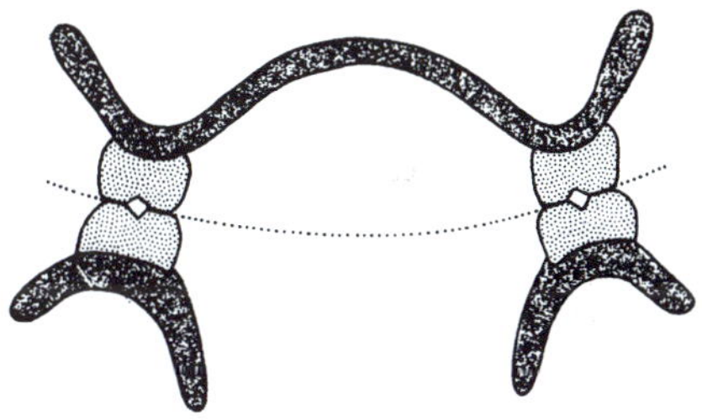

Abb. 10.103: Aufstellung höckerloser Seitenzähne zur Erhaltung der kalottenförmigen Kauflächenanordnung bei Abrasion

Als Nachteil höckerloser Zähne bezeichnet GYSI die fehlende Verschlüsselung, die seines Erachtens im Laufe der Zeit zu einer Positionsänderung des Unterkiefers im Sinne einer sekundären Progenie führt. Dieser Meinung können wir uns nicht anschließen. Wir sind sicher, daß die mitunter bei langjährig getragenen Prothesen

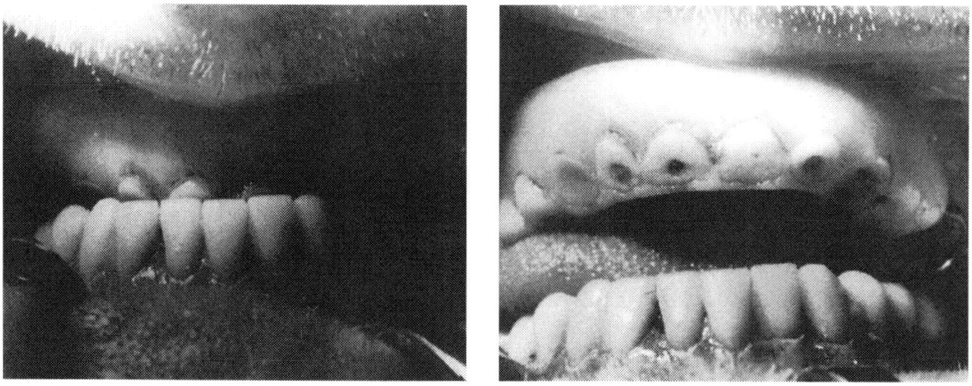

Abb. 10.104: Sekundäre Progenie infolge Bißsenkung nach Abrasion oberer Kunststoffzähne durch untere Porzellanzähne

zu beobachtende sekundäre Progenie auf die Atrophie der Alveolarfortsätze zurückzuführen ist. Es kommt dabei zu einer Positionsänderung des Unterkiefers nach ventral. Eine auf solche Positionsänderung des Unterkiefers zurückzuführende sekundäre Progenie kann man gelegentlich auch beobachten, wenn bei totalen Prothesen Kunststoffzähne im Oberkiefer durch Porzellanzähne im Unterkiefer abradiert worden sind (Abb. 10.104).

Über die Frage, ob der Kaueffekt von höckerlosen Zähnen schlechter ist als der von Höckerzähnen, sind die Meinungen geteilt. Die bisher bekannt gewordenen Untersuchungen konnten nicht zur eindeutigen Klärung dieser Frage beitragen. Aus den Ergebnissen läßt sich jedoch keineswegs der Schluß ziehen, daß der Höckerzahn dem höckerlosen in bezug auf den Kaueffekt überlegen ist. Unsere klinischen Erfahrungen bestätigen das, da wir noch in keinem Fall gezwungen waren, wegen mangelnden Kaueffekts höckerlose Zähne durch Höckerzähne ersetzen zu müssen.

10.10 Zahnaufstellung, Einprobe und Einschleifen im Artikulator

Nach dem Einsetzen der Kiefermodelle in einen Artikulator oder Okkludator werden die Zähne in Wachs aufgestellt. Bei der Einprobe kontrolliert man, ob die in Wachs aufgestellten Prothesen im Aussehen dem Patienten zusagen und ob bei der Kieferrelationsbestimmung oder bei der Zahnaufstellung Fehler unterlaufen sind. Zur Überprüfung der vertikalen Kieferrelation dienen wie bei der Kieferrelationsbestimmung Sprechproben. Zur Kontrolle der Okklusion führt man den Unterkiefer manuell in die retrudierte Kontaktposition. Änderungen der Frontzahnstellung lassen sich in Gegenwart des Patienten durchführen. Alle anderen Fehler machen eine Neuaufstellung, unter Umständen nach Wiederholung der Kieferrelationsbestimmung, und eine erneute Einprobe am Patienten erforderlich. Nach der Einprobe erfolgt das Polymerisieren der Prothesen und das Einschleifen der Okklusion im Artikulator.

Zur Aufstellung von Höckerzähnen bei totalem Zahnersatz werden überwiegend Artikulatoren empfohlen. Für ein vereinfachtes Vorgehen stehen Mittelwertartikulatoren zur Verfügung. In diesen Geräten ist die Gelenkbahnneigung meistens auf 30° zur Kauebene fest ausgerichtet, die Neigung des Schneidezahnführungstellers dagegen häufig verstellbar. Die Einorientierung der Kiefermodelle erfolgt normalerweise in Mittelwertartikulatoren ebenfalls nach Mittelwerten, und zwar nach dem Bonwillschen Dreieck und dem Balkwillwinkel. Nach BONWILL beträgt der durchschnittliche Abstand zwischen den Kondylen untereinander und deren Abstand vom Inzisivenpunkt etwa 10 cm. Dieses gleichseitige Dreieck (Bonwillsches Dreieck) bildet mit der Kauebene einen durchschnittlichen Winkel von 22° (Balkwillwinkel; Abb. 10.105).

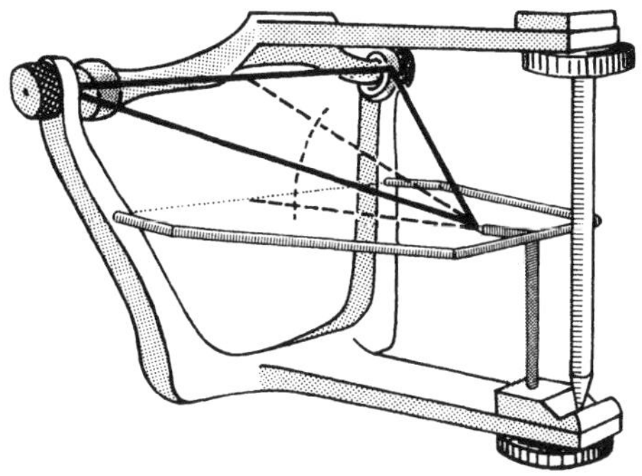

Abb. 10.105: Mittelwertartikulator nach HEILBORN mit eingezeichnetem Bonwillschen Dreieck und Balkwillwinkel

Bei der Einorientierung der Kiefermodelle nach Mittelwerten muß man mit erheblichen okklusalen Fehlern rechnen (ROSSBACH). Diese Fehler können auch im Mittelwertartikulator vermieden werden, wenn man zur Einorientierung der Modelle einen Gesichtsbogen verwendet. Darüber hinaus wird die okklusale Genauigkeit mit individuell einstellbaren Artikulatoren größer. Bei diesen läßt sich der Kondylenbahnwinkel nach Patientenwerten einstellen, während Bennettwinkel und Bennettbewegung je nach Konstruktion des Artikulators entweder nach Mittelwerten oder ebenfalls individuell berücksichtigt werden.

Die Aufstellung höckerloser Zähne nach dem Kalottenprinzip könnte prinzipiell in einem Okkludator erfolgen, weil kalottenförmige Artikulationsbewegungen in einem Artikulator nicht durchgeführt werden können. Wir verwenden dafür jedoch ebenfalls einen Artikulator, da wir die Kiefermodelle nach einer Registrierung unter Zuhilfenahme eines Gesichtsbogens scharnierachsengerecht einorientieren. Das ermöglicht uns, erforderliche Korrekturen der vertikalen Kieferrelation im Artikulator vorzunehmen.

Nach dem Eingipsen der Kiefermodelle wird der obere Wachswall, der zum Einbau des Stützstiftes von der Registrierschablone abgenommen wurde, wieder in seiner ursprünglichen Lage festgewachst. Meistens passen dann die Wachswälle nicht mehr genau aufeinander, weil durch die intraorale Stützstiftregistrierung Fehler bei der vorausgegangenen Kieferrelationsbestimmung mit Wachswällen unter manueller Führung korrigiert werden. Abweichungen in der Vertikalen bis zu 2 mm werden durch Korrekturen an beiden Wachswällen beseitigt. Sind größere Abweichungen in der Vertikalen vorhanden, so liegt der Verdacht nahe, daß beim bisherigen Vorgehen ein Fehler unterlaufen ist. Es empfiehlt sich daher, die Stützstiftregistrierung zu wiederholen.

10.10.1 Verwendung von Höckerzähnen

Die bekanntesten Aufstellregeln stammen von GYSI. Nach seiner mechanisch geometrisch orientierten Artikulationslehre werden Höckerzähne in einem Artikulator aufgestellt, wobei man sich an der Verlaufsrichtung der interalveolären Linie sowie der sagittalen Gelenkbahnneigung orientieren soll. Die sagittale Gelenkbahnneigung bestimmt die Höckerneigung der künstlichen Seitenzähne, während die interalveoläre Linie durch die Mitte der Seitenzähne verläuft. Durch diese gedachte Verbindungslinie soll dann die Stabilität der Prothesen gesichert werden.

Die auf die Campersche Ebene bezogene Gelenkbahnneigung kann entweder nach Mittelwerten von 30° oder nach extraoraler Aufzeichnung der individuellen Gelenkbahn auf einen Artikulator übertragen werden.

Zunächst werden die Frontzähne aufgestellt. Deren Stellung zur Kauebene ist genau festgelegt. Dabei sollen sie über den Kieferkämmen so aufgestellt werden, daß die Schneidekanten der unteren Frontzähne die Palatinalflächen der oberen etwa 1 mm oberhalb deren Schneidekanten berühren (Abb. 10.106).

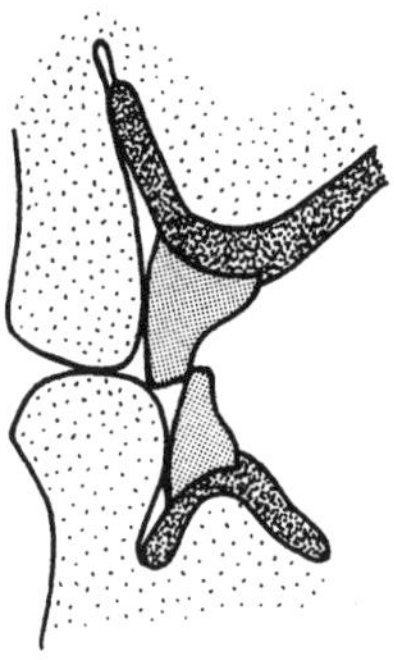

Abb. 10.106: Frontzahnaufstellung nach Gysi ohne sagittale Stufe

Die Seitenzähne werden ebenfalls in der interalveolären Linie aufgestellt. Sie bilden in sagittaler Richtung eine Verwindungskurve (Abb. 10.107 a). Dabei halbiert die Linie den vestibulo-oralen Durchmesser der Seitenzähne (Gysi). Während der erste obere Prämolar die Kauebene nur mit seinem vestibulären Höcker berührt, soll der

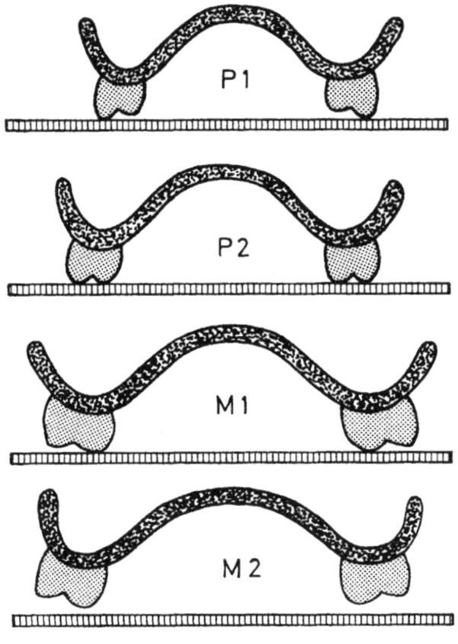

a

Abb. 10.107: Aufstellung der Seitenzähne nach Gysi mit sagittaler und transversaler Verwindungskurve
a) frontale Ansicht
b) laterale Ansicht

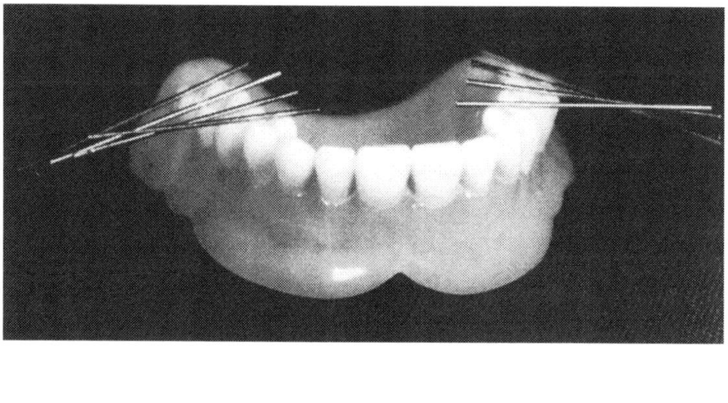

b

zweite Prämolar mit beiden Höckern und der erste Molar nur mit dem mesio-palatinalen Höcker auf der Kauebene aufsitzen (Abb. 10.107 b). Diese Vorgabe ist nach Gysi unbedingt erforderlich, weil so bei exzentrischen Kieferbewegungen eine gleichmäßige Abstützung aller Zähne auf der Arbeits- und Balanceseite und im Frontzahnbereich möglich wird. Gleichzeitig soll durch die strenge Verschlüsselung einerseits das Abgleiten des Unterkiefers in eine sekundäre Progenie verhindert, andererseits aber durch das Höckerfurchenrelief das Kauen erleichtert werden.

Fehr hat im Gegensatz zu Gysi empfohlen, auf ein transversales Höckerfurchenrelief zu verzichten. Schröder lehnte ebenfalls eine strenge Verschlüsselung der Seitenzähne ab. Er hat abweichend von der Gysischen Aufstellmethode die künstlichen Seitenzähne muldenförmig ausgeschliffen. Durch diese Umgestaltung der Höckerzähne wollte er eine strenge Verzahnung vermeiden, weil sich mit Höckerzähnen das Prinzip einer vollbalancierten Okklusion wegen der Verschiebbarkeit der Prothesen auf dem Prothesenlager nicht im angestrebten Umfang verwirklichen ließ. Die Zahnkontakte auf den Höckerschrägflächen verursachten nämlich seinen Beobachtungen nach immer einen Horizontalschub der Prothesen.

Gerber hat sich durch die Umsetzung des von Hiltebrandt beschriebenen Okklusionsfeldes, das bei künstlichen Zähnen immer größer als beim Bezahnten gestaltet sein sollte, von dem strengen Führungsprimat der Kiefergelenke (Gysi) gelöst. Er strebt durch okklusale Gestaltung der künstlichen Seitenzähne den Schutz der Kiefergelenke vor Überlastung an, weil die Führungsflächen der künstlichen Seitenzähne mit der Bewegungskapazität der Kondylen in Harmonie stehen. Gysis Konzept, durch ein Mörser-Pistill-Prinzip eine optimale Kaustabilität zu erreichen, diente ihm als Vorlage.

Abweichend vom Kammliniengesetz werden die oberen Seitenzähne weiter nach vestibulär gestellt, so daß deren tragende Höcker in der muldenförmig ausgeweiteten Längsfissur der unteren Seitenzähne in der interalveolären Linie okkludierten („polyvalente Okklusion"). Die einem Okklusionsfeld nachempfundenen Mulden sollen mit dem Bewegungsfeld der Kondylen in den Gelenkgruben harmonieren. Damit stellte der von Gerber entwickelte Kondyloformzahn eine verbesserte Variante des Anatoformzahnes dar (Rossbach). Er weist die Merkmale einer „gelenkprotektiven Okklusion" mit ausreichender Kaustabilität auf, weil die oberen Seitenzähne - einer Forderung Fishs aus den 20iger Jahren folgend - in lockeren Wangenkontakt (Kauschlauch) ohne Einschränkung des Zungenraumes aufgestellt werden.

Die Herstellung einer balancierten Okklusion läßt sich deswegen erreichen, weil nach einer extraoralen Gelenkbahnaufzeichnung die Kondylarführung des Aufstellgerätes (Kondylator) die Bildung eines ausreichend großen Okklusionsfeldes zuläßt (Abb. 10.108). Im Kondylator kann nämlich wegen der Kondylargelenke in Doppelkonusform und der Kondylarblende eine mittlere Bennettbewegung und eine Retralbewegung reproduziert werden.

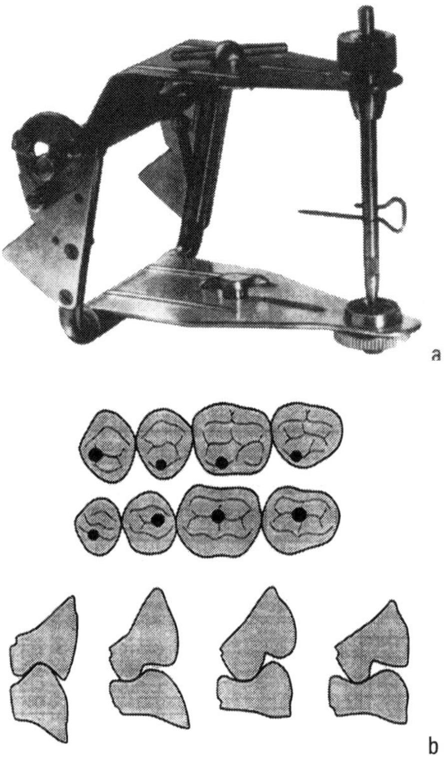

Abb. 10.108: Kondylator (**a**) und Aufstellung der Kondyloformzähne (**b**) nach GERBER

LUDWIG bestätigte diese Auffassung und wies nach, daß die Kompensierung der Gelenkfunktion in sagittaler und transversaler Richtung durchaus erreicht werden kann, wenn für die „Minikalotten" in den Okklusalflächen eine unterschiedliche Neigung der Okklusionsflächen in sagittaler und transversaler Richtung sichergestellt ist. Die Frontzähne müssen allerdings mit einer sagittalen Stufe aufgestellt werden und dürfen bei den exzentrischen Kieferbewegungen nicht behindern, weil nur eine geringe Bißöffnung erfolgt.

Bei der Umsetzung der Prothesen von Wachs in Kunststoff treten durch die Polymerisationsschrumpfung des Kunststoffes und durch die verarbeitungsbedingte Bißerhöhung Formveränderungen in der Stellung der Zähne zueinander und in der Okklusion unabhängig von dem verwendeten Kunststoff und dem Herstellungsverfahren auf (JAHNKE, MARX, BAWENDI). Um diese herstellungsbedingten okklusalen Fehler zu beseitigen und um einen Belastungsausgleich auf Arbeits- und Balanceseite zu erzielen, ist ein Einschleifen der Prothesen unverzichtbar. Das erfolgt mit Hilfe der Reokklusionstechnik. Dazu werden die Prothesen mit ihren Modellen wieder in den Artikulator zurückgesetzt. Wenn nun infolge einer labortechnisch bedingten Bißerhöhung nur die endständigen Molaren okkludieren, muß zunächst so lange eingeschliffen werden, bis die gewünschten okklusalen Kontakte an allen Zähnen zustande gekommen sind. Dazu markiert man die zu hohen Stellen mit Artikulationspapier oder mit einer Okklusionsprüffolie. Das Einschleifen erfolgt dann sowohl an den oberen als auch an den unteren Zähnen, wobei darauf zu achten ist, daß die normale Höckerkonfiguration erhalten bleibt.

Vor dem Einschleifen der Okklusion bei Laterotrusion müssen die okklusalen Kontakte bei maximaler Interkuspidation erneut mit blauem Artikulationspapier angefärbt werden. Danach markiert man die okklusalen Kontakte bei Laterotrusion mit rotem Artikulationspapier gleichzeitig auf der Arbeits- und Balanceseite. Die Anwendung verschiedener Farben ist deshalb erforderlich, weil die okklusalen Kontakte in maximaler Interkuspidation beim Einschleifen der Okklusion bei Laterotrusion weitgehend erhalten bleiben müssen. Auf der Arbeitsseite erfolgt das Einschleifen dann nach der sogenannten BOLU-Regel.

Diese Regel besagt, daß Schleifkorrekturen an den bukkalen Höckern nur im Oberkiefer und an den lingualen Höckern nur im Unterkiefer vorgenommen werden sollten (Abb. 10.109). Durch Beschleifen der palatinalen oberen und der bukkalen unteren Höcker (Stützhöcker) würde nämlich die Okklusion in maximaler Interkuspidation verändert (SCHUYLER).

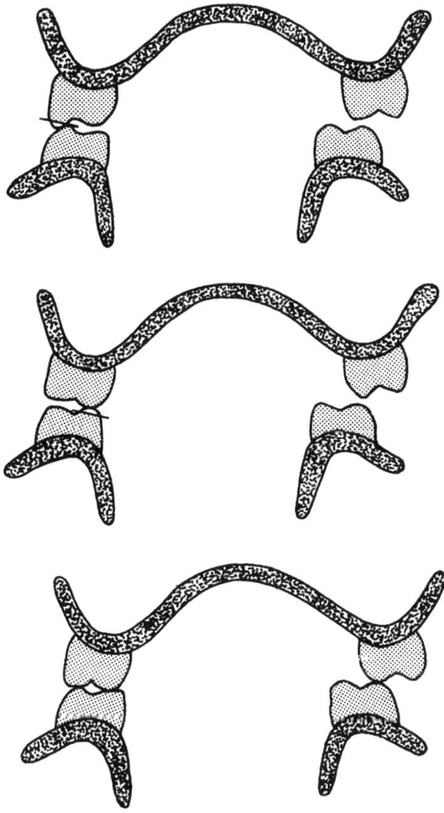

Abb. 10.109: Einschleifen der Laterotrusion auf der Arbeitsseite nach der BOLU-Regel
a) bukkales Okklusionshindernis wird oben beseitigt
b) linguales Okklusionshindernis wird unten beseitigt
c) balancierte Okklusion nach dem Einschleifen

Für das Einschleifen auf der Balanceseite gilt die BOLU-Regel nicht, weil Kontakte auf dieser Seite nur an Stützhöckern auftreten. Hier muß deshalb darauf geachtet werden, daß möglichst viele Kontakte in maximaler Interkuspidation erhalten bleiben. Das ist möglich, weil die Bewegungsbahnen der Stützhöcker auf der Arbeitsseite anders verlaufen als auf der Balanceseite (Abb. 10.110). Nach dem Einschleifen mit Hilfe von Artikulationspapier kann ein Feinschleifen angeschlossen werden. Dazu wird Carborundbrei zwischen die Zahnreihen gebracht. Unter Verringerung der Neigung des Schneidezahnführungstellers und geringfügiges Anheben des Schneidezahnführungsstiftes werden die Zahnreihen so lange gegeneinander gerieben, bis sie leicht aneinander vorbeigleiten.

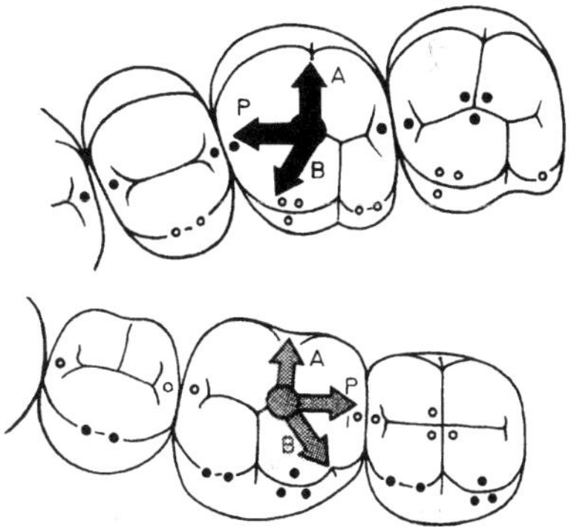

Abb. 10.110: Lagebeziehungen der Bewegungsbahnen von Stützhöckern auf ihren Antagonisten bei Protrusion und Laterotrusion zu den okklusalen Kontakten bei habitueller Interkuspidation (A = Arbeitsseite, B = Balanceseite, P = Protrusion)

Durch Einschleifen der reokkludierten Prothesen im Kondylator läßt sich eine „polyvalente Okklusion" erzielen. Im Kondylator kann nämlich wegen der Kondylargelenke in Doppelkonusform und der Kondylarblende eine mittlere Bennettbewegung und eine Retralbewegung reproduziert werden. Das Einschleifen erfolgt zunächst unter Verwendung von Artikulationspapier und abschließend mit Carborundbrei, wobei die Zahnreihen bei geöffneten Kondylarblenden mit kreisenden Bewegungen gegeneinander gerieben werden.

10.10.2 Verwendung von höckerlosen Seitenzähnen nach dem Kalottenprinzip

Bei der Aufstellung höckerloser Seitenzähne mit Hilfe von kalottenförmigen Aufstellschablonen richtet sich das Vorgehen danach, ob die Frontzähne ebenfalls auf der Kalotte aufgestellt werden können. In der überwiegenden Zahl der Fälle kann man sie nicht in die Kalotte einbeziehen, weil bei normaler Stellung der frontalen Kieferkämme wegen des Aussehens und der Funktion ein Überbiß aufgestellt werden muß. In diesen Fällen ist eine sagittale Frontzahnstufe von 2-3 mm erforderlich (Abb. 10.111 a), um die Gleitfreiheit in der Sagittalen zu gewährleisten. Bei prognather Stellung der Kieferkämme muß die sagittale Frontzahnstufe entsprechend größer sein (Abb. 10.111 b). Die Einbeziehung der Frontzähne in die Kalotte ist nur möglich, wenn die Stellung der Kieferkämme zueinander eine Kopfbißstellung zuläßt. Auch bei progener Stellung der Kieferkämme versucht man eine Kopfbißstellung zu erreichen (Abb. 10.111 c).

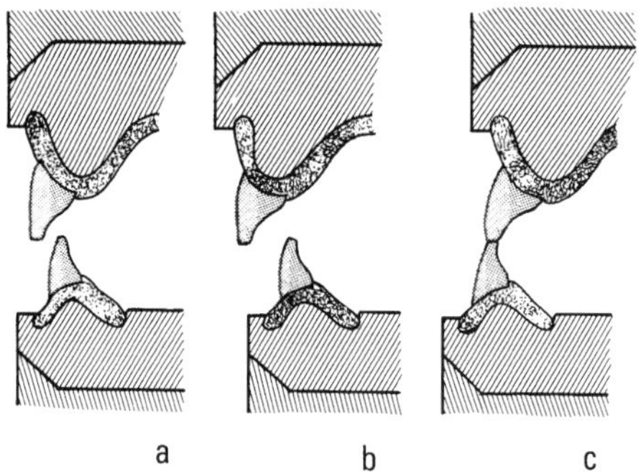

Abb. 10.111: Aufstellung der Frontzähne in Abhängigkeit von der Stellung der Kieferkämme zueinander
a) sagittale Stufe von 2-3 mm
b) größere sagittale Stufe bei Prognathie
c) Kopfbißstellung unter Einbeziehung der Frontzähne in die Kalotte bei Progenie

Wenn man die Frontzähne nicht in die Kalottenstellung mit einbeziehen kann, so werden sie zunächst nach funktionellen und ästhetischen Gesichtspunkten aufgestellt (Abb. 10.112 a). Anschließend erst wird die Aufstellschablone im Seitenzahnbereich angebracht. Wir bevorzugen eine Aufstellschablone mit einem Kugelradius von 16 cm. Diese wird zunächst auf dem oberen Wachswall festgewachst (Abb. 10.112 b). Anschließend erweicht man den unteren Wachswall, damit die Schablone beim Artikulatorschluß gleichmäßig auf den unteren Wachswall gedrückt werden kann. Dort wird sie endgültig festgewachst und dann vom oberen Wachswall gelöst (Abb. 10.112 c). Die Prämolaren und der erste Molar werden im Oberkiefer so aufgestellt, daß sie die Kalotte flächenhaft berühren (Abb. 10.112 d).

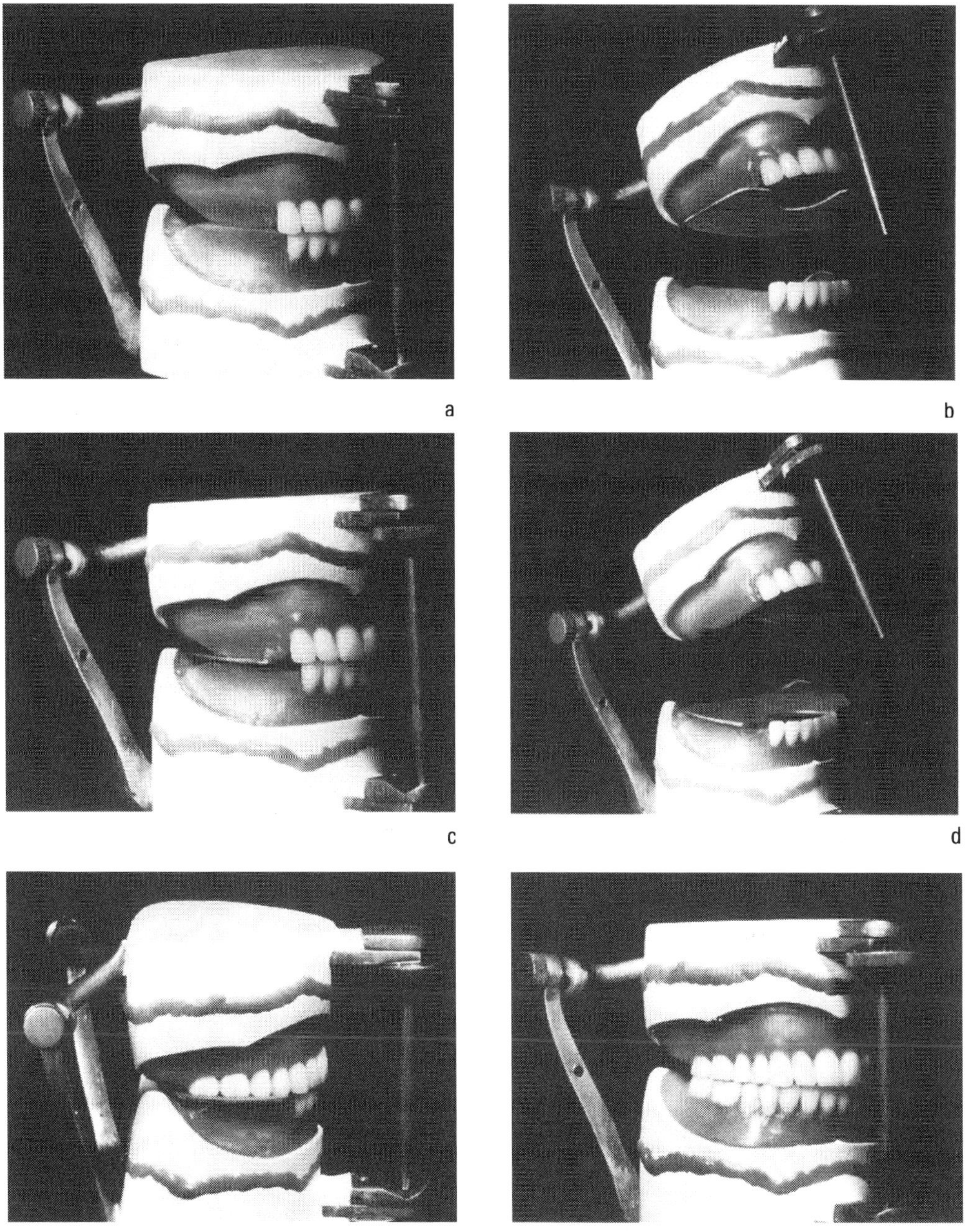

Abb. 10.112: Aufstellung höckerloser Seitenzähne nach dem Kalottenprinzip

a) Aufstellung der Frontzähne

b) Festlegen der Kalottenposition durch vorläufiges Fixieren am oberen Wachswall

c) und **d)** Kürzen des unteren Wachswalles und definitives Fixieren der Kalotte am unteren Wachswall

e) Aufstellung der oberen Seitenzähne nach der Kalotte

f) Aufstellung der unteren Seitenzähne nach den oberen Zähnen

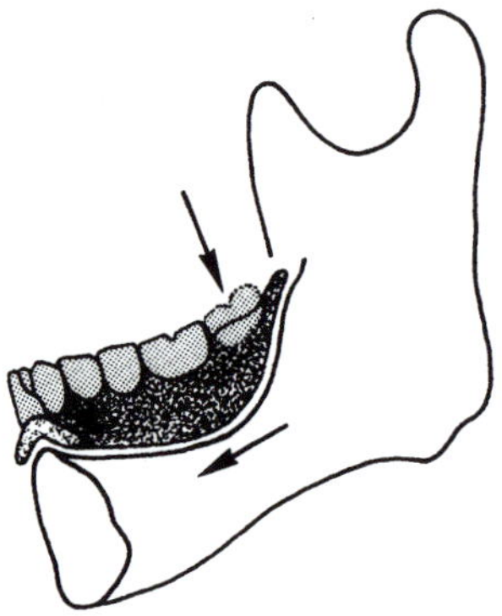

Abb. 10.113: Die Aufstellung des zweiten Molaren würde bei nach distal steil ansteigendem Kieferkamm einen Frontalschub bewirken

Von der Neigung des unteren Kieferkammes im Molarenbereich wird abhängig gemacht, ob der zweite Molar aufgestellt werden soll. Steigt der Alveolarfortsatz zu steil an, so würde die Belastung des zweiten Molaren beim Kauen zu einem starken Frontalschub der unteren Prothese führen (Abb. 10.113), weil dann der Kieferkamm wie eine schiefe Ebene wirkt. Deshalb wird in solchen Fällen der zweite Molar entweder nicht oder aber ohne antagonistischen Kontakt aufgestellt. Zum anderen entfällt seine Aufstellung, wenn er zu dicht an den hinteren Prothesenrand geraten würde.

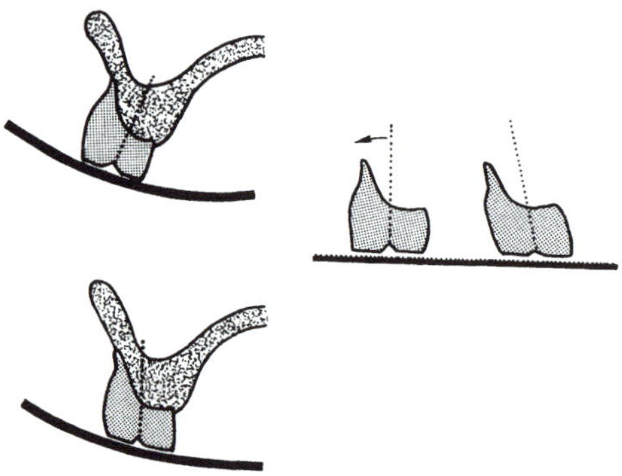

Abb. 10.114: Stellungskorrektur oberer höckerloser Prämolaren durch Umschleifen der Achsenneigung

Bei den im Handel befindlichen höckerlosen Prämolaren ist es häufig erforderlich, die Neigung der Okklusalfläche zur Zahnachse zu verändern, damit die Zähne nicht zu weit nach vestibulär gekippt stehen (Abb. 10.114). Das notwendige Umschleifen erfolgt am zweckmäßigsten durch Reiben der Okklusalfläche auf Sandpapier, wobei der Zahn in der gewünschten Achsenneigung gehalten wird. Anschließend werden die approximalen Kanten abgerundet (Abb. 10.115).

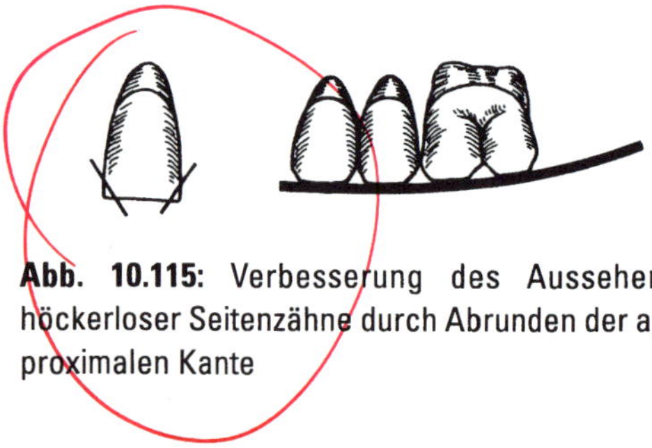

Abb. 10.115: Verbesserung des Aussehens höckerloser Seitenzähne durch Abrunden der approximalen Kante

Nach Aufstellen der Oberkieferzähne entfernt man die Aufstellschablone und stellt die unteren Seitenzähne nahezu in Kopfbißstellung zu den oberen Zähnen auf. Durch den dabei entstehenden transversalen Überbiß von ca. 1 mm kommt ein natürliches Aussehen zustande. Rundet man zusätzlich die vestibulären und oralen Kanten der Zähne etwas ab (Abb. 10.116), so läßt sich dadurch verhindern, daß beim Zahnreihenschluß Wangen oder Zunge eingequetscht werden. Im Bereich des Modiolus muß man häufig die unteren Prä-

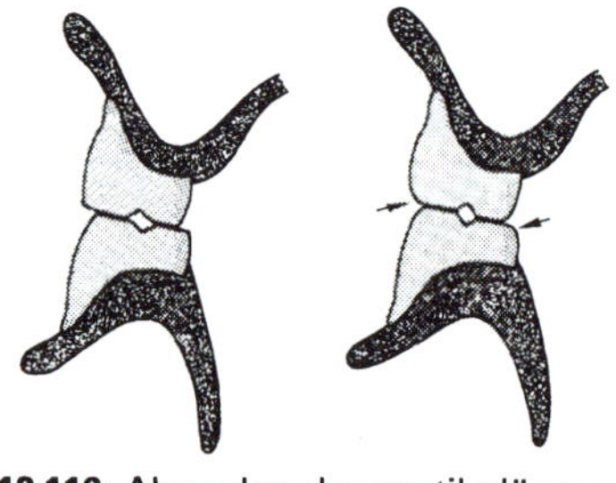

Abb. 10.116: Abrunden der vestibulären und oralen Kante der Seitenzähne

molaren weiter nach oral stellen als die oberen. In diesen Fällen ist besonders darauf zu achten, daß die Neigung der Okklusalflächen der Kalottenkrümmung entspricht.

Können die Frontzähne in die Kalottenaufstellung miteinbezogen werden, so wird zunächst auf die beschriebene Weise eine Aufstellschablone entsprechender Größe auf dem unteren Wachswall befestigt. Anschließend werden die oberen Front- und Seitenzähne aufgestellt und danach die unteren (Abb. 10.117).

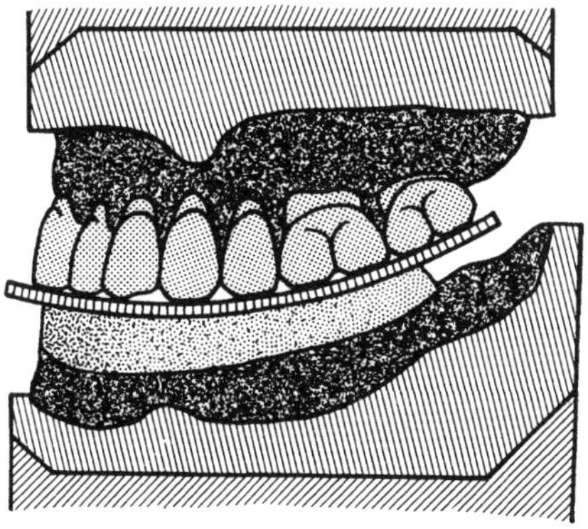

Abb. 10.117: Einbeziehung der Frontzähne in die Kalottenaufstellung

Nach dem Reokkludieren der fertiggestellten Prothesen wird die Okklusion mit Artikulationspapier überprüft. Es sollen beim Schließen des Artikulators die Prämolaren und der erste Molar gleichmäßig okkludieren und die Frontzähne und der zweite Molar außer Kontakt stehen. Eine Überprüfung okklusaler Kontakte in Laterotrusion erübrigt sich, da die balancierte Okklusion bei höckerlosen Zähnen durch die kalottenförmige Ausrichtung der Okklusalflächen zustande kommt. Zum Einschleifen verwendet man einen gefalteten Sandpapierstreifen, den man nach Artikulatorschluß zwischen den Zahnreihen entsprechend der Kalottenkrümmung durchzieht (Abb. 10.118). Dieses Vorgehen ist deshalb erforderlich, weil bei Verwendung eines Schleifsteinchens nicht mit ausreichender Genauigkeit entsprechend der Kalottenkrümmung eingeschliffen werden kann. Zeigt sich nach dem Einschleifen, daß das okklusale Relief zu flach geworden ist, so müssen die Furchen der ursprünglichen Form gemäß vertieft werden. Dabei kommt es gleichzeitig zur wünschenswerten Reduktion zu breitflächiger Kontakte. Abschließend werden die Kauflächen auf Hochglanz poliert, damit sie leicht aneinander vorbeigleiten können. Das Polieren muß jedoch vorsichtig erfolgen, damit die Okklusion nicht verändert wird.

Abb. 10.118: Das Einschleifen höckerloser Seitenzähne mit einem Sandpapierstreifen in Kalottenrichtung

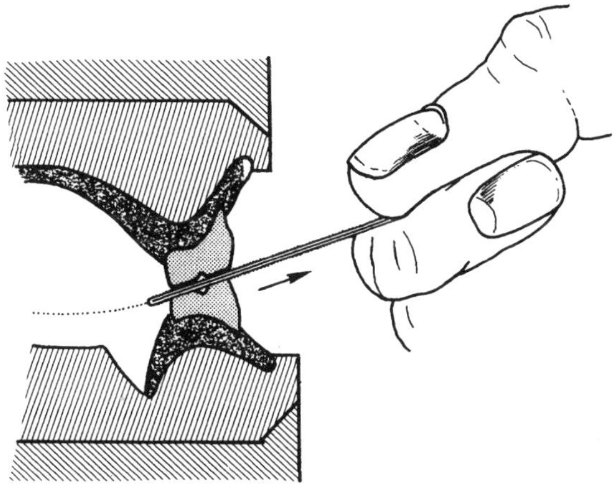

10.11 Eingliederung

Die fertiggestellten Prothesen werden zunächst vorsichtig auf den Kiefer gedrückt. Wenn dabei Schmerzen auftreten, muß man die Ursachen dafür sofort ermitteln und beseitigen. Meistens handelt es sich um kleine Ungenauigkeiten an der Prothesenbasis, die durch Beschädigung des Gipsmodells zustandegekommen sind. Aber auch untersichgehende Stellen können beim Einsetzen der Prothese stören. Sie sollten jedoch nur soweit reduziert werden, bis gerade ein schmerzfreies Einsetzen der Prothese möglich ist. Nachdem dafür gesorgt worden ist, daß die Prothesen dem Kiefer beschwerdefrei aufsitzen, überprüft man ihren Halt. Falls bei Oberkieferprothesen der Saugeffekt anfangs etwas zu wünschen übrig läßt, kann man zunächst darauf vertrauen, daß er mit zunehmender Einlagerung der Prothese in das Prothesenlager noch zunimmt. Wenn kein ausreichender Prothesenhalt vorhanden ist, so besteht kein Zweifel darüber, daß bei der Prothesenherstellung Fehler unterlaufen sein müssen, die sich nur durch eine partielle oder totale Unterfütterung beheben lassen.

Bei befriedigendem Halt der Prothesen überprüft man die Okklusion unter Verwendung von Artikulationspapier oder einer Okklusionsprüffolie nach den gleichen Gesichtspunkten, wie sie beim Einschleifen der im Artikulator reokkludierten Prothesen beschrieben wurden. Wenn keine Fehler bei der Kieferrelationsbestimmung und den labortechnischen Arbeitsgängen unterlaufen sind, werden bei höckerlosen Zähnen nur selten nachträgliche Korrekturen erforderlich. Es kann sich jedoch zeigen, daß die Frontzähne bei Laterotrusionsbewegungen zu früh in Kontakt geraten und deshalb dementsprechend korrigiert werden müssen. Korrekturen an den Seitenzähnen sollen unter Verwendung von gefaltetem Sandpapier durchgeführt werden, weil - wie schon erwähnt - mit einem Schleifsteinchen die Kalottenkrümmung nicht ausreichend genau berücksichtigt werden kann.

Bei Höckerzähnen, die im Mittelwertartikulator oder in halbindividuellen Artikulatoren aufgestellt und eingeschliffen wurden, muß die Okklusion in Laterotrusion im Munde meistens korrigiert werden, da von diesen Artikulatoren nur Grenzbewegungen reproduziert werden und die individuellen Bewegungen meistens etwas anders verlaufen. Wir legen bei Höckerzähnen außerdem Wert darauf, daß in habitueller Okklusion die Propulsionsfacetten nicht in Kontakt geraten. Anschließend führen wir eine Druckstellenprophylaxe durch. Hierfür wird auf die Basis der unteren Prothese Druckstellenermittlungswachs (z.B. Kerr Disclosing Wax®) aufgetragen (Abb. 10.119).

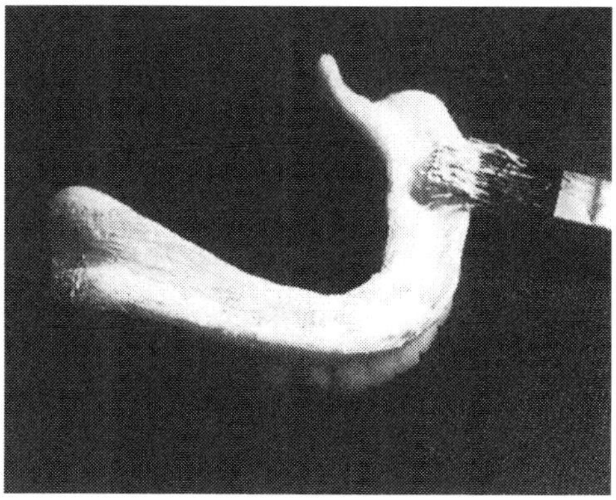

Abb. 10.119: Aufgetragenes Druckstellenermittlungswachs auf der Basis der unteren Prothese

Nach Einsetzen der Prothese und kräftigem Kieferschluß sowie Laterotrusionsbewegungen zeigt sich meistens an dem unregelmäßig verdrängten Wachs, daß die Schleimhaut unter der Prothesenbasis unter Druck ungleichmäßig belastet wird (Abb. 10.120).

Abb. 10.120: Das unregelmäßig verdrängte Wachs zeigt die ungleichmäßige Belastung des Prothesenlagers an

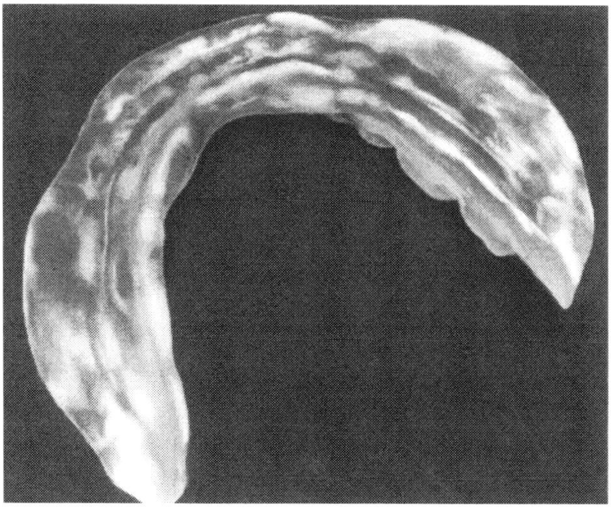

Man fräst deshalb die Stellen ein wenig ab, die vom Wachs entblößt sind, und überprüft nach erneutem Auftragen von Druckstellenwachs, ob weitere Korrekturen erforderlich sind. Eine vollständig gleichmäßige Druckverteilung läßt sich erfahrungsgemäß nicht erzielen. Man kann jedoch nach ein- bis zweimaligem Abschleifen der durchgedrückten Stellen mit ausreichend gleichmäßiger Belastung des Prothesenlagers rechnen.

Bei Prothesen mit retromolaren Flügeln empfiehlt es sich, die Flügelinnenflächen nacheinander mit Druckstellenermittlungswachs zu beschicken und nach vorsichtigem Einsetzen durch horizontales Rotieren der Prothese kräftig gegen die Crista mylohyoidea zu drücken. Vor dem Herausnehmen der Prothese muß man, um ein Abstreifen des Druckstellenermittlungswachses zu vermeiden, die Prothese zuerst an der anderen Seite vom Kiefer abheben. Die störenden Stellen sind dann

Abb. 10.121: Verdrängte Paste im Bereich der Crista mylohyoidea

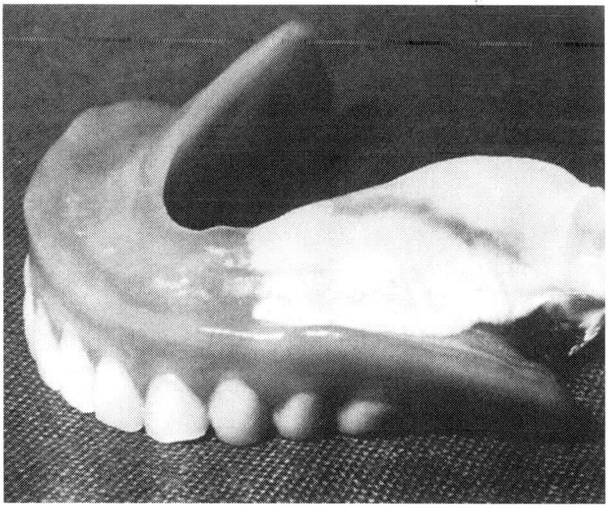

leicht zu erkennen (Abb. 10.121). Nach der Druckstellenprophylaxe müssen alle beschliffenen Stellen wieder poliert werden.

Bevor man den Patienten entläßt, informiert man ihn über den Umgang mit seinem Zahnersatz und über eventuell auftretende Schwierigkeiten. Behinderungen beim Sprechen lassen in der Regel mit zunehmender Gewöhnung an den Zahnersatz nach. Mehr Geduld muß der Patient - zumindest bei ungünstigen Kieferverhältnissen - aufbringen, um mit den Prothesen das Kauen zu erlernen. Ein Abbeißen mit den Frontzähnen ist häufig zunächst schwierig, da die Prothesen dabei zu sehr auf Kippung beansprucht werden. Mit einiger Übung und entsprechendem Zungeneinsatz kann es jedoch im Laufe der Zeit wieder erlernt werden. Auch beim Kauen wird der Patient herausfinden, bis zu welcher Grenze die Seitenzähne belastet werden können.

Nach jeder Mahlzeit soll der Zahnersatz herausgenommen und unter fließendem, nicht zu warmem Wasser mit einer Zahnbürste gesäubert werden. Vor dem erneuten Einsetzen ist der Mund gründlich auszuspülen.

Wenn keine Beschwerden auftreten, können die Prothesen auch nachts getragen werden. Das fördert die schnelle Gewöhnung an den Zahnersatz und erspart dem Patienten beim Einschlafen und Aufwachen die Konfrontation mit seinem vollständig zahnlosen Mund. Vom nächtlichen Tragen der Prothesen muß jedoch abgeraten werden, wenn durch Pressen und Knirschen rezidivierende Druckstellen verursacht werden oder wenn sich eine Entzündung der gesamten von der Prothese bedeckten Schleimhaut (Prothesenstomatitis) einstellt. Werden die Prothesen nachts nicht getragen, so sollte man sie nach gründlicher Reinigung unter Wasser aufbewahren, weil sie sonst austrocknen und dadurch Formveränderungen unterliegen. Dem Wasser kann auch ein Prothesenreinigungsmittel zugegeben werden.

10.12 Nachsorge

Es empfiehlt sich, den Patienten am Tage nach der Eingliederung des Zahnersatzes wieder zu bestellen, um Druckstellen im Anfangsstadium beseitigen zu können. Wenn nämlich erst Dekubitalgeschwüre aufgetreten sind, müssen zur Beseitigung der Beschwerden die Prothesenränder stärker als eigentlich notwendig gekürzt werden. Das kann jedoch leicht zur Minderung oder sogar zum Verlust des Prothesenhaltes (Saugeffekt) führen. Deshalb inspiziert man schon einen Tag nach der Eingliederung das gesamte Prothesenlager auf Rötungen der Schleimhaut, die auf übermäßige Druckbelastung schließen lassen. Dabei kann man in Zweifelsfällen durch Palpation prüfen, ob sich an solchen Stellen durch Druck Schmerzen auslösen lassen. Liegen die Druckstellen im Bereich der vestibulären Prothesenränder, so lassen sie sich häufig nach Augenmaß reduzieren. Bei lingualen Prothesenrändern empfiehlt sich dagegen die Anwendung einer weichen Druckstellenermittlungspaste (z.B. Mizzy Pressure Indicator Paste®). Im Bereich einer sublingualen Rolle werden damit die störenden Stellen durch Herausstrecken der Zunge ermittelt. Wenn dabei die Druckstellenpaste hauptsächlich auf dem Außenrand verdrängt wurde, darf man die sublinguale Rolle nicht kürzen, sondern nur etwas schmaler gestalten. Bei Druckstellenbeschwerden im Bereich der paralingualen, retromolaren und pharyngealen Prothesenränder geht man wie bei der Gestaltung des Funktionslöffels vor, indem man auf die zu langen Ränder Paste aufträgt und entsprechende Zungenbewegungen ausführen läßt.

Druckbeschwerden, die durch Ungenauigkeiten der Prothesenbasis verursacht worden sind, werden wie bei der Druckstellenprophylaxe ermittelt und beseitigt. Das Druckstellenermittlungswachs braucht dabei jedoch nicht auf die gesamte Basis, sondern nur im störenden Bereich aufgetragen zu werden. Alle beschliffenen Stellen sollten anschließend poliert werden. Bevor man den Patienten entläßt, informiert man ihn darüber, daß er bei erneut einsetzenden Beschwerden sofort wieder zur Behandlung kommen soll.

Bei rezidivierenden Druckstellen oder dann, wenn die Paste bei der Druckstellenermittlung nicht an umschriebenen Stellen, sondern größerflächig vollständig verdrängt wird, muß die Okklusion überprüft werden. Das erfolgt am sichersten durch die Remontage, weil die eingefärbten Okklusionspunkte infolge der Schleimhautresilienz keine verläßlichen Aussagen zulassen.

Unter der Remontage versteht man eine erneute Kieferrelationsbestimmung mit eingesetzten Prothesen. Hierzu hat sich die Verwendung eines zentral angebrachten Stützstiftes anderen Verfahren als überlegen erwiesen. Da keine okklusalen Kontakte bei dieser Registrierung vorhanden sein dürfen, müssen die verschlüsselten Prothesen mit Hilfe eines Gesichtsbogens gelenkbezüglich in einen Artikulator eingegipst werden. Beim Absenken der Höhe im Artikulator lassen sich dann vorzeitige okklusale Kontakte darstellen und beseitigen.

10.13 Die Unterfütterung

Eine Unterfütterung totaler Prothesen wird notwendig, wenn sich das Prothesenlager so weit verändert hat, daß kein ausreichender Prothesenhalt mehr vorhanden ist. Die Unterfütterung kann direkt oder indirekt erfolgen. Wir bevorzugen die indirekte Methode. Hierfür werden die Prothesenränder überprüft und erforderlichenfalls durch Kürzen oder Verlängern mit thermoplastischer Masse korrigiert. Anschließend trägt man Abformmasse auf, setzt die Prothese ein und orientiert sie durch Kieferschluß zum Gegenbiß. Dann erfolgt die Ausformung der Ränder durch leichtes Ziehen an Lippe und Wange und im Unterkiefer zusätzlich durch Zungenbewegungen. Die endgültige Erhärtung wird dann bei geschlossenen Zahnreihen abgewartet.

Mit speziellen Abformmaterialien, von denen sich auch einige zur temporären Unterfütterung eignen, kann man auch eine Langzeitabformung durchführen (Kerr-Fit®, Viscogel® u.a.). Diese Abformmaterialien bleiben im Munde längere Zeit verformbar, so daß sie während dieser Zeit unter funktioneller Belastung ihre endgültige Form erhalten. Der Vorteil dieser Methode liegt darin, daß das Abformmaterial während dieser Zeit unter funktioneller Belastung ausgeformt wird.

10.14 Totale Prothese bei natürlichen Antagonisten

Die Problematik bei der Versorgung eines zahnlosen Kiefers in Kombination mit einem teil- oder vollbezahnten Kiefer liegt in der Gestaltung der Okklusion. Man steht dabei vor der Aufgabe, die okklusalen Erfordernisse für totale Prothesen mit den Gegebenheiten der natürlichen Okklusion in Einklang zu bringen.

Eine solche, häufig vorkommende Situation ist ein zahnloser Oberkiefer und ein teilbezahnter Unterkiefer. Am einfachsten läßt sich das okklusale Problem lösen, wenn die Restzähne zur primären oder sekundären Verblockung überkront werden.

Dann kann man alle Kauflächen nach den okklusalen Erfordernissen für die obere Totalprothese gestalten. Wir halten in diesen Fällen höckerlose Kauflächen in kalottenförmiger Anordnung für zweckmäßig. Man geht dabei so vor, daß man zunächst die höckerlosen Zähne der oberen Totalprothese nach der Kalotte aufstellt (Abb. 10.122 a). Danach werden die Kauflächen der Kronen modelliert (Abb. 10.122 b) und die Zähne der partiellen Prothesen aufgestellt.

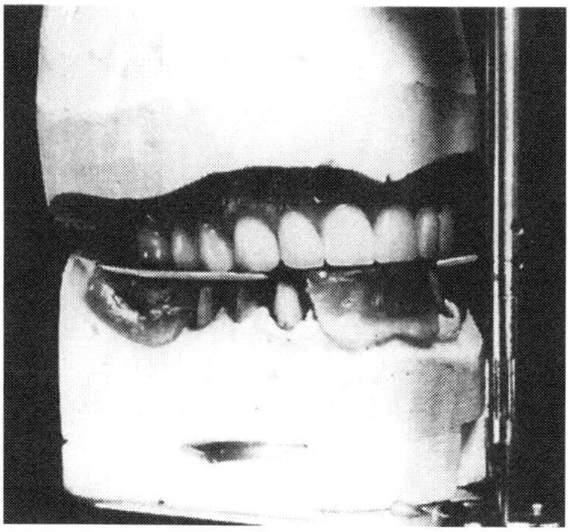

a

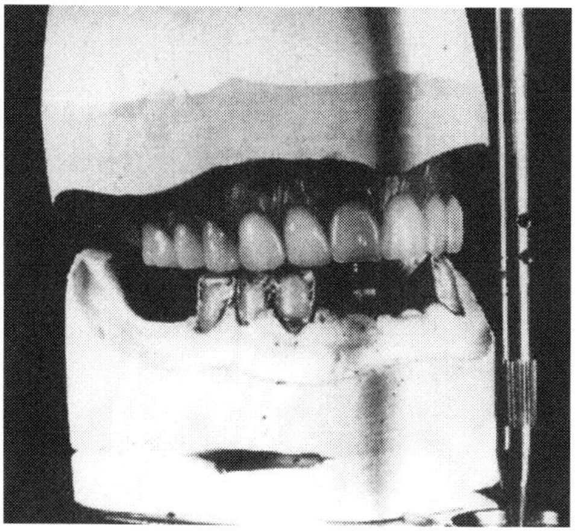

b

Abb. 10.122: Kalottenförmige Kauflächengestaltung bei Kombination einer totalen und partiellen Prothese mit Verblockung des Restgebisses
a) kalottenförmige Aufstellung der höckerlosen Zähne im Oberkiefer
b) Modellation der Kronen nach den Kauflächen der Totalprothese

Werden die Restzähne nicht überkront und die Lücken mit einer Klammerprothese geschlossen, so muß man sich mit der Auswahl der künstlichen Zähne für den Zahnersatz im Ober- und Unterkiefer nach den Kauflächen des Restgebisses richten und meistens Höckerzähne verwenden. Damit entsteht die Gefahr der Einwirkung horizontaler Schubkräfte auf die Totalprothese. Sind die Höcker der natürlichen Zähne steil, so wird die horizontale Belastung der totalen Prothese bei kompensatorischen Kontrollbewegungen zu groß. Man muß daher die Höcker der Restzähne abflachen. Das ist besonders bei den Patienten erforderlich, die zum Knirschen neigen. Diese Maßnahme kann vorweg oder bei der Aufstellung der künstlichen Zähne im Artikulator durch Radieren an den Gipszähnen erfolgen. Im letzteren Fall müssen die Korrekturen bei der Eingliederung des Zahnersatzes durch entsprechendes Beschleifen im Munde nachvollzogen werden.

Gegen Horizontalschub in sagittaler Richtung nach vorn bietet die Form des zahnlosen Oberkiefers nur wenig Widerstand, so daß dabei der Halt der totalen Prothese leicht verloren geht. Um solche Belastungen durch die Höcker der natürli-

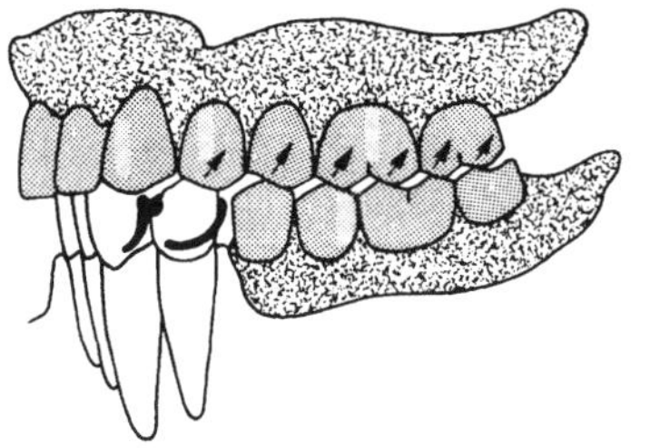

Abb. 10.123: Günstige Belastung der oberen Totalprothese beim Kieferschluß in dorsokranialer Richtung bei freigeschliffenen Propulsionsfacetten

chen und künstlichen Zähne möglichst gering zu halten oder zu vermeiden, müssen an den künstlichen Zähnen die Propulsionsfacetten freigeschliffen werden (Abb. 10.123).

Bei gekippten natürlichen ersten Molaren ist es häufig auch erforderlich, die Retropulsionsfacetten günstiger zu gestalten (Abb. 10.124 a). Einen gekippten zweiten Molaren beläßt man ohne künstliche Antagonisten, um die Gefahr von Schubkräften nach ventral auf die obere Totalprothese zu vermeiden (Abb. 10.124 b). Durch diese Maßnahme erhält die obere Totalprothese beim Schlucken und bei kompensatorischen Kontrollbewegungen einen leichten Schub nach dorsokranial, der sich stabilisierend auf den Prothesensitz auswirkt (GERBER).

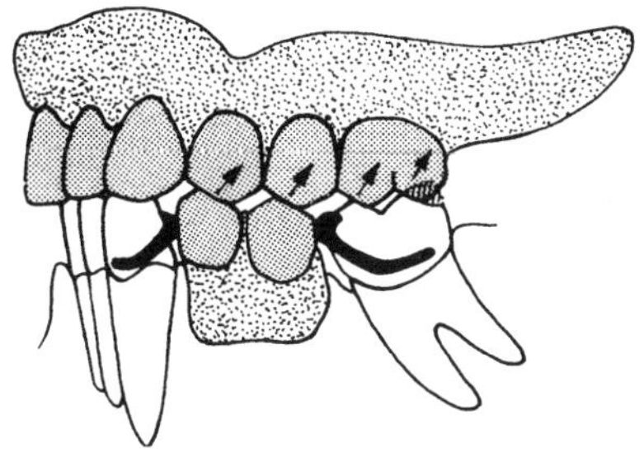

a

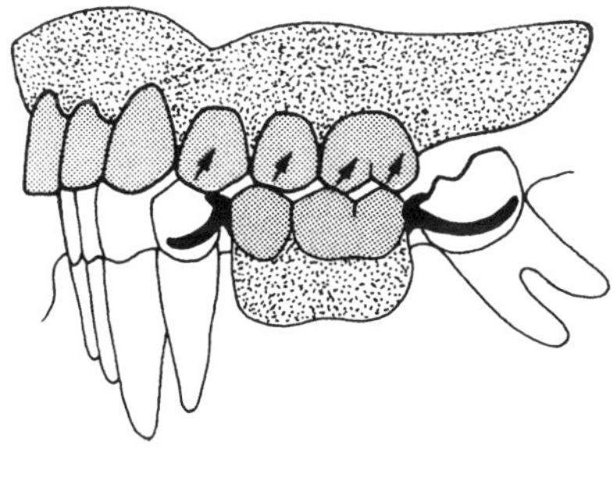

b

Abb. 10.124: Gestaltung der Okklusion bei gekippten Molaren
a) durch Umschleifen der distalen Retropulsionsfacette bei einem ersten Molaren
b) durch Weglassen des Antagonisten bei einem zweiten Molaren

Zur Erzielung einer sagittalen Frontzahnstufe dürfen die Frontzähne der totalen Prothese nicht in Okklusion mit den natürlichen Antagonisten gestellt werden. Um die natürlichen Zähne vor Elongation zu schützen, kann man diese entweder auf der Prothesenbasis okkludieren lassen (Abb. 10.125) oder aber mit einer Krallenschiene fassen.

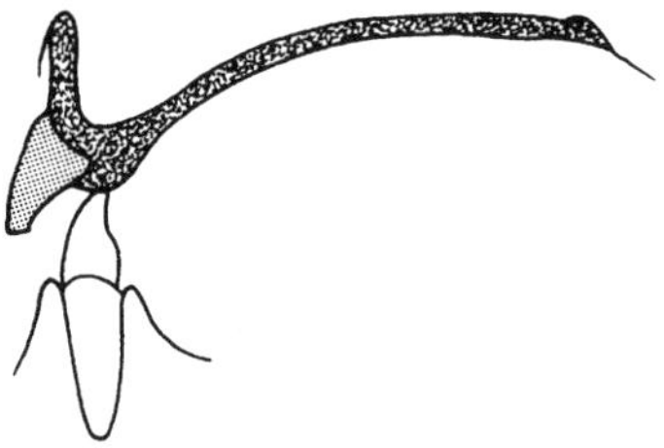

Abb. 10.125: Gestaltung der oberen Prothesenbasis für die sagittale Frontzahnstufe bei natürlichen unteren Frontzähnen

Ist ein zahnloser Unterkiefer mit einem teilbezahnten Oberkiefer kombiniert, so wirkt sich diese Situation besonders ungünstig aus, weil der zahnlose Unterkiefer weitaus weniger belastungsfähig ist als der zahnlose Oberkiefer. Für die Gestaltung der Okklusion gelten die gleichen Prinzipien. Durch das Freischleifen der Propulsionsfacetten erhält die untere Totalprothese beim Zubeißen einen leichten Schub nach vorne unten (Abb. 10.126), der

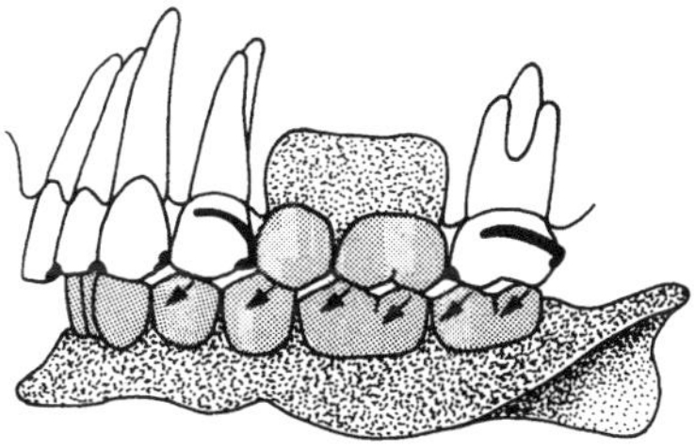

Abb. 10.126: Günstige Belastung der unteren Totalprothese beim Kieferschluß in ventrokaudaler Richtung bei freigeschliffenen Propulsionsfacetten

aufgrund der anatomischen Form des unteren Prothesenlagers meistens zu einer Stabilisierung des Prothesensitzes führt.

Wenn ein zahnloser und ein vollbezahnter Kiefer vorliegen, ergeben sich neben umfangreichen Schleifmaßnahmen an den natürlichen Zähnen zur Gestaltung der balancierten Okklusion weitere Schwierigkeiten, weil sich die Stellung der künstlichen Zähne nach derjenigen der natürlichen richtet. Besonders bei starkem Kieferkammschwund entstehen dadurch ungünstige statische Verhältnisse, da die Zähne der totalen Prothese dann nicht mehr über der Kammitte zu stehen kommen (Abb. 10.127 a).

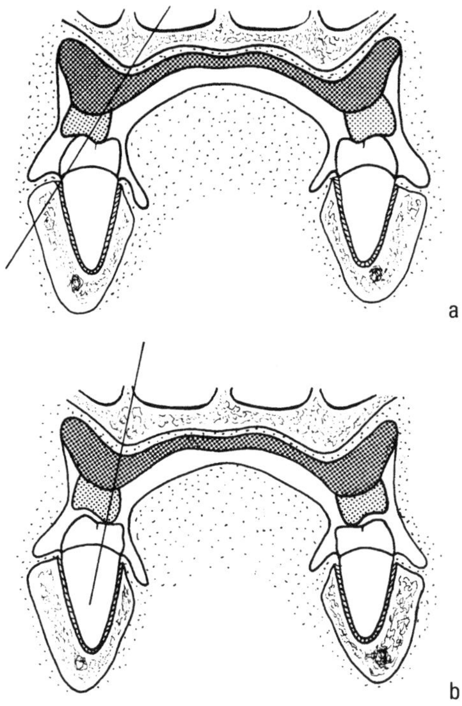

a

b

Abb 10.127: Gestaltung der Okklusion bei zahnlosem Oberkiefer und vollbezahntem Unterkiefer
a) ungünstige Statik bei stark atrophierten oberen Kieferkämmen
b) Verbesserung der Statik nach dem Prinzip der reduzierten Okklusion (Gerber)

Wenn man in solch einem Fall nur die palatinalen Höcker der oberen Seitenzähne okkludieren läßt und deren okklusale Kontakte durch Abflachen der natürlichen Höcker etwas nach oral verlegt (Abb. 10.127 b), so läßt sich die Statik der oberen Totalprothese etwas günstiger gestalten (Gerber).

11 Interims- und Immediatprothesen

Nach Zahnextraktionen muß die Wundheilung abgewartet werden, bevor eine definitive prothetische Versorgung erfolgt. Anderenfalls würde der eingegliederte Zahnersatz nach kurzer Zeit keine ausreichende Paßgenauigkeit mehr aufweisen, weil mit der Wundheilung eine Schrumpfung des Alveolarfortsatzes einhergeht. Deshalb ist es meistens notwendig, nach umfangreichen Extraktionen eine provisorische Prothese einzugliedern, um die durch den Zahnverlust möglicherweise auftretenden Funktionsstörungen und Schäden an Restbezahnung und Kiefergelenk während der mehrmonatigen Wundheilung zu vermeiden. Außerdem haben solche Prothesen die Aufgabe, als Wundverband zu dienen und unerwünschte Umbauprozesse verhindern zu helfen. Man kann sie unmittelbar nach der Extraktion als Immediatprothesen oder wenige Tage später als Interimsprothesen eingliedern.

Für die Basis beider Prothesenarten verwendet man in der Regel Kunststoff und zur Verankerung, sofern noch natürliche Zähne vorhanden sind, gebogene Klammern. Auswahl und Lage der Klammern muß dabei nach den gleichen Gesichtspunkten erfolgen, wie sie im Kapitel über die partielle Prothese dargestellt wurden, um Schäden am Restgebiß zu vermeiden. Auch wenn man immer eine parodontale Lagerung anstrebt, wird wegen der allgemein schlechten Abstützungsmöglichkeiten mit gebogenen Klammern häufig eine rein gingivale Lagerung der Prothesen erfolgen. Das ist bei Beachtung aller Regeln vertretbar, weil es sich nur um provisorische Prothesen für einen begrenzten Zeitraum handelt.

Zum Kauen sind die parodontal-gingival oder rein gingival gelagerten Prothesen wegen der Auflage auf den frischen oder nur wenige Tage alten Extraktionswunden anfangs nur wenig geeignet. Bei umfangreichen Extraktionen, besonders wenn alle Zähne entfernt werden müssen, ist es manchmal vorteilhaft, zunächst nur die Seitenzähne zu extrahieren und abzuwarten, bis die Wundheilung so weit fortgeschritten ist, daß dort ein tragfähiges Prothesenlager entstanden ist. Die Kaufähigkeit wird jedoch mit zunehmender Wundheilung und der dann möglichen partiellen oder totalen Unterfütterung der Prothesenbasis besser.

11.1 Interimsprothesen

Die Versorgung eines Kiefers mit einer Interimsprothese erfolgt erst einige Tage nach den Extraktionen. Der Abdruck wird dann genommen, wenn die Kieferpartien nicht mehr durch Schwellungen verändert sind. Dem Vorteil der dadurch besseren Paßgenauigkeit der Prothesenbasis steht der Nachteil gegenüber, daß der Patient einige Tage unversorgt bleibt und dadurch in Funktion und Aussehen häufig stark beeinträchtigt ist. In bezug auf die Abformung, Kieferrelationsbestimmung, Eingliederung und Nachsorge der Interimsprothesen bestehen keine Unterschiede zu dem üblichen Vorgehen bei partiellen und totalen Prothesen. Das bedeutet bei totalem Interimsersatz, daß Zahnaufstellung und Kieferrelationen nach therapeutischen Gesichtspunkten ausgewählt werden, und daher selten mit den ursprünglichen Gegebenheiten des Kauorgans übereinstimmen können.

11.2 Immediatprothesen

Da Immediatprothesen unmittelbar nach der Extraktion eingegliedert werden, kann der Patient die Zahnarztpraxis zumindest ohne Beeinträchtigung des Aussehens verlassen. Die psychische Belastung durch den Zahnverlust kann so erheblich gemildert werden. Als Nachteil allerdings muß die herstellungsbedingte Ungenauigkeit der Prothesenbasis angesehen werden.

Bei der Abformung des Kiefers einige Tage vor den Extraktionen müssen alle Partien erfaßt sein. Bei totalen Immediatprothesen ist darauf zu achten, daß der Alginatabdruck die Umschlagfalte erreicht, um die Herstellung eines Ventilrandes zu ermöglichen. Die Kiefermodelle werden - erforderlichenfalls nach Kieferrelationsbestimmung - in einen Artikulator eingegipst. Dann entfernt man die zur Extraktion vorgesehenen Zähne auf dem Modell bis in Höhe des Gingivalsaums, ohne den Bereich des Alveolarfortsatzes zu tangieren. Die Zähne werden auf dem Modell einzeln radiert und sofort durch künstliche ersetzt. So läßt es sich erreichen, daß die Prothesenzähne in Form und Position nahezu exakt wie die natürlichen aufgestellt werden, was nicht nur für das Aussehen im Bereich der Front, sondern auch für eine rasche Inkorporation des Zahnersatzes von großem Vorteil ist. Letzteres gilt insbesondere für totale Immediatprothesen. Die Rezeptoren von Lippen, Wangen und Zunge brauchen sich nämlich nicht an neue Zahnpositionen in transversaler oder sagittaler Richtung zu gewöhnen, und bei gleichbleibender Bißhöhe entfällt außerdem eine Neuorientierung von Rezeptoren in Muskeln und Sehnen. Daher sind richtig hergestellte Immediatprothesen besonders bei alten Patienten indiziert.

Die fertiggestellten Prothesen müssen vor der Eingliederung entweder sterilisiert oder desinfiziert werden. Die Sterilisation kann im Sterivit-Verfahren unter Verwendung von gespanntem Aethylenoxid-Kohlensäuregemisch erfolgen (MARX). Für die Desinfektion nimmt man im Handel erhältliche Desinfektionslösungen. Beim Einpassen der Prothesen darf nur geringfügig Kraft aufgewendet werden, um sie an ihren Platz zu bringen. Das ist deshalb erforderlich, weil es sonst wegen der Anästhesie im Bereich untersichgehender Kieferabschnitte durch die Prothesenränder leicht zu Verletzungen kommt. Erforderlichenfalls wird ein zu langer Rand gekürzt oder von der Innenseite her verschmälert. Anschließend führt man die okklusalen Korrekturen durch. In den meisten Fällen können die Patienten zum Zeitpunkt der Eingliederung nur ungenaue Angaben über die okklusale Paßgenauigkeit machen, so daß an den folgenden Tagen weitere Korrekturen erforderlich sind.

Man bestellt den Patienten für den nächsten Tag wieder ein. Bis dahin soll er die Prothese nicht herausnehmen, weil die Gefahr besteht, daß er sie wegen der Schleimhautschwellung und der empfindlichen Wundränder selbst nicht wieder einsetzen kann. Weiterhin empfiehlt man dem Patienten, nicht zu rauchen und keinen Alkohol zu trinken. Außerdem ist es von Vorteil, wenn er bis zum nächsten Morgen keine Nahrung mehr zu sich nimmt, um eine Verunreinigung der Extraktionswunden durch unter die Prothese geratene Nahrungsreste zu vermeiden.

In den folgenden Tagen können leicht Druckstellen auftreten. Korrekturen sollten in den ersten beiden Tagen nur bei starken Beschwerden durchgeführt werden, weil sonst infolge der Gewebsschwellung leicht zuviel abgeschliffen und dann nach Abklingen der Schwellung die Prothese zu locker sitzen würde. Mit zunehmender Wundheilung wird die Paßgenauigkeit schlechter, so daß nach kurzer Zeit eine Unterfütterung erfolgen muß.

12
Implantatgetragener Zahnersatz

Die Entwicklung zahnärztlicher Implantate hat die prothetischen Versorgungsmöglichkeiten erheblich erweitert. Es stehen heute eine Reihe von Implantatformen und -materialien mit den entsprechenden Ausrüstungen zur Verfügung, die als zuverlässige Therapiemittel einen langfristigen Erfolg des implantatgetragenen Zahnersatzes erwarten lassen (BRÅNEMARK SPIEKERMANN, SCHULTE). Durch den sinnvollen Einsatz von Implantaten ist es vielfach möglich, den Halt und die Funktion von Totalprothesen zu verbessern oder sogar auf herausnehmbaren Zahnersatz zu verzichten.

Die Voraussetzung für einen Langzeiterfolg unter kaufunktioneller Belastung ergibt sich aus der Osseointegration der Implantate (ALBREKTSSON, BRÅNEMARK). Die Möglichkeit der Osseointegration als direkter Kontakt zwischen lebendem Knochen und der Oberfläche des Implantatmaterials ist nicht nur durch Grundlagenforschung, sondern auch durch klinische Langzeitstudien bestätigt (SCHULTE, SCHELLER). Daher werden andere Implantatarten wie z.B. subperiostale Implantate heute nicht mehr empfohlen.

Als biokompatible Materialien für die enossalen Implantate werden überwiegend Metalle, am häufigsten reines Titan, oder Keramiken meistens auf Aluminiumoxidbasis verwendet. Zur Vergrößerung der Oberfläche wird bei einigen Titanimplantaten Titanpulver im Flammenspritzverfahren aufgeschichtet. Ein ähnlicher Effekt wird durch grobes Sandstrahlen oder Anätzen erreicht. Das Aufbringen von bioaktiven Hydroxylapatit-Keramikschichten auf der Implantatoberfläche ist dagegen in letzter Zeit in die Kritik geraten.

Nach Form und Verankerung im Knochen unterscheidet man Blatt-, Zylinder- und Schraubenimplantate. Sie stehen in verschiedenen Längen und Durchmessern zur Verfügung. Blatt- und Zylinderimplantate werden in die vorgefräste Form im Knochen eingeklopft und erhalten ihre primäre Stabilität über ein sog. Press-fit. Für Schraubenimplantate werden in den Knochen Gewindegänge eingeschnitten. Es gibt aber auch selbstschneidende Gewinde. Schraubenimplantate finden zunehmend Verwendung, weil sich ihre Primärstabilität im Knochen besser zu verwirklichen scheint.

Bei den Implantaten unterscheidet man einphasige und zweiphasige Systeme. Ziel der einphasigen Systeme ist es, die Implantate mitsamt den supragingivalen Pfosten in einem Zuge in den Kiefer zu inserieren und prothetisch miteinander zu verblocken. Man spart dadurch den zweiten operativen Eingriff zur Freilegung der enossalen Implantate. Allerdings nimmt man ein erhöhtes Risiko in Form einer möglichen Infektion des Implantatbettes entlang der Durchtrittsstelle der supragingivalen Pfosten in Kauf. Auch die sofortige Belastung der Implantate kann zu Störungen der Einheilung führen, wenngleich solches Vorgehen von einigen Autoren für stegverblockte Implantate bei der Versorgung des zahnlosen Unterkiefers empfohlen wird (LEDERMANN).

Bei den zweiphasigen Systemen werden die supragingivale Konstruktion und das in

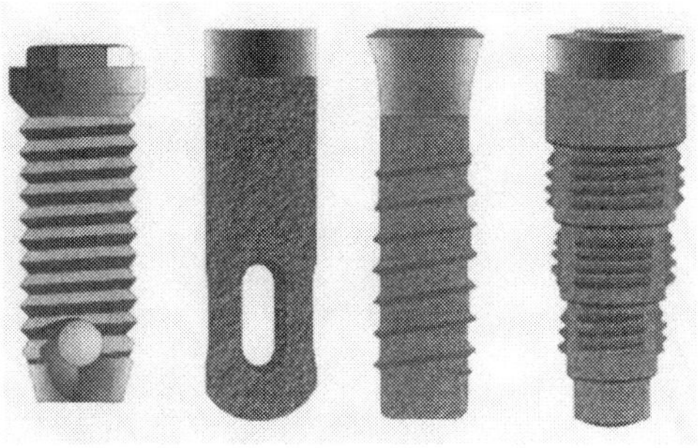

a b c d

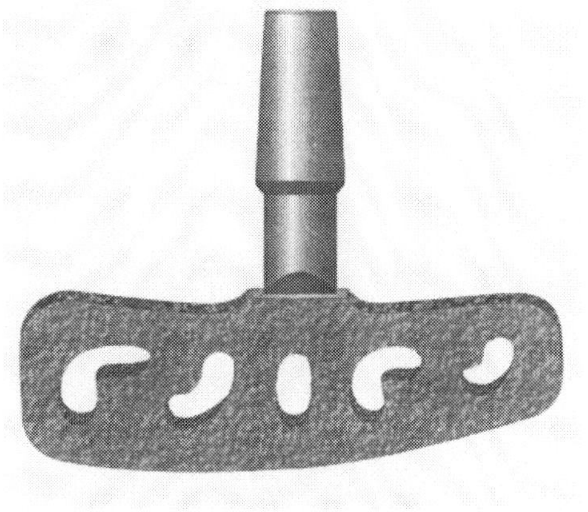

e

Abb. 12.1: Verschiedene Implantatformen
a) BRÅNEMARK,
b) IMZ,
c) Bonefit,
d) Frialit II,
e) Blattimplantat

den Knochen inserierte Implantat primär nicht miteinander verbunden. Daher benötigt man dafür ein zweiteiliges Implantatsystem, d.h. eine Trennung zwischen enossalem Implantat und supragingivalem Pfosten. Man unterscheidet einzeitige und zweizeitige Verfahren.

Beim einzeitigen Verfahren wird das entsprechende enossale Implantat so in den Knochen eingebracht, daß die Implantatschulter in Höhe der Schleimhautoberfläche endet und somit in die Mundhöhle ragt. Es muß dafür gesorgt werden, daß während der Einheilzeit eine Belastung ausgeschlossen ist. Das Infektionsrisiko entspricht dem bei einphasigen Systemen.

Beim zweizeitigen Verfahren wird zunächst das enossale Implantat in den Knochen eingebracht, das Innengewinde mit einer Verschlußschraube versehen und darüber die Schleimhaut wieder geschlossen. Nach einer ungestörten Einheilphase ohne Druckbelastung im Unterkiefer wenigstens von drei Monaten, im Oberkiefer zwei bis drei Monate länger, werden die Implantate in einem zweiten Eingriff freigelegt und ein geeigneter supragingivaler Aufbau eingeschraubt. Durch unterschiedliche Formen und auch durch Beschleifen der Sekundärteile können nicht nur funktionelle Aspekte berücksichtigt, sondern auch besonders beim Einzelzahnersatz und bei Brücken gute ästhetische Ergebnisse erzielt werden.

Hinsichtlich des Zeitraums zwischen Zahnverlust und Implantatinsertion unterscheidet man drei Vorgehensweisen:
- die Sofortimplantation,
- die verzögerte Sofortimplantation,
- die Spätimplantation.

Bei der Sofortimplantation wird unmittelbar nach Zahnverlust das Implantat in den Bereich der knöchernen Alveole inseriert. Eine sichere Primärstabilität des Implantates ist bei diesem Vorgehen nicht immer gewährleistet. Für subgingival einheilende Systeme besteht zudem direkt nach der Zahnextraktion meistens ein Mangel an Weichgewebe für die vollständige Deckung des Implantates. Es muß daher gegenüber der Spätimplantation mit einer höheren Verlustrate gerechnet werden.

Als sicherste Methode gilt die Spätimplantation, bei welcher die knöcherne Regeneration der Alveole abgewartet wird. Diese ist in der Regel erst in sechs bis zwölf Monaten nach Zahnverlust abgeschlossen. Um diesen Zeitraum abzukürzen, kann als Kompromiß zwischen beiden Verfahren die verzögerte Sofortimplantation in Erwägung gezogen werden. Dabei wartet man die Abheilung des Schleimhaut-Periost-Gewebes für etwa sechs bis acht Wochen ab. Als Vorteil wird angesehen, daß die horizontale Resorption des Alveolarknochens durch ein frühzeitiges Setzen des Implantats verhindert werde.

12.1 Individuelle Voraussetzungen

Der Erfolg mit implantatgetragenem Zahnersatz hängt wesentlich von der richtigen Indikationsstellung ab. Diese betrifft einmal den Allgemeinzustand des Patienten und zum anderen den intraoralen Befund und das Knochenangebot. Aufgrund der bisher vorliegenden Erfahrungen spielt das Patientenalter ab 16 Jahren keine besondere Rolle. Da es sich beim Implantieren um einen elektiven, meistens nicht absolut notwendigen operativen Eingriff handelt, wird man diesen in der Regel am gesunden Patienten durchführen, also nicht während Infektionserkrankungen und auch nicht während einer Schwangerschaft. Daher ergibt sich für kachektische Patienten, solche mit Stoffwechselstörungen wie Diabetes oder Hyperthyreose oder mit gestörtem Immun- oder Gerinnungssystem eine absolute Kontraindikation für diesen Eingriff. Das gilt auch für Patienten mit systemischen Knochenerkrankungen oder nach bakterieller Endokarditis ebenso wie bei psychischen Erkrankungen und z.B. Drogenabusus.

Bei der Beurteilung des Kauorgans hinsichtlich der Indikation von enossalen Implantaten interessieren die anatomischen Verhältnisse. Die Implantatstelle sollte in günstiger vertikaler und horizontaler Relation zum Gegenkiefer liegen. Schwierige Okklusionsverhältnisse, Makroglossie sowie Parafunktionen der Zungen- und Kaumuskeln limitieren den Implantationserfolg. Bei Xerostomie muß herausgefunden werden, ob sie von Dauer sein wird, denn die reinigende und keimreduzierende Wirkung des Speichels ist im Bereich der Implantate genauso wichtig wie eine vom Patienten gut durchgeführte Mundhygiene.

Von besonderer Bedeutung ist das Knochenangebot in quantitativer und qualitativer Hinsicht. Die Knochenbreite sollte, um knöcherne Einbrüche zu vermeiden, so groß sein, daß nach Implantation in oraler und vestibulärer Richtung wenigstens eine Schichtdicke von etwa 1 mm erhalten bleibt, was besonders beim Einzelzahnimplantat in der oberen Front häufig zu Schwierigkeiten führt. Geht man davon aus, daß in vertikaler Richtung ein Sicherheitsabstand von etwa 1-2 mm zur Kieferhöhle oder zum Mandibularkanal eingehalten werden sollte, dann ist im Seitenzahnbereich eine Alveolarkammhöhe von mindestens 10 mm für die Implantation erforderlich.

Das vertikale Knochenangebot läßt sich mit Hilfe von Röntgenmeßaufnahmen feststellen. Hierzu werden den Patienten Kunststoffschablonen eingesetzt, in welche im Bereich der zu setzenden Implantate Metallkugeln mit definiertem Durchmesser oder Stifte von festgelegter Länge eingearbeitet sind. Mit den bekannten Durchmessern oder Längen kann man die vertikalen Verzerrungen des Röntgenbildes erkennen und das zur Verfügung stehende Knochenangebot in der Vertikalen errechnen (s. auch Abb. 12.2).

Während man das quantitative Knochenangebot durch Palpation und Röntgenmeßaufnahmen seit langem relativ genau ermitteln kann, ist eine Beurteilung der Knochenqualität unter Praxisbedingungen nicht so gut möglich. Neuerdings erlaubt die besonders für die Zahnheilkunde entwickelte „periphere quantitative Computertomographie" eine exakte Differenzierung von Spongiosa und Corticalis (ROTHER). Bereiche mit dicker Kompakta z.B. interforaminär im stark atrophierten Unterkiefer versprechen eine gute Primärstabilität des Implantats, können wegen schlechter Durchblutung jedoch eine längere Einheilzeit erfordern. Weitmaschige Spongiosa dagegen ist gut durchblutet, kann jedoch u.a. Schwierigkeiten bei der formgetreuen Präparation des Implantatbettes machen, so daß selbstschneidende Schrauben hier Vorteile haben (SPIEKERMANN).

12.2 Prothetische Aspekte

Der Einsatz von enossalen Implantaten aus prothetischer Sicht erstreckt sich auf den Einzelzahnersatz zur Vermeidung von Brücken oder bei großen Schaltlücken zur Ermöglichung von Brücken, bei Freiendsituationen zur Vermeidung von herausnehmbarem Zahnersatz und bei totaler Zahnlosigkeit zur funktionellen Verbesserung oder gänzlichen Vermeidung von Totalprothesen. Außerdem dienen Implantate zur Fixierung von Resektionsprothesen und Epithesen.

In Langzeitstudien über den Implantaterfolg wird zwischen Früh- und Spätverlusten unterschieden. Während Frühverluste als Folge eines chirurgischen Traumas angesehen werden, sind Spätverluste in der Regel auf mangelhafte Mundhygiene, eine fehlerhafte Suprakonstruktion oder eine ungünstige Pfeilergeometrie zurückzuführen.

Zweifelsohne ist die gute Mundhygiene für den Langzeiterfolg von großer Wichtigkeit. Eine mit dem Alter zunehmend schlechter werdende Compliance muß einkalkuliert werden. Daher muß der Aufklärung und damit Motivation des Patienten breiter Raum gewidmet sein. Die Suprakonstruktion ist so zu gestalten, daß einmal Implantatpfosten und Stege für die Zahnbürste leicht zugänglich sind, mögliche Schmutznischen weitgehend vermie-

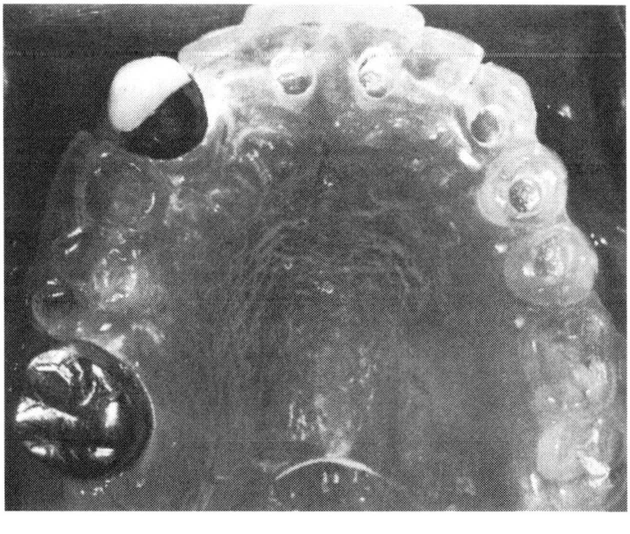

Abb. 12.2: Führungsschablone für Position und Neigung der Implantate (Foto: SPIEKERMANN)

den werden und außerdem eine Selbstreinigung durch Speichel und Zunge so gut wie möglich stattfinden kann. Die „Pfahlbauweise" bei implantatgetragenem Totalersatz kommt diesen Forderungen entgegen. Selbstverständlich sind richtige Einstellung der Okklusion und Gestaltung der Kauflächen wie immer Voraussetzung für den Erfolg.

Für die präimplantologische Diagnostik und Planung der Pfeilergeometrie sind, besonders für das Inserieren mehrerer Implantate, Führungsschablonen oder Richtungsweiserschienen unverzichtbar. Erst mit ihrer Hilfe kann die optimale Implantatposition und -neigung aus prothetischer Sicht festgelegt werden, um die Eingliederung von Zahnersatz nach ästhetischen und funktionellen Gesichtspunkten zu ermöglichen. Solche Führungsschablonen entsprechen in ihrer Form konventionellen Prothesen; sie sind jedoch aus glasklarem Kunststoff. Im Bereich der gewünschten Implantatposition wird die Basis ausgefräst. In die stehengebliebenen oralen Zahnkonturen lassen sich Metallstäbe für die Diagnostik über bildgebende Verfahren oder für den Operateur Bohrkanäle für die richtige Implantatneigung anbringen (Abb.12.2).

12.2.1 Schalt- und Freiendsituationen

Die Therapiebreite der prothetischen Versorgung nach Einzelzahnverlust wird durch die Implantationsmöglichkeit stark erweitert. Die Risiken der konventionellen Brücken besonders im jugendlichen Gebiß sind in den betreffenden Kapiteln angesprochen. Lassen sie sich nicht durch eine geklebte Brücke umgehen, so ist an eine implantatgetragene Einzelkrone zu denken. Bei Zahnverlust in einer lückigen Front läßt eine Brückenversorgung ohnehin kein funktionell und ästhetisch ansprechendes Ergebnis erwarten, wenn die Lücke wesentlich breiter als der fehlende Zahn ist. Die Wiederherstellung des charakteristischen Aussehens ist in solchen Fällen nur mit herausnehmbarem Zahnersatz oder besser mit einer implantatgetragenen Einzelkrone (Abb. 12.3) zu erreichen.

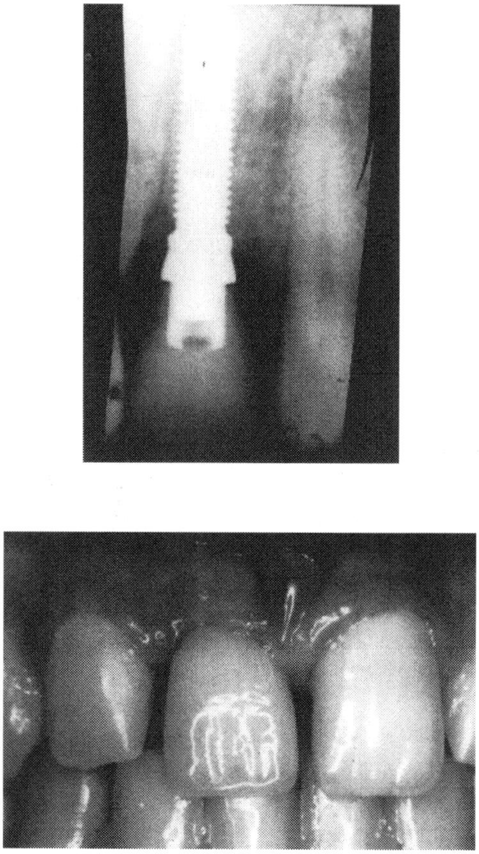

Abb. 12.3: Implantatgetragene Einzelkrone 11 bei lückiger Frontzahnstellung und Röntgenkontrolle nach fünf Jahren

Sofern die allgemeinen und lokalen Voraussetzungen gut sind, läßt sich bei großen, möglicherweise bogenförmigen Schaltlücken, bei denen die Eingliederung einer einspannigen Brücke zu riskant erscheint, herausnehmbarer Zahnersatz vermeiden, wenn man mit Einsatz von Implantaten eine Pfeilervermehrung erreicht und dadurch eine mehrspannige Brücke eingesetzt werden kann. Ebenso läßt sich eine Freiendsituation mit festsitzendem Zahnersatz versorgen, der entweder nur auf enossalen Implantaten oder zusätzlich im Verbund mit Kronen auf natürlichen Zähnen gelagert ist. Eine günstige Situation hierfür ist die einseitig verkürzte Zahnreihe im Unterkiefer (Abb. 12.4).

Eine Verblockung zwischen Implantat und natürlichem Zahn galt lange Zeit als risikobehaftet, da künstliche und natürliche Pfeiler unter Belastung ein unterschiedliches Bewegungsverhalten aufweisen. Im Vergleich zu osseointegrierten Implantaten weisen natürliche Zähne eine 10- bis 100fache größere Beweglichkeit in vertikaler und horizontaler Richtung auf. Diese biomechanischen Differenzen haben dazu geführt, daß zum Bewegungsausgleich zwischen Implantat und Implantatstumpf eine elastische Kunststoffschicht eingearbeitet wurde (IMZ = intramobiles Zylinderimplantat).

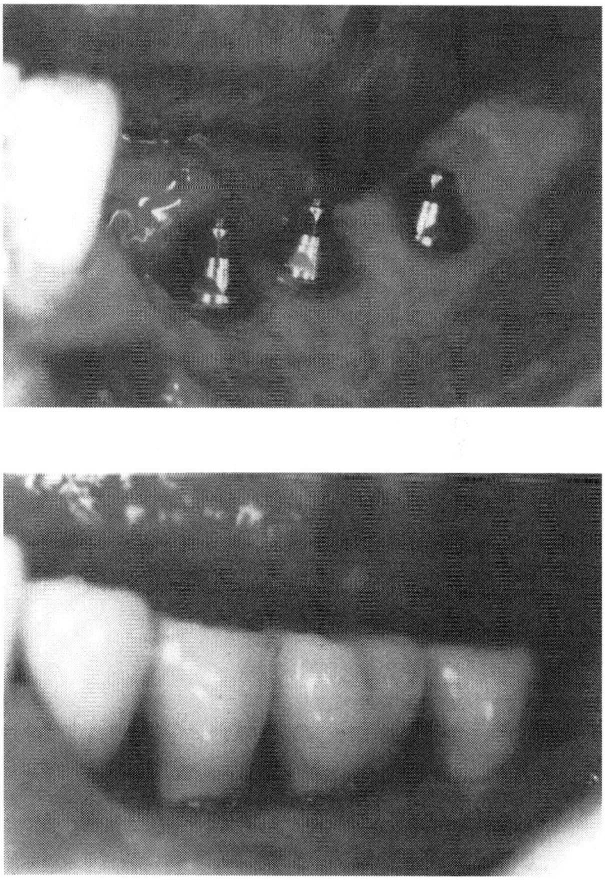

Abb. 12.4: Versorgung einer bis zum Eckzahn verkürzten Zahnreihe im Unterkiefer

Diese Überlegungen treffen zu, solange von einer langsam ansteigenden Lasteinleitung ausgegangen wird. Die initiale desmodontale Beweglichkeit des natürlichen Zahnes ist groß, wohingegen die Bewegung des Implantates ein lineares Bewegungsmuster aufweist. Dieses ist durch die elastische Verformung des Knochens und des Implantates bedingt. Die langsam ansteigende Belastung kommt jedoch in vivo kaum vor, weil bei kaufunktioneller Belastung der Zähne mit einer impulsartigen Lasteinleitung ohne nennenswerte Intrusion des natürlichen Zahnes in die Alveole zu rechnen ist (Richter).

Da sich die Bewegungsmuster von Implantat und Zahn unter funktioneller Belastung sehr ähneln, ist eine Verbindung zwischen Implantaten und natürlichen Pfeilerzähnen im Sinne einer starren Verblockung durchaus möglich. Das hat die klinische Erfahrung inzwischen auch gezeigt. Allerdings dürfen die natürlichen Pfeilerzähne keine pathologische Beweglichkeit und Verbindungselemente kein Spiel aufweisen. Das Einarbeiten einer lösbaren Verbindung über Geschiebe oder Schrauben bei Verbundbrücken ist sinnvoll, um die implantatgetragene Suprakonstruktion zu gegebener Zeit für therapeutische Eingriffe entfernen zu können. Das ermöglicht auch das Austauschen von Verschleißteilen (z.B. IMZ-System) und erlaubt einen unbehinderten Zugang zum Implantat, wodurch lokale Weichgewebsbehandlungen einfacher durchgeführt werden können.

12.2.2 Hypodontie

Bei Zahnunterzahl bedingt durch Nichtanlage von Zähnen sollte zunächst geprüft werden, ob durch Transplantation von Zahnkeimen oder Zähnen sowie durch orthodontischen Lückenschluß eine Therapie möglich ist. Eine kieferorthopädische Behandlung bietet sich immer dann an, wenn im betroffenen Zahnbogen ein Engstand besteht; sie ist nicht anzustreben, wenn im eugnathen Gebiß ein ausreichendes Platzangebot vorhanden ist (Dausch-Neumann). Ist ein orthodontischer Lückenschluß nicht durchzuführen, sollte unserer Ansicht nach eine prothetische Versorgung mit Hilfe enossaler Implantate erfolgen.

Im Hinblick auf eine implantologische Behandlung beim jungen Patienten muß allerdings die Frage nach der unteren Altersgrenze für eine Implantation gestellt werden. Dies ist von Bedeutung, da nach Implantatinsertion eine Vertikalentwicklung des Alveolarfortsatzes im Implantationsbereich nicht mehr stattfindet. Weiterhin werden Störungen im Zahndurchbruch und in der Vertikalentwicklung der benachbarten Alveolarfortsatzpartien beobachtet (Thilander, Ödman). Daher sollte wegen der auftretenden Schwierigkeiten vor Beendigung des pubertären Wachstumsschubes auf die Insertion von enossalen Implantaten verzichtet werden (Lekholm). Um den geeigneten Zeitpunkt für eine Implantation bestimmen zu können, ist ggf. auch eine mehrjährige Beobachtung der Alveolarfortsatzentwicklung erforderlich (Berten). Wir halten daher die Insertion von enossalen Implantaten erst mit etwa 17 Jahren nach Abschluß der Alveolarfortsatzentwicklung für angebracht (Abb. 12.5).

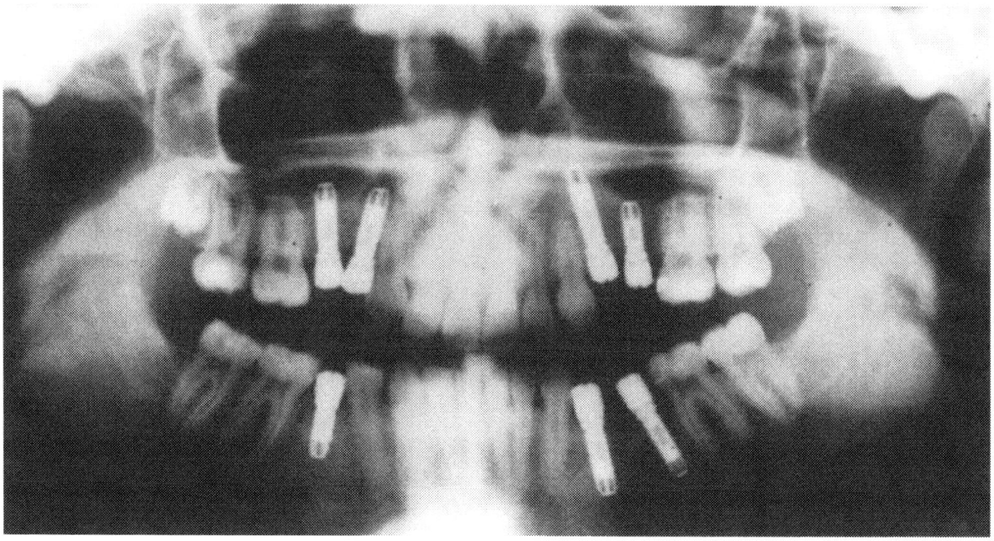

Abb. 12.5: Zahnunterzahl. Orthopantomogramm nach Implantatinsertion

12.2.3 Totaler Zahnverlust

Eine wesentliche Bedingung für die Funktionstüchtigkeit von totalem Zahnersatz ist dessen Halt am zahnlosen Kiefer. Bei dieser Problematik stand und steht zweifelsohne der Unterkiefer wegen seiner anatomisch ungünstigen Voraussetzung und der besonders großen Resorptionsneigung im Vordergrund auch des implantologischen Interesses.

Im zahnlosen Oberkiefer kann glücklicherweise auch bei ungünstigen anatomischen Verhältnissen durch die Einbeziehung des Gaumens als Prothesenlager meistens eine funktionstüchtige Prothese eingegliedert werden. Die Prognose für die Aufnahme von enossalen Implantaten ist nämlich wegen der spongiösen Struktur und häufig schmalen Form der Alveolarfortsätze sowie aufgrund der Ausdehnung der Kieferhöhle nicht als besonders gut anzusehen. Wegen der Knochenqualität wird in der Regel eine primäre Verblockung der Implantate über Stegkonstruktionen angestrebt. Dabei handelt es sich meistens um zwei bis vier Implantate im anterioren Bereich, so daß die Totalprothese eine zusätzliche Verankerung erfährt. Dieses kann ermöglichen, daß sich bei starkem Würgereiz die Basis dorsal etwas kürzer gestalten läßt. In manchen Fällen ist es auch möglich, den gesamten totalen Zahnersatz als bedingt abnehmbare Brücke zu konstruieren. Dazu allerdings sollten wenigstens sechs Implantate in statisch günstiger Verteilung herangezogen werden (Abb. 12.6). Lassen sich dazu in der Tuberregion keine Implantate inserieren, sollte die Extensionsbrücke jeweils nur mit einem freiendenden Glied in Prämolarenbreite ausgestattet sein.

Bei extremem Abbau des Alveolarfortsatzes, wenn die Spina nasalis anterior und die Crista zygomatico-alveolaris die höchsten Punkte des Prothesenlagers darstellen, kann die Kaufunktion durch einen implantatgetragenen Zahnersatz in Kombination mit einer Osteoplastik wiederhergestellt werden.

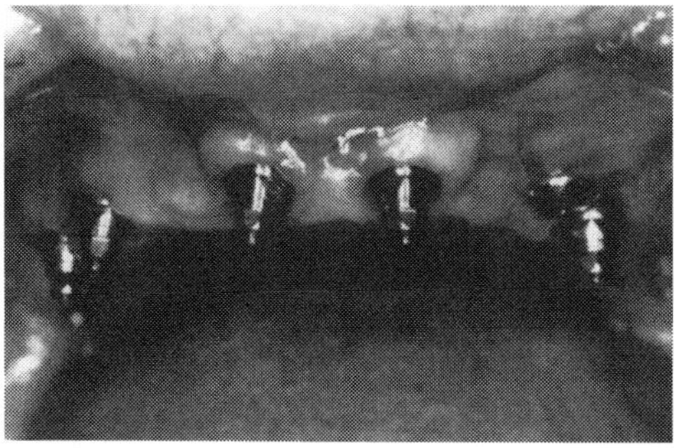

a

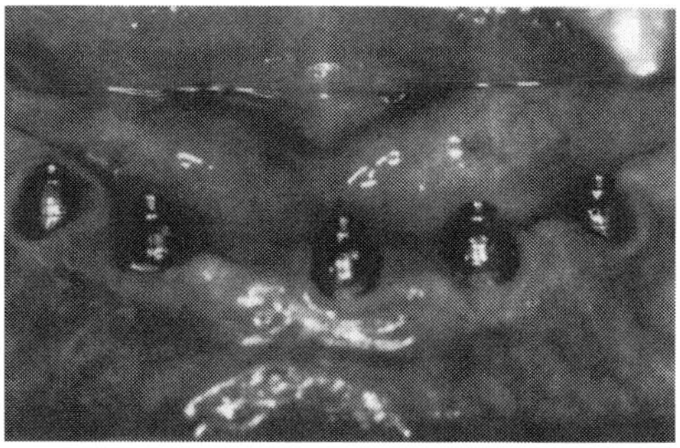

b

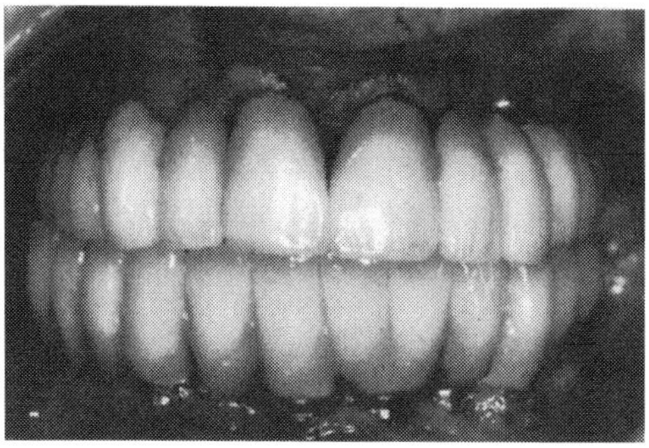

c

Abb. 12.6: Implantate im zahnlosen Kiefer
a) Oberkiefer,
b) Unterkiefer,
c) Versorgung

Liegt im zahnlosen Unterkiefer eine fortgeschrittene Alveolarkammatrophie vor, so daß sich die Totalprothesen trotz Ausschöpfung aller prothetischen Möglichkeiten nicht mehr ausreichend stabilisieren lassen, muß heute der Einsatz von enossalen Implantaten vor größeren präprothetisch-chirurgischen Eingriffen in Erwägung gezogen werden. Alle Methoden der absoluten Kammerhöhung stellen für die Patienten einen stark belastenden Eingriff dar. Außerdem unterliegt ein autogenes Knochentransplantat einer ausgeprägten Resorption. Während vielfach bei einer Kieferresthöhe von weniger als 12-15 mm die Indikation zur absoluten Kieferkammerhöhung gestellt wird (SPIEKERMANN, TETSCH), sehen wir deren Notwendigkeit durch eine mit Implantaten fixierte Auflagerungsosteoplastik erst bei einer vertikalen Resthöhe von weniger als 7 mm als gegeben an.

Bevorzugter Bereich für enossale Implantate im zahnlosen Unterkiefer ist die interforaminäre Region. Häufig kommen nur zwei Implantate zum Einsatz. Sie werden auch im Unterkiefer meistens durch einen Steg primär verblockt (Abb. 12.7). Die Implantate müssen ausreichend weit auseinander liegen, damit eine breite Achse für die Prothesenkinematik entsteht. Bei mehr als zwei Implantaten (drei oder vier) kann der verblockende Steg nicht als Steggelenk konzipiert werden. Daneben wird aber auch eine sekundäre Verblockung über teleskopierende oder Kugelkopfverbindungen mit der Deckprothese vorgeschlagen.

Bei ausreichender Zahl (fünf und mehr) ist ein rein implantatgetragener totaler Zahnersatz möglich. Dieser hat besonders dann Vorteile, wenn die Foramina mentalia nicht mehr seitlich, sondern wegen des Knochenabbaus auf dem Kieferkamm zu liegen gekommen sind und die bewegliche Schleimhaut des Vestibulums zum Teil direkt in die Mundbodenschleimhaut übergeht. Als dauerhafte Lösung ist aber eine

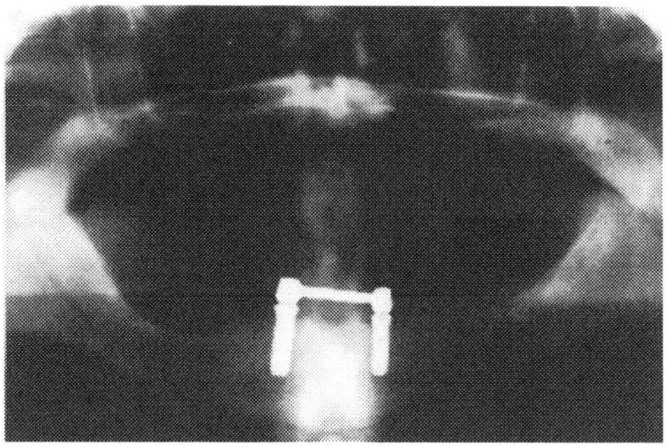

a

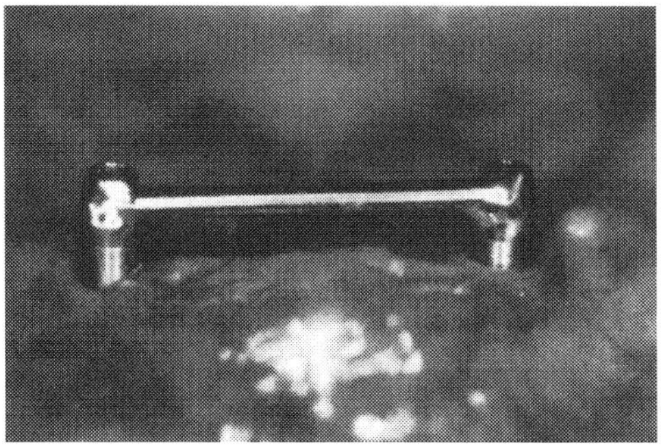

b

Abb. 12.7: Implantatgetragener Steg im zahnlosen Unterkiefer
a) Röntgenkontrolle, **b)** Steg in situ

statisch günstige Verteilung der Implantate im interforaminalen Bereich erforderlich. Mathematische Modelle (RANGERT) und Finite-Element-Analysen (MAILATH) zeigen, daß Extensionsbrücken mit Freienden bis zu 15 mm nicht zu einer Überlastung der endständigen Implantate führen, wenn die sagittale Ausdehnung des poligonalen Implantatfeldes wenigstens 10 mm beträgt.

12.3 Zahnersatz nach mund-, kiefer- und gesichtschirurgischer Intervention

Bei umfangreichen plastisch-rekonstruktiven Eingriffen gelten heute die grundsätzlichen Fragen zur chirurgischen Wiederherstellung der Gesichtsweichteile, zum Ersatz der Mundschleimhaut und auch des Gesichtsschädelknochens als weitgehend gelöst (HAUSAMEN).

Bei Defekten mit Kontinuitätsunterbrechung der Unterkieferspange ist die Wiederherstellung der Kieferkontinuität und die Rekonstruktion der Weichteildefekte als wesentliche Voraussetzung zur kaufunktionellen Rehabilitation anzusehen. Sie allein bietet allerdings nicht die Gewähr für eine sichere Wiederherstellung der Kaufunktion (WEBER). Funktionsuntüchtige Scheinprothesen auf dem ortsständigen Reststumpf des Kieferkammes sind häufig das Mittel der Wahl, wenn noch Zähne vorhanden sind.

Wurde das Prothesenlager rekonstruiert, ist die Eingliederung einer Totalprothese allerdings nicht mehr möglich, weil der Zahnersatz das Prothesenlager derartig belastet, daß es zu schwer einzuschätzenden Resorptionen am rekonstruierten Knochen kommt. Zudem ist die wiederhergestellte Weichteildecke häufig verdickt, beweglich, narbig verzogen und desensibel und somit kaum belastungsfähig. Rezidivierende Druckstellen sind die Folge. In solchen Fällen ist in jedem Fall aus prothetischer Sicht eine Indikation für rein implantatgetragenen Zahnersatz zu stellen. Dies erscheint umso mehr gerechtfertigt, als über eine kaufunktionelle Belastung durch knöchern integrierte Implantate mit einem Remodelling des Knochens zu rechnen ist, so daß die resorptiven Vorgänge beherrschbar werden (BREINE, LINDSRÖM, SCHMELZEISEN). In diesem Zusammenhang haben sich knöchern integrierte Implantate aus Titan sogar in mit hohen Strahlendosen vorbestrahlten Knochen als Träger für den Zahnersatz bestens bewährt.

13 Prothesenstomatopathien

Nach der Eingliederung von herausnehmbarem Zahnersatz kommt es gelegentlich zu Unverträglichkeitserscheinungen in Form von Schleimhautentzündungen und subjektiven Beschwerden. Diese Erkrankungen werden als Prothesenstomatopathien bezeichnet und in autonome und symptomatische unterteilt (REITHER). Für die autonome Form der Prothesenstomatopathien ist eine Entzündung der prothesenbedeckten Mundschleimhaut charakteristisch (SPRENG: Stomatitis prothetica). Bei den symptomatischen Prothesenstomatopathien stehen dagegen die subjektiven Beschwerden im Vordergrund. Beide Formen, sowohl entzündliche Veränderungen als auch subjektive Empfindungen, treten auch gemeinsam auf (Mischformen).

13.1 Autonome Prothesenstomatopathien (Stomatitis prothetica)

Die autonomen Prothesenstomatopathien werden durch exogene Faktoren ausgelöst, die zu einer Entzündung der Mundschleimhaut führen. Häufig verursacht diese Entzündung keine Beschwerden. Die mit ihr verbundene Rötung der Schleimhaut ist entweder prothesenkongruent oder erfaßt die von der Prothese bedeckte Schleimhaut nur teilweise. Diese kann dann trocken, matt, glänzend, gequollen, glatt, fein oder grob granuliert sein. Manchmal ist sie von Petechien durchsetzt. Histologisch läßt sich eine unspezifische Entzündung der Schleimhaut mit Rundzellinfiltraten und Gefäßerweiterungen erkennen.

Die exogenen Faktoren, die zu Prothesenstomatopathien führen, sind mechanischer, stofflicher und thermischer Art. Mechanische Einwirkungen führen durch örtliche Überbelastung zu einer traumatischen Entzündung der Schleimhaut. Man spricht von einer Druckstelle. Die Überbelastung kann auf mangelnder Paßgenauigkeit der Prothesenbasis beruhen. Dafür kommen z.B. übersehene Preßperlen oder überextendierte Prothesenränder in Frage. Außerdem besteht die Möglichkeit, daß eine fehlerhafte Okklusion die Patienten zum Knirschen oder Pressen veranlaßt, woraus ebenfalls lokale Überbelastungen entstehen. Diese Druckstellen finden sich am häufigsten auf dem Kieferkamm im Prämolarenbereich.

Bei der stofflichen Reizwirkung handelt es sich um eine toxische oder allergische Reaktion der Schleimhaut auf den Prothesenkunststoff, insbesondere auf das in ihm enthaltene Restmonomer. Ebenfalls kommen dafür Prothesenfarbstoffe, Reste des Stabilisators (z.B. Hydrochinon) und des Accelerators (z.B. Benzoylperoxid) in Frage. Weitere Unverträglichkeitserscheinungen können auftreten, wenn Prothesenbasen Chrom oder Kobalt enthalten.

Bei mangelhafter Prothesenhygiene führen auch Gärungsprodukte oder Toxine der auf der Prothesenoberfläche angesiedelten Bakterien zur Schleimhautreizung, was durch rauhes und poröses Prothesenmaterial besonders begünstigt wird. In seltenen Fällen verursacht ein vermehrtes

Wachstum des fakultativ pathogenen Sproßpilzes Candida albicans das Krankheitsbild Soor. Auch Wärmestauungen unter Prothesen werden als Ursachen für deren Unverträglichkeit angeführt. Hierbei soll es wegen der geringen Wärmeleitfähigkeit einer Kunststoffbasis unter der Prothese zur Temperaturerhöhung kommen, was allerdings bis heute nicht eindeutig nachgewiesen werden konnte.

Manchmal entsteht unter der Prothesenbasis eine entzündliche papilläre Hyperplasie (Inflammatory papillary hyperplasia), die von einigen Autoren als Präkanzerose angesehen wird. Bei diesem Krankheitsbild entstehen zahlreiche, eng aneinander liegende papilläre Schleimhautwucherungen. Zwischen diesen Wucherungen bestehen enge Spalten bis zu 2 mm Tiefe, in denen Mikroorganismen wegen der hygienisch ungünstigen Situation eine Entzündung verursachen. Häufig kommt es dabei zu vermehrtem Wachstum von Candida albicans.

13.2 Symptomatische Prothesenstomatopathien

Bei den symptomatischen Prothesenstomatopathien kommt es ohne Schleimhautentzündung zu subjektiven Beschwerden, wie Mundbrennen, Hitzegefühl unter der Prothese, Mundtrockenheit und gelegentlich Parästhesien (z.B. „Ameisenlaufen"). Diese Beschwerden werden zwar durch die Prothese ausgelöst oder verstärkt, verursacht aber werden sie durch innere Erkrankungen, die eine verminderte Schleimhauttoleranz gegenüber Prothesen zur Folge haben. Unter den inneren Erkrankungen sind besonders Bluterkrankungen (z.B. perniziöse Anämie, Eisenmangelanämie), Erkrankungen des Verdauungstraktes (z.B. Gastritis, Sub- und Anacidität), Leberaffektionen, Kreislauferkrankungen und Stoffwechselerkrankungen (z.B. Diabetes mellitus) zu nennen. Da überwiegend Frauen im Klimakterium und in der Menopause befallen sind, wird angenommen, daß auch hormonelle Umstellungen zu diesem Krankheitsbild führen. Als mögliche Ursache für eine verminderte Schleimhauttoleranz wird weiterhin das SJÖGREN-Syndrom genannt. Darüber hinaus können auch für Dauertherapien verwendete Medikamente wie Digitalispräparate, Psychopharmaka, Antidiabetika etc. auslösende Faktoren für eine Prothesenunverträglichkeit sein.

Erhebliche subjektive Beschwerden, die sich nicht mehr durch Mängel am Zahnersatz oder durch innere Erkrankungen erklären lassen, können bei psychischen Erkrankungen wie Depressionen, Psychosen etc. auftreten (MÜLLER-FAHLBUSCH). Von den subjektiven Beschwerden her ist kein Unterschied zu den Ursachen der anderen symptomatischen Prothesenstomatopathien festzustellen.

13.3 Diagnose und Therapie

Bei der Anamnese interessieren die Beschwerden des Patienten, ein eventueller Zusammenhang mit der Eingliederung der Prothese und das Vorliegen innerer Erkrankungen oder einer Allergie.

Wenn die Inspektion der Mundhöhle zeigt, daß unter der Prothese ein nur lokal entzündeter Schleimhautbereich vorliegt, denkt man besonders bei neu eingegliedertem Zahnersatz an eine Druckstelle. Die Behebung solcher Druckstellen sind im Abschnitt 10.12 ausführlich beschrieben.

Bei großflächigen, prothesenkongruenten Schleimhautentzündungen liegt der Schluß nahe, daß es sich um eine toxische oder allergische Reaktion oder auch um die Folgen mangelhafter Prothesenhygiene handelt. Um den Verdacht einer stofflichen Reizwirkung zu erhärten, deckt man die der Schleimhaut zugewandte Prothesenfläche teilweise mit einer Gold- oder Aluminiumfolie ab. Verschwinden unter der abgedeckten Stelle die entzündlichen Erscheinungen, so gibt ein Epicutantest weitere Aufschlüsse darüber, ob der Kunststoff selber oder die in ihm enthaltenen Reagenzien oder Farbstoffe die Ursache der Entzündung sind. Bei diesem von Dermatologen durchgeführten Test werden die fraglichen Stoffe sowie Proben aus anderen Prothesenmaterialien mit Pflastern auf Rücken und Oberarmen befestigt, um die Reaktion der Haut darauf zu überprüfen. Beim Epicutantest darf man aus einer fehlenden Hautreaktion allerdings nicht den Schluß ziehen, daß diese Stoffe keine toxische oder allergische Reaktion an der Mundschleimhaut hervorrufen würden. Daher kann man in Zweifelsfällen einen Mucosatest mit einer Mehrstoffprothese (SPRENG) durchführen. Die Gaumenplatte einer solchen Prothese besteht aus verschiedenen Prothesenbasismaterialien. Auf diese Weise wird eine direkte Beurteilung der Schleimhautreaktion möglich. Bei Prothesenunverträglichkeit, die auf den Kunststoff, den Beschleuniger oder den Verzögerer zurückgeführt werden kann, ist es notwendig, eine neue Prothese aus einem anderen Werkstoff anzufertigen, der sich bei den Testungen als schleimhautverträglich erwiesen hat. Kann die Unverträglichkeit auf den Farbstoffzusatz allein zurückgeführt werden, so stellt man eine Prothese aus farblosem Kunststoff her. In beiden Fällen verwendet man Mineralzähne.

Bei Verdacht auf Soor empfiehlt es sich, den Patienten zu einem Dermatologen zu überweisen, der die Diagnose abklären und gegebenenfalls die Behandlung übernehmen sollte.

Als therapeutische Maßnahme bei der entzündlichen papillären Hyperplasie wird eine temporäre Unterfütterung mit einem weichbleibenden Unterfütterungsmaterial bei gleichzeitiger antimykotischer Therapie empfohlen. Auf diese Art läßt sich mit dem Abklingen der entzündlichen Erscheinungen eine Besserung erzielen. Die Hyperplasie der Schleimhaut bleibt jedoch bei diesem Vorgehen bestehen. Deshalb wird auch das Abtragen der hyperplastisch veränderten Schleimhautbezirke auf chirurgischem Wege vorgeschlagen.

Beim Vorliegen von subjektiven Beschwerden ohne Schleimhautveränderungen liegt die Vermutung nahe, daß es sich um eine symptomatische Prothesenstomatopathie handelt. Klagt der Patient vornehmlich über Parästhesien, so können diese Beschwerden allerdings auch dadurch verursacht sein, daß die Prothese zu starken Druck im Bereich von Nervenaustrittspunkten ausübt. Hierfür kommen besonders die Foramina palatina majora und die Foramina mentalia in Frage. Parästhesien infolge Druckbelastung klingen ab, wenn die Prothese für einige Stunden nicht getragen wird. Läßt sich dadurch Beschwerdefreiheit erzielen, so besteht die Therapie darin, die Schleimhaut im Bereich der Nervenaustrittspunkte durch Ausschleifen der Prothesenbasis zu entlasten.

Kann eine übermäßige Belastung von Nervenaustrittspunkten als Ursache ausgeschlossen werden, so führt man zur weiteren Abklärung einen Karenztest durch. Hierbei wird die Prothese für ca. 1 Woche vom Zahnarzt einbehalten. Bessern sich die Beschwerden in dieser Zeit, ohne jedoch vollständig zu verschwinden, so ist die Prothese offensichtlich nicht die alleinige Ursache (symptomatische Prothesenstomatopathie). In diesen Fällen muß das Grundleiden internistisch angegangen werden. Erfahrungsgemäß führt die internistische Behandlung in der Mehrzahl der

Fälle zu einer Besserung oder sogar zum völligen Abklingen der Symptome. Das trifft besonders auf Bluterkrankungen und Erkrankungen des Verdauungstraktes zu.

Sind die Symptome in der Zeit des Karenztestes völlig verschwunden, so bleibt zunächst offen, ob innere Erkrankungen oder exogene Faktoren die Ursache sind. Es empfiehlt sich dann, den Patienten zunächst an einen Internisten zu überweisen. Lassen sich die Beschwerden aufgrund der internistischen Behandlung nicht beeinflussen, so erhärtet sich der Verdacht, daß sie durch exogene Faktoren bedingt sind. Da aber bei diesen Fällen keine Entzündung der Schleimhaut vorliegt, muß man versuchen, durch Neuanfertigung von erforderlichenfalls auch mehreren Prothesen aus verschiedenen Basismaterialien mit Mineralzähnen Beschwerdefreiheit zu erzielen.

Bevor aber solch großer Aufwand betrieben wird, muß an eine psychogene Prothesenunverträglichkeit gedacht werden. Die Patienten wissen entweder nicht um ihre psychische Erkrankung oder geben das häufig nicht zu. Der Verdacht auf psychische Ursachen kommt jedoch auf, wenn keine vernünftige Relation zwischen Befund und geklagten Beschwerden mehr festzustellen ist. Es steht dem Zahnarzt zwar nicht zu, eine psychiatrische Diagnose zu stellen, aber er muß den Verdacht äußern und den Patienten zum Facharzt überweisen. Dieses sollte jedoch nicht leichtfertig erfolgen, sondern erst, nachdem andere Ursachen für eine Prothesenunverträglichkeit gewissenhaft ausgeschlossen wurden.

14 Alloplastische Versorgung von Defekten im Kiefer- und Gesichtsbereich

Ein Teilgebiet der zahnärztlichen Prothetik befaßt sich mit der alloplastischen Versorgung von Defekten im Kiefer- und Gesichtsbereich. Diese Defekte sind entweder angeboren (z.B. Lippen-Kiefer-Gaumenspalten, Ohrmuschelaplasien) oder in der Mehrzahl durch Unfall oder Tumoroperationen erworben. Verstümmelnde Erkrankungen wie Lupus vulgaris oder Lues spielen in diesem Zusammenhang heute keine wesentliche Rolle mehr. Bei dem hohen Stand der plastischen Chirurgie können solche Defekte häufig durch eine autoplastische Operation gedeckt werden. Aufgrund der Rezidivgefahr ist nach Tumoroperationen jedoch eine Wartefrist bis zur plastischen Deckung von mindestens zwei Jahren notwendig und während dieser Zeit ein alloplastischer Ersatz indiziert.

Beim alloplastischen Ersatz werden je nach Funktionsstörung und Lokalisation des Defektes Obturatoren zum Verschluß von Kiefer- und Gaumenspalten, Resektionsprothesen zum Verschluß von Defekten des Alveolarfortsatzes und des Kieferknochens sowie Epithesen zum Ersatz von fehlenden Gesichtsteilen unterschieden.

14.1 Obturatoren

Während der alloplastische Verschluß einer Spalte im harten Gaumen mit Hilfe einer Gaumenplatte keine Probleme bereitet, ist die Abdichtung eines Defektes im weichen Gaumen mit Schwierigkeiten verbunden. Bei der Bildung einer Reihe von Lauten und beim Schluckakt sorgt das Gaumensegel für die Abdichtung der Mundhöhle gegen die Nasenhöhle. Dabei hebt es sich gegen die Rachenhinterwand, die sich ihrerseits dem Gaumensegel als Passavantscher Wulst entgegenwölbt. Kommt aufgrund eines Defektes im weichen Gaumen die funktionelle Abdichtung der Mundhöhle nicht zustande, so entsteht eine Störung der Lautbildung in Form des offenen Näselns (Rhinolalia aperta). Außerdem können beim Schlucken Speisen in die Nasenhöhle gepreßt werden. Gaumenspalten werden heute in der Regel auf chirurgischem Wege geschlossen. Eine Eingliederung von Obturatoren erfolgt daher nur noch selten.

Beim Obturator handelt es sich um einen Kunststoffkloß zum Verschluß von Kiefer- und Gaumenspalte, der an einer Schiene oder an herausnehmbarem Zahnersatz befestigt ist. In Verbindung mit partiellem Zahnersatz sollen möglichst viele Zähne zur Verankerung herangezogen werden, um Überlastungen zu vermeiden. Dieses kann über Klammern, Doppelkronen oder Geschiebe erfolgen. Bei völliger Zahnlosigkeit des Oberkiefers wird der Obturator durch Gebißfedern zwischen oberem und unterem Zahnersatz an seinem Platz gehalten, weil ein durchgehender Ventilrand zur Erzielung eines Saugeffektes wegen der Spalte nicht realisierbar ist.

Bei der Anfertigung des Obturators stellt man zunächst den Zahnersatz her. Anschließend erfolgt die funktionelle Ausformung des Kloßes. Beim Obturator nach Suersen und Warnekros (Abb. 14.1 a) ist die Verbindung zwischen Gaumenplatte und

Kloß starr. Der Unterrand des Kloßes verläuft entsprechend der Stellung des Gaumensegels in Funktion, also in bezug auf die Ruhestellung leicht angehoben. Dabei darf der Kloß die Rachenhinterwand und die Gaumensegelstümpfe nicht berühren, damit der Luftdurchtritt zur Nase und damit auch die Bildung der Nasallaute nicht behindert sind. Bei Kontraktion des Gaumensegels und des mittleren Schlundschnürers muß er mit dem weichen Gaumen und der Rachenhinterwand in Kontakt stehen. Die funktionelle Formgebung des Kloßes erfolgt am zweckmäßigsten über eine Langzeitabformung. Dazu beschichtet man den zunächst aus Stents oder Kunststoff wesentlich zu klein gestalteten Kloß mit Obturatoren-Guttapercha.

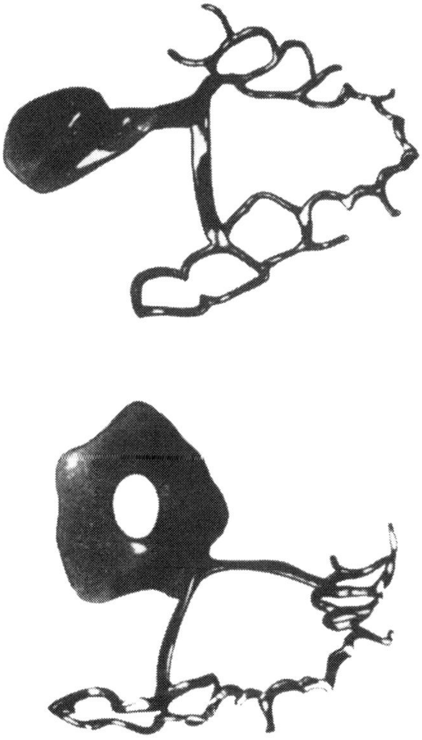

a

b

Abb. 14.1: Obturatoren
a) nach Suersen und Warnekros
b) nach Fröschels und Schalit (aus Schuchardt: Operationen im Gesicht- und Kieferbereich)

Diese wird nun durch die funktionellen Bewegungen der Muskulatur über ein bis zwei Tage ausgeformt. Danach kontrolliert man das Ergebnis anhand von Sprechproben und trägt entweder zusätzliche Guttapercha auf oder überschüssige Guttapercha ab. Ist ein funktionell befriedigendes Ergebnis erreicht, so setzt man die Guttapercha in Kunststoff um. Eine weitere Verbesserung des Sprechens kann durch Übungen mit Unterstützung eines Logopäden erfolgen.

Bei kleineren Defekten im hinteren Bereich des weichen Gaumens sowie bei zu kurzem Gaumensegel läßt sich der Obturator nach Schiltsky eingliedern. Im Unterschied zum Obturator nach Suersen und Warnekros besteht bei diesem die Verbindung zwischen Gaumenplatte und Kloß aus Spiralfedern oder elastischen Drähten. Diese Verbindung darf dem Gaumensegel nicht anliegen, um dessen Bewegung nicht zu behindern. Auf einem völlig anderen Prinzip als die genannten Obturatoren beruht der Meat-Obturator nach Fröschels und Schalit (Abb. 14.1 b). Mit diesem Gerät werden die Nasengänge durch eine Kunststoffplatte verschlossen, die vom Hinterrand der Gaumenplatte nach kranial zieht. In die Verschlußplatte bohrt man eine Öffnung und vergrößert diese so lange, bis ein gutes Sprechergebnis erreicht wird.

14.2 Resektionsprothesen

Nach Resektion des Oberkiefers wird wegen der verlorengegangenen Trennung von Mund-, Kiefer- und Nasenhöhle die frühestmögliche Eingliederung von Resektionsprothesen notwendig, um die Funktion der Mundhöhle beim Sprechen und bei der Nahrungsaufnahme wiederherzustellen. Weiterhin halten Resektionsprothesen nach einer Tumoroperation die Defekthöhle offen, damit bei Nachuntersuchungen eine gute Übersicht gewährleistet wird. Außerdem werden die Gesichtsteile gestützt und damit nachteilige Veränderungen des Aussehens des Patienten vermieden.

Resektionsprothesen, die nach Oberkieferresektion eingegliedert werden, unterscheiden sich von einem herausnehmbaren Zahnersatz durch den in die Defekthöhle reichenden Resektionskloß. Dieser dichtet die Mundhöhle gegen die Nasenhöhle funktionell ab und steht dazu in engem Kontakt mit den Defekträndern am Gaumen sowie an Wange und Lippe. Auch innerhalb der Resektionshöhle soll der Kloß den Weichteilen so anliegen, daß Lippe und Wange in ihrer ursprünglichen Lage gestützt werden. Die funktionelle Abdichtung der Mundhöhle bei mitreseziertem Gaumensegel erfolgt wie bei Obturatoren.

Die Formgebung des Resektionskloßes stößt insofern auf Schwierigkeiten, als durch die Eröffnung von Kiefer- und Nasenhöhle untersichgehende Stellen entstanden sind, die ein starrer Kloß meistens nicht vollständig ausfüllen kann. Man hat daher versucht, den Resektionskloß aus weichbleibendem Kunststoff und auch getrennt von der Prothese anzufertigen. Da solche Resektionsprothesen wegen mangelnder Mundbeständigkeit des weichbleibenden Materials häufiger erneuert werden müssen, ziehen wir einen Resektionskloß aus starrem Prothesenmaterial vor. Er wird bei größeren Defekten hohl oder schalenförmig gestaltet, um sein Gewicht und damit dislozierende Kräfte auf die Prothese zu verringern.

Durch das Gewicht des Resektionskloßes und die nur noch einseitige Verankerungsmöglichkeit kommt es zu Problemen beim Halt von Resektionsprothesen. Sind noch Zähne vorhanden, so werden sie möglichst alle zur Retention der Resektionsprothese herangezogen. Während sich bei der definitiven Versorgung eines Defektes mit einer Resektionsprothese die primäre oder sekundäre Verblockung des Restgebisses mit Teleskopkronen oder nicht zu grazilen Geschieben als Verankerungselementen empfiehlt, kommt bei der Erstversorgung kurze Zeit nach der Operation nur eine Klammerkonstruktion in Frage. Die oberen Zähne besitzen an ihren Oralflächen meistens jedoch keine ausreichend untersichgehenden Gebiete, so daß sich die Prothese bei üblichem Verlauf der Klammerarme von ihrem Lager in Form einer Rotationsbewegung lösen würde (Abb. 14.2). In

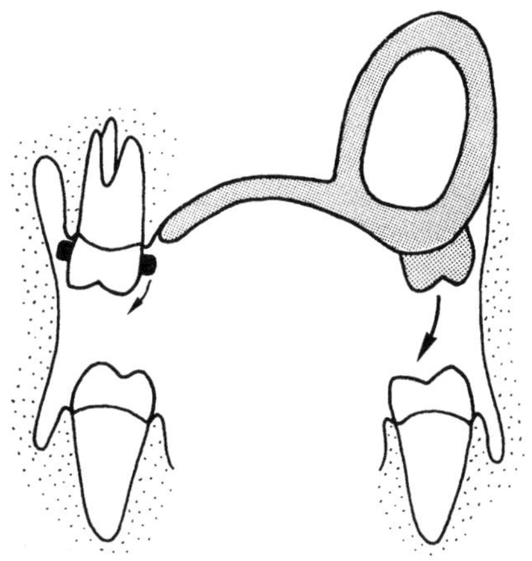

Abb. 14.2: Kipprichtung einer Resektionsprothese

solchen Fällen erzielen wir einen ausreichenden Halt durch Ausnutzen von interdental gelegenen Unterschnitten mit Hilfe von gegossenen Pfeilklammern (Abb. 14.3).

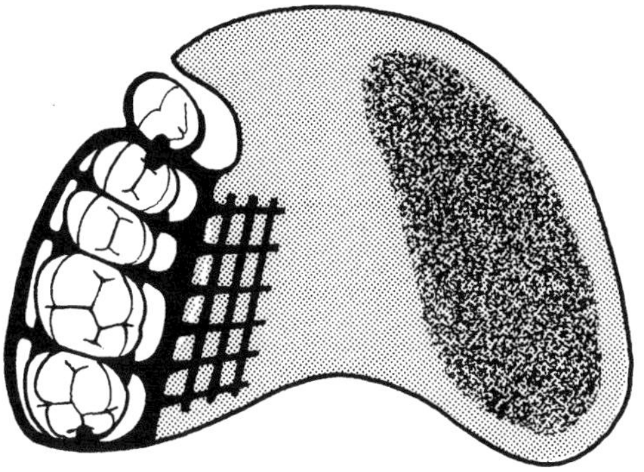

Abb. 14.3: Klammerkonstruktion bei einer Resektionsprothese mit gegossenen Pfeilklammern nach KÜHL

Bei totaler Zahnlosigkeit müssen die Resektionsprothesen mit Hilfe von Gebißfedern an ihrem Platz gehalten werden (Abb. 14.4), da der für den Saugeffekt notwendige Ventilrand der Prothese wegen des Defektes nicht realisierbar ist.

Untere Resektionsprothesen werden nach den gleichen Gesichtspunkten wie im Oberkiefer gestaltet, wobei die abdichtende Funktion der Prothese entfällt. Ist es bei der Resektion zur Kontinuitätsunterbrechung des Unterkiefers gekommen, so ist meistens kein funktionstüchtiges Prothesenlager mehr vorhanden. Beim zahnlosen Restkiefer läßt sich die sofortige Kaufunktion mit prothetischen Mitteln meistens nicht mehr herstellen. Nach chirurgischer Rekonstruktion und in Verbindung mit enossalen Implantaten ist heute jedoch die Eingliederung von funktionstüchtigem Zahnersatz möglich (s. Abschnitt 12.3)

14.3 Epithesen

Defekte im Gesichtsbereich bedeuten vor allem für den Patienten, aber auch für seine Umgebung eine starke und andauernde psychische Belastung. Der Verlust von Ohr, Nase, Auge und Wange tritt häufig als Folge von Tumoroperationen auf, so daß während der Wartefrist zur Beobachtung des Heilungsverlaufs zunächst ein alloplastischer Ersatz indiziert ist. Die Aufgabe der Epithese besteht im wesentlichen darin, die entstellende Beeinträchtigung des Aussehens soweit wie möglich zu beheben. Außerdem wird das Resektionsgebiet gegen äußere Einflüsse geschützt.

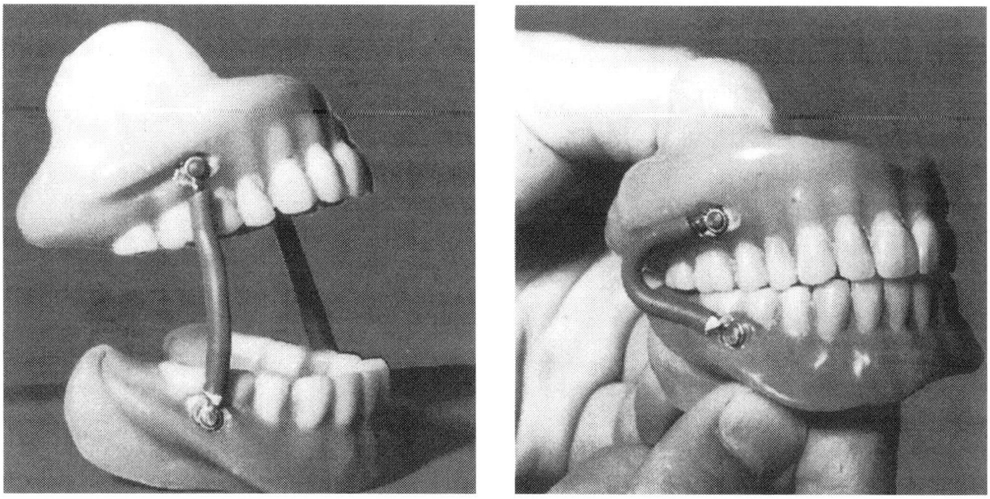

Abb. 14.4: Gebißfedern zum Halt einer Resektionsprothese

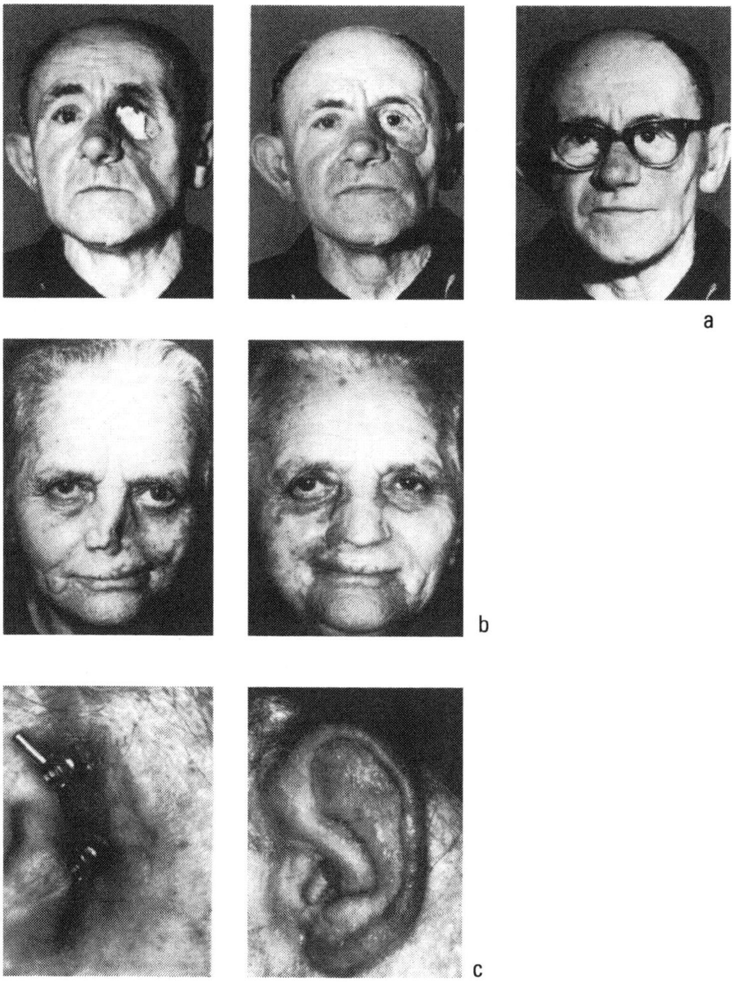

Abb. 14.5: Epithesen
a) durch Ankleben befestigte Augenepithese
b) Nasenepithese mit anatomischer Retention
c) über Implantate befestigte Ohrepithese

Zur Anfertigung einer Epithese nimmt man einen Gesichtsabdruck, der auch die gesunde Seite erfaßt. Dazu verwendet man eine elastische Abformmasse, die durch nachträgliches Auftragen von Gips stabilisiert wird. Auf dem Gesichtsmodell wird die Epithese zunächst in Wachs modelliert und dann in Kunststoff umgesetzt. Bei Verlust eines Auges paßt man die Augenschale, die aus einem Sortiment herausgesucht oder von einem Augenkünstler dem gesunden Auge entsprechend geblasen und eingefärbt ist, am besten in Gegenwart des Patienten in die Wachsepithese ein, um die korrekte Lage herauszufinden. Die definitive Fixation der Augenschale erfolgt jedoch erst nach der Polymerisation des Kunststoffes.

Für die Gestaltung der künstlichen Gesichtsteile bedarf es zweifelsohne einer großen Portion bildhauerischen Geschickes. Die Formen von künstlichen Nasen, Ohren und Augenpartien sollten dem ursprünglichen Aussehen des Patienten entsprechen. Zur Erleichterung des Modellierens der Wachsform kann man eine Fotografie der gesunden Seite seitenverkehrt abziehen lassen und als Vorlage benutzen (JÜDE). Um allzu große Schwierigkeiten zu umgehen, lassen sich auch Nasen und Ohren eines anderen Menschen über einen Abdruck kopieren, wenn Form und Größe für den Patienten zu passen scheinen. Weiterhin kann man gelegentlich, wenn es die Art des Tumors zuläßt, über ein Gesichtsmodell vor der defektbildenden Operation die Form des verlorengehenden Gesichtsteils festhalten und auf die Epithese übertragen (KÜHL).

Das für Epithesen verwendete Material muß gewebsverträglich, leicht, form- und farbkonstant sowie beständig gegen Sekrete und Witterungseinflüsse sein. Die im Aussehen besten Ergebnisse lassen sich aus weichbleibenden Stoffen (Gelatine, Kunststoffe) erzielen. Da diese Materialien jedoch nicht beständig genug sind, ziehen wir in den meisten Fällen starren Kunststoff auf Acrylatbasis vor. Dieser genügt den Anforderungen weitgehend und ist einfach zu verarbeiten.

Die Befestigung der Epithesen kann über chirurgisch geschaffene Hautschlaufen, durch Verankerung aufgrund anatomischer Gegebenheiten, mit Hilfe von mechanischen Verankerungsmitteln, wozu heute auch Implantate gehören, und durch Ankleben geschehen (Abb. 14.5). Am häufigsten erfolgt die Verankerung mit mechanischen Mitteln, wie z.B. Kopfbändern und Brillen. Die Verwendung von Brillen hat außerdem den Vorteil, daß ein Teil der störenden Epithesenränder für den Betrachter verdeckt wird. Der Gesamteindruck läßt sich weiterhin verbessern, wenn der Patient alle Epithesenränder mit Bart oder Haartracht oder auch mit Künstlerschminke völlig verdecken kann.

15
Geriatrische Prothetik

In den letzten 100 Jahren hat sich die durchschnittliche Lebenserwartung nahezu verdoppelt. Damit ist auch eine echte Verlängerung der Lebensdauer einhergegangen. Man muß also damit rechnen, daß ein großer Teil der Patienten, die einen Zahnarzt aufsuchen, mit mehr als 60 Jahren in ein Alter kommt, in welchem geriatrische Aspekte bei der Befundaufnahme und Therapieplanung zunehmend zu berücksichtigen sind. Da nach wie vor der Zahnverlust eng mit dem Alter korreliert ist, ergeben sich geriatrische Probleme besonders im Bereich der zahnärztlichen Prothetik.

Altersbedingte Veränderungen von zahnärztlich-prothetischer Relevanz betreffen anatomische und physiologische Gegebenheiten des Kauorgans, das Nachlassen der Sinne sowie der körperlichen und psychischen Kräfte, besonders aber nachlassende Fähigkeiten des neuro-muskulären Systems. Die altersbedingten Erschwernisse sind nicht an ein bestimmtes kalendarisches Alter gebunden und damit sehr variabel. Sie werden z.T. verstärkt durch Allgemeinerkrankungen und deren medikamentöse Behandlung, da alte Menschen häufig multimorbide sind.

Die Mundschleimhaut wird altersbedingt schlechter durchblutet, die Epithelschicht wird dünner, die elastischen Fasern degenerieren: die Widerstandskraft gegen mechanische, bakterielle oder chemische Reize läßt nach. Die Entstehung der vom mehrschichtigen Plattenepithel aufgebauten schützenden Keratinschicht wird infolge altersbedingter hormoneller Störungen oder im Alter häufiger auftretender Stoffwechselerkrankungen wie Diabetes, Arteriosklerose u.a. verhindert (Breustedt). Bereits in der Präseneszenz (50 bis 65 Jahre) kann es bei Frauen auch im Kieferknochen zur Osteoporose kommen, welche die Belastungsfähigkeit der Alveolarfortsätze mindert und eine Atrophie begünstigt. Von besonderer Bedeutung ist der Verlust von Speichel, weil z.B. eine erfolgreiche Inkorporation von Totalprothesen ohne Speichelfilm nicht möglich ist. Nachlassender Speichelfluß kann aber auch Folge der Einnahme von Medikamenten sein, die im Alter vermehrt stattfindet.

Verminderte Sehkraft sowie nachlassender Geruchs- und Geschmackssinn können dafür verantwortlich sein, daß ein alternder Patient seine Mundhöhle und seinen Zahnersatz nicht mehr ausreichend pflegt. Es ist daher wichtig, daß bei der Befunderhebung hygienische Defizite auf ihre Ursache hin ermittelt werden. Diese können auch auf altersbedingt schlechter werdender Compliance beruhen. Darunter versteht man das Befolgen ärztlicher Ratschläge, Durchführung von Empfehlungen, regelmäßige Einnahme von Medikamenten etc. Man muß auch davon ausgehen, daß mangelhafte Compliance auf schlechtes Hörvermögen zurückzuführen ist. Ältere Patienten scheuen sich oft, nachzufragen, wenn sie etwas akustisch nicht richtig mitbekommen haben. Sie ziehen sich dann in sich zurück.

Nachlassende Körperkräfte eines Patienten sind für die prothetische Planung insofern wichtig, als damit auch eine eingeschränkte muskuläre Koordinationsfähigkeit einhergeht. Die Bewegungen verlangsamen sich und es stellt sich häufig auch manuelle Ungeschicklichkeit ein. In solchen Fällen ist es nicht ratsam, komplizierten Zahnersatz zu planen. Der Patient kann in große Schwierigkeiten kommen, wenn ihm z.B. ein kombinierter Zahnersatz mit grazilen Geschieben eingegliedert würde. Er wäre kaum allein in der Lage, die Teilprothese ohne Beschädigung der Präzision auf sein Restgebiß zu setzen. In solchen Fällen sind dann großvolumige Geschiebe anzustreben, wie es bei einer sekundären Verblockung über Doppelkronen der Fall ist.

Von besonderer Bedeutung auch für den Erfolg einer prothetischen Therapie ist das persönliche Selbstverständnis eines Patienten, wie er mit den eigenen Alterserscheinungen und dem damit auch einhergehenden Zahnverlust psychisch fertig wird. Viele Menschen beklagen bereits die Falten im Gesicht, die sich nur aufgrund des altersbedingten Nachlassens der Gewebespannung der Haut ergeben. Schlimmer wird die Situation, wenn die letzten Zähne verloren gehen (Abb. 10.1). Die tiefenpsychologische Deutung des Mundes mit den Zähnen als Kontaktorgan mit der Umwelt, als Werkzeug bei der Nahrungsaufnahme, als Waffe und als sexuell-erotisches Ausdrucksorgan verdeutlicht, daß der Zahnverlust die Selbstsicherheit eines Menschen empfindlich beeinträchtigen kann. Die Verunsicherung kann zu Mißempfindungen gegenüber dem Zahnersatz führen. Das gilt besonders auch dann, wenn ein Patient bereits durch das Verhalten der Eltern oder Großeltern gegenüber Zahnprothesen in Kombination mit dem Altwerden negativ geprägt ist. Ein solches von HUPFAUF als „Prothesenmilieu" bezeichnetes, prägendes Umfeld ist anamnestisch von Interesse, weil es nachhaltige Wirkung auf die Zufriedenheit eines Patienten mit seinem Zahnersatz ausübt.

Auf die Wichtigkeit eines intakten neuromuskulären Systems für die Inkorporation, besonders von gingival gelagerten Prothesen, wurde bereits mehrfach hingewiesen (s. Kap. 1 und 4). Mit zunehmendem Alter und Verlust der Zähne läßt leider die Adaptationsfähigkeit des Kauorgans an neue Formen des Zahnersatzes stark nach, wenn ein großer Teil der steuernden Rezeptoren in den Schleimhäuten und Parodontien verloren gegangen ist. Darüber hinaus geht altersbedingt die Fähigkeit des extrapyramidal-motorischen Systems zurück, neue reflexartige Bewegungsmuster als Automatismen zu lernen und zu speichern.

Niemand kann heute sagen, in welchem Ausmaß die altersbedingten Inkorporationsschwierigkeiten bei einem Individuum zu erwarten sind. Untersuchungen über das Adaptationsvermögen haben noch keine praxisrelevanten Ergebnisse gebracht. Bei der zahnärztlich-prothetischen Begleitung der Patienten in das Senium folgen wir dennoch nicht früher vorgebrachten Empfehlungen, z.B. eine absehbare Versorgung mit Totalprothesen in ein Alter vorzuverlegen, in dem der Patient noch gut in der Lage zu sein scheint, den Zahnersatz problemlos zu inkorporieren. Es erscheint uns vielmehr von großem Vorteil, möglichst viele Zähne mit ihren Parodontalrezeptoren in den notwendig gewordenen herausnehmbaren Zahnersatz einzubeziehen. Konstruktionen mit Doppelkronen haben sich dafür sehr bewährt. Falls nämlich nach und nach ein Zahn verloren gehen sollte, bleiben Kieferrelation, Zahnstellung und Prothesenform weitgehend erhalten, so daß sich für das Kauorgan nur wenig ändert und der Patient somit beim Übergang in die Zahnlosigkeit wenig Probleme bekommt.

Aus obengenannten Gründen kann nur eine richtig angefertigte Immediatprothese (s. Kap. 11) in Frage kommen, wenn bei einem alten Patienten die Notwendigkeit besteht, mehrere Zähne auf einmal zu extrahieren und erstmalig herausnehmbaren Zahnersatz einzugliedern. Bei Anzeichen eingeschränkter muskulärer Koordinationsfähigkeit als möglichem Hinweis auf bestehende Inkorporationsschwierigkeiten lassen sich solche Immediatprothesen als sogen. Aufbauprothesen (HUPFAUF) eingliedern. Hierbei wird zunächst nur ein Teil der Zähne extrahiert und die Prothese eingegliedert. Dann nach Eingewöhnung wird Zahn um Zahn sukzessive extrahiert und die Prothese solange erweitert, bis sie zur Totalprothese geworden ist.

Die fehlende Adaptations- und Inkorporationsfähigkeit muß in letzter Konsequenz dazu führen, daß in gewissen Fällen z.B. auf die Eingliederung von Totalprothesen besser verzichtet wird, wenn ein alter und zahnloser Patient womöglich gegen seinen Willen „gutmeinend und wohlwollend" in die Zahnarztpraxis gebracht wird, obwohl ihm seine andauernde Zahnlosigkeit bislang nichts ausgemacht hat. Erscheint dagegen ein Patient mit funktionsuntüchtigen Prothesen aus eigenem Antrieb, so sollte man versuchen, die Funktionstüchtigkeit nach und nach wiederherzustellen. Dazu erfolgt zunächst die Unterfütterung und etwas später die meistens notwendige Bißerhöhung am besten im Mund durch schrittweises Auftragen von Kaltpolymerisat auf den Kauflächen der Seitenzähne. Nach Einstellung der gewünschten Vertikaldimension und Anpassung der Frontzähne kann die Prothese verdoppelt werden, um das alte Material in der adaptierten Form in neues umzusetzen (LANDT).

Sind keine verwendbaren Totalprothesen mehr vorhanden und wünscht ein alter Patient mit Adaptationsschwierigkeiten dennoch ein neues Gebiß, so kann man ihm, einem Vorschlag von LANDT folgend, zunächst Trainingsplatten ohne Zähne mit viel zu niedrigen Bißwällen aus Kunststoff eingliedern, die er täglich zunehmend länger tragen muß. Dann erhöht man sukzessive die Wälle und fügt Frontzähne ein, wenn es die Bißhöhe zuläßt. Nach Erreichen der gewünschten Vertikaldimension werden die Seitenzähne eingearbeitet.

16
Befunderhebung und Planung

Die Befunderhebung besteht, wie in allen Fachgebieten der Medizin üblich, aus der allgemeinen und speziellen Anamnese sowie der Untersuchung. Die spezielle Anamnese und die Untersuchung erstrecken sich auf Erkrankungen im Bereich des gesamten Kauorgans. Aus dem Befund läßt sich die Diagnose ableiten und die Therapie planen.

Bei der Untersuchung werden extraoral sichtbare Veränderungen registriert und die Funktion der Kiefergelenke und Kaumuskulatur geprüft. Die Inspektion der Mundhöhle beginnt mit einer Untersuchung der Schleimhaut auf pathologische Veränderungen. Dann werden die kariösen, gefüllten und fehlenden Zähne sowie der Zustand der marginalen Parodontien und der Lockerungsgrad der Zähne festgestellt. Außerdem ist eine Kontrolle der Okklusion auf vorzeitige Kontakte und Abrasionsfacetten notwendig. Die Untersuchungsergebnisse müssen schriftlich fixiert werden. Auf den meisten Karteikarten sind hierfür geeignete Rubriken vorhanden. Für das parodontal erkrankte Gebiß verwendet man den von der ARPA empfohlenen Parodontalstatus. Häufig ist auch die Anfertigung von Studienmodellen und ihre gelenkbezügliche Einordnung in einen Artikulator notwendig. Zur Befunderhebung dient außerdem eine Röntgenuntersuchung, die weiteren Aufschluß über den Zustand der Zähne sowie der marginalen und apikalen Parodontien und erforderlichenfalls der Kiefergelenke gibt. In Zweifelsfällen muß die Befunderhebung noch durch eine Sensibilitätsprüfung oder Probetrepanation ergänzt werden.

Bei der Befunderhebung besteht aus prothetischer Sicht besonderes Interesse, ob Krankheiten vorliegen, bei denen die Entfernung aller devitalen Zähne wegen des Verdachts auf eine dentale Herderkrankung notwendig werden könnte und das Devitalisieren von Zähnen deshalb kontraindiziert ist. Hierzu gehören z.B. die Erkrankungen des rheumatischen Formenkreises. Weiterhin sind bei der Befunderhebung die infolge von Zahnverlust aufgetretenen Schäden von Bedeutung. Deshalb muß eruiert werden, wann und aus welchen Gründen Zähne verloren gingen und in welchem Ausmaß dadurch eine Beeinträchtigung des Kauvermögens sowie der Gelenk- und Muskelfunktion zustande gekommen ist. Von besonderem Interesse sind dabei selbstverständlich die Auswirkungen des Zahnverlustes auf das Restgebiß, speziell Gewebsschäden, die auf okklusalen Über- oder Fehlbelastungen beruhen. Dabei ist für die spätere Planung von Zahnersatz wichtig zu wissen, ob die Patienten pressen oder knirschen. Anamnestisch bekommt man dafür meistens keinen eindeutigen Anhalt. Abradierte oder gelockerte Zähne sowie Gelenk- und Muskelbeschwerden sind jedoch in der Regel Auswirkungen solcher Parafunktionen.

Falls bereits Zahnersatz getragen wird, informiert man sich über dessen Alter und Funktionstüchtigkeit sowie seine Auswirkungen auf das Restgebiß und die Kieferkämme. Liegt ein stark reduziertes Restgebiß vor, so sollten zusätzlich zu den Kieferkämmen auch die umgebenden Weichteile im Hinblick auf die Prognose von totalem Zahnersatz beurteilt werden.

Die Indikation zur Extraktion von Zähnen ergibt sich bei Erkrankungen des apikalen und marginalen Parodontiums, die einer erfolgversprechenden Behandlung nicht mehr zugängig sind, und außerdem auch aus prothetischen Erwägungen. Die Extraktion sämtlicher marktoter Zähne kann, wie schon erwähnt, aus allgemeinmedizinischen Erwägungen notwendig werden. Darüber hinaus ist die Extraktion von gangränösen Zähnen oder solchen mit chronischer apikaler Ostitis indiziert, wenn eine Wurzelspitzenresektion entweder nicht möglich oder nicht sinnvoll ist. Das trifft hauptsächlich auf Molaren zu, bei denen dieser chirurgische Eingriff risikoreich ist. Er kommt ohnehin nur selten bei günstigen anatomischen Voraussetzungen und bei den Zähnen in Frage, von deren Existenz abhängt, ob eine Brücke oder eine Prothese eingegliedert werden kann. Die Sanierung von Prämolaren durch eine Wurzelspitzenresektion empfiehlt sich nur, wenn sich dadurch entweder die Eingliederung von Zahnersatz vermeiden läßt oder wenn sich entscheidende Vorteile für die Erhaltung des Restgebisses auf längere Sicht ergeben. Vorteile sind dann zu erwarten, wenn im Falle der Extraktion von Prämolaren nur die Frontzähne übrig bleiben würden. Die Frontzähne allein können nämlich außer bei Kopfbißstellung keine stabile Okklusion mehr gewährleisten, weil sie nur auf Schrägflächen okkludieren. Wenn es aber möglich ist, die verbleibenden Frontzähne mit einer Kronenschiene zu versorgen und die Eckzähne dabei okklusal wie Prämolaren zu gestalten, kann die Extraktion apikal erkrankter Prämolaren zweckmäßiger sein.

Die Eckzähne sind für jegliche prothetische Versorgung von großem Wert, so daß ihre Erhaltung immer angestrebt werden sollte. Bei Schneidezähnen ist die Erhaltung vorteilhaft, wenn dadurch die Eingliederung von Frontzahnersatz vermieden werden kann. Ist allerdings eine Stabilisierung des Restgebisses durch eine Brücke bzw. Kronenschiene vorgesehen und verbleiben dafür noch genügend Zähne, so bevorzugen wir die Extraktion apikal erkrankter Schneidezähne.

Eine andere Einstellung kann man marktoten Zähnen mit einwandfreier Wurzelfüllung und ohne im Röntgenbild erkennbare apikale pathologische Prozesse gegenüber einnehmen. Ihre Belassung ist vertretbar, wenn keine allgemeinmedizinischen Gründe dagegen sprechen und Vorteile für die Erhaltung des Restgebisses daraus resultieren. So ist besonders die Erhaltung endständiger Molaren sehr vorteilhaft, wenn statt parodontal-gingival gelagertem Zahnersatz entweder eine Brücke oder parodontal gelagerter abnehmbarer Zahnersatz eingegliedert werden kann. Man ist allerdings verpflichtet, die Patienten darüber zu informieren, daß ein vorzeitiger Verlust solcher Zähne möglich ist. Dem Risiko des vorzeitigen Verlustes steht jedoch die Chance gegenüber, das Restgebiß über erheblich längere Zeit zu erhalten, als es mit von vornherein parodontal-gingival gelagertem Zahnersatz möglich ist. Hierbei ist auch von Wichtigkeit, ob man sich für festsitzenden oder abnehmbaren Zahnersatz entscheidet. Bei vorzeitigem Verlust eines endständigen Brückenpfeilers sind nämlich die Aufwendungen für die Brückeneingliederung nur von kurzfristigem Nutzen gewesen, da nun doch die Eingliederung eines herausnehmbaren Zahnersatzes erforderlich wird. Hat man sich dagegen von vornherein für abnehmbaren Zahnersatz entschieden, so bedarf dieser in solchen Fällen nur der Erweiterung.

Bei Erkrankungen des marginalen Parodontiums ist die Indikation zur Extraktion gegeben, wenn eine Parodontalbehandlung wegen zu tiefer parodontaler Taschen oder zu starker Zahnlockerung keine Aussicht auf Erfolg bietet. Dabei ist in Zweifelsfällen das aus der Anamnese ersichtliche Tempo des Fortschreitens der Zahnbetterkrankung von Bedeutung. Bei langsamem Fortschreiten lassen sich auch gelockerte Zähne durch Eingliederung von Kronenschienen oder Brücken noch eine angemessene Zeit lang erhalten. Bei schnellem Fortschreiten der Zahnbetterkrankung sollte man sich eher für die Extraktion entscheiden. Bei parodontalen Erkrankungen, an denen ein Engstand der Zähne ursächlich beteiligt ist, kann man im Anfangsstadium durch Beseitigung des Engstandes die parodontalen Verhältnisse wesentlich verbessern, indem man jeweils zwischen zwei Zähnen durch Extraktion eine Lücke schafft (Gebißlüftung nach SCHRÖDER, alternierende Extraktion nach FRÖHLICH). Das gilt auch, wenn die für die Extraktion vorgesehenen Zähne noch keine starke Lockerung aufweisen. Alle verbleibenden Zähne müssen danach durch den Zahnersatz miteinander verbunden werden, so daß wieder eine stabile Zahnreihe entsteht. Die Indikation zur Extraktion ist außerdem bei Zähnen gegeben, die wegen längeren Fehlens von Antagonisten so weit über die Kauebene hinausgewachsen sind, daß sie sich auch durch Kürzen okklusal nicht mehr einordnen lassen. Bei endständigen Zähnen sollte man allerdings vorher prüfen, ob nicht für die Erhaltung des Restgebisses eine Vitalexstirpation der Pulpa, die ja ein weiteres Kürzen des Zahnes erlaubt, günstiger ist als die Extraktion.

Nachdem entschieden worden ist, welche Zähne extrahiert werden müssen, kann die prothetische Versorgung geplant werden. Je nach verbleibendem Zahnbestand lassen sich grundsätzlich drei Situationen unterscheiden:

1. ein Restgebiß, bei dem noch parodontal getragener Zahnersatz eingegliedert werden kann,
2. ein Restgebiß, bei dem noch parodontal-gingival gelagerter Zahnersatz eingegliedert werden kann,
3. das stark reduzierte Restgebiß.

Bei der ersten Situation steht man vor der Frage, ob tatsächlich noch parodontal getragener Zahnersatz eingegliedert werden soll, oder ob aufgrund des Zustands des Kauorgans langfristig gesehen nicht doch herausnehmbarer Zahnersatz geplant werden muß. Faktoren, die diese Entscheidung beeinflussen, sind auf Abb. 16.1 dargestellt.

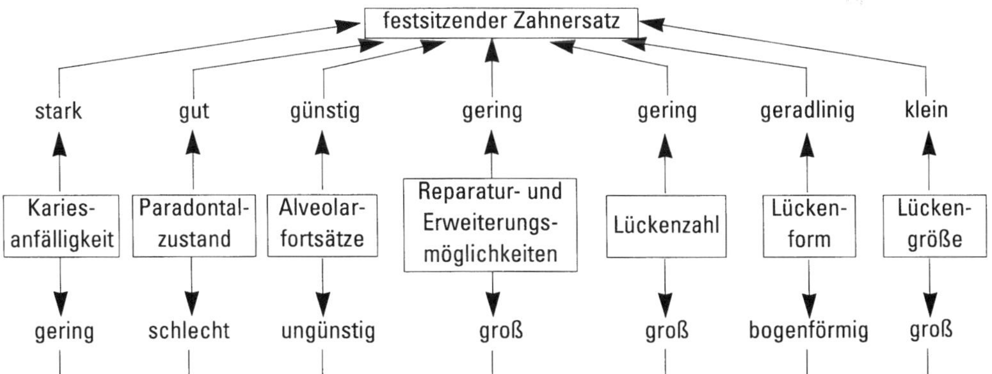

Abb. 16.1: Indikationstabelle für festsitzenden oder herausnehmbaren Zahnersatz

Für die Planung ist von entscheidender Bedeutung, ob die verbleibenden Zähne einen gesunden oder erkrankten Zahnhalteapparat aufweisen. Bei gesunden Parodontien und geradlinig verlaufenden Lücken genügt es, den Zahnersatz nur auf den die Lücken begrenzenden Zähnen zu lagern. Zur Versorgung dieser Fälle werden wegen der bekannten Vorzüge für den Patienten in der Regel Brücken anstelle von herausnehmbarem Zahnersatz eingegliedert.

Im parodontal insuffizienten Gebiß dagegen ist die Belastungsfähigkeit der Zähne geringer. Deshalb muß der Zahnersatz auf mehreren oder sogar allen Zähnen gelagert werden. Abnehmbarer Zahnersatz bietet in diesen Fällen erhebliche Vorteile, weil durch den transversalen Bügel eine stabilere Verbindung aller Zähne untereinander erfolgt und weil für die Mundhygiene bessere Voraussetzungen bestehen. Dabei bietet die abnehmbare Brücke wegen ihres besseren Schienungseffektes und der besseren parodontalhygienischen Möglichkeiten Vorteile.

Ein weiterer Vorzug der abnehmbaren Brücke besteht darin, daß eine Reparatur sowie Erweiterung nach Verlust von Zähnen leicht vorgenommen werden kann. Bei der prothetischen Versorgung des parodontal erkrankten Gebisses müssen außerdem stets alle Lücken im Ober- und Unterkiefer geschlossen werden, um einwandfreie okklusale Belastungsverhältnisse zu schaffen.

In Situationen, in denen nur noch parodontal-gingival gelagerter Zahnersatz eingegliedert werden kann, ist die Prognose für die Erhaltung des Restgebisses auf längere Sicht nicht mehr so günstig wie bei rein parodontaler Lagerung. Daher muß man auch an Freiendbrücken oder die Möglichkeit denken, mit Hilfe von enossalen Implantaten auf herausnehmbaren Zahnersatz verzichten zu können.

Läßt sich herausnehmbarer Zahnersatz nicht vermeiden, so sollte man gründliche Erwägungen darüber anstellen, welche Lösung auf die Dauer am vorteilhaftesten erscheint. Die Modellgußprothese ist im parodontal gesunden Gebiß häufig das Mittel der Wahl. Allerdings kommt es an den Klammerzähnen oft nach unangemessen kurzer Zeit zu kariösen Defekten. Deshalb ist die Überkronung der Klammerzähne besonders im kariesanfälligen Gebiß empfehlenswert. Bei parodontal-gingivaler Lagerung kommt die Umklammerung jeweils nur des ersten an die Lücke grenzenden Zahnes allenfalls bei ausgeprägten Alveolarfortsätzen in Frage, weil dann die Beweglichkeit der Prothese in der Transversalen so weit eingeschränkt wird, daß eine Lockerung der Klammerzähne nicht befürchtet werden muß. Bei flachen Alveolarfortsätzen ist auch im parodontal gesunden Gebiß die Einbeziehung mehrerer oder aller Zähne in die Klammerkonstruktion zu empfehlen. Werden im kariesanfälligen Gebiß die Klammerzähne überkront, so verlötet man sie untereinander zu einem Kronenblock oder einer Kronenschiene, um ihre Belastungsfähigkeit zu erhöhen. Wenn zusätzlich zu Freiendlücken noch Frontzahnlücken vorhanden sind, so ist es am zweckmäßigsten, das gesamte Restgebiß durch eine Brücke zu verblocken.

Im parodontal insuffizienten Gebiß kann die Schienung aller noch erhaltungswürdigen Zähne durch primäre oder sekundäre Verblockung im allgemeinen als Mittel der Wahl angesehen werden, weil sich zusätzlich zur Stabilität auch Vorteile für die neuro-muskuläre Steuerung des Kauorgans ergeben. Die sekundäre Verblockung über Doppelkronen genießt hier wegen ihrer günstigen Reparatur- und Erweiterungsmöglichkeit den Vorzug, besonders auch unter geriatrischen Aspekten. Das gilt jedoch nicht bei zu erwartender schlechter Mundhygiene.

Beim stark reduzierten Restgebiß ist die Planung der prothetischen Versorgung vom Zustand des übrigen Kauorgans und von der Einstellung der Patienten abhängig. Besonders bei ungünstiger Prognose für totalen Zahnersatz sollten für die Erhaltung des Restgebisses alle prothetischen Möglichkeiten genutzt werden. Das gilt insbesondere dann, wenn in einem Kiefer nur noch sehr wenige Zähne vorhanden sind, während der andere Kiefer noch fast voll bezahnt ist. Die Prognose für die totale Prothese ist nämlich bei natürlicher Gegenbezahnung sehr ungünstig, weil die statischen Erfordernisse des totalen Zahnersatzes nicht im wünschenswerten Ausmaß berücksichtigt werden können. In diesen Fällen ist auch die Erhaltung schon gelockerter Zähne mit zu langer klinischer Krone gerechtfertigt, wenn gegen die Devitalisation nicht allgemeinmedizinische Gründe sprechen. Auch bei günstiger Prognose für totalen Zahnersatz ist eine mit Aufwand verbundene langfristige Erhaltung des stark reduzierten Restgebisses sinnvoll, um die funktionelle Steuerung des Kauorgans durch Einbeziehung auch der letzten parodontalen Rezeptoren zu verbessern.

17 Literatur

17.1 Wissenschaftliche Veröffentlichungen

ACKERMANN, F., Une nouvelle théorie a la base du complexe occlusoarticulaire. Schweiz. Mschr. Zahnheilk. **892** (1941)

ACKERMANN, F.: Equilibré- Déséquilibré. Les équilibrations occlusoarticulées Meulages fonctionnels, Schweiz. Mschr. Zahnheilk. **62, 49** (1952)

ADELL, R., ERIKSSON, B., LEKHOLM, U., BRÅNEMARK, P.-I., JEMT, T.: A long-term follow-up study of osseointegrated implants in the treatment of totally edentulous jaws. Int. J. Oral Maxillofac Implants **5,** 347-359 (1990)

ALBREKTSSON, T., BRÅNEMARK, P.-I., JACOBSSON, M., TJELLSTRÖM, A.: Present Clinical Applications of Osseointegrated Percutaneous Implants. Plast. Reconstr. Surg. **79**, 721-730 (1987)

ASCHER, F.: Der Kauwert der geschlossenen Zahnreihe und des Lückengebisses. Dtsch. Zahn-, Mund-, Kieferheilk. **5,** 61, 139 und 307 (1938)

BALKWILL, F.G.: The best form and arrangement of artificial teeth for mastication. Brit J. dent. Sci. **9,** 278 (1886)

BALTERS, W.: Untersuchungen über das Kauvermögen von Prothesen mit verschiedenartigen Zähnen. Zahnärztl. Rdsch. **39,** 82 (1930)

BEHNEKE, N., SCHRAMM-SCHERER, B., BEHNEKE, G., SCHMITZ, R.: Zur Differentialindikation bei Einzelzahnverlust. Z. Zahnärztl. Implantol. **4,** 135-138 (1988)

BERTEN, J.L., NEUKAM, F.W., WICHMANN, M., SCHLIEßHAKE, H.: Fachübergreifende Behandlungsplanung zur Implantatversorgung während der Adoleszenz bei Hypodontie oder vorzeitigem Zahnverlust. Implantologie **4,** 301-316 (1994)

BIFFAR, R., WELTZSCH, U.: Zur Paßgenauigkeit von Verblendkronen mit keramischen Schultermassen. Dtsch. Zahnärztl. Z. **44,** 779 (1989)

BOLLMANN, F., SCHULTE-KRAMER, F.: Zur labortechnischen Problematik von Unterfütterungen. Dtsch. Zahnärztl. Z. **32,** 965 (1977)

BRÅNEMARK, P.-I., ALBREKTSSON, T.: Titanium implants permanently penetrating human skin. Scand. J. Plast. Reconstr. Surg. **16,** 17-21 (1982)

BREUSTEDT, A.: Die funktionelle Gestaltung der Vollprothese unter Berücksichtigung des Zunge-Lippen-Antagonismus. Öst. Z. Stomat. **63,** 164 (1966)

BRILL, N., TRYDE, G., CANTOR, R.: The dynamic nature of the lower denture space. J. prosth. Dent. **15,** 401 (1965)

BRILL, N., TRYDE, G., KARDEL, W.: Die Bedeutung der Dynamik des Prothesenraumes für die Gestaltung von Unterkieferprothesen. Dtsch. Zahnärztl. Z. **20,** 1061 (1965)

CARLSSON, G.E., PERSSON, G.: Morphologic changes of the mandible after extraction and wearing of dentures. Odont. Revy **18,** 27 (1967)

CHRISTENSEN, C.: The problem of the bite. Dent. Cosmos **47,** 403 (1905)

CLÉMENÇON, R.: Beitrag zur Feineinstellung der Bißhöhe. Schweiz. Mschr. Zahnheilk. **77,** 425 (1967)

CONOD, H.B.: Biomechanik der partiellen Prothese. Zahn-, Mund- und Kieferheilkunde in Vorträgen, Heft 3. Hanser, München - Wien 1951, S. 114

COSTEN, J.B.: A syndrom of ear and sinus Symptoms depending on the temporo-mandibular joint. Amer. Rhin. Laryng. **43,** 1 (1934)

D'AMICO, A.: Canine teeth-Normal functional relation of the natural teeth of man. J. S. Calif. dent. Ass. **26,** 6, 49, 127, 175 und 239 (1934)

DAUSCH-NEUMANN, E.: Die Versorgung von Zahnlücken bei Kindern und Jugendlichen (ein interdisziplinäres Problem). Z. Stomatol. **84,** 111-120 (1987)

DEMMEL, H.-J.: Der Einfluß verschiedener Zementsorten auf den Randschluß. Dtsch. Zahnärztl. Z. **26,** 700 (1971)

DOLDER, E.: Der Halt der unteren totalen Prothese. Schweiz. Mschr. Zahnheilk. **56,** 749 (1946)

DRUM, W.: Klassifikation von Parafunktionen. Dtsch. Zahnärztl. Z. 17, 411 (1962)

EICHNER, K.: Zur Messung von Klammerkräften bei partiellen Prothesen. Dtsch. Zahnärztl. Z. **8,** 139 (1953)

EICHNER, K.: Über eine Gruppeneinteilung der Lückengebisse für die Prothetik. Dtsch. Zahnärztl. Z. **10,** 1831 (1955)

EICHNER, K.: Porzellanoberfläche, ihre Gestalt und ihre Auswirkung auf die Gingiva. Dtsch. Zahnärztl. Z. **15,** 579 (1960)

EICHNER, K.: Aufschlüsse über den Kauvorgang durch elektronische Kaukraftmessungen. Dtsch. Zahnärztl. Z. **19,** 415 (1964)

EICHNER, K.: Der Kronenrand und das marginale Parodontium. Dtsch. Zahnärztl. Z. **24,** 741 (1965)

ENGELHARDT, J.P.: Zur Frage der Desinfektion von abnehmbarem Zahnersatz mit Kunststoffbasis. Dtsch. Zahnärztebl. **23,** 74 (1969)

ENGELHARDT, J.P.: Prothetische Maßnahmen bei Jugendlichen. Zahnärztl. Welt. **78,** 114 und 149 (1969)

ENGELHARDT, J.P.: Zahnärztliche Kunststoffe - Untersuchungen zur Frage ihrer Beständigkeit gegenüber Mikroorganismen. Habilitationsschrift Düsseldorf 1970

ENGELHARDT, J.P.: Diagnostik und Therapie der schmerzhaften Funktionsstörungen der Kiefergelenke - das myofaziale Schmerzsyndrom. Zahnärztl. Prax. **22,** 251 (1971)

EYRICH. M.: Über die Vorbereitung des marginalen Parodontiums zur ringlosen Abdrucknahme bei Kronen und Brückenersatz. Dtsch. Zahnärztl. Z. **20,** 392 (1965)

FABER, E.: Wert oder Unwert der Kalotte und ihre Beziehung zur Lehre Gysis. Dtsch. Zahnärztl. Z. **12,** 876 (1957)

FABER, E.: Gesunderhaltung des Kauorgans durch die Kalottenartikulation. Dtsch. Zahnärztl. Z. **15,** 24 und 435 (1960)

FEHR, C.U.: Die individuelle Kalottenbißnahme für den totalen Zahnersatz im Ober- und Unterkiefer. Zahnärztl. Rdsch. **58,** 177 (1947)

FERGER, P., RASCHKE, K.: Zentrales Registrat und maximale Kraniallage des Unterkiefers. Dtsch. Zahnärztl. Z. **28,** 794-796 (1973)

FESSELER, A.: Gassterilisation in der Zahnärztlichen Praxis. Zahnärztl. Prax. **18,** 233 (1967)

FINGER, W.: Über die Deformation bilateraler Unterkiefer-Freiendprothesen bei transversaler Sattelbelastung. Zahnärztl. Welt. **80,** 135 (1971)

FISCH, J.M.: Horizontaler Schub bei Kau- und Kontaktbewegungen. Schweiz. Mschr. Zahnheilk. **67,** 387 (1957)

FRANK, H.-G.: Einpassen individueller unterer Löffel mit Hilfe von Druckstellenpaste. Dtsch. Zahnärztl. Z. **21,** 100 (1966)

FRÖHLICH, E.: Das Abdämmen der Prothese - ein mechanisches oder biologisches Problem. Dtsch. Zahnärztl. Z. **8,** 110 (1953)

FRUSH, J.P., FISCHER, D.R.: Intruduction to dentogenic restorations. J. prosth. Dent. **5,** 586 (1955)

FUCHS, P.: Die Bedeutung der Elektromyographie für den Zahnarzt. Zahnärztl. Prax. **19,** 160 (1968)

FUCHS, P.: Experimentelle Untersuchungen zur Behandlung von funktionellen Kiefergelenksbeschwerden mit Aufbißplatten, wobei besonders die Kaumuskeltätigkeit während des Nachtschlafes in Abhängigkeit von der Schlaftiefe Beachtung findet. Habilitationsschrift München 1970

FUCHS, P., BOOS, W., LAUB, M.: Experimentelle Untersuchungen zur Behandlung von funktionellen Kiefergelenksbeschwerden mit Aufbißplatten. Dtsch. Zahnärztl. Z. **27,** 283 (1972)

FUHR, K.: Zur Frage der Gewebsverträglichkeit und Mundbeständigkeit von Porzellan und Kunststoff unter Berücksichtigung der Indikation für den Einzelkronenersatz. Zahnärztl. Welt **66,** 195 (1965)

FUHR, K.: Zur Präparationstechnik in der Kronen- und Brückenprothetik. Dtsch. Zahnärztl. Z. **21,** 711 (1966)

GASSER, F.: Mängel, die nach dem Einsetzen einer Vollprothese auftreten können. Dtsch. Zahnärztekal. **32,** 125 (1973)

GASSER, F.: Anamnese, Befundaufnahme und Planung beim totalen Zahnersatz. Zahnärztl. Prax. **25,** 13 (1974)

GAUSCH, G., KULMER, S.: Grenzen der Scharnierachsenmethode in der Funktionsanalyse des Gebisses. Schweiz. Mschr. Zahnheilk. **82,** 161 (1972)

GENIESER, A., JAKSTAT, H.: Zur Eignung verschiedener Materialien für die Verschlüsselung der Stützstiftregistrierung. Dtsch. Zahnärztl. Z. **46,** 769-771 (1991)

GERBER, A.: Die untere Freiendprothese. Dtsch. Zahnärztl. Z. **4,** 237 (1949)

GERBER, A.: Logik und Mystik der Kiefergelenkbeschwerden. Schweiz. Mschr. Zahnheilk. **74,** 687 (1964)

GERBER, A.: Ästhetik, Okklusion und Artikulation der totalen Prothese. Öst. Z. Stomat. **61,** 45 (1964)

GERBER, A.: Kiefergelenk und Zahnokklusion. Dtsch. Zahnärztl. Z. **25,** 119 (1971)

GÖTZE, W.: Kortikoidanwendung - kritische Bewertung. Dtsch. Zahnärztl. Z. **26,** 283 (1971)

HALL, R.: Movements of the mandible and approximate mechanical imitation of these movements for the arrangement and grinding of artificial teeth for efficient restoration of lost masticatory function in edentulous cases. J. nat. dent. Ass. **7,** 677 (1920)

HERMANN, H.W.: Hilfsmittel der Stabilisierung bei Totalprothesen. Zahnärztl. Rdsch. **75,** 102 (1966)

HERMANN, H.W.: Mittel zum Schutze beschliffener Stümpfe. Zahnärztl. Prax. **20,** 6 (1969)

HOFMANN, M.: Die Abhängigkeit der Kaukraft von der Kauflächengestaltung künstlicher Zähne. Dtsch. Zahnärztl. Z. **16,** 979 (1961)

HOFMANN, M.: Zahnbeweglichkeit - Bestimmung und Analyse. Dtsch. Zahnärztl. Z. **18**, 924 (1963)

HOFMANN, M.: Pfeilerkinematik und Abstützung. Dtsch. Zahnärztl. Z. **22**, 1315 (1967)

HOFMANN, M.: Zur Frage der funktionellen Beziehungen zwischen Prothesenbasis und Muskulatur. Dtsch. Zahnärztl. Z. **23**, 1388 (1968)

HOFMANN, M.: Die teleskopierende Totalprothese im stark reduzierten Lückengebiß. Funktionsprinzip, Indikation und Ergebnisse einer Nachuntersuchung. Dtsch. Zahnärztl. Z. **28**, 2 (1973)

HOFMANN, M.: Pfeilerpräparation und Okklusionssicherung. Dtsch. Zahnärztl. Z. **32**, 138 (1977)

HOLSTE, T.: Die Versorgung von Frontzahnlücken im jugendlichen Gebiß mit Hilfe der Komposit-Ätztechnik. Dtsch. Zahnärztl. Z. **37**, 302-304 (1982)

HOLSTE, T., BERLING, F.: Vergleichende Untersuchungen zur Haftfestigkeit von Komposit-Ätzbrücken - herkömmliche und zusätzliche Retentionshilfen. Dtsch. Zahnärztl. Z. **37**, 885-889 (1982)

HOWE, D.F., DENEHY, G.E.: Anterior fixed partial dentures utilizing the acid-etch technique and a cast metal framework. J. prosth. Dent. **37**, 28-31 (1977)

HROMATKA, A.: Der Schluckabdruck. Zahnärztl. Welt **55**, 7 und 285 (1954)

HROMATKA, A.: Bißregistrierung als Bewegungsaufgabe. Dtsch. Zahnärztl. Z. **16**, 1217 (1961)

HUGEL, R.: Untersuchungen über die Wandstärken von Schmelz und Dentin an oberen Frontzähnen und Prämolaren. Med. Diss. Würzburg 1970

HUPFAUF, L.: Symptomatik und Genese chronischer Kiefergelenkerkrankungen und deren prothetisch-orthopädische Behandlung. Habilitationsschrift Mainz 1960

HUPFAUF, L.: Was der Zahnarzt vom Costen-Syndrom wissen muß. Dtsch. Zahnärztekal. 1964. Hanser, München - Wien 1963, S. 33

HUPFAUF, L.: Untersuchungen über die sogenannte Zentralokklusion. Dtsch. Zahnärztl. Z. **18**, 983 (1963)

HUPFAUF, L.: Die Problematik der Versorgung des alten Menschen. Dtsch. Zahnärztl. Z. **48**, 526-531 (1993)

JAKSTAT, H., GÜTSCHOW, F.: Messung der aufgewendeten Kieferschlußkraft während der Stützstiftregistrierung bei vollbezahnten Probanden. Stomatol. **41** (12), 117-120 (1991)

JAKSTAT, H., WEGMANN, N.: Veränderung der sagittalen Frontzahnstufe bei höckerlosen Totalprothesen. Dtsch. Zahnärztl. Z. **45**, 564-566 (1990)

JAKSTAT, H.: Zur Lage des neutralen Belastungspunkts im zahnlosen Unterkiefer. Dtsch. Zahnärztl. Z. **48**, 576 (1993)

JÜDE, H.D.: Untersuchungen über die elastische Deformierung unterer Einstückgußfreiendprothesen bei verschiedenen Belastungen. Dtsch. Zahnärztl. Z. **25**, 304 (1970)

JÜDE, H.D.: Untersuchungen über die Prothesenmechanik von partiellem Zahnersatz. Dtsch. Zahnärztl. Z. **25**, 821 (1970)

JÜDE, H.D.: Die schleimhautgetragene partielle Prothese als Ursache für Parodontalerkrankungen. Colloquium med. dent., Der Zahnarzt **15**, 125 (1971)

JÜDE, H.D.: Anatomische Untersuchungen über Extensionsmöglichkeiten unterer Totalprothesen im retromolaren Raum. Dtsch. Zahnärztl. Z. **28**, 286 (1973)

JÜDE, H.D.: Untersuchungen über den funktionellen Einfluß des M. mylohyoideus auf die Basisgestaltung unterer Totalprothesen. Dtsch. Zahnärztl. Z. **30**, 104 (1975)

JÜDE, H.D., DRECHSLER, F., NEUHAUSER, B.: Elementare elektromyographische Analyse und Bewegungsmuster des M. myloglossus. Dtsch. Zahnärztl. Z. **30**, 457 (1975)

JÜDE, H.D., KÜHL, W., ROßBACH, A.: Untersuchungen über die Rekonstruktion der intermaxillaren Distanz mit Hilfe eines Stützstiftes. Dtsch. Zahnärztl. Z. **31**, 739 (1976)

JÜDE, H.D., FUKUSHIMA, F., DRECHSLER, F., NEUHAUSER, B.: Elektromyographische Untersuchungen an der Kaumuskulatur nach Präparation endständiger Molaren als Brückenpfeiler. Dtsch. Zahnärztl. Z. **32**, 711 (1977)

JÜDE, H.D.: Die einseitig verkürzte Zahnreihe - Therapeutische Lösungen. Dtsch. Zahnärztl. Z. **40**, 1053-1059 (1985)

JÜDE, H.D., JAKSTAT, H., VOGEL, A., GENIESER, A.: Das Ergebnis der Stützstiftregistrierung in Abhängigkeit von Kraft und veränderter Stiftposition in der Transversalen. Stomatol. **41** (35), 273-275 (1991)

JÜDE, H.D., VOGEL, A., JAKSTAT, H., GENIESER, A.: Über den Einfluß der Kieferschlußkraft auf das Ergebnis der Stützstiftregistrierung in der Sagittalen. Dtsch. Zahnärztl. Z. **45**, 561-564 (1990)

JUNG, T.: Bedeutung und Wert der Röntgendiagnose für die funktionelle Analyse des Restgebisses. Dtsch. Zahnärztl. Z. **18**, 1036 (1963)

JUNG, T.: Die Bedeutung des Röntgenbefundes für die prothetische Behandlung des stark reduzierten Restgebisses. Zahnärztl. Prax. **25**, 503 (1974)

KÄYSER, A.F.: Shortened dental arches and oral function. J. Oral Rehabil. **8**, 457-462 (1981)

KANTOROWICZ, A.: Zur Statik der partiellen Prothese. Dtsch. zahnärztl. Z. **4**, 141 (1949)

KERSCHBAUM, T.: Metallkeramische Verblendkronen nach mehrjähriger klinischer Bewährung. Zahnärztl. Mitt. **67,** 1195 (1977)

KERSCHBAUM, T.: Zustand und Veränderung des Restgebisses nach der Therapie mit herausnehmbarem Zahnersatz und Zahnkronen. Eine Analyse und Bewertung. Habilitationsschrift Köln 1978

KOBES, L., BRÜCKNER, K.H.: Die Versorgung des beschliffenen Kronenstumpfes. Dtsch. Zahnärztl. Z. **24,** 565 (1969)

KOBES, L.: Bestimmung und Fixierung der intermaxillaren Distanz bei der Anfertigung festsitzenden Zahnersatzes im Seitenzahnbereich. Dtsch. Zahnärztl Z. **20,** 634 (1965)

KOBES, L.: Darstellung von Vertikaldimension und Zentralokklusion als Aufgabe prothetischer Maßnahmen. Dtsch. Zahnärztl. Z. **21,** 500 (1966)

KOECK, B.: Der Fischer-Winkel - Eine klinischeexperimentelle Untersuchung. Dtsch. Zahnärztl. Z. **30,** 266-270 (1975)

KOECK, B.: Die Versorgung der einseitig verkürzten Zahnreihe - Grundsätzliche Überlegungen. Dtsch. Zahnärztl. Z. **40,** 1049-1052 (1985)

KÖRBER, E.: Untersuchungen über die Beziehung von Kaukraft zur Schleimhautresilienz unter Prothesen. Dtsch. Zahnärztl. Z. **9,** 348 (1954)

KÖRBER, E.: Abrasion und Artikulationsbewegung. Dtsch. Zahnärztl. Z. **12,** 1486 (1957)

KÖRBER, E.: Untersuchungen über das Kauzentrum und den Belastungsausgleich bei Prothesen. Dtsch. Zahnärztl. Z. **16,** 268 (1961)

KÖRBER, E.: Der Frontzahnersatz im jugendlichen Alter. Dtsch. Zahnärztekal. 1963. Hanser, München - Wien 1962, S. 62

KÖRBER, E.: Die Belastung des zahnlosen Kiefers durch Plattenprothesen. Dtsch. Zahnärztl Z. **19,** 711 (1964)

KÖRBER, K.H.: Untersuchungen zur Biophysik des Parodontiums. Dtsch. Zahnärztl. Z. **17,** 1585 (1962)

KÖRBER, K.H., LENZ, P.: Beitrag zum Problem der Randgestaltung von Ersatzkronen. Zahnärztl. Welt **13,** 440 (1968)

KÖRBER, K.H.: Elektronische Registrierung der Unterkieferbewegungen im normalen und okklusionsgestörten Gebiß. Dtsch. Zahnärztl. Z. **26,** 167 (1971)

KÖRBER, K.H.: Myographie und Biomechanik des Kauorgans. Dtsch. Zahnärztl. Z. **48,** 532 (1993)

KRAFT, E.: Über eine Untersuchung der menschlichen Kaumuskeltätigkeit während des Nachtschlafes. Stoma (Heidelb.) **12,** 213 (1959)

KRAFT, E.: Über die Bestimmung der sogenannten Zentralokklusion. Dtsch. Zahnärztl. Z. **16,** 1226 (1961)

KRAFT, E.: Die Bedeutung der Kaukraft für das Kaugeschehen. Zahnärztl. Prax. **13,** 129 (1962)

KRAFT, E.: Raum- und Ordnungsgefühl und Tastsinn in der Mundhöhle. Dtsch. Zahnärztl. Z. **17,** 355 (1962)

KRAFT, E.: Grundlagen der Muskelphysiologie im Hinblick auf die funktionelle Gebißanalyse. Dtsch. Zahnärztl. Z. **26,** 142 (1971)

KRÖNCKE, A.: Provisorische Verbände der Kavitäten. Dtsch. Zahnärztl. Z. **20,** 536(1965)

KROGH-POULSEN, W.: Die Bewegungsanalyse. Dtsch. Zahnärztl. Z. **21,** 142 (1971)

KUCK, P.: Reizungen der Mundschleimhaut durch Farbzusätze der Prothesenwerkstoffe. Dtsch. Zahnärztl. Z. **11,** 678 (1956)

KÜHL, W.: Über die Anfertigung von Nasenepithesen. Dtsch. Zahnärztebl. 14, 579 (1960)

KÜHL, W.: Zur Ätiologie und Differentialdiagnose der Stomatitis prothetica. Dtsch. Zahnärztl. Z. **21,** 158 (1966)

KÜHL, W.: Studie zur okkluso-artikulären Befunderhebung nach Gerber. Dtsch. Zahnärztl. Z. **21,** 834 (1966)

KÜHL, W.: Zur Präparation für Verblendkronen. Dtsch. Zahnärztl. Z. **21,** 916 (1966)

KÜHL, W., FRANK, H.-G.: Untersuchungen zur Bißnahme für totalen Zahnersatz. Dtsch. Zahnärztl. Z. **21,** 1384 (1966)

KÜHL, W.: Geometrie der scharniergelenkbezüglichen Modellorientierung. Dtsch. Zahnärztl. Z. **22,** 873 (1967)

KÜHL, W.: Ergebnisse der sogenannten „Handbißnahme" in der Totalprothetik. Schweiz. Mschr. Zahnheilk. **77,** 1120 (1967)

KÜHL, W.: Die Frontzahnkrone - Rationelles Präparieren. Dtsch. Zahnärztl. Z. **22,** 1137 (1967)

KÜHL, W.: Die bißwallbedingte Kiefergelenkdistraktion und ihre Konsequenzen für das Einschleifen totaler Prothesen. Dtsch. Zahnärztl. Z. **23,** 383 (1968)

KÜHL, W.: Untersuchungen über die intraorale Pfeilwinkeltechnik in der Totalprothetik. Dtsch. Zahnärztl. Z. **23,** 522 (1968)

KÜHL, W., ROSSBACH, A.: Untersuchungen zur Bißnahme bei Zahnlosen. Dtsch. Zahnärztl. Z. **23,** 1393 (1968)

KÜHL, W.: Die Bißnahme in der Totalprothetik. Zahnärztl. Mitt. **59,** 448 (1968)

KÜHL, W., ROSSBACH, A., FRANK, H.G.: Zur Okklusionsdiagnostik und -therapie. Dtsch. Zahnärztebl. **23,** 571 (1969)

KÜHL, W.: Okklusion und Artikulation in der Totalprothetik. Dtsch. Zahnärztl. Z. **25,** 218 (1970)

KÜHL, W.: Zur Indikation der okkluso-artikulären Befunderhebung nach Gerber. Dtsch. Zahnärztl. Z. **26,** 147 (1971)

KÜHL, W.: Die Funktion der Okklusalflächen bei totalen Prothesen. Dtsch. Zahnärztl. Z. **28,** 742 (1973)

KÜHL, W., JÜDE H.D.: Zur Basisgestaltung der totalen Prothese. Dtsch. Zahnärztl. Z. **29,** 683 (1974)

KÜHL, W., ROSSBACH, A.: Untersuchungen über die Auswirkungen von okklusalen Veränderungen im Stützzonenbereich. Dtsch. Zahnärztl. Z. **31,** 173-175 (1976)

KÜHL, W.: Voraussetzungen für die Funktion von totalem Zahnersatz. Zahnärztl. Praxis **28,** 194 (1977)

KÜHL, W., ROSSBACH, A.: Untersuchungen über die Okklusion bei totalem Zahnersatz. Dtsch. Zahnärztl. Z. **32,** 708 (1977)

KÜHL, W.: Frontzahnlücken und ihre Versorgung. In: Vom Symptom zur Diagnose und Therapie. Schriftenreihe der Bayer. Zahnärztekammer. München 1980, S. 61-65

KÜHL, W., RENK, A.: Untersuchungen über die Haftfestigkeit von Isopast an Palliag®-M im Zugversuch nach unterschiedlicher Vorbehandlung der Metalloberfläche. Dtsch. Zahnärztl. Z. **37,** 961-963 (1982)

KULMER, S.: Bewährte Verfahren zur funktionsrichtigen Gestaltung künstlicher Kauflächen. Zahnärztl. Welt **81,** 535 (1972)

LANGER, H.: Das Kauflächenbild von lang getragenem Totalersatz. Zahnärztl. Prax. **19,** 225 (1968)

LAUER, H.-C., OTTE, P., WEIGL, P.: Mechanische Belastbarkeit verschiedener Stiftaufbausysteme. Dtsch. Zahnärztl. Z. **49,** 985 (1994)

LAURITZEN, A.G.: Occlusal relationship. The split-cast-method for articulator techniques. J. prosth. Dent. **14,** 256 (1964)

LEDERMANN, P.D.: Stegprothetische Versorgung des zahnlosen Unterkiefers mit Hilfe von plasmabeschichteten Titanschraubenimplantaten. Dtsch. Zahnärztl. Z. **34,** 907-911 (1979)

LEKHOLM, U.: The use of osseointegrated implants in growing jaws. Int. J. Oral Maxillofac. Implants. **8,** 243-244 (1993)

LINDSTRÖM, J., BRÅNEMARK, P.-I., ALBREKTSSON, T.: Mandibular reconstruction using the preformed autologous bone graft. Scand. J. Plast. Reconstr. Surg. **15,** 29-38 (1981)

LIVADITIS, G.J.: Mit Kunststoff befestigte Gußrestauration: Eine klinische Untersuchung. Int. J. Parodont. und Rest. Zahnheilkunde **4,** 70-79 (1981)

LIVADITIS, G.J., THOMPSON, V.P.: Etched castings: An improved retentive mechanism for resin-bonded retainers. J. prosth. Dent. **47,** 52-58 (1982)

LUDWIG, P.: Unterkieferbewegungen und Gelenkfunktion. Dtsch. Zahnärztl. Z. **30,** 27 (1975)

LUDWIG, P.: Die Kraftentwicklung der Kaumuskulatur und ihre sensorische Steuerung. Dtsch. Zahnärztl. Z. **30,** 797 (1975)

LUDWIG, P.: Funktionelle Kiefergelenkbelastung und Unterkieferdeformation. Med. Habilitationsschrift Erlangen 1976

MAILATH, G., SCHMID, M., LILL, W., MILLER, J.: 3D-Finite-Element-Analyse der Biomechanik von rein implantatgetragenen Extensionsbrücken. Z. Zahnärztl. Implantol. VII, 205-208 (1991)

MARX, H.: Über die Sterilisation von Kunststoffprothesen, die in ein Wundbett einzugliedern sind. Dtsch. Zahnärztl. Z. **21,** 487 (1966)

MARXKORS, R.: Statische und physiologische Überlegungen über die Auswirkungen von Kräften, die an der Zahnkrone angreifen. Dtsch. Zahnärztl. Z. **17,** 1360 (1962)

MARXKORS, R.: Funktion und Ästhetik der Vollprothese. Zahnärztl. Welt **80,** 551 (1971)

MCGEE, G.F.: Tooth placement and base contour in denture construction. J. prosth. Dent. **10,** 651 (1960)

MCGRANE, H.F.: Five basic principles of the McGrane full denture procedure. J. Fla. dent. Soc. **20,** 5 (1949)

MCMILLAN, D.R., TRYDE, G.G., STOLZE, K., MAEDA, T., BRILL, N.: Age changes in the perception of comfortable mandibular occlusal positions. J. of Oral Rehabilitation **5,** 365 (1978)

MONSON, G.S.: Some important factors which influence occlusion. J. nat. dent. Ass. **9,** 498 (1922)

MONSON, G.S.: Applied mechanics to the theory of mandibular movements. Dent. Cosmos **74,** 1039 (1932)

MOTSCH, A.: Kaufunktion und Kiefergelenksbeanspruchung. Dtsch. Zahnärztl. Z. **23,** 819(1968)

MUNZ, F.R.: Die anatomischen Grundlagen des totalen Abdrucks. Dtsch. Zahnärztl. Z. **4,** 567 (1949)

NIEDERMEIER, W., ZIERINGER, F.: Unverträglichkeitserscheinungen bei Totalprothesenträgern - ein Erfahrungsbericht über sechs Jahre. Dtsch. Zahnärztl. Z. **37,** 778 (1982)

NYMAN, S., ERICSSON, I.: The capacity of reduced periodontal tissues to support fixed bridgework. J. Clin. Periodont **9,** 409-414 (1982)

ÖDMAN, J., GRÖNDAHL, K., LEKHOLM, U., THILANDER, B.: The effect of osseointegrated implants on the dento-alveolar development. A clinical and radiographic study in growing pigs. Eur. J. Orthod. **13,** 279-286 (1991)

POSSELT, U.: The temporomandibular joint syndrome and occlusion. J. prosth. Dent. **25,** 432 (1971)

POUND, E.: Modern American concepts in esthetics. Int. dent. J. **10,** 154 (1960)

REHM, H., KÖRBER, E., KÖRBER, K.H.: Biophysikalischer Beitrag zur Problematik starr abgestützter Freiendprothesen. Dtsch. Zahnärztl. Z. **17,** 963 (1962)

REIBER, T., DICKBARTEL, J.: Zur Lage der Scharnierachsenpunkte. Dtsch. Zahnärztl. Z. **43,** 194 (1988)

REICHENBACH, E.: Was ist geblieben? - Versuch einer Bilanz der sogenannten klassischen Artikulationslehre. Dtsch. Zahnärztl. Z. **16,** 1109 (1961)

REITHER, W.: Erweiterung der Zahnfleischtasche durch bewährte Medikamente an Stelle von Adrenalinderivaten. Zahnärztl. Welt **67,** 214 (1966)

REITHER, W.: Die Bedeutung der Stützzonen für die Fehlbelastung des Parodontiums und des Kiefergelenkes. Dtsch. Zahnärztl. Z. **22,** 931(1967)

REITHER, W.: Die Prothesenstomatopathien - ein polyätiologisches Krankheitsbild. Dtsch. zahnärztl. Z. 23, 851 (1968)

RENK, A., HARTMANN, D.: Untersuchungen über die Haftfestigkeit von Palliag® M Komposit-Ätzbrücken nach Vorbehandlung der Metalloberfläche. Dtsch. zahnärztl. Z. **37,** 957-960 (1982)

REUMUTH, E., MÜLLER, W.: Zur Gestaltung des Kauflächenkomplexes bei totalen Prothesen. Zahnärztl. Welt **9,** 210 (1958)

RICHTER, E.-J.: Ein Beitrag zur Erläuterung des Begriffs „Stoßdämpfung" in der Implantologie. Z. Zahnärztl. Implantol. **2,** 270-273 (1986)

RICHTER, E.-J.: Die Verbundbrücke zwischen Zahn und Implantat: Ergebnisse experimenteller und klinischer Untersuchungen. Habilitationsschrift Aachen 1992

RICHTER, E.-J., SPIEKERMANN, H., JOVANOVIC, S.A.: Langzeitergebnisse von IMZ- und TPS-Implantaten im interforaminalen Bereich des zahnlosen Unterkiefers. Dtsch. Zahnärztl. Z. **47,** 449-454 (1992)

ROSSBACH, A.: Untersuchungen zur Anwendung von Mittelwertartikulatoren. Dtsch. Zahnärztl Z. **23,** 1398 (1968)

ROSSBACH, A.: Auswirkungen von Fehlregistrierungen der Interkondylarachse auf die Reproduktionsgenauigkeit von Artikulationsbewegungen. Dtsch. Zahnärztl. Z. **25,** 222 (1970)

ROSSBACH, A.: Untersuchungen über die Belastungsänderungen am unteren Prothesenlager bei der intraoralen Pfeilwinkeltechnik. Dtsch. Zahnärztl. Z. **27,** 630 (1972)

ROSSBACH, A.: Der Einfluß des okklusalen Reliefs künstlicher Seitenzähne auf die Belastung des Prothesenlagers beim Zahnlosen. Habilitationsschrift Würzburg 1973

ROSSBACH, A.: Auswirkungen von Fehlregistrierungen der Gelenkbahnneigung auf die Reproduktionsgenauigkeit von Lateralbewegungen. Dtsch. Zahnärztl. Z. **28,** 358 (1973)

ROSSBACH, A.: Vergleichende Untersuchungen über den Einfluß der Kaufläche auf die Belastung des unteren Prothesenlagers beim Zahnlosen während der Lateralbewegungen. Dtsch. Zahnärztl. Z. **28,** 749 (1973)

ROSSBACH, A.: Die Bedeutung der Form künstlicher Zähne für die Funktion von totalem Zahnersatz. Berichte der Physikalisch-Medizinischen Gesellschaft Würzburg, Band 81 (1973)

ROSSBACH, A.: Kauflächenprofil und Prothesenlagerbelastung. Dtsch. Zahnärztl Z. **29,** 845 (1974)

ROSSBACH, A.: Zur Frage der Anwendung von Artikulatoren in der Totalprothetik. Zahnärztl. Welt **83,** 55 (1974)

ROSSBACH, A.: Ein Beitrag zur Ätiologie der Prothesenstomatopathien. Dtsch. Zahnärztl. Z. **30,** 148 (1975)

ROSSBACH, A.: Geometrisch-mathematische Studie über die okklusalen Interferenzen bei der Kalottenaufstellung höckerloser Seitenzähne. Dtsch. Zahnärztl. Z. **32,** 918 (1977)

ROTHER, U.: Neue röntgendiagnostische Möglichkeiten der quantitativen Analyse der Kieferknochenstrukturen. Vortrag „100 Jahre Röntgenstrahlen", Hamburg 1995

SCHAAF, R.: Untersuchungen über die Ausmaße von Schmelz und Dentin an unteren Frontzähnen und Prämolaren. Med. Diss. Würzburg 1971

SCHAERER, P.: The effect and occlusal interference on the tooth contact occurence during mastication. Helv. odont. Acta **10,** 49 (1966)

SCHELLER, H., ROSSBACH, A.: Die retromolare Mundbodenabsenkung - 6jährige Erfahrung mit dem chirurgisch-prothetischem Konzept. Dtsch. Zahnärztl. Z. **43,** 1131-1132 (1988)

SCHELLER, H., NEUKAM, W.F., WICHMANN, M., BORCHERS, L.: Prothetische Versorgung von Unterkieferdefekten nach Tumorresektion. Dtsch. Zahnärztl. Z. **48,** 506-509 (1993)

SCHILLI, W., KREKELER, G.: Enossale Implantate - eine Alternative zur konventionellen präprothetischen Chirurgie? Schweiz. Monatsschr. Zahnmed. **94,** 688-694 (1984)

SCHMEISSNER, H.: Die stiftverankerte Krone aus prothetischer Sicht. Dtsch. Zahnärztl. Z. **40,** 1089 (1985)

SCHMELZEISEN, R., RAUFMANN, W., NEUKAM, F.W.: Quantitative Bestimmung der Knochenresorption am Beispiel osteointegrierter Implantate - Erste Ergebnisse eines rechnergestützten Normierungsprogrammes von OPT-Verlaufsaufnahmen. Z. Zahnärztl. Implantol. **3,** 156-160 (1987)

SCHMITZ, J.F.: A clinical study of inflammatory papillary hyperplasia. J. prosth. Dent. **14,** 1034 (1964)

SCHRÖDER, H.: Über neue künstliche Zähne. Dtsch. Vjschr. Zahnheilk. **47,** 421 (1931)

SCHUCHARD, K.: Befestigung von Ohrprothesen. Fortschr. Kiefer- u. Gesichtschir. **10,** 139 (1965)

SCHULTE, W.: Die Muskelentspannung zur Therapie der Arthropathien des Kiefergelenks - zugleich ein Beitrag zur Steuerung des musculomandibulären Bewegungssystems. Dtsch. Zahnärztl. Z. **22,** 858 (1967)

SCHULTE, W., D'HOEDT, B.: 13 Jahre Tübinger Implantat aus Frialit - Weitere Ergebnisse. Z. Zahnärztl. Implantol. **4,** 167-173 (1988)

SCHWENZER, N.: Technik und Ergebnisse der epithetischen Versorgung von Gesichtsdefekten. Fortschr. Kiefer- u. Gesichtschir. **10,** 115 (1965)

SCHWICKERATH, H.: Zur Zahnbewegung. Dtsch. Zahnärztl. Z. **22,** 21 (1967)

SCHWICKERATH, H.: Die Dynamik des Zahnersatzes in Abhängigkeit von Konstruktion und Werkstoff. Dtsch. Zahnärztl. Z. **25,** 813 (1970)

SCHWINDLING, R.: Untersuchungen über die Ruheschwebe des Unterkiefers auf elektronischem Wege. Stoma (Heidelb.) **21,** 15 (1968)

SCHYLER, C.H.: Factors contribution to traumatic occlusion. J. prosth. Dent. **11,** 708 (1961)

SCHYLER, C.H.: The function and importance of incisal guidance in oral rehabilitation. J. prosth. Dent. **13,** 1011 (1963)

SIEBERT, G.: Untersuchungen zur maximalen Interkuspidation. Dtsch. Zahnärztl. Z. **30,** 260 (1975)

SIEBERT, G.: Vergleichende pantographische Untersuchungen verschiedener Artikulatoren. Dtsch. Zahnärztl. Z. **31,** 732-735 (1976)

SIIRILÄ, H.S., LAINE, P.: Occlusal tactile threshold in denturewearers. Acta odont. scand. **23,** 193 (1969)

SPEE, F.G.: Die Verschiebungsbahn des Unterkiefers am Schädel. Arch. f. Anat. u. Physiol. 1890

SPIEKERMANN, H.: Implantate bei Totalersatz im Unterkiefer. Dtsch. Zahnärztl. Z. **33,** 473 (1978)

STEIGER, A.A.: Abutment preparation for removable crown and bridge work. A new system of attachment. The Transactions of the A.D.S. of Europe 1950

STEINHARDT, G.: Zur Arthropathia deformans des Kiefergelenkes. Z. Laryng. Rhinol. **30,** 475 (1951)

STEINHARDT, G.: Die Bedeutung der Kiefergelenkforschung für die totale Prothese, insbesondere die Forderung nach individueller Gelenkbahnregistrierung. Dtsch. zahnärztl. Z. **11,** 833 (1956)

STRACK, R.: Über den Halt der unteren Totalprothesen durch Muskelwirkungen und der Aufbau einer entsprechenden Prognostik. Dtsch. Zahnärztl. Z. **1,** 85 (1946)

STRUB, J.R.: Vollkeramische Systeme. Dtsch. Zahnärztl. Z. **47,** 566 (1992)

STRUB, J.R.: Die ästhetische Einzelzahnversorgung - Ein biologischer Kompromiß? Implantologie **1,** 299-300 (1993)

SWERDLOW, H., STANLEY, H.R.: Reaction of the human dental pulp to cavity preparation. I. Effect of water spray at 20000 rpm. J. Amer. dent Ass. **56,** 317 (1953)

SZABO, J.: Zahnersatz am Unterkiefer bei vollständigem Alveolarschwund. Öst. Z. Stomat. **21,** 45 (1923)

TALLGREN, A.: The reduction in face height of edentulous and partially edentulous subjects during long-term denture wear. Acta odont. scand. **24,** 195 (1966)

THILANDER, B., ÖDMAN, J., GRÖNDAHL, K., LEKHOLM, U.: Aspects on osseointegrated implants inserted in growing jaws. A biometric and radiographic study in young pig. Eur. J. Ortho. **14,** 99-109 (1992)

VAN THIEL, H.: Abstützung und Befestigung der abnehmbaren Prothese am Restgebiß. Dtsch. Zahnärztl. Z. **9,** 1189 (1954)

VAN THIEL, H.: Starre Lagerung der herausnehmbaren Teilprothese. Dtsch. Stomat. **8,** 638 (1958)

VAN THIEL, H.: Über Veränderungen des Prothesenlagers unter der Totalprothese. Dtsch. Zahnärztl. Z. **13,** 853 (1958)

VAN THIEL, H.: Über Untersuchungen und Methoden für die Herstellung totaler Prothesen. Öst. Z. Stomat. **64,** 165 (1967)

VAN DER VEN, J.G.: Eine Analyse physikalischer Phänomene beim Halt der totalen Prothese. Stoma (Heidelb.) **22,** 17 (1969)

VOGEL, A., JAKSTAT, H., JÜDE, H.D.: Experimentelle Untersuchungen zum Einfluß der Registrierkraft auf das Ergebnis der Stützstiftregistrierung. Dtsch. Stomat. **40** (8), 363-365 (1990)

VOSS, R.: Schleimhautschädigung durch Prothesen und Carzinom. Dtsch. Zahnärztl. Z. **13,** 599 (1958)

VOSS, R.: Untersuchungen über die Zweckmäßigkeit der Überkronung von Klammerzähnen. Dtsch. Zahnärztl. Z. **19,** 945 (1964)

VOSS, R.: Die Festigkeit metallkeramischer Kronen. Dtsch. Zahnärztl. Z. **24,** 726 (1969)

VOSS, R., Eichner, K.: Orientierende Untersuchungen über die Festigkeit metallkeramischer Kronen aus neuen Werkstoffen. Dtsch. Zahnärztl. Z. **33,** 456 (1978)

WEBER, H., SCHMELZLE, R.: Prothetische Rehabilitation von osteoplastisch rekonstruierten Defektpatienten mit Hilfe von implantatgetragenem Zahnersatz. Z. Zahnärztl. Implantol. **2,** 61-64 (1986)

WEBER, H.: Technologie und Fortschritt in der zahnärztlichen Prothetik und Werkstoffkunde. Dtsch. Zahnärztl. Z. **44,** 572 (1989)

WEBER, H.: Neue Technologien in der zahnärztlichen Prothetik. Dtsch. Zahnärztl. Z. **44,** 817 (1989)

WERSIG, R.: Untersuchungen über die räumlichen Beziehungen zwischen Gaumenfaltenmuster und natürlichen Zähnen sowie die Relation zwischen Vestibulumdistanz und Kauebene. Med. Diss. Münster 1966

WILD, H., NAEHER, K.: Reokkludieren der fertigen Prothesen. „Der Zahntechniker" Nr 6, Dez. 1950

WILLIAMS, J.L.: Geometry of mandibular movements. J. nat. dent. Ass. **7,** 1004 (1920)

VAN WILLINGEN, J.D.: The physiology of the edentulous mandible. Proefschrift Rijksuniversiteit de Groningen 1969

VAN WILLINGEN, J.D.: Movement of mandibular sulci during normal tongue and mouth movements. J. prosth. Dent. **27,** 4 (1972)

WINDECKER, D.: Messung des durchschnittlichen Kaukraftaufnahmevermögens von Prothesen mittels einer eigenstabilen Kaukraftmeßdose. Dtsch. Zahnärztl. Z. **19,** 808 (1964)

WINDECKER, D.: Vergleichende Untersuchungen über das Kaukraftaufnahmevermögen von Teilprothesen und die dabei an der Prothesenbasis wirksam werdenden Kraftkomponenten. Dtsch. Zahnärztl. Z. **20,** 369 (1965)

WINDECKER, D.: Der Einfluß der Basisgestaltung auf das dynamische Verhalten der Oberkiefer-Schaltprothese. Dtsch. Zahnärztl. Z. **22,** 1273 (1967)

WINDECKER, D., HERRMANNS, W.: Auswirkungen der Werkstoffeigenschaften auf die Konstruktion und Dynamik der Unterkieferfreiendprothese. Dtsch. Zahnärztl. Z. **25,** 804 (1970)

YOSHIDA, K.: Untersuchung zum Entlastungsreflex von Kaumuskeln während des Zerbeißens von Nahrung. Dtsch. Zahnärztl. Z. **48,** 588 (1993)

17.2 Fachbücher

APPLEGATE, O.C.: Lehrbuch und Atlas des herausnehmbaren partiellen Zahnersatzes. Medica, Stuttgart - Wien - Zürich 1967

ARNAUDOW, M., GASSER, F., SINGER, F., SINGER JR., F., HROMATKA, R., RARISCH, J., CLÉMENÇON, R., SUVIN, M.: Die prothetische Versorgung des zahnlosen Unterkiefers mit Einschluß der Implantation. Schriften zur Praxis des Zahnersatzes, Band 2, Hrsg. J. Münch. Verlag Dr. Edmund Banaschewski, München - Gräfelfing 1972

ASCHER, F.: Der totale Zahnersatz unter den Bedingungen des Gesichtsschädelaufbaus. Urban & Schwarzenberg, München 1971

BAUER, A., GUTOWSKI, A.: Gnathologie. Einführung in Theorie und Praxis. Quintessenz, Berlin 1975

BIRBAUMER, N., SCHMIDT, R.F.: Biologische Psychologie. Springer, Berlin 1990

BÖTTGER, H.: Das Teleskopsystem in der zahnärztlichen Prothetik, 3. Auflage. Barth, Leipzig 1969

BÖTTGER, H., HÄUPL, K., KIRSTEN, H.: Zahnärztliche Prothetik, Band 1. Barth, Leipzig 1959

BÖTTGER, H., HÄUPL, K., KIRSTEN, H.: Zahnärztliche Prothetik, Band 2. Barth, Leipzig 1961

BÖTTGER, H., GRÜNDLER, H.: Die Praxis des Teleskopsystems. Neuer Merkur, München 1970

BOUCHER, C.O.: Swenson's Complete Dentures, 6. Edition. Mosby, Saint Louis 1970

BOUCHER, C.O., RAHN, O.: Maxillofacial Prothesis. Saunders, Philadelphia - London - Toronto 1970

BRÅNEMARK, P.-I., ZARB, G.A., ALBREKTSSON, T.: Gewebeintegrierter Zahnersatz. Osseointegration in klinischer Zahnheilkunde. Quintessenz, Berlin 1985.

BREUSTEDT, A.: Richtlinien für die prothetische Therapie des alternden Menschen. In: Körber, E. (Hrsg):Die zahnärztlich-prothetische Versorgung des älteren Menschen. Hanser, München - Wien 1978

DOLDER, E.: Steg-Prothetik, 4. Auflage. Dr. Alfred Hüthig-Verlag, Heidelberg 1974

DRUM, W.: Parafunktionen und Autodestruktionsprozesse. Quintessenz, Berlin 1969

DRUM, W.: Abgestimmte Gußklammern und Parafunktionen. Quintessenz, Berlin 1956

EICHNER, K.: Handatlas der zahnärztlichen Prothetik. Hanser, München - Wien 1962

EICHNER, K.: Leitfaden zahnärztlicher Werkstoffe und ihrer Verarbeitung, 3. Auflage. Dr Alfred Hüthig-Verlag, Heidelberg 1974

EICHNER, K., MOTSCH, A., KÜHL, W.: Systematische Kavitäten- und Kronenstumpfpräparationen mit klinischen Beispielen. Drendel + Zweiling, Berlin 1972

EICHNER, K.: Die prothetische Versorgung bei Dysgnathien. Hanser, München - Wien 1978

EICHNER, K.: Metallkeramik in der zahnärztlichen Prothetik. Hanser, München - Wien 1979

FISH, W.: Principles of full denture prothesis, 6. Edition. Staples Press, London 1964

FUHR, K., BEHNEKE, N., REIBER, T.: Die Teilprothese. Hanser, München - Wien 1990

FUHR, K., REIBER, T.: Die Totalprothese. Urban & Schwarzenberg, München 1993

FREESMEYER, W.B.: Funktionelle Betrachtung des Kauorgans aus prothetischer Sicht. In: Freesmeyer, W.B. (Hrsg.): Klinische Prothetik. Hüthig, Heidelberg 1995

FREESMEYER, W.B.: Konstruktionselemente der Zahnärztlichen Prothetik. Hanser, München - Wien 1987

FREESMEYER, W.B.: Aufbißbehelfe. In: Koeck, B. (Hrsg.): Funktionsstörungen des Kauorgans. Praxis der Zahnheilkunde, 3. Auflage. Urban & Schwarzenberg, München 1995

FRENKEL, G.: Immediat-Zahnersatz und präprothetische Chirurgie. Hanser, München - Wien 1970

FRÖHLICH, E., KÖRBER, E.: Die Planung der prothetischen Versorgung des Lückengebisses, 2. Auflage. Hanser, München - Wien 1977

FUCHS, P.: Die Quintessenz des Brückenzahnersatzes. Quintessenz, Berlin 1976

FUHR, K.: Modellgußprothesen. In: Hupfauf, L.(Hrsg.): Teilprothesen. Praxis der Zahnheilkunde, 2. Auflage. Urban & Schwarzenberg, München 1988

FUHR. K., BEHNEKE, N.: Implantatgestützter festsitzender Zahnersatz. Allgemeine prothetische Aspekte. In: Hupfauf, L. (Hrsg.): Festsitzender Zahnersatz. Urban & Schwarzenberg, München 1993

FUHR, K., REIBER, T.H.: Klinische Funktionsdiagnostik. In: Koeck B. (Hrsg.): Funktionsstörungen des Kauorgans. Praxis der Zahnheilkunde, 3. Auflage. Urban & Schwarzenberg, München 1995

GASSER, F.: Die Gaumenschleimhaut unter dem Einfluß zahnärztlicher Prothesen. Urban & Schwarzenberg, München 1954

GASSER, F.: Die Immediatprothese. Birkhauser-Verlag, Basel - Stuttgart 1960

GERBER, A.: Registriertechnik für Prothetik. Okklusionsdiagnostik und Okklusionstherapie. Kondylator-Service, Zürich 1970

GERNET, W.: Funktionsanalysen im stomatognathen System. Hanser, München - Wien 1982

GERNET, W.: Primäres und sekundäres Remontieren. In: Hupfauf, L. (Hrsg.): Totalprothesen. Praxis der Zahnheilkunde, 3. Auflage. Urban & Schwarzenberg, München 1991

GRANGER, E. R.: Practical procedures in oral rehabilitation. Pitman Medical Publishing, London 1962

GYSI, A.: Beitrag zum Artikulationsproblem. Verlag August Hirschwald, Berlin 1908

GYSI, A.: Das Aufstellen einer ganzen Prothese mit den Anatoformzähnen. Buchdruckerei Berichthaus, Zürich 1915

GYSI, A.: Modifikation des Artikulators und der Aufstellregeln für Vollprothesen. Verlag Hans Huber, Bern - Stuttgart 1958

HALATA, Z.: Sensible Nervenendigungen. In: Benninghoff, A. (Hrsg.): Anatomie, Band 2. Urban & Schwarzenberg, München 1994

HAUSAMEN, J.-E., ROSSBACH, A., SCHELLER, H.: Die retromolare Weichteiltasche als Alternative zur klassischen Mundboden- und Vestibulumplastik. In: Watzek, G., Matejka, M. (Hrsg.): Der zahnlose Kiefer. Seine chirurgisch-prothetische Rehabilitation. Springer, Heidelberg 1988, S. 141-149

HEARTWELL, C.M.: Syllabus of complete dentures, 2. Edition. Lea & Febiger, Philadelphia 1974

HEINENBERG, B.J.: Die modifizierte Maryland-Brücke. Quintessenz, Berlin 1984

HILTEBRANDT, L.: Die Arbeitsphysiologie des menschlichen Kauorgans. Verlag Dr. Banaschewski, Bad Wörishofen 1950

HÖRAUF, K.: Form und Stellung der Frontzähne und ihre Beziehungen zu Körperbautypen, 2. Auflage. Hanser, München - Wien 1958

HOFMANN, M.: Totale Prothesen nach dem All-Oral-Verfahren, 3. Auflage. Hanser, München - Wien 1975, 1981

HORN, R., STUCK, J.: Zahnaufstellung in der Totalprothetik. Quintessenz, Berlin 1980

HOLSTE, T., RENK, A.: Klebebrücken - materialtechnische Grundlagen und klinische Anwendung. Hanser, München - Wien

HORN, R., STUCK, J.: Zahnaufstellung in der Totalprothetik. Quintessenz, Berlin 1980

HROMATKA, A., SINGER SEN., F.: Die partielle abnehmbare Prothese. Schriften zur Praxis des Zahnarztes, Band 3, Hrsg. J. Münch. Verlag Dr. Edmund Banaschewski, München 1966

HUBER, H.P., KOBES, L.W.R.: Die Totalprothese. Hanser, München - Wien 1995

HUPFAUF, L.: Die prothetische Behandlung des alten Menschen. In: Schön, F., Singer, F.: Prothetische Auslese, 3. Aufl. Verlag Dr. A. Hüthig, Heidelberg 1973

JÜDE, H.D.: Die Gestaltung retromolarer Flügel am unteren totalen Zahnersatz. Hanser, München - Wien 1975

JÜDE, H.D.: Zahnersatz bei Dysgnathien. In: Voß, R. (Hrsg.): Fortschritte in der Zahnärztlichen Prothetik und Werkstoffkunde. Hanser, München - Wien 1982

JÜDE, H.D.: Geriatrische Prothetik. In: Voß, R. (Hrsg.): Fortschritte in der Zahnärztlichen Prothetik und Werkstoffkunde. Hanser, München - Wien 1982

JÜDE, H.D.: Befunderhebung. In: Hupfauf, L. (Hrsg.): Totalprothesen. Praxis der Zahnheilkunde, 3. Auflage. Urban & Schwarzenberg, München 1991

KANTOROWICZ, A.: Artikulation. Sonderdruck aus Handwörterbuch der gesamten Zahnheilkunde, Band 1. Barth, Leipzig 1929

KEMENY, J.: Die klinischen Grundlagen der totalen Prothese. 2. Auflage. Barth, Leipzig 1965

KENNEDY, E.: Partial Dental Construction. Verlag Henry Kimpton, Brooklyn - New York 1942

KLÖTZER, W.T.: Tierexperimentelle Prüfung von Materialien und Methoden der Kronen- und Brückenprothetik. Habilitationsschrift Tübingen 1971

KOBES, L.: Die Versorgung von Kiefer-Gaumendefekten auf prothetischem Wege und deren Auswirkung auf die Bildung der Sprachlaute. Hanser, München - Wien 1968

KOBES, L.: Abformung. In: HUPFAUF, L. (Hrsg.): Totalprothesen. Praxis der Zahnheilkunde, 3. Auflage. Urban & Schwarzenberg, München 1991

KOECK, B., LÜCKERATH, W.: Instrumentelle Funktionsdiagnostik. In: Koeck, B. (Hrsg.): Funktionsstörungen des Kauorgans. Praxis der Zahnheilkunde, 3. Auflage. Urban & Schwarzenberg, München 1995

KÖRBER, E.: Die zahnärztlich-prothetische Versorgung des älteren Menschen. Hanser, München - Wien 1978

KÖRBER, K.H.: Konuskronen, 5. Auflage. Dr. Alfred Hüthig Verlag, Heidelberg 1983

KÖRBER, K.H.: Zahnärztliche Prothetik, 4. Aufl. Thieme, Stuttgart - New York 1995

KÖRBER, K.: Ceraplatinkronen. Dr. Alfred Hüthig Verlag, Heidelberg 1985

KROGH-POULSEN, W., CARLSEN, O.: Bidfunktion. Bettfysiologie, Band I: Ortofunktion; Band II: Patofunktion. Munksgaard, Copenhagen 1974

KÜHL, W.: Das Bestimmen der vertikalen und horizontalen Kieferrelationen im teilbezahnten Kiefer. Handbuchbeitrag für Praxis der Zahnheilkunde. Urban & Schwarzenberg, München 1968

LANDT, H.: Adaptationsprobleme bei der oralen prothetischen Rehabilitation des alternden Menschen. In: Die zahnärztlich-prothetische Versorgung des älteren Menschen. Hrsg. E. Körber. Hanser, München - Wien 1978

LANG, P.N., HOFSTETTER, H.W., GERBER, C.: Extensionsbrücken - eine Alternative zur Freiendprothese? In: LANGE, D.E. (Hrsg.): Parodontologie, Implantologie und Prothetik im Brennpunkt von Praxis und Wissenschaft. Quintessenz, Berlin 1985

LAUER, H.C., OTTE, P.: Kronenzahnersatz. In: Freesmeyer, W.B. (Hrsg.): Konstruktionselemente der Zahnärztlichen Prothetik. Hanser, München - Wien 1986

LAURITZEN, A.G.: Atlas of Occlusal Analysis. Johnson Publishing Comp. Boulder, Colerado 1974

LEE, J.H.: Dental Aesthetics. John Wright & Sons, Bristol 1962

LEHMANN, K.: Einführung in die Zahnersatzkunde. Ein Lehrbuch für das vorklinische Studium, 6. Aufl. Urban & Schwarzenberg, München 1988

LENZ, E.: Strategie der Therapie des Lückengebisses. In: Breustedt, A., Lenz, E., Musil, R. et al.: Prothetik, 3. Aufl. Barth, Leipzig - Heidelberg 1991

LENZ, P., MERTINS, H.: Untersuchungen zur prothetischen Versorgung älterer Patienten. In: Körber, E.: Die zahnärztlich-prothetische Versorgung der älteren Menschen. Hanser, München - Wien 1978

LUCIA, V.O.: Modern Gnathological Concepts. Mosby, Saint Louis 1961

MARXKORS, R.: Modellgußkonstruktionen. BEGO Bremer Goldschlägerei Wilh. Herbst 1974

MARXKORS, R.: Der funktionell zweckmäßige Zahnersatz. Hanser, München - Wien 1975

MARXKORS, R., MÜLLER-FAHLBUSCH, H.: Psychogene Prothesenunverträglichkeit. Hanser, München - Wien 1976

MARXKORS, R., MEINERS, H.: Taschenbuch der zahnärztlichen Werkstoffkunde. Hanser, München - Wien 1978

MCCOLLUM, B. B.: Oral Rehabilitation and Occlusion. School of Dentistry, San Francisco 1972

MUSIL, R., TAEGE, F.: Therapie des Lückengebisses mit abnehmbaren Teilprothesen. In: Breustedt, A., Lenz, E., Musil, R. et al.: Prothetik, 3. Aufl. Barth, Leipzig - Heidelberg 1991

NEUKAM, F.W., HAUSAMEN, J.-E., SCHELLER, H., SCHMELZEISEN, R.: Die extreme Atrophie des Unterkiefers - eine Indikation zur Implantatversorgung. In: Watzek, G., Matejka, M. (Hrsg.): Der zahnlose Unterkiefer. Seine chirurgisch-prothetische Rehabilitation. Springer, Heidelberg 1988, S. 371-378

NIEDERMEIER, W.: Prothesenkinematik. In: Hupfauf, L.(Hrsg.): Teilprothesen. Praxis der Zahnheilkunde, 2. Aufl. Urban & Schwarzenberg, München 1988

OTT, K.: Die Kiefergelenkfunktion. Hanser, München - Wien 1982

ROSSBACH, A.: Abformung teilbezahnter Kiefer. In: Hupfauf, L. (Hrsg.): Teilprothesen, Praxis der Zahnheilkunde, 2. Aufl. Urban & Schwarzenberg, München 1988
ROSSBACH, A.: Kronen und Brücken. In: Schwenzer, N. (Hrsg.): Prothetik und Werkstoffkunde, 2. Aufl. Thieme, Stuttgart - New York 1994
SCHREINEMAKERS, J.: Die Logik in der Totalprothetik. Quintessenz, Berlin 1979
SCHUERMANN, H.: Krankheiten der Mundschleimhaut und der Lippen, 2.Auflage. Urban & Schwarzenberg, München 1958
SCHUMACHER, G.-H.: Anatomie. Barth, Leipzig - Heidelberg 1991
SEARS, V H.: Basic Principles in Dentistry. Pitman Publishing Corporation, New York - Chicago 1942
SIEBERT, G.: Disklusion und okklusionsbedingte Kinetik von Einzelzähnen. Hanser, München - Wien 1980
SILVERMAN, M.M.: Okklusion in der Prothetik und im natürlichen Gebiß. Quintessenz, Berlin 1964
SIMONSEN, R.S., THOMSON, V.P., BARRACK, G.: Etched Cast Restaurations. Clinical and Laboratory Techniques. Quintessenz, Chicago 1983
SPIEKERMANN, H., GRÜNDLER, H.: Die Modellguß-Prothese. Quintessenz, Berlin 1977
SPIEKERMANN, H.: Enossale Implantate für unbezahnte Kiefer. In: Hupfauf, L. (Hrsg.): Totalprothesen. Urban & Schwarzenberg, München 1987, S. 63-99
SPIEKERMANN, H.: Implantologie. In: Farbatlanten der Zahnmedizin. Hrsg. Rateitschak, H., Wolf, H.F. Thieme, Stuttgart - New York 1994
STÜTTGEN, U.: Werkstoffkundliche Hinweise. In: Hupfauf, L. (Hrsg.): Totalprothesen. Praxis der Zahnheilkunde, 3. Aufl. Urban & Schwarzenberg, München 1991
TETSCH, P.: Ennossale Implantationen in der Zahnheilkunde. Hanser, München - Wien 1984
VOSS, R.: Immediatprothesen. In: Hupfauf, L.(Hrsg.): Teilprothesen. Praxis der Zahnheilkunde, 2. Aufl. Urban & Schwarzenberg, München 1988
Weber, H.: Präparation und temporäre Versorgung. In: Hupfauf, L. (Hrsg): Festsitzender Zahnersatz. Praxis der Zahnheilkunde, 3. Aufl. Urban & Schwarzenberg, München 1993

18 Sachverzeichnis

A

B

C

D

E

F

G

H

N

O

P

T

U

V

W

Z